科学出版社
北京

Neurosurgical Operative Atlas: Spine and Peripheral Nerves

神经外科手术图谱
——脊柱与周围神经——

原著者　Christopher E. Wolfla　Daniel K. Resnick

主　译　范　涛　阙志生

American Association of Neurological Surgeons

HARVEY CUSHING

and the American Association of Neurosurgeons

科学出版社
北京

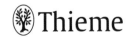Thieme

图字：01-2017-7078 号

内 容 简 介

本书是美国神经外科医师学会（AANS）出版的继续教育丛书《神经外科手术图谱》中的脊柱与周围神经分册（第3版）。本书立足于临床实践，涵盖了从颅颈交界区到骶椎手术的方方面面，系统总结了各种脊髓、脊柱常见疾病的病例选择、手术适应证和禁忌证、手术麻醉中的关键点、每一步手术的具体操作，以及术后并发症的预防和治疗等。编写中参阅了大量文献，并配以大量图表及手术视频辅助理解。全书内容丰富，资料新颖，实用性强，可作为脊髓、脊柱外科住院医师的培训教材，也可供相关专业医生参考。

图书在版编目（CIP）数据

神经外科手术图谱：脊柱与周围神经：原书第3版/（美）C.E.沃尔夫，（美）D.K.雷斯尼克著；范涛，阚志生主译. —北京：科学出版社，2018.8
书名原文：Neurosurgical Operative Atlas, Spine and Peripheral Nerves
ISBN 978-7-03-058249-2

Ⅰ.①神… Ⅱ.① C… ② D… ③范… ④阚… Ⅲ.①脊柱病－神经外科手术－图谱②周围神经系统疾病－神经外科手术－图谱Ⅳ.① R681.5-64 ② R651.3-64

中国版本图书馆 CIP 数据核字（2018）第 151451 号

责任编辑：王灵芳 / 责任校对：李　影
责任印制：肖　兴 / 封面设计：华图文轩

科 学 出 版 社 出版
北京东黄城根北街 16 号
邮政编码：100717
http:// www.sciencep.com

三河市春园印刷有限公司 印刷
科学出版社发行　各地新华书店经销
*
2018 年 8 月第 一 版　　开本：889×1194　1/16
2019 年 5 月第二次印刷　　印张：22.75
字数：770 000
定价：278.00 元
（如有印装质量问题，我社负责调换）

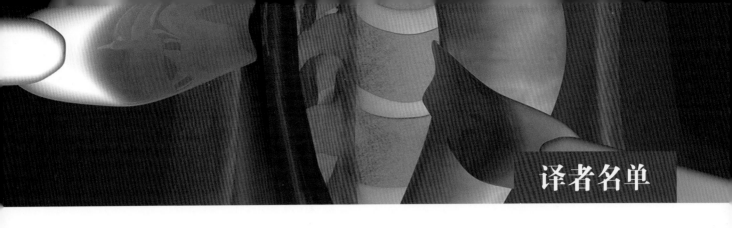
译者名单

主 译 范 涛 阚志生

译 者 （按姓氏拼音排序）

鲍 刚 陈天立 董 涛 范 涛 范存刚 高 俊

何百祥 侯 哲 侯晋生 胡三保 惠 磊 贾贵军

贾文清 阚萌萌 阚志生 李 曼 李 鑫 李力仙

李永宁 梁 聪 刘乃杰 刘荣耀 刘晓东 刘张章

路安庆 邱 军 尚国松 施立海 宋晓斌 孙 鹏

孙明曜 王 彬 王 峰 王继超 王先祥 王向辉

王寅千 徐 滨 许友松 薛博琼 张更申 赵海军

赵新岗 赵宗茂

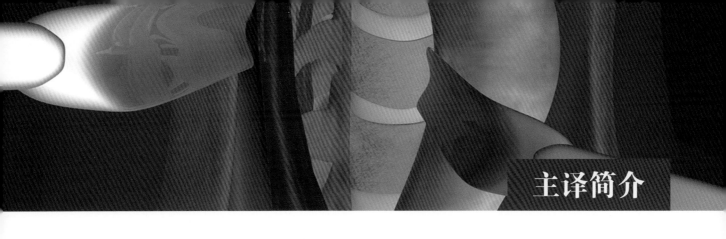

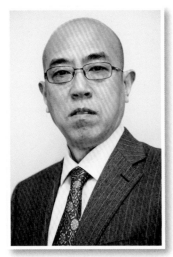

范 涛 主任医师，教授，博士生导师。首都医科大学神经外科学院三系副主任，首都医科大学三博脑科医院神经外科五病区主任，脊髓脊柱外科中心主任。世界华人神经外科协会脊柱脊髓专家委员会副主任委员，中国医师协会神经外科医师分会脊髓脊柱专家委员会委员，北京医学会神经外科分会脊髓脊柱专家委员会委员，亚太颈椎外科学会国际执委，中华中青年神经外科交流协会常务委员。以神经显微外科技术＋脊柱内固定技术＋术中神经电生理技术＋微创脊柱手术技术相结合理念，全方位开展各种脊髓脊柱外科手术 5000 余台。包括：显微手术治疗椎管内、脊髓内肿瘤，椎旁、脊柱原发和转移肿瘤的同时，采用脊柱内固定技术矫正与维护脊髓肿瘤合并的脊柱侧弯、脊柱后突等严重脊柱畸形。首次提出 Chiari 畸形颅颈交界区脑脊液动力学分型及手术治疗策略（*Neurosurgical Review*，2017）。根据颅底凹陷合并与不合并寰枢椎脱位及脊髓空洞的分类特点，采用减压结合枕颈固定或 C1～2 固定融合技术治疗先天性颅底凹陷；采用神经显微外科技术治疗颈椎病、椎管狭窄及脊柱退变性疾病；采用通道微创脊柱技术治疗腰椎间盘突出和椎管内病变。首次提出缺血预处理对脊髓功能的保护作用（*Surgical Neurology*，1999）。成功主持并举办了 19 期全国脊髓脊柱应用解剖及手术技术研修班。累计学员 400 余人，均为国内各地区神经脊柱亚专业的技术骨干和后备力量。近十年来，在带领和推动我国神经脊髓脊柱亚专业的发展和推广普及方面，做出了重要的贡献。多次受邀参加国际学术会议讲学。在国内外核心期刊发表论文 50 篇（含 SCI）。2012 年荣获北京优秀中青年医师称号。参与完成的脊髓内肿瘤显微外科治疗和脊髓缺血预防的研究，获国家科技进步二等奖，北京市科技进步一等奖；北京市科技进步三等奖。

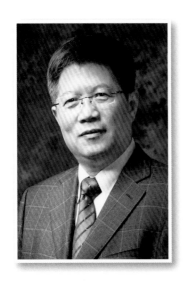

阚志生 主任医师，教授，博士。现任首都医科大学附属北京安贞医院神经外科主任。先后毕业于首都医科大学附属北京天坛医院和四川大学华西临床医学院，在香港大学玛丽医院、澳大利亚墨尔本大学皇家墨尔本医院神经外科中心研修，在美国田纳西大学健康中心进行博士后研究工作。自 20 世纪 90 年代后期开始主要从事显微神经外科和神经内镜技术的推广应用以及椎管内肿瘤、颈椎病和腰椎退行性病变的外科治疗。主要兼职包括中国医师协会神经外科医师分会神经内镜专家委员会委员，脊柱脊髓专家委员会委员，中国医疗保健国际交流促进会神经损伤专业委员会副主任委员，北京医学会神经外科学分会委员，北京医师协会神经外科专科医师分会常务理事，国家卫健委脑卒中防治缺血性卒中外科专业委员会委员。曾先后入选国家"百千万人才工程"、省部级"三三三人才工程"，荣获有突出贡献的中青年专家称号等。近年承担多项科研课题，先后获国家及省部级科技进步奖 3 项，市厅级奖 11 项，发表学术论文 70 余篇。

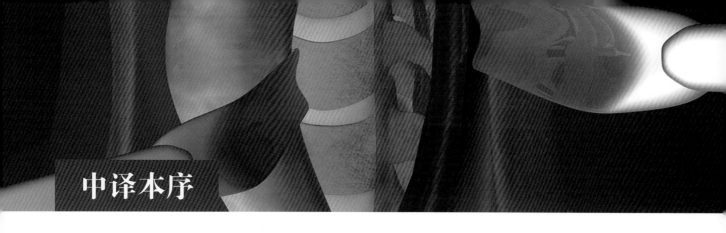

中译本序

　　脊柱脊髓外科是由神经外科、骨科、疼痛科、创伤科、康复科共同参与诊治的临床学科。在欧美等国家，大约66%的脊柱脊髓手术由神经外科医师完成。许多神经外科大师都为脊柱脊髓外科的发展做出了杰出贡献，包括Yasargil等神经显微外科技术的创始人。神经外科实施脊柱手术不但具有创伤小、出血少、疗效好的优点，同时在神经功能认知与保护以及显微神经外科技术应用等方面优势明显。然而，我国神经外科起步于20世纪三四十年代，晚于骨科，主要从事颅脑外伤、脑肿瘤和脊髓外科治疗，只有近十几年神经外科才逐步涉足脊柱手术，因此我国神经外科医师发挥神经外科技术优势，进一步推进和发展脊柱脊髓外科，但仍然任重而道远。

　　按我国传统的疾病分科就医模式，脊柱疾病患者多就诊于骨科。骨科同行在脊柱生物力学、各种脊柱融合、非融合技术以及微创脊柱技术方面，具有深刻的认识，同时也有许多发明创造，对中国脊柱外科发展贡献卓著。近年来，我国神经外科医师在手术治疗脊髓疾病时，开始采用显微神经外科技术和术中神经电生理监测技术，已取得了长足进步，但由于对脊柱生物力学方面认识的欠缺，对各种脊柱外科技术的掌握不足，使神经外科脊柱脊髓亚专业的发展受到了一定的限制，需要向骨科、疼痛科等兄弟专业的专家学习，取长补短，共同推进我国脊柱脊髓外科的发展。另外，迫切需要我国神经外科医师要重视和关注周围神经疾病的治疗。

　　由范涛教授、阚志生教授组织翻译，科学出版社出版的《神经外科手术图谱——脊柱与周围神经》（第3版）即将问世。本书自1991年出版以来，一直是美国神经外科医师学会（AANS）继续教育丛书中神经外科脊柱与周围神经外科的主要培训教程。全书以各种脊柱手术入路和显微脊柱外科技术及微创脊柱手术技术为主导，图文并茂，并配有相应的脊柱与周围神经手术录像资料，是从事脊柱脊髓外科和周围神经外科专业人员很好的培训教程和参考书。希望本书能给更多的神经脊柱外科医师、骨科脊柱外科医师和其他从事脊柱脊髓与周围神经疾病治疗的医师有所启发和指导。

赵继宗

中国科学院院士

国家神经系统疾病临床研究中心主任

首都医科大学神经外科学院院长

2018年6月于北京

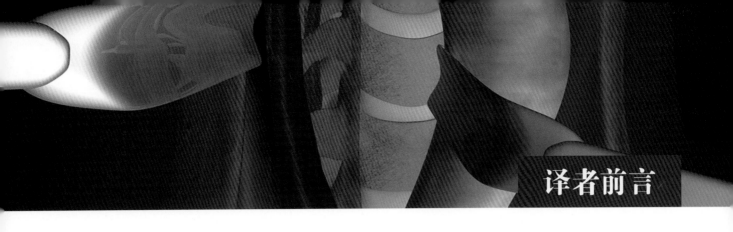

　　本书自 1991 年起，就是美国神经外科医师学会（AANS）的继续教育丛书中脊柱与周围神经分册的主要参考书。2010 年 10 月《神经外科手术图谱——脊柱与周围神经》（第 2 版）第 1 次在国内翻译出版。8 年来，这本书一直是我们脊柱脊髓应用解剖和手术技术研修班的使用教材，目前已成功举办了 19 期，参加的医师都是全国各地从事神经脊柱和骨科脊柱的技术骨干。这本书以脊柱和周围神经技术和手术入路为纲领，详细阐述了各种脊柱和周围神经手术的应用解剖、手术适应证、手术入路、技术要点及步骤和术后并发症的处理及预防。本书第 3 版于 2018 年出版，我们在第一时间组织各位神经脊柱外科和骨科脊柱外科医师进行了翻译和整理。第 3 版《神经外科手术图谱——脊柱与周围神经》增加了许多显微脊柱外科技术和微创脊柱手术技术的内容，图文并茂，并配有相应的手术入路和操作录像资料，是有志于从事脊柱外科医师的很好的培训教程和参考书。我们衷心地希望本书能够为我们国家脊柱脊髓外科继续教育和专业规范化培训提供很好的教材和重要参考书。

　　脊柱与周围神经外科历来是骨科、神经外科和疼痛科等相关专业的交叉学科，如骨科脊柱外科、神经脊柱外科和疼痛脊柱外科，在学习、掌握和从事脊柱和周围神经外科的过程中，各有侧重和特长，逐步将脊柱与周围神经外科从各个专业中独立并集中整合起来，是脊柱外科发展的方向。无论我们接受过的是骨科、神经外科还是麻醉疼痛专业的培训，我们的最终目标一定是各尽所能、取长补短，共同推进和提高我国脊柱、脊髓与周围神经外科的发展和水平，把最好的技术和治疗方法带给患者，造福人民。

　　成书之际，我们衷心感谢参与第 3 版《神经外科手术图谱——脊柱与周围神经》的每一位翻译者和组织整理人员，是大家的辛勤劳动和共同努力促成了这本脊柱与周围神经参考书的尽快出版。我们也代表所有的参译作者，祝愿本书能为更多有志于从事脊柱外科的神经脊柱外科医师、骨科脊柱外科医师、疼痛脊柱外科医师和周围神经外科医师以及脊柱与周围神经相关专业的进修医师、研究生带来更多的新知识、新技术。

范　涛　阙志生

2018 年 5 月 22 日于北京

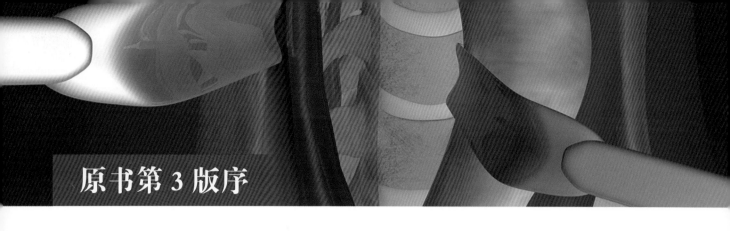

原书第 3 版序

  自从我开展神经外科和矫形外科训练以来，脊柱外科的领域已发生彻底的转变。这种进展不仅包括手术技术、临床诊断和诊断评估，还包括笔者对脊柱病理学和健康的理解的"思维过程"。一个好的脊柱外科专家所需要的信息、知识和技能的数量是惊人的。作为外科医师，笔者的理论与实践要在手术室里结合。这部著作的重点是对脊髓和周围神经病理学的手术管理。微创技术、导航、放射外科和仪器的出现，已经推动了脊柱外科的发展。Wolfla 和 Resnick 博士编制了一本优秀的教科书——《神经外科手术图谱——脊柱与周围神经》第 3 版，这是十分值得称赞的成就。

  从直接的椎间盘切除术到复杂的多发畸形，本书对脊柱及周围神经病变外科治疗进行了出色的阐述，当我读到本书时，感受到本书内容所涵盖主题的深度和广度非常惊人，尤其惊讶于操作性主题的融合。手术主题涵盖了我在研修期间学到的复杂方法，例如高位颈前咽后部入路处理颅颈交界区的方法。坦白来说，此方法可以被贴切地称为"失传的艺术"，其他话题也都是有关最新的微创性畸形矫正技术。并且，随着这些文章的发表，技术也在不断发展。另外给我印象最深的是全部 74 章，每一章都传递着精准和专业性精神，每一个主题都被成功而生动地展现出来，这在一本"外科手术图谱"中是必不可少的。这是一本美妙的书籍，无论是全文研读还是针对感兴趣的话题进行阅读，都会给读者带来极大的享受。

  颈椎、胸椎、腰骶脊柱和周围神经这四个主要部分，都在本书有清晰的定义，包括开放性和微创的治疗方法、设备，这些通常都是存疑的问题；此外还包括一些不典型却有趣的话题，如穿通伤的椎动脉管理、骶骨切除术和图像引导。对于大多数训练有素的外科医师来说，周围神经部分通常是常见且易于处理的，内容包括上肢和下肢问题、神经丛和神经转移。

  这本书可作为住院医师和正在接受培训的外科医师的必备参考书，即便对最有经验的外科医师而言也是有益的。书中提出的精辟见解、意想不到的困难以及细微的差别都会使临床医师从中受益。对于脊柱外科医师来说，这本书将有助于提升他们的治疗水平，这对于把自己的生命托付给医师的患者而言是无价之宝。

Regis W. Haid, Jr., MD

Atlanta Brain and Spine Care

于亚特兰大，美国佐治亚州

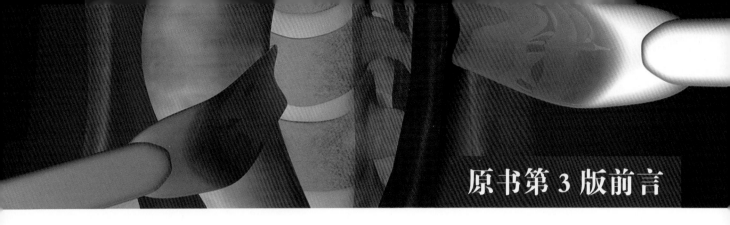

原书第 3 版前言

　　脊柱外科手术平均占神经外科手术的 70% ～ 80%。手术技能和科技正在快速发展，而关于脊髓疾病的基本概念也仍在阐明过程中。最近对矢状面平衡的关注，测量颈痛患者的骨盆参数，以及对脊柱手术的许多下游影响的认识，这些都是本书第 2 版出版以来大大扩展的概念。最近几年的技术进步包括使用机器人螺钉置入技术和脊柱侧方入路的扩展。最近对先前可用的技术（如 BMP 和棘突间隔离器）的潜在限制缺陷的识别也改变了脊柱手术的实践。本书第 3 版融合了这些进化的概念和技术，是一项宝贵的资源，代表了 2017 年的前沿水平。

　　本书的主要目的是为特定的程序提供一个快速的参考和路线图。笔者感谢许多作者耗费了大量时间，努力为本书编写了简明扼要且插图清晰的章节。本书第 3 版对文本内容进行了大量更新，更多的内容涉及小切口微创技术、畸形评估和矫正以及其他最新技术。此外，关于脊髓肿瘤的部分已经得到扩展和重组，为读者提供了更易于寻找和更新的信息。笔者期待更多新手神经外科医师把本书作为案例准备的资源，比如，住院医师可以通过阅读本书熟悉第 2 天面临的陌生术式，富有经验的外科医师可以把这书作为专家"金玉良言"的来源，或者是用于提高技能的安全性、准确性和效率的技巧。本书的某些内容是永不过时的。

　　解剖学上的描述和基本的外科原理是没变的，伴随着新技术和新概念从根本上改变笔者治疗脊椎和周围神经系统紊乱的能力，这部分则需要频繁更新。移植技术、机器人技术以及笔者对脊柱脊髓疾病自然史的不断增进的理解，几乎肯定会改变未来 10 年脊柱外科手术的实践。正是这种快速的进步使得脊柱外科在学术上和专业上都更有吸引力，能够从本质上改善疼痛和提高患者的生活质量，这也正是脊柱外科具有如此大的魅力之原因所在。

Christopher E. Wolfla, MD

Daniel K. Resnick, MD

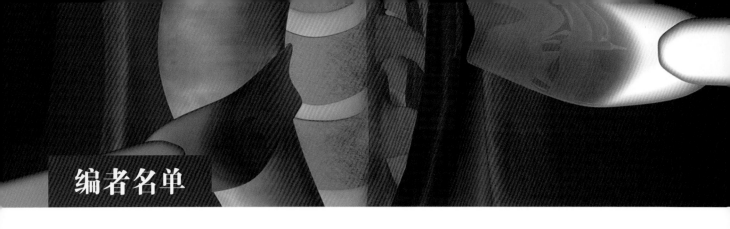

編者名単

Kingsley Abode-Iyamah, MD
Resident Physician
Department of Neurosurgery
University of Iowa Hospitals and Clinics
Iowa City, Iowa

Bassam M.J. Addas, MD, FRCSC
Associate Professor
Department of Neurosurgery
King Abdul-Aziz University
Jeddah, Saudi Arabia

Faiz Ahmad, MD, MCh
Assistant Professor
Department of Neurological Surgery
Emory University School of Medicine
Director Neurosurgery Spine
Director Surgical Neurotrauma
Grady Memorial Hospital
Atlanta, Georgia

Azam Syed Ahmed, MD
Assistant Professor
Departments of Neurological Surgery and
    Radiology
The University of Wisconsin School of
    Medicine and Public Health
Madison, Wisconsin

Tamir Ailon, MD, MPH
Clinical Instructor
Department of Orthopaedics
Division of Spine
University of British Columbia
Vancouver, British Columbia, Canada

Vincent J. Alentado, MD
Resident
Department of Neurological Surgery
Indiana University
Bloomington, Indiana

Kaith K. Almefty, MD
Associate Professor
Division of Neurological Surgery
Barrow Neurological Institute
Phoenix, Arizona

Rami O. Almefty, MD
Resident
Division of Neurological Surgery
Barrow Neurological Institute
Phoenix, Arizona

Jeremy Amps, MD
Associate Staff
Department of Neurological Surgery
Center for Spine Health
Marymount Medical Center
Broadview Heights, Ohio

Peter D. Angevine, MD, MPH
Assistant Professor
Department of Neurological Surgery
Columbia University College of Physicians
    and Surgeons
New York, New York

Ronald I. Apfelbaum, MD
Professor
Department of Neurosurgery
University of Utah School of Medicine
University of Utah Hospital
Health Science Center
Salt Lake City, Utah

Carlos A. Bagley, MD, MBA, FAANS
Associate Professor of Neurological Surgery
    and Orthopedic Surgery
Vice Chairman, Department of Neurological
    Surgery
Director, UT Southwestern Spine Center
Department of Neurological Surgery

University of Texas Southwestern Medical
    Center
Dallas, Texas

Griffin R. Baum, MD
Resident
Department of Neurological Surgery
Emory University School of Medicine
Atlanta, Georgia

Carolina Gesteira Benjamin, MD
Resident
Department of Neurosurgery
New York University Langone Medical Center
New York, New York

Edward C. Benzel, MD
Chairman
Department of Neurosurgery
Neurological Institute
Cleveland Clinic
Cleveland, Ohio

Sigurd Berven, MD
Professor
Department of Orthopaedic Surgery
University of California San Francisco
San Francisco, California

Allen T. Bishop, MD
Professor
Department of Orthopaedics
Division of Hand Surgery
Mayo Clinic College of Medicine
Rochester, Minnesota

Erica F. Bisson, MD, MPH
Associate Professor
Department of Neurosurgery
Adjunct Associate Professor
Department of Orthopaedics
Clinical Neurosciences Center

University of Utah
Salt Lake City, Utah

Akwasi Ofori Boah, MD
Texas Back Institute
Plano, Texas

Nathaniel P. Brooks, MD
Assistant Professor
Department of Neurological Surgery
University of Wisconsin
Madison, Wisconsin

Sean R. Cantwell, BS
Medical Student
Mayo Medical School
Mayo Clinic
Rochester, Minnesota

Jason J. Chang, MD
Assistant Professor
Department of Neurological Surgery
Oregon Health & Science University
Portland, Oregon

Ron Ron Cheng, MD
Clinical Researcher
Department of Neurosurgery
University of Pennsylvania School of Medicine
Hospital of the University of Pennsylvania
Philadelphia, Pennsylvania

Sean D. Christie, MD, FRCSC
Associate Professor
Departments of Neurosurgery and Medical
    Neurosciences
Dalhousie University
Halifax, Nova Scotia, Canada

Nader S. Dahdaleh, MD
Assistant Professor
Department of Neurological Surgery
Feinberg School of Medicine
Northwestern University
Chicago, Illinois

Andrew T. Dailey, MD
Associate Professor
Department of Neurosurgery
Adjunct Associate Professor
Department of Orthopaedics
Clinical Neurosciences Center
University of Utah
Salt Lake City, Utah

Gavin A. Davis, MBBS, FRACS
Neurosurgeon
Cabrini Hospital
Austin Hospital
Melbourne, Victoria, Australia

John J. Delaney, MD
Resident
Department of Neurosurgery
Walter Reed National Military Medical Center
Bethesda, Maryland

Daniel R. Denis, MD, MSc
Neurosurgeon
Ochsner Medical Center
New Orleans, Louisiana

Harel Deutsch, MD
Associate Professor
Department of Neurosurgery
Rush University Medical Center
Chicago, Illinois

Curtis A. Dickman, MD
Professor
Department of Neurological Surgery
Barrow Neurological Institute
Phoenix, Arizona

Ian F. Dunn, MD, FACS, FAANS
Associate Professor
Department of Neurosurgery
Brigham and Women's Hospital
Harvard Medical School
Boston, Massachusetts

Mark Ehlers, BS
Medical Student
University of Wisconsin
Madison, Wisconsin

Kurt M. Eichholz, MD, FACS
Neurosurgeon
St. Louis Minimally Invasive Spine Center
St. Louis, Missouri

Marc Eichler, MD
Neurosurgeon
Trinity Health Center
Minot, North Dakota

Benjamin D. Elder, MD, PhD
Resident
Department of Neurosurgery

The Johns Hopkins University School of
Medicine
Baltimore, Maryland

H. Francis Farhadi, MD, PhD
Assistant Professor
Department of Neurological Surgery
The Ohio State University Wexner Medical
    Center
Columbus, Ohio

Richard G. Fessler, MD, PhD
Professor
Department of Neurosurgery
Rush University Medical Center
Chicago, Illinois

John C. Flickinger, MD
Department of Radiation Oncology
University of Pittsburgh Medical Center
    Presbyterian (Gamma Knife)
University of Pittsburgh Medical Center
    Cancer Center
Pittsburgh, Pennsylvania

**Anthony K. Frempong-Boadu, MD, FACS,
FAANS**
Associate Professor of Neurosurgery
Chief, Division of Spinal Surgery
Director, Neurosurgical Spine Fellowship
    Training Program
Department of Neurosurgery
New York University Langone Medical Center
New York, New York

Fred H. Geisler, MD. PhD
Chief Medical Officer
Phausler, Inc.
San Carlos, California

Peter C. Gerszten, MD, MPH, FACS
Peter E. Sheptak Professor of Neurological
    Surgery and Radiation Oncology
University of Pittsburgh Medical Center
pittsburgh, Pennsylvania

George M. Ghobrial, MD
Resident
Department of Neurological Surgery
Thomas Jefferson University
Philadelphia, Pennsylvania

Christopher C. Gillis, MD
Assistant Professor
Division of Neurosurgery
University of Nebraska Medical Center
Omaha, Nebraska

Ziya L. Gokaslan, MD, FAANS, FACS
Gus Stoll, MD Professor and Chair
Department of Neurosurgery
The Warren Alpert Medical School of Brown
    University
Neurosurgeon-in-Chief
Rhode Island Hospital and the Miriam Hospital
Clinical Director
Norman Prince Neurosciences Institute
President
Brown Neurosurgery Foundation
Rhode Island Hospital
Department of Neurosurgery
Norman Prince Neurosciences Institute
Providence, Rhode Island

L. Fernando Gonzalez, MD
Associate Professor
Department of Neurosurgery
Duke University
Durham, North Carolina

C. Rory Goodwin, MD, PhD
Resident
Department of Neurosurgery
The Johns Hopkins University School of
Medicine
Baltimore, Maryland

Michael W. Groff, MD
Director of Spinal Neurosurgery
Brigham and Women's Hospital
Assistant Professor
Department of Neurosurgery
Harvard Medical School
Boston, Massachusetts

Bernard H. Guiot, MD, FRCSC
Neurosurgeon
South Denver Neurosurgery
Littleton, Colorado

Kimberly Hamilton, MD
Resident
Department of Neurosurgery
University of Wisconsin

Madison, Wisconsin

Amgad S. Hanna, MD
Assistant Professor
Department of Neurosurgery
University of Wisconsin
Madison, Wisconsin

H. Louis Harkey, MD
Professor and Chairman
Department of Neurosurgery
Robert R. Smith Chair of Neurosurgery
University of Mississippi Medical Center
Oxford, Mississippi

Ian R. Harkey

James S. Harrop, MD, FACS
Professor
Departments of Neurological and Orthopedic
    Surgery
Director, Division of Spine and Peripheral
    Nerve Surgery
Neurosurgery Director of Delaware Valley
    SCI Center
Thomas Jefferson University
Philadelphia, Pennsylvania

Robert F. Heary, MD
Professor
Department of Neurological Surgery
Rutgers New Jersey Medical School
Newark, New Jersey

Patrick W. Hitchon, MD
Professor of Neurosurgery and Bioengineering
Director of Spine Surgery
Department of Neurosurgery
University of Iowa Carver College of
    Medicine
University of Iowa Hospitals and Clinics
Iowa City, Iowa

Christopher M. Holland, MD, PhD
Fellow
Department of Neurosurgery
Clinical Neurosciences Center
University of Utah
Salt Lake City, Utah

Langston T. Holly, MD
Professor
Departments of Neurosurgery and
    Orthopaedics

Vice Chair of Clinical Affairs
David Geffen School of Medicine at
    University of California Los Angeles
Los Angeles, California

Jason H. Huang, MD, FACS
Chairman
Department of Neurosurgery
Baylor Scott & White
Temple, Texas
Professor of Surgery
Texas A&M Health Science Center, College
    of Medicine
College Station, Texas

R.John Hurlbert, MD, PhD, FRCSC, FACS
Associate Professor
Department of Clinical Neurosciences
University of Calgary
Calgary, Alberta, Canada

Bermans J. Iskandar, MD
Professor
Department of Neurological Surgery
University of Wisconsin
Madison, Wisconsin

W. Bradley Jacobs, MD, FRCSC
Assistant Professor
Department of Clinical Neurosciences
University of Calgary
Neurological and Spinal Surgeon
Foothills Medical Centre
Calgary, Alberta, Canada

Jon A. Jacobson, MD
Professor
Director, Division of Musculoskeletal Radiology
Depaitment of Radiology
University of Michigan
Ann Arbor, Michigan

David F. Jimenez, MD, FANS
Professor and Chairman
Department of Neurosurgery
University of Texas Health Science Center at
    San Antonio
San Antonio, Texas

Kristen E. Jones, MD
Adjunct Associate Professor
Department of Neurosurgery
University of Minnesota

Minneapolis, Minnesota

Michael Karsy, MD, PhD
Resident
Department of Neurosurgery
The University of Utah
Salt Lake City, Utah

Ajit A. Krishnaney, MD, FAANS
Associate Director
Center for Spine Health
Department of Neurosurgery
Cleveland Clinic
Cleveland, Ohio

Shekar N. Kurpad, MD, PhD
Professor and Interim Chairman
Department of Neurosurgery
Medical College of Wisconsin
Milwaukee, Wisconsin

Jorge J. Lastra-Power, MD, FACS, FAANS
Director
Neuroscience Institute of Puerto Rico
Manatl Medical Center
Manatl, Puerto Rico

Charles G. T. Ledonio, MD
Director of Spine Research
Director of Orthopaedic Bequest Program
Department of Orthopaedic Surgery
University of Minnesota
St. Paul, Minnesota

Jacob Lescher, MS
Medical Student
University of Wisconsin School of Medicine
and Public Health
Madison, Wisconsin

Mitchell E. Levine, MD
Director, Spinal Surgery
Department of Neurosurgery
Lenox Hill Hospital
Hofstra Northwell School of Medicine
New York, New York

Yiping Li, MD
Resident
Department of Neurosurgery
University of Wisconsin
Madison, Wisconsin

Russell R. Lonser, MD
Professor and Chair
Department of Neurological Surgery
The Ohio State University Wexner Medical
　Center
Columbus, Ohio

Hani R. Malone, MD
Resident
Department of Neurological Surgery
Columbia University
New York, New York

Michael D. Martin, MD
Associate Professor
Department of Neurosurgery
University of Oklahoma
Norman, Oklahoma

Alexander M. Mason, MD, FAANS
Assistant Professor
Department of Neurosurgery
Emory University
Atlanta, Georgia

Paul G. Matz, MD
Partner
Brain and Spine Center
St. Luke's Hospital
Chesterfield, Missouri

Paul C. McCormick, MD, MPH, FAANS
Gallen Professor of Neurological Surgery
Columbia University College of Physicians
　and Surgeons
Director, the Spine Hospital at the
　Neurological Institute of New York
New York Presbyterian Hospital/Columbia
　Doctors
New York, New York

Dennis E. McDonnell, MD, FAANS
Neurosurgeon Emeritus
Gunderson Health System
La Croisse, Wisconsin

Ehud Mendel, MD, FACS
Professor
Departments of Neurosurgery, Oncology,
　Orthopedics and Systems Engineering
Vice Chair Clinical/Academic Affairs
Clinical Director-OSU Spine Research
　Institute

Director-Spine program, Complex/Onc
ological Fellowship Program
The Ohio State University Wexner Medical
　Center
The James Cancer Hospital
Columbus, Ohio

**Rajiv Midha, MSc, MD, FRCSC, FAANS,
FCAHS**
Professor and Head
Department of Clinical Neurosaences
Calgary Zone, Alberta Health Services and
Cumming School of Medicine, University of
　Calgary
Calgary, Alberta, Canada

Junichi Mizuno, MD, PhD
Head
Center for Minimally Invasive Spinal Surgery
Shin-Yurigaoka General Hospital
Kawasaki, Kanagawa, Japan

Camilo A. Molina, MD
Resident
Department of Neurological Surgery
Johns Hopkins University School of Medicine
Baltimore, Maryland

Ross R. Moquin, MD
Chief of Neurosurgery
Medical Director of Spinal Surgery
Crouse Hospital
Syracuse, New York

Praveen V. Mummaneni, MD
Professor and Vice Chairman
Department of Neurosurgery
University of California San Francisco
San Francisco, California

Valli P. Mummaneni, MD
Associate Clinical Professor
Department of Anesthesiology
University of California San Francisco
San Francisco, California

Neal J.Naff, MD
Assistant Professor
Department of Neurosurgery
The Johns Hopkins University School of
　Medicine
Baltimore, Maryland

Hiroshi Nakagawa, MD, PhD, IFAANS
Professor Emeritus
Aichi Medical University
Clinical Professor
Tokushima University
Director of Spine Center
Kojinkai Memorial Hospital
Nagasaki, Japan

Yukoh Ohara, MD
Professor
Department of Neurological Surgery
Juntendo University
Tokyo,Japan

Junichi Ohya, MD
Department of Orthopaedic Surgery
The University of Tokyo
Tokyo, Japan

Toshiyuki Okazaki, MD, PhD
Spine Center
Kushiro Kojinkai Memorial Hospital
Nagasaki, Japan

Solomon M. Ondoma, MBChB
Resident
Department of Neurological Surgery
University of Wisconsin-Madison
Madison, Wisconsin

John E. O'Toole, MD, MS
Associate Professor
Department of Neurosurgery
Rush University Medical Center
Chicago, Illinois

Vikas K. Parmar, MD
Resident
Department of Neurosurgery
University of Wisconsin
Madison, Wisconsin

Edwin Peck, MD
Resident
Department of Neurosurgery
University of Southern California
Los Angeles, California

Mick J. Perez-Cruet, MD, MSc
Vice-Chairman and Professor
Director Spine Program
Department of Neurosurgery
Oakland University William Beaumont

School of Medicine
Royal Oak, Michigan

Carmen A. Petraglia, MD
Orthopaedic Spine Surgeon
St. Clair Memorial Hospital
Pittsburgh, Pennsylvania

Matthew A. Piazza, MD
Resident
Department of Neurosurgery
Perelman School of Medicine
Universiry of Pennsylvania
Philadelphia, Pennsylvania

David W. Polly, Jr., MD
Professor and Chief of Spine Surgery
Department of Orthopaedic Surgery
University of Minnesota
Minneapolis, Minnesota

John C. Quinn, MD
Resident
Department of Neurological Surgery
Rutgers University
Newark, New Jersey

Daniel Refai, MD
Associate Professor
Departments of Orthopaedics and Neurosurgery
Emory University School of Medicine
Atlanta, Georgia

Andrew J. Rekito, MS
Assistant Professor/Medical Illustrator
Department of Neurological Surgery
Oregon Health & Science University
Portland, Oregon

Daniel K. Resnick, MD
Professor
Deparrments of Neurosurgery, Orthopaedics,
  and Rehabilitation Medicine
University of Wisconsin School of Medicine
  and public Health
Madison, Wisconsin

Gerald E. Rodts, Jr., MD
Professor
Departments and Neurosurgery and
  Orthopaedic Surgery
Emory UniversitY School of Medicine
Co-Director
Emory Neurosurgery Post-graduate Spine

Fellowship
Chief of Neurosurgery Service
Emory University Hospital
Atlanta, Georgia

Michael K. Rosner, MD
Professor and Vice Chairman
Department of Neurosurgery
George Washington University
Washington, DC

Dino Samartzis, DSc
Associate Professor
Department of Orthopaedics and Traumatology
The University of Hong Kong
Hong Kong, SAR, China

Meic H. Schmidt, MD, MBA, FAANS, FACS
Professor
Departments of Neurosurgery and
  Orthopaedics
Ronald I. Apfelbaum Endowed Chair for Spine
  Surgery
Vice Chair for Clinical Affairs, Department
  of Neurosurgery
Chief Value Officer, University Hospital,
  Neurosurgery Service
Program Director, Neurosurgery Spine
  Fellowship
Director, Spinal Oncology Service,
  Huntsman Cancer Institute
Clinical Neurosciences Center
University of Utah
Salt Lake City, Utah

Daniel M. Sciubba, MD
Professor
Department of Neurosurgery
The Johns Hopkins University School of
Medicine
Baltimore, Maryland

Nouzhan Sehati, MD
Neurosurgeon
Providence St. Joseph Medical Center
Burbank, California

Chandranath Sen, MD
Professor
Department of Neurosurgery
New York University Langone Medical
  Center

New York, New York

Christopher I. Shaffrey, MD
Professor
Department of Neurological Surgery
University of Virginia School of Medicine
Division of Neurological Surgery
University of Virginia Health System
Charlottesville, Virginia

Yuval Shapira, MD
Consultant Neurosurgeon
Division of Peripheral Nerve Surgery
Department of Neurosurgery
The Tel Aviv Medical Center
Tel Aviv University
Tel Aviv, Israel

Lauren N. Simpson, MD, MPH
Resident
Department of Neurosurgery
Oregon Health & Sciences University
Portland, Oregon

Justin S. Smith, MD, PhD
Professor
Department of Neurosurgery
University of Virginia
Charlottesville, Virginia

Hesham M. Soliman, MD
Assistant Professor
Department of Neurosurgery
Medical College of Wisconsin
Milwaukee, Wisconsin

John K. Song, MD
Neurological Surgeon
Northwestern Memorial Hospital
Chicago, Illinois

Robert F. Spetzler, MD
President and CEO
Barrow Neurological Institute
Professor
J. N. Harber Chair of Neurological Surgery
Department of Neurological Surgery
Barrow Neurological Institute
Phoenix, Arizona
Professor and Chair
Department of Neurosurgery
University of Arizona College of Medicine
Phoenix, Arizona

Joseph Spinelli, MD, LCDR, MS, USN
Resident
Department of Neurosurgery
Walter Reed National Military Medical
　Center
Bethesda, Maryland

Robert J. Spinner, MD
Chair, Department of Neurologic Surgery
Burton M. Onofrio, MD Professor of
　Neurosurgery
Professor of Orthopedics and Anatomy
Mayo Clinic
Rochester, Minnesota

Steven Mark Spitz, MD
Associate Professor
Department of Neurosurgery
Medstar Georgetown University Hospital
Washington, DC

Michael P. Steinmetz, MD
Director, Center for Spine Health
Neurologic Institute
Professor
Department of Neurosurgery
Cleveland Clinic Lerner School of Medicine
Cleveland Clinic
Cleveland, Ohio

Brian R. Subach, MD, FACS
President
The Virginia Spine Institute
Reston, Virginia

Hamdi G. Sukkarieh, MD
Fellow
Department of Neurosurgery
University of Iowa Hospitals and Clinics
Carver College of Medicine
Iowa City, Iowa

Khoi D. Than, MD
Assistant Professor
Department of Neurological Surgery
Oregon Health & Science University
Portland, Oregon

Nicholas Theodore, MD
Professor
Department of Neurosurgery
Director, Neurological Spine Center
Johns Hopkins University

Baltimore, Maryland

Jay D. Turner, MD, PhD
Assistant Professor
Departmenr of Neurological Surgery
Barrow Neurological Institute
Phoenix, Arizona

Gregory R. Trost, MD
Professor and Vice Chair
Department of Neurological Surgery
University of Wisconsin-Madison
Maclison, Wisconsin

Alexander Tuchman, MD
Clinical Instructor
Department of Neurosurgery
University of Southern California
Los Angeles, California

Jason E. Tullis, MD, FAANS
Associate Professor
Department of Neurosurgery
University of Mississippi Medical Center
Jackson, Mississippi

Juan S. Uribe, MD
Associate Professor
Director Spine Section
Department of Neurosurgery
University of South Florida
Tampa, Florida

Viren S. Vasudeva, MD
Resident
Department of Neurosurgery
Brigham and Women's Hospital
Harvard Medical School
Boston, Massachusetts

John R. Vender, MD, FACS, FAANS
Professor and Vice Chairman
Department of Neurosurgery
Medical College of Georgia
Medical Director, Georgia Regent's
　Gamma Knife Center
Co-Director, Georgia Center for Skull Base
　Surgery
Augusta University
Augusta, Georgia

Justin Virojanapa, DO
Professor
Department of Neurosurgery

Yale-New Haven Hospital

New Haven, Connecticut

Andrew C. Vivas, MD

Resident

Department of Neurosurgery

University of South Florida

Tampa, Florida

Todd D. Vogel, MD

Fellow

Department of Neurological Surgery

University of California San Francisco

San Francisco, California

Ron Von Jako, MD, PhD

Chief Medical Officer Surgery

GE Healthcare

Boston, Massachusetts

Garrett L. Walsh, MD

Professor

Departments of Thoracic and Cardiovascular

　Surgery

The University of Texas, M. D. Anderson

　Cancer Center

Houston, Texas

Jeffrey C. Wang, MD

Chief, Orthopaedic Spine Service

Co-Director USC Spine Center

Professor

Departments of Orthopaedic Surgery and

　Neurosurgery

University of Southern California Spine

　Center

Los Angeles, California

Michael Y. Wang, MD, FACS

Professor

Departments of Neurological Surgery & Rehab

　Medicine

Spine Fellowship Director

Chief of Neurosurgery

University of Miami Hospital

Miami, Florida

William C. Welch, MD, FAANS, FACS, FICC

Vice Chair (Clinical) and Professor

Department of Neurosurgery

Perelman School of Medicine

University of Pennsylvania

Chairman

Department of Neurosurgery

Pennsylvania Hospital

philadelphia, Pennsylvania

Robert G. Whitmore, MD

Assistant Professor

Department of Neurosurgery

Tufts University School of Medicine

Lahey Hospital and Medical System

Boston, Massachusetts

Allison Williams, MD

Resident

Department of Neurosurgery

University of Oklahoma Health Sciences

　Center

Oklahoma City, Oklahoma

Kim A. Williams, Jr., MD

Resident

Department of Neurological Surgery

Thomas Jefferson University

Philadelphia, Pennsylvania

Thomas J. Wilson, MD

Resident

Department of Neurosurgery

University of Michigan

Ann Arbor, Michigan

Timothy F. Witham, MD, FACS

Professor

Departments of Neurosurgery and Orthopaedic

　Surgery

Johns Hopkins University

Baltimore, Maryland

Christopher E. Wolfla, MD

Professor

Department of Neurosurgery

Medical College of Wisconsin

Milwaukee, Wisconsin

Jean-Paul Wolinsky, MD

Professor

Department of Neurosurgery

Johns Hopkins University

Raltimore. Maryland

Lynda Jun-San Yang, MD, PhD

Professor

Department of Neurosurgery

University of Michigan

Ann Arbor, Michigan

Kevin C. Yao, MD

Assistant Clinical Professor

Department of Neurosurgery

Mount Sinai Hospital

New York, New York

Chun-Po Yen, MD

Associate Professor

Department of Neurosurgery

University of Virginia

Charlottesville, Virginia

Jonathan Yun, MD

Resident

Department of Neurological Surgery

Columbia University

New York, New York

Eric L. Zager, MD

Professor

Department of Neurosurgery

University of Pennsylvania

Philadelphia, Pennsylvania

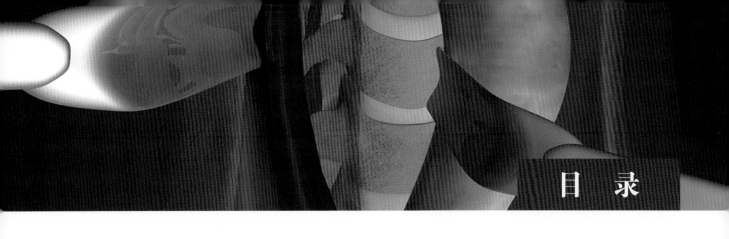

目　录

第一篇　颈　　椎

第 1 章　经口咽入路手术治疗寰枕畸形 2

第 2 章　颅颈交界区和上颈椎腹侧的高位颈前 – 咽后入路 6

第 3 章　颅颈交界区经枕髁入路 12

第 4 章　颅颈交界区后方入路 17

第 5 章　前路齿突螺钉固定技术 20

第 6 章　经 C1 ～ 2 关节面螺钉固定技术 26

第 7 章　C1 侧块固定技术 31

第 8 章　后路枕颈固定 / 融合术 36

第 9 章　颈前入路椎间盘切除及椎体融合术 40

第 10 章　颈前入路椎体次全切除术 46

第 11 章　颈前路椎体固定技术 50

第 12 章　颈前路椎间盘置换术 55

第 13 章　颈椎后路椎间孔扩大术和椎间盘切除术 60

第 14 章　颈椎椎板切除和融合术 63

第 15 章　颈椎后路椎板切除术后不稳定的修复 68

第 16 章　扩大的椎板开门成形术治疗多节段颈椎管狭窄 71

第 17 章　颈椎病的微创减压治疗 75

第 18 章　颈椎后路金属丝固定技术 80

第 19 章　颈椎后路侧块固定技术 84

第 20 章　颈椎后路椎弓根螺钉固定技术 86

第 21 章　颈椎后路微创融合术 92

第 22 章　应用活页门式显露处理颈胸连接部的病变 95

第 23 章　颈胸交界区后路内固定技术 100

第 24 章　硬脊膜下髓外肿瘤的手术治疗 106

第 25 章　脊髓血管畸形切除术的手术技巧 109

第 26 章　颈椎硬脊膜外肿瘤切除术中椎动脉的处理 114

第二篇 胸 椎

第 27 章　经肋骨横突胸椎体切除术 ……………………………………………………… 120

第 28 章　经胸腹腔外胸腰椎侧方入路 …………………………………………………… 124

第 29 章　经肩胛骨上胸椎侧方入路 ……………………………………………………… 127

第 30 章　经胸膜后方胸腰椎入路 ………………………………………………………… 133

第 31 章　经胸廓的胸椎间盘切除术 ……………………………………………………… 136

第 32 章　经胸廓的椎体转移瘤的切除 …………………………………………………… 141

第 33 章　前方入路手术治疗原发性胸腰椎爆裂骨折 …………………………………… 145

第 34 章　椎体成形术 ……………………………………………………………………… 150

第 35 章　胸椎的微创入路 ………………………………………………………………… 156

第 36 章　胸腰椎椎板下金属丝固定技术 ………………………………………………… 161

第 37 章　后路胸椎椎弓根螺钉、椎板钩、金属线内固定技术 ………………………… 165

第 38 章　前路胸腰椎固定技术 …………………………………………………………… 172

第 39 章　脊髓脊柱穿通伤的手术治疗 …………………………………………………… 177

第 40 章　胸椎立体定向放射治疗 ………………………………………………………… 181

第三篇 腰骶脊柱

第 41 章　后正中入路单侧椎板开窗椎间盘切除术 ……………………………………… 186

第 42 章　微创腰椎间盘切除术 …………………………………………………………… 190

第 43 章　微创切除腰椎滑膜囊肿和椎间盘 ……………………………………………… 193

第 44 章　远外侧椎间盘突出的外科治疗 ………………………………………………… 198

第 45 章　峡部型脊柱滑脱的外科治疗 …………………………………………………… 203

第 46 章　腰椎经椎弓根椎体（扩大）截骨术 …………………………………………… 207

第 47 章　并发多平面畸形的腰椎退变性疾病的手术治疗 ……………………………… 211

第 48 章　全骶骨切除术 …………………………………………………………………… 217

第 49 章　后外侧入路腰椎融合术 ………………………………………………………… 224

第 50 章　前方入路腰椎体间融合术 ……………………………………………………… 227

第 51 章　后路腰椎融合术 ………………………………………………………………… 232

第 52 章　经椎弓根腰椎固定 / 融合术 …………………………………………………… 236

第 53 章　腰椎间盘成形术 ………………………………………………………………… 239

第 54 章　腰骶髂骨固定技术 ……………………………………………………………… 245

第 55 章　骶髂关节融合的适应证与技术 ………………………………………………… 249

第 56 章　腰大池腹腔分流术 ……………………………………………………………… 253

第 57 章　影像导航下微创脊柱手术 ……………………………………………………… 256

第 58 章　微创腹膜后经腰大肌入路 ……………………………………………………… 260

第四篇　周围神经

第 59 章　腕管松解术 ……………………………………………………………………… 268

第 60 章　双切口入路内镜下腕管松解术 ………………………………………………… 274

第 61 章　尺神经松解术（单纯减压）治疗肘管综合征 ………………………………… 282

第 62 章　皮下尺神经移位松解术 ………………………………………………………… 287

第 63 章　肌肉下尺神经移位松解术 ……………………………………………………… 291

第 64 章　腕部尺神经卡压的手术治疗 …………………………………………………… 295

第 65 章　臂丛神经手术：显露 …………………………………………………………… 300

第 66 章　臂丛神经手术：功能修复 ……………………………………………………… 305

第 67 章　上肢周围神经的手术显露Ⅰ：正中神经 ……………………………………… 311

第 68 章　上肢周围神经的手术显露Ⅱ：桡神经 ………………………………………… 315

第 69 章　感觉异常性股痛综合征（Bernhardt 病）的手术治疗 ……………………… 319

第 70 章　下肢周围神经的手术显露 ……………………………………………………… 322

第 71 章　下肢外周神经手术显露 ………………………………………………………… 327

第 72 章　上干撕脱神经移位手术 ………………………………………………………… 331

第 73 章　周围神经修复手术技术 ………………………………………………………… 335

第 74 章　神经移植手术中的皮神经获取技术 …………………………………………… 340

第一篇 颈椎

第1章　经口咽入路手术治疗寰枕畸形　2
第2章　颅颈交界区和上颈椎腹侧的高位颈前 – 咽后入路　6
第3章　颅颈交界区经枕髁入路　12
第4章　颅颈交界区后方入路　17
第5章　前路齿突螺钉固定技术　20
第6章　经 C1 ～ 2 关节面螺钉固定技术　26
第7章　C1 侧块固定技术　31
第8章　后路枕颈固定 / 融合术　36
第9章　颈前入路椎间盘切除及椎体融合术　40
第10章　颈前入路椎体次全切除术　46
第11章　颈前路椎体固定技术　50
第12章　颈前路椎间盘置换术　55
第13章　颈椎后路椎间孔扩大术和椎间盘切除术　60
第14章　颈椎椎板切除和融合术　63
第15章　颈椎后路椎板切除术后不稳定的修复　68
第16章　扩大的椎板开门成形术治疗多节段颈椎管狭窄　71
第17章　颈椎病的微创减压治疗　75
第18章　颈椎后路金属丝固定技术　80
第19章　颈椎后路侧块固定技术　84
第20章　颈椎后路椎弓根螺钉固定技术　86
第21章　颈椎后路微创融合术　92
第22章　应用活页门式显露处理颈胸连接部的病变　95
第23章　颈胸交界区后路内固定技术　100
第24章　硬脊膜下髓外肿瘤的手术治疗　106
第25章　脊髓血管畸形切除术的手术技巧　109
第26章　颈椎硬脊膜外肿瘤切除术中椎动脉的处理　114

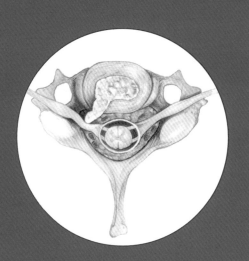

第1章　经口咽入路手术治疗寰枕畸形

一、概述

虽然在很早以前就已经了解了颅颈交界区疾病的病理机制，但是采用前方入路治疗该部位疾病最早是由德国人在1935年报道的。虽然该部位的许多疾病都可以采用前方入路治疗，但是在总体上其应用很少，手术的经验仍然不足。颅颈交界区常发生先天性和后天性颅底凹陷、扁平颅底、肿瘤和自身免疫性疾病。采用前方入路治疗颅颈交界区疾病最常见于延颈髓前方的不可复位压迫。经口咽 - 腭咽入路治疗颅颈交界区前方的病变是一种有效的方式。该方式的局限性是仅可用于显露斜坡、C1前弓和齿突三者的底部和C2椎体。一般来说，这种手术路径感染率相对较低并且在中线部位操作相对安全。该手术路径可扩展到下颌及舌部。在过去的20年中，经口咽和经鼻的内镜技术越来越多，但是这并不在本章讨论的范围之内。

二、患者选择：影像学特点

磁共振成像（MRI）是影像学评估狭窄程度的主要手段，可以决定切除范围的多少从而达到手术治疗的目的，同时可显示血管流空。动态磁共振成像可显示普通成像不能显示的血管闭塞。一般情况下，先天性畸形由于解剖结构的异常，通过磁共振检查并不能得到充分评估。CT检查可显示骨性畸形，特别是对颅颈交界区的1mm或薄层扫描。通过薄层扫描明确的骨性标志可帮助术者确定手术入路、减压及制订后方内固定的方案。最后，通过动力位X线检查反映活动度，从而可帮助术者制订术前准备的方案以及决定哪种情况可单独采用牵引和后路内固定治疗，同时可以帮助术者预测患者术后头部和颈部的姿势。

三、术前准备

术前需要对存在延髓功能障碍的患者进行筛查，在术前没有发现存在延髓功能障碍可导致术中或术后出现严重的问题。如果怀疑存在吞咽困难，可通过言语治疗师和改良吞钡检查进行评估。发音困难需要进行定量的检查，并且术前需要对气道进行评估以降低气管插管的风险。同时，此手术入路需要上、下门牙之间的距离至少为2.5cm。

考虑到多重耐药菌的发现与术前检查有关，耐甲氧西林金黄色葡萄球菌（MRSA）在一些人群中成为一种常见致病菌。在术前访视时，需要对患者进行鼻咽拭子培养，术前5天给予莫罗匹星，每日2次，鼻腔涂抹，其中2%可有效抑制MRSA生长。术前洗澡时应用氯己定（洗必泰）、碘剂和其他抗菌皂等。这些措施的应用与患者术后预后相关。

手术当天患者的管理及手术的重症监护是非常必要的。在术前一天，患者可在重症监护室进行颈椎的牵引治疗。牵引要轻柔，在牵引过程中要进行严密监测，避免出现牵引过度。牵引的初始重量为2.27kg（5磅），并且在手术医师的谨慎考虑及侧位X线辅助下逐渐增加重量。24～48小时后需要判断是否得到充分复位。

四、手术过程

在手术开始之前需要考虑下列情况：插管时要达到最大限度的显露及最小程度的阻塞。摆放体位时不要影响对口咽后壁的观察。患者的手术室需要为术者、助手、显微镜和X线透视机提供足够的空间。手术时抗生素应用逐渐标准化，但是应用时需要考虑口腔和鼻腔的特殊环境。

根据笔者的经验，患者一般可以采用常规方式插管，但是也有一些特例。经过仔细的神经功能检查，考虑存在不稳或者气道因素，可在患者清醒状态下，采用纤维支气管镜插管或内镜插管技术。笔者通常不采用经鼻插管，经鼻插管有可能会干扰鼻咽部黏膜的完整性和影响手术视野。头架固定头部保持患者头颈部的稳定。如果术者是右利手，气管插管就会偏向患者左侧口角，手术床向远离麻醉机方向逆时针旋转90°。患者仰卧位，头架固定头部，轻度后伸，并行肩部固定。术前抗生素应根据口腔菌群进行选择。虽然莫罗匹星可以覆盖敏感菌群，还应考虑到心脏畸形、置入医疗器械、重度牙周病及某些个体的特殊情况。

笔者应用含有聚维酮碘消毒液的拭子擦拭口腔及咽部，在铺消毒巾之前，笔者将中等型号的红色橡胶管从左侧鼻孔置入口咽部。

笔者采用 Crockard 拉钩为经口咽入路提供充分的显露，但是和其他同类拉钩一样，它同样会挤压口腔内软组织。为了减少术后舌咽部水肿，会在手术前、后对口腔及咽部黏膜涂抹 1% 氢化可的松乳膏。采用 Crockard 拉钩牵拉下颌及舌部，操作轻柔，注意保护牙齿并避免舌部受损。红色橡胶管必须可见并用丝线缝合在悬雍垂中间部位。一名助手手持红色橡胶管的另一端并缓慢牵拉，将悬雍垂及软腭的中间部分拉向鼻腔，利用小的止血钳的重量进行持续牵拉。在软腭的侧隐窝处放置双头拉钩以完成对两侧软腭牵开。在侧位 X 线透视机辅助下，帮助术者实现对术野的充分显露（图 1-1）。

采用 1% 利多卡因溶液加肾上腺素浸润咽部黏膜，正中切开咽后壁，根据解剖结构关系，可触及 C2 及 C1 前弓。采用单极分离颈前筋膜和两侧颈长肌的骨膜附着处，可显露下斜坡、寰枢椎椎体前方。去除纵向韧带及枕部韧带后，显露宽度大约 3cm。再向外侧显露可能会损伤到咽鼓管、双侧椎动脉及其入口处以及舌下神经。充分显露 C1 前弓后，利用齿突和 C1～2 关节内侧进行定位（图 1-2）。

用高速磨钻磨除寰椎前弓，两侧可分别磨除约 1cm 骨质。当齿突凹陷时，需要用椎板咬骨钳切除部分硬腭（图 1-3）。

如果需要扩大对鼻咽部及斜坡区的手术显露，手术时在矢状位方向将硬腭向后切除 1cm，中线两侧分别向外延伸 0.7cm，甚至可以切除梨状骨的后缘。术前仔细阅读 CT 片可帮助术者明确显露的部位。可用磨钻磨除下斜坡骨质，分离环窦和寰枕筋膜，这一步

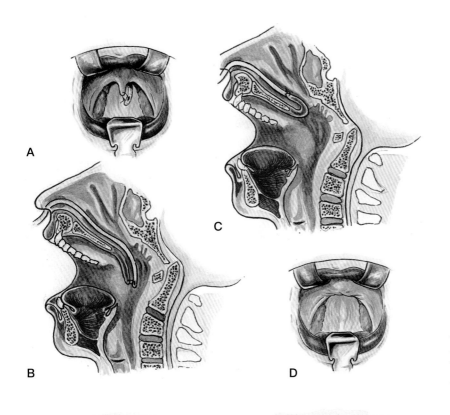

图 1-1　显露口咽时需要放置牵引的位置。A. 经口可见导管的位置和将其缝合于悬雍垂上；B. 在口鼻腔的矢状位显示红色橡胶管的位置；C. 矢状位显示悬雍垂及软腭被牵拉进入鼻腔；D. 经口观察牵拉后的软腭

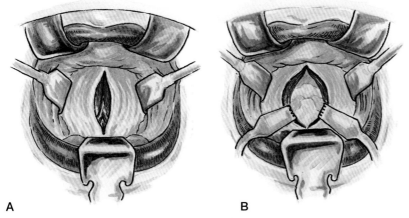

图 1-2　切开咽部显露后方的骨质。A. 正中切开黏膜后显露下方的肌层组织；B. 切开软组织后，利用咽部自动牵开器牵开，可显露 C1 的前弓、齿突基底部及 C1～2 关节的正中部

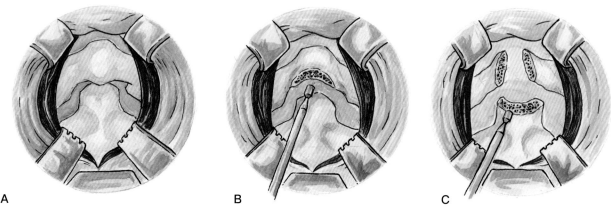

图 1-3 显微镜下骨质的切除。A. 充分切开软组织后，准确定位 C1 和 C2 骨性结构；B. 利用显微磨钻去除 C1 前弓；C. 去除 C1 前弓中部后逐渐磨除齿突骨质

要非常仔细，避免划破环窦和硬脊膜。

从上到下逐步磨除齿突，先将齿突中心磨空，再从两边用椎板咬骨钳逐步咬除。必须锐性分离齿突的顶端韧带和翼状韧带。齿突的切除要延伸到枢椎体内，可使用显微磨钻。齿突后方的关节翳在双极电凝止血的同时，分块切除。

这时即可看到"十"字韧带，某些情况下，由于韧带遭到破坏，可将其切除，但必须保护后方的寰枕筋膜及硬膜。此时，利用侧位 X 线透视来评估减压范围的大小，来决定侧方骨质磨除的程度。当局部关节翳和肉芽组织有占位效应时，应该一同分块切除。齿突骨质切除减压最关键，肉芽组织没有必要彻底切除，局部纤维化增生是难免的，有利于促进伤口愈合。

缝合时为了避免裂开要从内层向外层逐层关闭，切口裂开与对组织边缘的牵拉有关，二次缝合的组织会比较薄弱。首先，需要对中线部位的颈长肌和咽部肌肉严密缝合。笔者通常采用可吸收 3-0 缝合线间断缝合，然后缝合咽部黏膜。

采用 3-0 缝合线分层缝合软腭和鼻黏膜，肌肉层和口腔黏膜层也要采用同样的间断缝合方法。缝合不能太紧，以免粘连。

术后患者应经口禁食 72 小时。最好的选择是在直视下放置并保留胃管。根据笔者的经验，虽然在术后对胃管进行了精心护理，但是经常会在拔出气管插管时出现胃管脱出。

一般情况下，需要在术前评估术后出现脑脊液漏的风险，脑脊液漏是一个比较严重的并发症。如果术者考虑出现硬膜破裂的风险高，需要在手术开始的时候放置腰大池引流，并且在开始缝合的时候打开腰大池引流。在颈长肌和咽肌之间可放置脂肪组织。切除硬膜下肿瘤时可能涉及环窦。自上而下弧形剪开硬脊膜，在枕骨大孔前缘处，要小心电凝环窦后将其切开。硬膜下手术结束后，要用 4-0 缝合线严密缝合硬脊膜，

然后取自体腹外斜肌覆盖硬脊膜，将其覆盖并交叉缝合在硬脊膜表面，以防筋膜脱落或移位。

五、术后管理

手术结束后，口咽部黏膜覆盖 1% 氢化可的松溶液，患者送至 ICU 并留置管路，关注患者舌水肿情况并行脑脊液漏试验。在出现气道水肿时，保留气管插管，静脉注射地塞米松 6h/24h 后再次进行评估。当咽部出现脑脊液时需要放置腰大池引流。一般情况下，腰大池引流需要保留 72 小时，并使引流量保持在 5～20ml/h。

在术中和术后出现严重的舌水肿可静脉注射地塞米松进行控制。术中间断放松压舌板可有效改善舌体静脉淤血，同时改善淋巴回流。如果发生脑膜炎，要取脑脊液做细菌培养和药敏试验，同时腰穿硬脊膜下置管引流，停止口腔进食，静脉使用抗生素。重新缝合存在脑脊液漏的切口。软、硬腭裂开后，要立即缝合。较小的伤口脑脊液漏通过硬膜下持续引流多能治愈。如果数周后伤口仍不能自愈，则需重新对伤口进行清创缝合。

后咽部黏膜裂开是非常麻烦的并发症。如果在术后 1 周内出现，应立即重新缝合。如果在术后 1 周以后才出现，则需采用脑脊液引流和静脉输注抗生素的方法。

如果患者术后出现神经功能进行性加重，则需要注意对术后寰枕关节的稳定性作出评估，同时需要除外是否存在脑膜炎、脓肿形成或仍有肿瘤残余。因此，术后复查 MRI 和 CT 非常有意义。如果发现咽后壁脓肿形成，则应及时行脓肿引流术，最好不要经口引流。这时还要预防骨髓炎和脑膜炎的发生。

术后咽后壁迟发性出血，提示医师要谨防感染、骨髓炎、椎动脉受侵蚀和假性动脉瘤的形成。如果发现椎动脉异常，应及时采取栓塞治疗。

在笔者经口咽入路的术后患者很少出现软腭功能缺失，一般在术后 4～6 个月发生，而且儿童常见。

往往是由于手术局部软、硬腭及咽后壁的纤维化瘢痕所造成。术后可加强功能训练、使用人工软、硬腭。如果手术后 4～6 周患者仍然存在声音嘶哑，则应行进一步检查，发现并处理可能形成的肉芽肿。

六、典型病例

12 岁，男性，因突发右侧面神经麻痹急诊入院。患者诉 2 天前口腔内出现刺痛感。检查发现，右侧面神经完全瘫痪，以及显著的右侧 Ⅸ，Ⅹ 脑神经功能障碍，无其他神经功能异常。CT 检查显示：患者的颅颈交界区，存在扁平颅底，颅颈角约 90°，颅底凹陷，C1 侧块与颅底融合（图 1-4）。MRI 显示脊髓后方受压，延颈髓变长，小脑扁桃体下疝及 C5～7 脊髓空洞形成（图 1-5）。

患者采用经口咽入路不切除软腭的前方减压，这是由于采用经鼻插入的导管牵拉软腭后，通过口腔可直接显露颅颈交界区的畸形。去除 C1 的前弓、齿突及部分 C2 椎体后再磨除下斜坡（图 1-6）。患者在手术后的 1 个月面瘫完全恢复，术后 3 个月脊髓空洞完全消失（图 1-7）。

七、结论

采用前方入路治疗颅颈交界区畸形并不是一种常规方式，但是这种方式在专科的医疗中心积累了较多的经验。术前对患者的影像学资料仔细分析可帮助术者在术中准确定位。对患者进行牵引治疗可帮助术者的术中显露。术后的脑脊液漏是非常严重的并发症并需要采取必要的措施来避免。

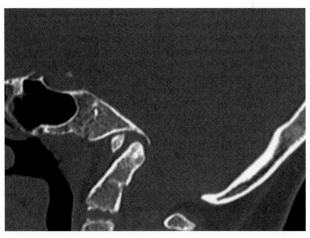

图 1-4　术前矢状位 CT 显示扁平颅底，锐性颅颈角，颅底凹陷

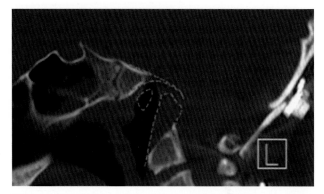

图 1-6　术后矢状位 CT 显示去除了中线部位的斜坡、C1 前弓和齿突等骨质

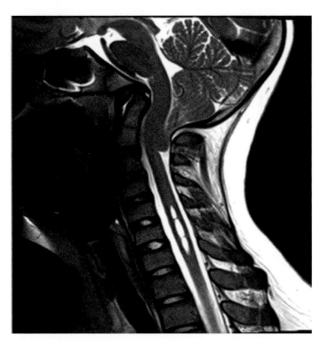

图 1-5　术前 MRI 矢状位 T2 加权像显示颅颈交界区前方的骨性异常，延颈髓受压移位，颈髓中部出现脊髓空洞

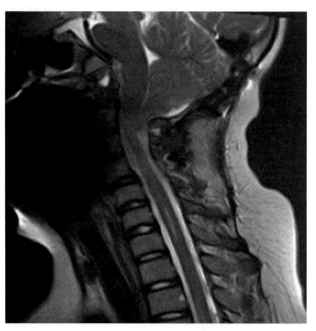

图 1-7　术后 MRI 矢状位 T2 加权像显示骨质去除，恢复延颈髓的位置，小脑扁桃体下疝，但颈髓中部脊髓空洞消失

（赵海军　范　涛　译）

第 2 章　颅颈交界区和上颈椎腹侧的高位颈前 – 咽后入路

一、概述

高位颈前 - 咽后入路提供了一种可替代过去广泛应用的经口入路。对于简单的 C1 ～ 2 水平中线区硬膜外病变经口入路是可以选择的，然而，如果病变向头端或侧方延伸，或者患者存在特殊限制因素，如下颌张口角度小、硬腭抬起适应性差，高位颈前 - 咽后入路可能是更好的选择。尽管涉及很多技术，如仔细辨认解剖标志和广泛、锐性、解剖每一个结构，这个入路需要大多数外科医师熟悉的颈椎手术技术外，还需掌握 C1 ～ 3 前路固定技术和前路钉板固定技术在同一手术过程的无菌术野中施行，以保护枕颈运动功能。

二、患者选择

需要经前路处理的咽腔后部肿瘤性、骨性、炎性占位性病变患者。

三、术前准备

接受颅颈交界区手术的患者，大多数都伴有严重的系统性和神经系统的损害，耐心的与患者、看护者、家庭成员沟通很重要，以便让他们了解手术的重要性和影响。让患者理解不管是否使用外科手术干预都有漫长的恢复过程也是必要的。术前努力使患者的营养状态达到最佳，有时术前需要插上胃管来提供额外的营养支持。合适的营养状态可促进伤口愈合并提高免疫保护能力。注意检查有无慢性或隐性的肺部或泌尿系感染。应该让所有的患者知道术后有可能需要长时间留置气管插管，甚至会持续到术后 3 ～ 7 天。对于合并严重呼吸系统损害和进行性脊髓功能损害患者，因考虑术后早期脱管不现实，需要实施气管切开术。

四、手术过程

（一）手术室布局

进行该入路的设备包括术中摄影机（C 形臂），触点式或装置在镜头上的激光器，焦距至少在 350mm 以上的手术显微镜。有一些病例，内镜也能够辅助造影。手术室布局如图 2-1 所示。

（二）麻醉与患者体位

插管前，神经电生理刺激 / 应答记录仪放置在患者一侧，以便术中监测运动和体感诱发电位，在插管前和插管后，体位摆放后的基线都需要记录。如果患者正在服用类固醇，麻醉前给予加强剂量氢化可的松，每 8 小时重复一次。给予预防性抗生素要选择覆盖革兰阳性菌，术中每 4 小时重复一次。所有没有气管切开的患者需要纤维光学支气管镜辅助插管。全身麻醉完成后，放置腰大池外引流管。安置颅骨牵引弓，如术前牵引弓已放置则去除保护套夹，然后在一个支撑结构上或手术床相应结构上牵引，砝码重 4.5 ～ 5.4kg（10 ～ 12 磅）。仰头 15°并向手术入路对侧旋转

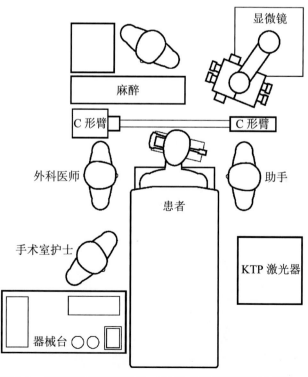

图 2-1　C 形臂安置在患者头端，可以为外科医师提供工作空间。如需检查，可将 C 形臂移至合适位置，保持 C 形臂的无菌以免延误时间。KTP 磷酸钾氧钛激光放置于助手侧

30°，使患者的下颌角位置上抬超出术者视线。患者是否能耐受这种手术体位需要在术前患者清醒和配合时确定好。采用哪一侧入路取决于病变形态和是否合并后组脑神经损害。向一侧延伸的病变采取对侧入路，但术前存在后组脑神经损害症状的则取同侧入路。采用对侧入路的优点是术中处理侧方延伸病变时手术视角好，同侧入路的优点是可以避免双侧后组脑神经受损。如果病变相对对称在中线上一般取右侧入路较好。如果需取自体筋膜或髂骨，在入路同侧的供应区准备并消毒。

（三）手术技术

1.浅层解剖皮肤切口、颈阔肌和下颌下腺　平行下颌骨下方 2cm 水平切开皮肤，起点从中线对侧 1cm 回切至同侧胸锁乳突肌的前缘并高出下颌角。因切口距离下颌骨非常近，故要避免损伤面神经下颌缘支而引起同侧下唇下垂。沿颈阔肌表面向上、向下充分游离皮下组织，从而解剖出上、下两个游离皮瓣（图 2-2）。颈阔肌充分显露后，垂直切开中线上的白线，这是一个无血管的筋膜间隙，打开它便可显示颈阔肌内缘。切口垂直切开范围上平下颌角，下平甲状软骨的内切迹。抬起同侧颈阔肌内缘便到达覆盖颈阔肌深面的颈深筋膜。颈阔肌充分解剖后，沿垂直切口中点横向离断颈阔肌，一直到同侧皮肤切开显露的最外侧（图 2-3）。这样便形成两个可任意牵开的上、下颈阔肌肌瓣。抬起颈阔肌上瓣可显露下颌下腺下缘。锐性从下颌下腺下缘解剖开包裹在其表面上的筋膜，便可将该腺体推离手术视野图（图 2-4）。用自动牵开器牵开下颌下腺，注意在解剖筋膜和牵开时避免损伤腺体实体，以防止术后伤口流涎。

2.中层解剖面动脉和静脉、二腹肌、舌下神经　翻起下颌下腺即可见腺体深面走行的面动、静脉。游离包绕面动、静脉表面的筋膜并牵向上方，可以大大增

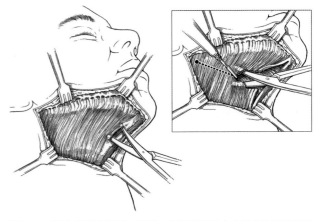

图 2-3　沿白线垂直切开。图示：在垂直切口中点横向离断颈阔肌并向侧方游离

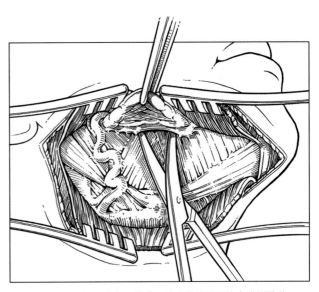

图 2-4　解剖下颌下腺表面筋膜，随后将腺体下缘向嘴侧推移

加手术显露。当离断时，动、静脉可以从术野向侧方、上方回缩。面静脉可以用标准外科结扎方法或双极电凝后切断。进一步分离即可辨认二腹肌两端横纹肌中间横向走行的白色索带——二腹肌肌腱。二腹肌的两个肌腹向中间和侧方稍微上斜走行，尾端指向皮肤切口和下颌下腺下缘水平。固定二腹肌肌腱于舌骨大翼的筋膜悬带可沿舌骨翼走向予以切断，进而游离该肌腱（图 2-5）。在术野范围内继续向内侧和外侧解剖二腹肌肌腹的表面和背面。解剖背面时要避免损伤位于深面此时还看不清楚的舌下神经。当筋膜彻底解剖后，二腹肌及其肌腹便可向上方牵开而离开术野，同时可见舌下神经平行于二腹肌肌腱，水平走行于其深面（图 2-6）。从内到外锐性解剖术野内舌下神经，而后将其向上牵离术野。其深面是舌骨舌肌和咽上缩肌，舌骨大翼也能看到并很容易触摸得到。

3.深层解剖舌骨、咽后肌肉、颈长肌和头长肌　沿舌骨上表面切开覆盖在舌骨大翼表面的筋膜，在侧方把附着于舌骨翼上的茎骨舌骨肌分离。轻柔地牵开恰

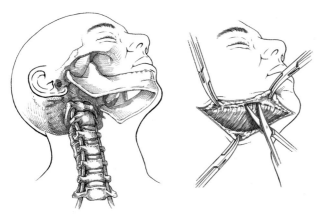

图 2-2　从肌肉层上充分的皮下解剖游离，可以有效增加显露。图示：患者体位。只要体位摆放正确，下颌角便向上、向外，而不阻挡术者视线

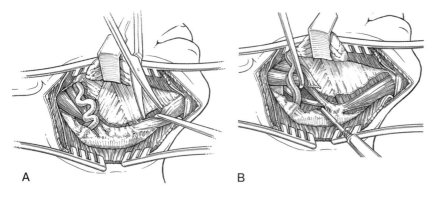

图 2-5　A. 解剖二腹肌肌腹上的筋膜；B. 二腹肌已游离，其肌腱正被游离。可看到牵开器下方的下颌下腺

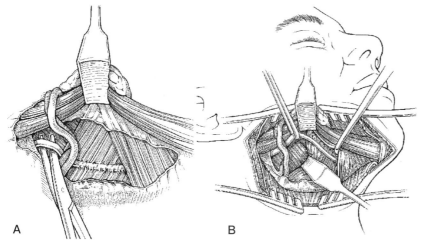

图 2-6　A. 游离二腹肌并向上牵开，显露筋膜下方的舌下神经；B. 舌下神经被游离并向上牵开，开始显露咽部

恰位于舌骨翼头端的咽上缩肌就可进入咽后间隙的侧方。没有必要切开舌骨大翼，因为手术入路的通道在其上方，如果将它游离，它的频繁移动会影响视野。一般不易看到的喉上神经，就在此入路的深面下外方走行。喉上神经深达颈内动脉，沿咽中缩肌向附着于咽上缩肌的舌骨大翼的方向走行。避免过度向侧方、尾端方向牵拉而损伤该神经，正确的牵拉方向是向内、向上的。如果要显露的病变超过 C3 以下，则要游离松解喉上神经并将其牵离术野。通常，这一操作至少会引起术后同侧喉上神经一过性功能损害。

解剖下方紧邻、深达咽部肌群附近的疏松蜂窝组织后，可用手牵或直角牵开器向内侧牵开这些肌肉，然后，咽后间隙的蜂窝组织可用双极电凝和剪刀锐性分离。深部内侧肌群和结缔组织游离后，轻柔地将咽部结构牵向中线侧。这时，C1 前结节、C2～3 椎体前面、C2～3 椎间盘以及 C1～2 侧块虽然还看不见，但已可以触摸得到。由于齿突前方覆盖软组织的缘故，有时辨认寰枢椎间隙很困难。当触摸到 C1 前结节时，一定要向两侧触摸，触摸到 C1～2 关节侧块才可确定。由于患者头位的后仰和侧旋，同侧的 C1～2 关节侧块往往比 C1 前结节还要显得突出。如果把 C1～2 关节侧块误当成 C1 前结节，以后的操作会出现中线解剖方向判断错误，便可能损伤椎动脉。颈长肌和头长肌在此汇聚，在椎体腹侧形成一厚的韧带层（图 2-7）。

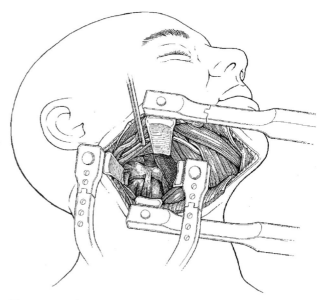

图 2-7　颈深部解剖。咽部肌群向中线牵开，显露 C1 前结节。可见颈长肌和头长肌向中线处汇聚。显露患者脸部是为了帮助手术入路的定向

必要时 C 形臂侧方透视可帮助确定 C1 前弓和 C2～3 椎间盘。通常发现 C2～3 椎间隙恰好位于手术视野下缘。可使用磷酸钾氧钛（KTP）激光清除 C1 和 C2 腹侧面上的厚的、韧带样的、血管性软组织。把一个牵开板放置在 C1 前弓上缘，牵开板的外侧利用橡皮筋固定在患者头部上方的固定锚上，该锚一般由麻醉师用无菌绑带固定在显示器托架上，然后可向头侧将

术野中的软组织牵开。用另一直的自动牵开板将软组织向侧方牵开，完成下方颈椎的显露。这个入路并不需要额外的、昂贵的牵开装置。固定好牵开器后即可安置手术显微镜，接下来便是显微手术操作了。如果C1前弓上不适宜支撑牵开板或需要切除C1前弓时，则需要利用斜坡作为牵开器的锚点。用KTP激光清除斜坡底层的软组织，然后在上面用3mm气钻钻头形成凹口，用前述方法固定牵开器。

4. 椎体切除术　当C1前弓软组织游离解剖后，C2椎体腹侧、C3椎体上缘腹侧、C2～3椎间盘必须清晰可见和确定。可以看到齿突从C2椎体向上延伸，按手术视角从尾端向头端探查，可以看到C1前弓后方的部分齿突。再次确认中线无误后，用5mm圆头切割钻和成角的高速气动钻头即可轻松地切除C2椎体和齿突。将它们切至只剩下一层骨皮质，小心不要让齿突与C2椎体彻底分离，保持齿突在分离过程中的稳固，否则松动的齿突有损伤延髓、颈髓的风险。当骨皮质变薄后，用3mm金刚钻切除其残余部分。有些病例，需切除C1前弓下缘的一部分骨质来增加齿突的显露，但是切除时需尽可能不影响C1前弓的力学稳定性，尤其在预估术毕需行C1～3固定时。切除齿突的最后阶段，硬膜外静脉出血会较多，一般局部使用表面止血物质即可止血，双极电凝效果欠佳。C2椎体切除后，切除C2～3椎间盘，包括小心切除C3椎体软骨终板，可用切割磨钻和成角刮匙完成。由于C3终板位于手术视线的死角上，可使用小的牙科镜或其他反光设备来确定软骨终板是否已彻底切除。如果C1前弓需要切除，可在切除C2椎体的过程中同时进行。在C2椎体切除前切除C1前弓，则有助于齿突的切除。

5. 硬膜外解剖　剩余的软组织可用椎板咬骨钳、双极电凝、激光打开和切除。寰枕横韧带仔细解剖后，从硬膜腹侧向上牵拉，在中线处切开，剩下两半在分离后从侧方切断。对于慢性不稳定者，此处有许多血管瘢样组织，可在KTP激光协助下切除。软组织清除必须延伸到侧隐窝和侧方硬膜外间隙，以达到彻底减压的目的。硬脑膜通常用棉片保护，当减压彻底时硬脑膜便突入骨缺损的减压区（图2-8）。此时可通过在减压区注射碘海醇造影剂来证实减压是否充分，即可见造影剂将原齿突的轮廓完全充填（图2-9）。

6. 椎体融合术　笔者对大多数病例行C1～3椎体融合术。由于其骨皮质呈环形，同种异体的肱骨是合适的选择。在肱骨末上端皮质骨上凿一凹口，凹口正对C1前弓下缘。凹口的大小和骨节的高度用测径仪测量使之可嵌入C1下缘到C3上缘。此时，放松对C1上表面的牵拉或对C1下表面轻柔上牵使C1位于正常解剖位置，这点非常重要，因牵拉在C1上

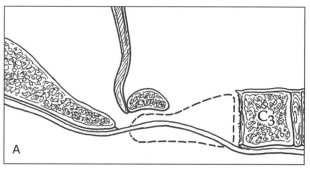

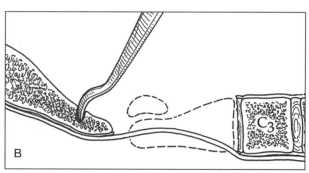

图 2-8　A. 侧方示意图显示C3椎体和C1前弓。已被切除的C2椎体和齿突原来位置用虚线标出。可以看到突入减压窗。牵拉板顶在C1椎弓上缘。B. 侧方示意图显示C2椎体被切除，这个病例，C1椎弓也被切除，牵开板顶在斜坡凹槽上

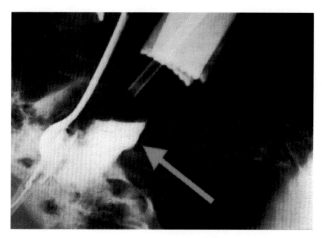

图 2-9　术中X线造影显示碘海醇（欧乃派克）聚集在减压区（箭头）。造影剂轮廓合适且无缺损，提示已彻底减压

表面的力经常会使C1向下移动数毫米。凹口一般深1.0～1.5cm，根据寰椎厚度确定凹口的宽度，而且空隙越小越好。凹口的宽度和深度不能过大，否则会从腹侧压迫硬膜囊。骨节外面削成合适的形状，但注意保留足够厚度的骨皮质以维持其结构的稳定性。如果C2椎体与齿突没有病变，则可剔除、粉碎、充填残余软组织于移植骨节的髓腔中。如果局部没有合适的骨块或骨受病变侵蚀，则需取髂骨嵴或其他骨源替代。安装时先让凹口在C1椎弓上嵌入，然后再将骨节末端嵌入C3椎体上，使用一个1cm宽的弧形骨凿类似于鞋拔的方式将骨节楔入（图2-10）。

7. 扩大切除C1前弓切除或C3以下椎体切除　寰

椎不稳定或有病变时需进一步扩大切除。移植的骨块则镶嵌在斜坡喙的前面用 3mm 切割磨钻做成的凹槽中，再用延长钢板从 C3 到斜坡加固，但这样做稳固性存在问题，在这种罕见的情况下，笔者倾向于行后路椎体融合术。如果要切除延伸至 C3 以下的椎体和椎间盘，则需使用更长的肱骨移植骨块。

8.颈椎前路固定方法   C1～3 移植骨安放妥当后，使用前路颈椎钢板行前路固定。钢板长度的选择至关重要。非加压型钢板如 Caspar 钢板（蛇牌）是很好的选择，因为它允许上螺钉时可有较大的角度变化，而加压型钢板由于丝扣间吻合紧密，所以不能有角度改变。此外，选择长度合适的钢板也很关键，因为寰椎前弓被卡到上面的移植骨节挡在前方而看不见，笔者倾向于选择较长的钢板。从侧方透视下观察钢板-骨间隙有助于选择合适的长度。最佳状况是当钢板最下端螺钉的孔平对 C3 的骨上缘时，钢板的顶端正好与寰椎前弓上缘平齐。一般情况下钢板是不需要任何折弯的。螺孔都预先打好。螺钉钉到骨皮质时就会有感觉，C1、C3 两侧的骨皮质会使螺钉旋紧。骨圆针戳入螺孔内将钢板固定后，逐个拧入螺钉。如果需要，可额外打孔。C1、C3 双侧骨皮质必须穿透。螺钉上斜 30°，从移植骨上凹槽穿至 C1 前弓的前后骨皮质。没有必要把移植骨块的后方也钉上。再用螺钉把钢板和移植骨节固定防止移植骨节旋转、移位（图 2-10）。最好在术中透视监测下插骨圆针和上螺钉。穿透双侧骨皮质的螺钉抗拔出力最大，也非常重要。

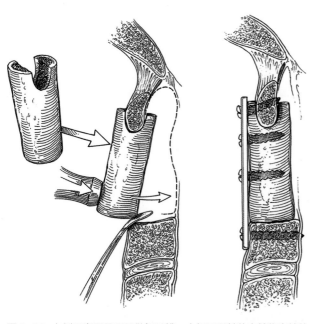

图 2-10 左侧示意图显示已做好凹槽、中间已用其他充填物充填的移植骨节正嵌入椎体缺损区。凹槽端先嵌入，随后下端夯实嵌入。弯形的骨撬有助于移植骨节底端嵌入 C3 椎体。右侧示意图显示移植骨节、钢板、螺钉最后的位置，注意螺钉对 C1、C3 两侧骨皮质的固定，如图所示，固定的螺钉必须穿过 C1 两侧骨皮质，但没有必要穿过移植骨节的后壁

9.伤口闭合   止血一定要彻底。常规使用 Valsalva 手法来检查硬膜是否破损和是否存在脑脊液漏。咽壁是否损伤可通过含有杆菌肽素的盐水灌满伤口，同时麻醉师通过插到咽部的鼻胃管注入空气，没有气泡表示咽壁完整，如有气泡则必须找到漏口行 I 期缝合。颈阔肌、皮下组织、皮肤逐层缝合，缝合皮下时就应将皮缘对合好。一般不放置伤口引流。

五、术后处理，包括潜在并发症

（一）气道管理

无论术前呼吸状况如何，所有患者术后均带管至少 3 天直至咽和咽后壁水肿消退。拔管时最好请麻醉师或耳鼻喉科医师在场，将纤维支气管镜插入气管插管内，直接观察上呼吸道和声带。如仍有严重的水肿或有上呼吸道梗阻的临床证据，就要继续保留气管插管。根据术后自主呼吸状况，呼吸机辅助尽可能在麻醉结束后脱机，减少额外的神经肌肉功能衰竭的风险。如果预期在 2 周内不能拔管就要行气管切开。术前已行气管切开的患者，术后要逐步缩小气管切开漏口。在极端情况下，需要长时间保持气管切开。

（二）营养支持

术前已建立肠内营养的患者术后继续，否则应建立营养通道术后立即进行肠内或肠外或两者同时进行的营养支持，肠内营养常需保留几周。随着经口进食量的增加，管饲可逐渐减量直至能经口进食维持足够的热量为止，一般需要 2～4 周。术前合并有进行性神经肌肉功能障碍的患者常有不同程度的吞咽困难。术后大多数患者有一过性吞咽困难，所以，每天例行吞咽功能评价并注意气道保护反射是否合适，以避免发生吸入性肺炎。

（三）脑脊液漏的处理

如果行硬膜下操作或硬膜有损伤，术后行持续腰大池引流 5 天。医师可以选择自己熟悉的任何一种脑脊液引流术。

（四）脊柱稳定与融合

术毕即用固定在牵引背心上的头部牵引环牵引是安全的，这种牵引持续 3 个月。每月行前后位和侧位颈部 X 线检查以确定颅颈区骨结构的对位对线情况和融合情况。术后 3 个月，如果 X 线证实融合结构对线对位稳定，可松开牵引后行颈部屈、仰位 X 线摄片。如果脊柱融合各阶段没有移位，则去除牵引。如果需要，患者可佩戴硬性颈托 6 周。如果放射学证据不支持，

则重新开始并持续牵引 6 周。如果 18 周后仍未融合，则需行后路枕颈融合。

（五）并发症处理

术后并发症包括脑脊液漏、假性脑膨出、吞咽困难、伤口深部感染、骨不愈合和寰椎骨折。脑脊液漏和假性脑膨出可用临时腰穿脑脊液引流处理，罕见的持续存在的假性脑膨出需要永久性腰大池 - 腹腔分流。伤口深部感染并不常见，可采用伤口冲洗、清创后放置密闭的冲洗系统，这种技术可以非常有效地控制感染和保留移植骨和固定物。所有患者术后都会有一定的吞咽困难，但大多数 1 ～ 2 周后可自行缓解。对于长期存在吞咽困难和上部咽喉神经功能障碍的患者需长期胃管鼻饲。移植骨凹槽对 C1 前弓的磨蚀可造成 C1

骨折。骨代谢异常、长期激素治疗、免疫溶蚀（风湿病）、严重骨质脱钙或减压时骨质切除过多都可能影响寰枢椎的稳定性。当 C1 前弓受损时，枕颈融合是最好的处理方法。

六、结论

颅颈交界区腹侧的高位颈前咽后入路可以提供至斜坡、C1 前弓、C2 和 C3 椎体的宽阔通道，稍加改良即可显露整个颈椎。这种入路可以行延颈髓充分减压和保留 C1 前弓同时直接进行 C1 ～ 3 椎体固定术。对免疫功能低下和全身功能不佳的患者亦是一种安全的手术入路。施行手术时要有效地控制脑脊液动力学，而且要熟悉颈部筋膜解剖层次和耐心地利用具体的解剖标志有条不紊地进行分离。

（路安庆　陈天立　译，范　涛　校）

第 3 章　颅颈交界区经枕髁入路

一、概述

远外侧入路及其类似入路都包含一个低位枕下开颅、枕髁部分切除和 C1 后弓部分切除术（图 3-1）这种入路可以向后、向下显露下斜坡、枕大孔前缘、齿突。在无须牵拉小脑、脑干、脊髓的情况下，从前外侧显露延髓和椎 - 基底系统。

二、患者选择

该入路适用于处理各种颅底病变，包括硬膜内和硬膜外肿瘤，如枕骨大孔脑膜瘤、舌下神经鞘瘤、脊索瘤及软骨肉瘤。该方法提供了椎动脉的早期近端控制，对于椎动脉、小脑后下动脉和近端椎 - 基底动脉系统的动脉瘤是最佳的选择。其他的血管病变，如延髓海绵状畸形，也非常适合这种方法。远外侧入路也可用于齿突的非肿瘤性炎性病变，如类风湿关节炎，因为它避免了经口入路的潜在并发症的发生。

手术通常采用病变的同侧，对于纯中线部位的病变，椎动脉、静脉窦和颈静脉球的局部解剖有助于选择施术侧。病灶的大小和位置决定了骨切除的必要程度，更广泛的髁部切除术增加了侧面显露，并提供了更多的向前方显露病变的通路。

骨切除的范围取决于病变的情况，因此出现了多种变化方法的描述。该方法的所有版本包括切除枕骨大孔的外侧部分，然而，需要切除的枕骨髁范围不同于未切除的情况，如经髁突后面（不钻枕髁）到渐进性切除髁突（经髁突入路）。在极外侧颈下经髁入路中，包括枕髁上方颈静脉结节的硬膜外切除（髁上入路）的显露。

如果要接近更高位的目标（椎 - 基底关节），颈静脉结节必须显露，通常经硬膜外的路径。切除骨性凸起突出物可以改善横侧向和向上的视野，并可显露中斜坡区域。少数情况下，要求显露椎 - 基底动脉或基底动脉的下部区域。

舌下管沿着枕骨髁稍上方，沿水平面上稍微向上一点的角度切斜（约 45°）。舌下神经通常由多个纤维束组成，位于骨管内。随着经髁突入路的扩展，骨皮质和骨松质逐渐变薄，当接近神经时，到达新的骨皮质，这种骨质的变化对于保护神经是很重要的。舌下神经可以通过放置在舌头上的电极进行肌电图监测。沿神经上方逐渐接近颈静脉结节。

椎动脉有骨膜鞘包绕，静脉丛与其第二和第三段相毗邻，最后，在 C1 处的横突孔，椎动脉被包裹在骨中。适当电凝静脉丛，最后在 C2 上的横突孔磨开，使椎动脉向内侧推移以获得从后角方向进入齿突所需要的空间显露。

使用磨钻在枕骨髁渐进扩大手术的显露。与髁后侧相比，如果切除枕骨髁的 25% 或 50%，显露的角度会相对增加 30% 和 40%。这一策略可以减少小脑的收缩，并有助于手术器械的操作。

颅颈交界区的稳定性是基于关节囊（C1 关节面和枕骨髁）和韧带的完整性，韧带分别嵌入齿突和枕髁突中，尤其是横韧带和翼状韧带。如果切除髁突（>50%）将会损害翼状韧带，导致不稳定，此时即需要行枕骨融合。通常情况下，笔者会对患者在枕骨髁手术切除的范围或原发性病理性损害 > 50% 的情况下进行融合，现在有多项技术方法可达到此目的。

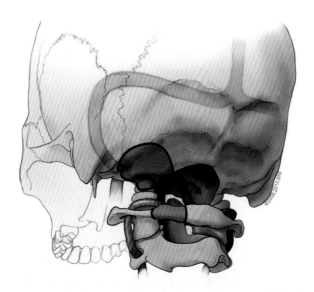

图 3-1　远外侧入路包含一个下外侧枕下开颅、不同程度枕髁部分切除和 C1 后弓部分切除术（经许可引自 Barrow Neurological institute, Phoenix, Arizona）

三、术前准备

立体影像导航对于这个区域手术非常有帮助，结合 MRI 和 CT 有助于评价软组织与骨结构。静脉回流评估是必须的，因为这个区域的肿瘤通常经双侧髁静脉引流至闭塞的颈静脉球。术中电生理监测非常重要，根据病变的位置，可行体感诱发电位、脑干听觉诱发电位和特定脑神经（Ⅶ、Ⅺ、Ⅻ脑神经）功能监测。

四、手术过程

患者取改良公园椅侧卧体位，用头架稳固固定（图3-2）。头部轻度屈曲向对侧旋转和倾斜。悬空的手臂用悬带妥善固定在 Mayfield 头架下方的手术床上，腋下用泡沫卷保护避免臂丛神经损伤。

各种切口如图所示（图 3-3）。旁正中直切口对于小病变比较有用，如体积较小的假性脑膨出。C 形切口、反向拐杖切口和反向 U 形切口提供更宽阔的显露，对预期需要做枕颈融合时尤其有用。切口的选择应基于病变的情况。

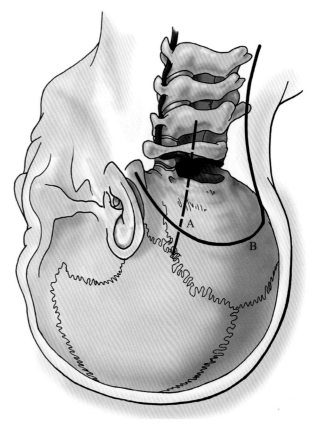

图 3-3　两种不同的皮肤切口。A. 为直切口，手术时间短但术中定位困难，椎动脉水平段可快速显露但同时也存在损伤危险。B. 为拐杖形（曲棍球杆）切口，切口短支起自乳突尖，弧形向上至上项线。切口长支向下至 C3 或 C4 棘突上缘水平（引自 Baldwin HZ, Miller CG, van Loveren HR, Keller JT, Daspit CP, Spetzler RF. The far lateral/combined supra- and infratentorial approach: a human cadaveric prosection model for routes of access to the petroclival region and ventral brain stem. J Neurosurg 1994, 81:60-68. 经允许可修改）

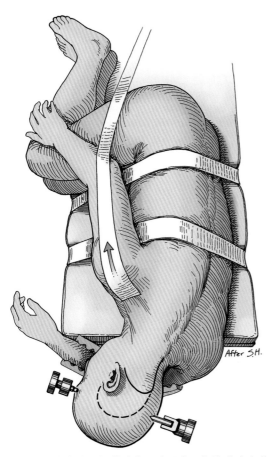

图 3-2　根据病变位置摆放头位，头屈曲、旋转或中立位。改良的公园椅体位，同侧肩膀向下牵拉，从而不阻挡视野（引自 Baldwin HZ, Miller CG, van Loveren HR, Keller JT, Daspit CP, Spetzler RF. The far lateral/combined supra- and infratentorial approach: a human cadaveric prosection model for routes of access to the petroclival region and ventral brain stem. J Neurosurg, 1994, 81:60-68. 经允许可复制）

反向拐杖切口起自乳突尖，弧形向上至上项线，拐向中线向下至 C3 或 C4 棘突上缘水平。皮瓣翻开（图3-4）开始从项筋膜水平分离、切开。保留一段枕下肌肉以便术毕再缝合，鱼钩牵开皮瓣和肌瓣。

继续向下解剖至骨质，显露 C1 后方或后弓时注意确认椎动脉沟，此处正对椎动脉水平段（V3）。椎动脉紧贴 C1 枕髁关节处斜行穿入硬膜。当椎动脉受病变推挤发生解剖移位时，可沿 C2 神经根向外侧解剖，它在 C1、C2 间隙横跨椎动脉。再向外侧即是 C2 的横突孔。熟悉这个区域肌肉附着有助于安全辨认椎动脉。随后，在枕下三角解剖头半棘肌和头夹肌，椎动脉在枕下三角内沿 C1 后弓走行，可以明确辨认。枕下三角由头直肌、上斜肌、下斜肌构成，这些肌肉是显露椎动脉的解剖标志。

C1 后弓被移除后（图 3-5），解剖出椎动脉并予以保护，然后切除剩余 C1 后弓，椎动脉在寰枕关节的前方。常用金刚磨钻磨开 C1 横突孔以显露椎动脉水平段。当椎动脉松解游离后，便可向中线解剖，到

外侧至乙状窦（图3-7）。要处理延伸至前方或累及枕髁内病变时，则需磨除枕髁（图3-8）。在磨除过程中，椎动脉必须妥善保护。磨除进程中依次是骨皮质、骨松质、骨皮质（图3-9）。第二层骨皮质提示已接近舌下神经。如果需要，Ⅸ～Ⅻ脑神经都可在硬膜外显露，如果需要可将乙状窦结扎。

骨性结构显露完成后，硬膜瓣尽量向侧方剪开，边缘要留足以便术后缝合。在椎动脉进入硬膜后方C形剪开硬膜（图3-10）。如果要中线显露椎动脉，则

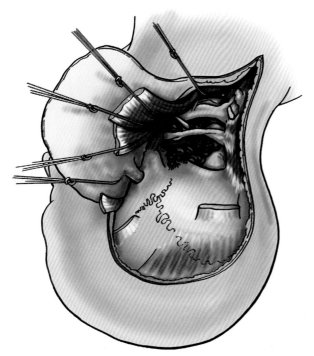

图3-4 翻开的皮瓣和肌瓣。保留一段肌肉和筋膜蒂以备术毕缝合。鱼钩常用于牵开皮肌瓣（引自 Baldwin HZ, Miller CG, van Loveren HR, Keller JT, Daspit CP, Spetzler RF. The far lateral/combined supra- and infratentorial approach: a human cadaveric prosection model for routes of access to the petroclival region and ventral brain stem. J Neurosurg, 1994, 81:60-68. 经允许修改)

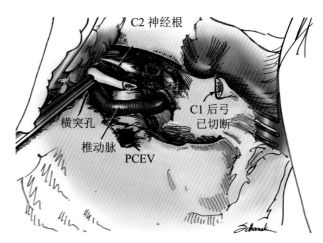

图3-6 当C1后弓去除后椎动脉便可显露。如果需要进一步显露，用金刚磨钻磨开C1横突孔，将椎动脉牵向中线即可到达寰枕关节。PCEV—髁后导静脉（引自 Baldwin HZ, Miller CG, van Loveren HR, Keller JT, Daspit CP, Spetzler RF. The far lateral/combined supra- and infratentorial approach: a human cadaveric prosection model for routes of access to the petroclival region and ventral brain stem. J Neurosurg, 1994, 81:60-68. 经允许复制)

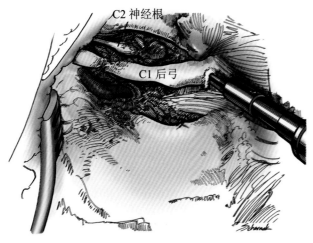

图3-5 椎动脉水平段和进入硬脑膜位置。在C1～2间椎动脉走行于C2神经根下方。这个标志可用来术中定位椎动脉。气动钻常用于椎板切开（引自 Baldwin HZ, Miller CG, van Loveren HR, Keller JT, Daspit CP, Spetzler RF. The far lateral/combined supra- and infratentorial approach: a human cadaveric prosection model for routes of access to the petroclival region and ventral brain stem. J Neurosurg, 1994, 81:60-68. 经允许修改)

达C1表面的上关节凹，然后解剖出齿突和对侧枕髁。在寰枕关节上方，枕髁上窝内有枕髁导静脉（图3-6），该静脉可相当粗大，如果填塞不恰当会导致大出血。

止血完成后，可用弯的刮匙将硬脑膜从枕骨大孔处游离。用高速颅钻行枕下开颅，范围尽可能地靠向

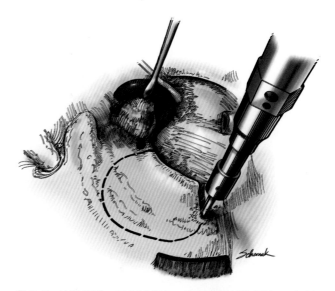

图3-7 枕髁显露。开颅过程中，可用脚踏板控制铣刀（引自 Baldwin HZ, Miller CG, van Loveren HR, Keller JT, Daspit CP, Spetzler RF. The far lateral/combined supra- and infratentorial approach: a human cadaveric prosection model for routes of access to the petroclival region and ventral brain stem. J Neurosurg, 1994, 81:60-68. 经允许修改)

围绕椎动脉行圆形硬脑膜切开，但这种方法将造成硬脑膜密不透水的缝合困难。硬脑膜切开过程中，一旦确认XI脑神经便停止切开。硬脑膜边缘向外牵开并悬吊在邻近已显露的骨性结构上。

运用显微外科技术切除病变。关颅时，硬脑膜需要进行密不透水的缝合，缝合处用纤维蛋白胶加固。如果切口向乳突延伸，气房开放要用脂肪填塞。从腹部取脂肪条覆盖缝合在硬膜潜在漏洞上。枕下三角的肌肉也常是理想的硬膜加固材料。

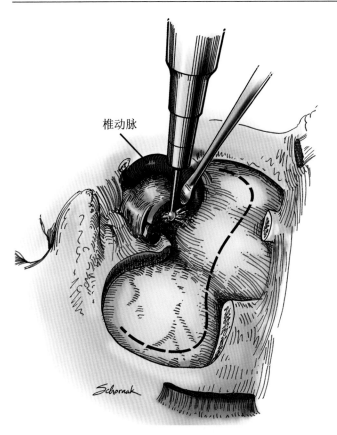

图 3-8　骨质切除后，显露硬脑膜，磨除枕髁时注意保护椎动脉。如果要磨除 C1 横突孔，椎动脉要移位的更多。虚线显示 C 形硬脑膜切开，硬膜瓣边缘远离椎动脉以利于术毕密不透水的缝合（引自 Baldwin HZ, Miller CG, van Loveren HR, Keller JT, Daspit CP, Spetzler RF. The far lateral/combined supra- and infratentorial approach: a human cadaveric prosection model for routes of access to the petroclival region and ventral brain stem. J Neurosurg, 1994, 81:60–68. 经允许可修改）

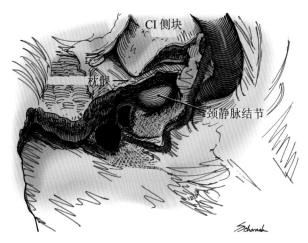

图 3-9　枕髁扩大磨除后可在硬膜外显露颈静脉结节（引自 Baldwin HZ, Miller CG, van Loveren HR, Keller JT, Daspit CP, Spetzler RF. The far lateral/combined supra- and infratentorial approach: a human cadaveric prosection model for routes of access to the petroclival region and ventral brain stem. J Neurosurg, 1994, 81:60–68. 经允许可修改）

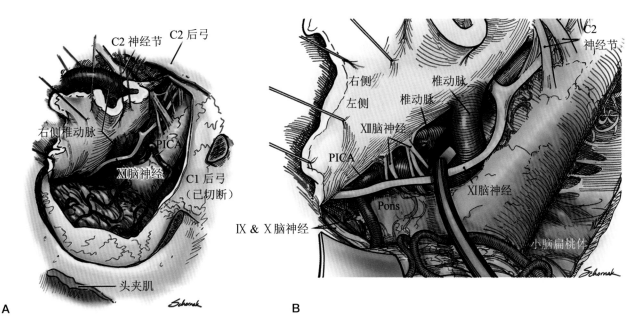

图 3-10　硬膜打开后的解剖显露。A. 硬膜内椎动脉段和硬膜被牵向周围软组织。在椎动脉侧方段和扁桃体段可以显露小脑后下动脉 (PICA)。注意已经显露了延 – 颈髓交界区的腹侧。XI 脑神经距硬脑膜很近，可以看到 XII 脑神经很多分支。B. 特写示意神经剥离子指向对侧椎动脉，舌下神经位于其后方（引自 Baldwin HZ, Miller CG, van Loveren HR, Keller JT, Daspit CP, Spetzler RF. The far lateral/combined supra- and infratentorial approach: a human cadaveric prosection model for routes of access to the petroclival region and ventral brain stem. J Neurosurg, 1994, 81:60–68. 经允许可修改）

骨质未受侵犯的骨瓣，一般可用钛合金连接片或钢板还纳固定。离断的 C1 后弓也可复位锚在正常残余后弓上。肌肉用可吸收缝线逐层缝合，一定不要留无效腔。利用筋膜蒂严密缝合筋膜。皮肤可用单股尼龙线缝合。

当齿突或大于 50% 枕髁被磨除时，必须行 I 期 (同期) 或 II 期（2 ～ 3 天）枕颈融合术。笔者强烈推荐融合使用自体骨。融合前，患者的头位一定要放置成自然头位并用放射学确认。

五、术后管理

术后患者转送至神经重症监护病房。除非患者已经施行了融合，否则需要有一个临时的坚固固定设备，如支具架，直到下一个治疗可以施行。

六、结论

远外侧及其类似入路提供了一个到达枕大孔腹侧的良好通路，枕髁的不断磨除有利于延髓腹侧、硬膜外病变的显露，甚至可以从后方切除齿突。枕髁的不断磨除，颅颈交界区的稳定性会受到影响，因此手术要根据患者的具体情况进行个体化设计施行。

（路安庆　陈天立　译，范　涛　校）

第4章 颅颈交界区后方入路

一、概述

颅颈交界区后方入路是神经外科医师常用的手术入路。这种入路可以运用在很多方面，其适应证如下：①先天性或退变性椎管狭窄的高位颈椎减压；②枕颈或寰枢椎融合术；③ Chiari I 型减压术；④枕部神经痛 C2 神经节切除；⑤高颈髓 - 脑干下端硬膜下肿瘤切除或脊髓探查。

此入路简单易行，但是在手术显露时应注意此处脊髓的重要解剖结构和复杂的生物力学功能。该手术入路可以用来处理颅后窝、上颈髓病变，颈髓背侧和髓内病变也可以用此入路处理。把颈髓推挤至侧方的脊髓病变，如腹侧脊膜瘤，也常通过后入路处理。脊髓正前方的病变最好通过腹侧或侧方颅底入路处理。

二、解剖

上颈椎和后枕部高度复杂的肌肉涉及多种运动功能，超过 50% 的头部轴性旋转和颈部屈、伸功能发生在寰枕、寰枢关节，标准的颈椎后入路手术时会将负责这些运动功能的后方肌肉从骨性附着处离断（图4-1），应该避免对这些软组织的不必要损伤，术毕仔

细缝合最大限度减少对患者运动功能的影响。

三、术前考虑和患者选择

设计手术入路时，外科医师必须确定病变能够直接通过后方来处理，这一点对于尝试切除颈髓腹侧病变尤为重要。对于侧方病变，必须了解检查椎动脉的距离、代偿功能。尽管不会影响后入路的应用，但术前预估需要血管移位的患者有必须行血管造影，在大多数情况下，CTA/MRA 即能满足需要，但是，对于血供丰富的病变，血管造影是必须的，它可以了解小血管的分布情况和行术前可能发生的供血动脉栓塞。对于存在椎管狭窄的患者，颈部的屈伸运动功能应该进行评价，术中颈部位置不应超过此屈伸范围。此外，术前应该告知患者，术后存在颈部活动受限和新的颈部疼痛或功能障碍的可能性。

四、手术过程

（一）特殊器材

1. Mayfield 头架。

2. 自动牵开器（弯的 Wheatlander 或小脑牵开器）。

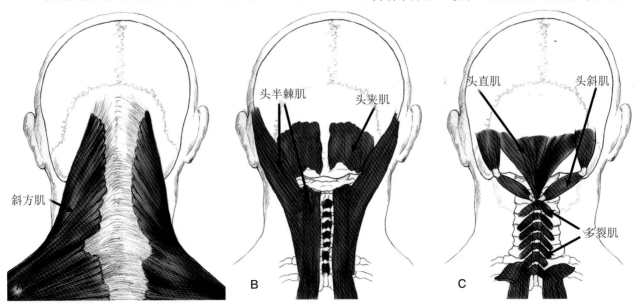

图 4-1 高颈椎背侧肌肉层次（A ～ C）

3. 高速电钻。

4. 薄嘴的椎板咬骨钳（1mm，2mm，3mm）。

5.Woodson 剥离子。

6. 止血材料（明胶海绵，粉末状明胶海绵，骨蜡）。

（二）麻醉问题

该手术与麻醉师的合作非常关键。对于存在高位椎管狭窄的患者，光导纤维辅助的气管插管可能很有必要，例如，寰椎半脱位的患者屈颈时前后径会缩短，相反，颈椎病患者颈部后仰时却对脊髓损伤较大。保证合适的血压对于老年患者和已有脊髓损伤患者的脊髓灌注很重要，这就需要有创血压监测。此外，手术需要电生理监测，尤其要做运动诱发电位时，麻醉师和电生理技师的合作也是必要的。

（三）体位

可以取俯卧位或侧卧位。侧卧位有很多优点，首先，经此入路到侧方病变可以使敏感结构利用重力下垂，如小脑。其次，出血可以从术野自然流出而不影响视野。俯卧位可以提供脊髓对称的术野，需要脊柱固定时常用此体位。俯卧位时术中摄片更方便，同时助手可以站在术者对侧。无论哪种体位，有椎管狭窄的患者需轻屈颈部，有寰枢椎半脱位者需轻仰头部。手术床取反向的 Trendelenburg 位，即让头部高于心脏水平，这样不仅有利于静脉回流，而且可减少由于眼部充血和术后视神经缺血损害而引起的医源性失明。

（四）手术技术

1. 肌肉与软组织解剖　尽管有时旁中线切开可用于切除侧方病变，大多数仍使用的是中线切口。皮肤切开后，显露项筋膜，中线为无血管区，很少有肌肉出血，使用单极电凝沿中线切开直至棘突。在椎板或枕骨行骨膜下分离，用骨膜起子向侧方牵拉显露骨质。在寰 - 枕与寰 - 枢之间有一特有裂隙，该裂隙下方神经组织无骨质保护。C2 棘突上的双分叉有助于颈椎节段定位。由于没有骨保护，此处用电凝应小心不要疏忽而打破硬膜。寰 - 枕之间的寰枢后韧带和寰枢椎之间的黄韧带可轻松的从覆盖在它们上面的软组织中解剖出来。最简单的方法是使用电刀显露出枕骨基底平枕大孔的部分，C1 后弓，C2 椎板骨质。从中线钝性分离打开肌肉，显露这些韧带，放置自动牵开器。

2. 椎板切除　相应脊椎节段的软组织解剖打开后，如果需要则进行骨切除。对于没有明显椎管狭窄的患者，可用咬骨钳咬除相应的棘突。用剥离子打开寰枢后韧带和黄韧带之间的中缝。椎板下方的空间一般比较宽，用剥离子可以松解硬膜外粘连。薄嘴（1mm，2mm，3mm）的椎板咬骨钳咬除 C1、C2 椎板。枕大孔缘的骨质相对较厚，可用磨钻磨薄后去除。椎板切除范围一直到侧块，15 ～ 18mm（图 4-2A）。

3. 神经组织的显露　硬膜囊上发出 C1、C2 的传出神经根，C1 走行于寰 - 枕间中线部位，C2 走行于寰 - 枢椎之间的侧块附近。脊椎其他部位的神经根都是被骨覆盖着，但 C1、C2 及其神经节只要去除附在表面上的韧带后就能直接看到。当然，它们常常被丰富的静脉丛覆盖或包埋。如果必须解剖该神经，这些静脉丛可用双极电凝。有时，由于静脉丛蔓延广泛而电凝困难，用明胶海绵压迫会更有效。处理这种或硬膜外其他部位比较麻烦的出血时，用粉末状明胶海绵更为有效，在出血处涂填这种混合性膏浆即可很快止住静脉性出血，然后冲洗掉残余粉末清洁术野，这种粉末状明胶海绵比切成碎屑状的明胶海绵要好得多，因为把已经止好血的碎屑状明胶海绵冲洗掉后，可能会发现再次出血。可以从中线或旁中线切开硬膜处理硬膜下病变。

4. 椎动脉解剖　由于椎动脉属于寰枢椎背侧结构，了解其部位和走行非常必要，在实施脊柱固定或侧方手术时尤为重要（图 4-2B）。必须注意：椎动脉的走行变异很大（图 4-3）。

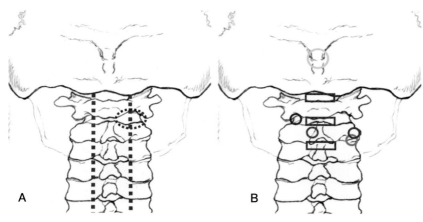

图 4-2　A.中线减压或脊髓探查术中标准椎板切除范围（红色的两条虚线）C2 神经节切除部位（蓝色区域）。B.脊柱固定的进入和开始点：中线枕骨粗隆固定（黄色），椎板下钢丝固定（紫色），C1 侧块固定（蓝色），C2 椎板螺钉（粉红色），C2 椎弓根螺钉（红色），经 C1 ～ 2 关节面螺钉（绿色）

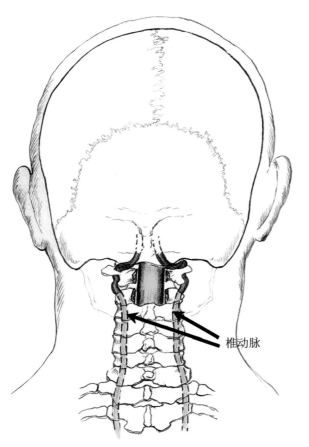

图 4-3　椎动脉解剖行程

椎动脉

五、术后管理

术后处理包括标准的神经系统查体和针对因肌肉切开引起的术后疼痛，镇痛剂使用也是必需的，枕颈融合的患者需要硬质颈托固定。

后方入路最常见的术后合并症是颈部疼痛。颈痛虽然常常可以自愈，但仍有 10% 的患者呈持续性、新发的轴性疼痛，疼痛原因不详，可能由于颈部肌肉损伤与缺血、小关节复合体的损伤、神经损伤和肌肉筋膜瘢痕形成所致。长期颈痛的患者可采用多种理疗方法，有助于肌肉伸展。理疗、热疗、按摩甚至针灸都对减轻疼痛有帮助。

术后硬膜外血肿可能会成为致命的并发症。血肿从后方对脊髓的压迫常常表现为新发的或进行性加重的颈痛、伤口渗血和神经功能障碍加重。这种血肿术后可立即发生，也可几天后发生。术中仔细止血是预防术后血肿的最好办法，筋膜下放置引流管能否防止术后血肿仍未确定。

无意间的脑脊液漏或术后持续漏或意外的硬脊膜开放都可以带来问题。早期处理只能是伤口的严密缝合以防止 CSF 窦道形成，当发展成持续性漏、体位性头痛和假性脑膨出时，必须进行手术干预。手术探查明确漏口位置，使用移植补片和纤维黏合剂闭合漏口。对于小的脑脊液漏行腰大池外引流也有效。

术中对 C1、C2 神经根的解剖可能会引起后枕部感觉缺失，但对于某些神经节切除的病例，却是预期的目的。在大多数情况下，对于这些神经根的解剖是为了便于手术操作，增加手术安全性，尤其是在行 C1 侧块的螺钉固定时，患者对这种不适还是容易接受的。

椎板切除术后脊柱后凸是一个远期并发症，尤其在年轻人和儿童。尽管发病率比较低，术后几年出现新的颈部疼痛或脊髓受损症状应警惕这个并发症的可能性。术中注意保护关节面和限制椎板切除范围不超过相应椎管宽度是预防脊柱后凸的最有效的方法。同样，年轻患者在关节面显露后可能进展成关节融合，术中尽量少用电凝，尽量减少关节面上磨钻的使用，可以有效减少此并发症的发生。

（路安庆　陈天立　译，范　涛　校）

第一篇　颈椎

第5章　前路齿突螺钉固定技术

一、概述

枢椎齿突骨折是一种常见的外伤，主要由高强度、轴性旋转复合伤引起。Anderson-D. Alonzo Ⅱ型最常见，发生率为 65%～74%。支架固定后骨不连接发生率在＞65 岁老年患者中高达 12%～54%，年轻患者较低为 4%（＜65 岁）。尽管齿突骨折有时可以通过 halo 支架外固定治愈，但直接螺钉内固定术仍不失为一项很好的治疗措施，尤其在＞50 岁患者中。而且，已报道在老年患者中 halo 支架外固定并发症发生率高达 66%，死亡率为 42%，施行手术固定是避免并发症很好的选择。

直接螺钉内固定能够稳定颈部，可以通过闭合骨折阻止齿突和枢椎椎体移位提供促进愈合的内环境，可使超过 50% 的患者恢复头部正常轴性旋转功能。该手术方式简单、直接，患者耐受性好。现有的手术设备可使螺钉内固定术在精确的双屏荧光透视系统控制下达到创伤最小。

二、患者选择

Anderson-D. Alonzo Ⅱ型和高位Ⅲ型齿突骨折适用于这种方法。对水平骨折和齿突由后向前的后斜型骨折（Grauer Ⅱ B 型）尤为适用，术中应注意患者的体位。向前斜行骨折（Grauer Ⅱ C 型）同样适用于这种方法（图5-1）。伴有枢椎椎体骨折者是手术禁忌，因为螺钉可能在枢椎椎体上固定失败。延迟愈合的齿突骨折并不是手术禁忌证，这种手术方法可降低骨折不愈合率。高龄患者行外固定骨折愈合率低，而直接行螺钉内固定术，创伤小，恢复快。

根据笔者的经验，已经尝试使用外固定治疗失败、超过 6 个月仍未愈合的陈旧性骨折行内固定术也能达到像新鲜骨折一样的愈合效果。但是，对于慢性骨不愈合的患者，因愈合率低（约 25% 愈合率），笔者推荐行后路寰枢椎融合术。其他接受齿突手术固定的标准包括轴性移位＞11mm，骨折移位＞5mm，骨折线＞2mm，斜行或横断骨折，寰枢椎不稳定＞50%，C1～2 关节脱位和动态 X 线检查不稳定。

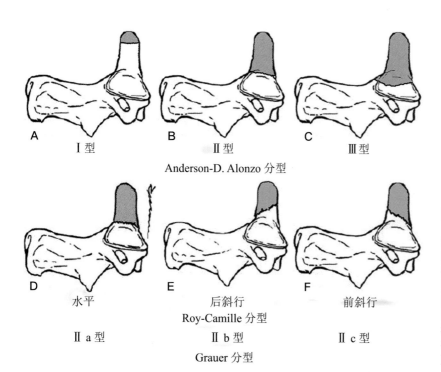

A Ⅰ型	B Ⅱ型	C Ⅲ型

Anderson-D. Alonzo 分型

D 水平 Roy-Camille 分型 Ⅱ a 型	E 后斜行 Ⅱ b 型 Grauer 分型	F 前斜行 Ⅱ c 型

图 5-1 齿突骨折两种不同的临床分类系统（A～C），Anderson-D. Alonzo 分类系统将骨折分为Ⅰ型（齿突尖），Ⅱ型（齿突基底），Ⅲ型（齿突基底并延伸至体部）。Roy-Camille 分类系统目的在于划定Ⅱ型骨折。按骨折线方向分水平（D）或斜行骨折（E, F）。同样，Grauer 分类系统进一步划分了Ⅱ型和Ⅲ型骨折，依据骨折线分为未移位型（Ⅱ a），横向移位型（Ⅱ b），基底粉碎型（Ⅱ c）。有报道 Grauer Ⅱ b 比Ⅱ c 行齿突前固定效果更理想

三、术前准备

笔者一般术前行颈椎 MRI 检查评估横韧带的完整性作为施行该手术的先决条件。患者的体位和透视设备的合理布置非常重要，比起急诊手术可能会花费更多的时间，但在术中可以获得更多的便利。如果患者颈部伸展不稳定，行气管插管时就应避免颈部过伸，如"盲插"，而应该使用气管镜或纤维支气管镜辅助插管。齿突前移性骨折患者影响颈部伸展，不需做特殊处理。一旦麻醉患者感觉丧失时，常规使用术前抗生素。

为了获得更好的内固定位置，患者颈部通常需要最大限度的拉伸。患者平卧在手术床上，肩下放置折叠棉垫以增加颈部伸展。如果骨折限制颈部伸展，应在侧方透视下达到过伸位（图 5-2）。然而，如果齿突前移、过伸时，应去除折叠棉垫，使颈部处于中立位。一旦导引管放置好，同时 C2 椎体向后复位至齿突水平颈部将被拉伸。用 4.5kg 重的 Halter 牵引器固定头部，为了经口透视，用一可透射线的类似酒瓶塞的填塞物置入口中，以保持下颌角张开。为了保护牙齿，该填塞物对应牙齿和牙龈处有凹槽。

安放双头便携式 C 臂透视机用于齿突侧位和前后（AP）位摄片（张口）。拍摄侧位片的探头放置在床头透视系统的弧形臂上，可使拍摄前后位片时通过可透射线的床头照射。一般标准的手术床都可做到（图 5-2）。如果只有一台透视机，它一定要能自由地前后来回移动并提前覆盖无菌单，以保证前后位和侧位摄片。

四、手术过程

笔者施行这个手术时使用的是目前广泛使用的齿突固定系统（蛇牌）。开始的术区显露同其他脊柱外科手术一样，类似于前路颈椎间盘切除术。常规术前

准备和消毒铺巾后，在第 5 颈椎水平，沿正常皮纹做一水平切口（图 5-3）。先用 1：200 000 配制的肾上腺素盐水皮下浸润注射减少出血，然后用双极电凝烧灼。提起颈阔肌并分离，沿胸锁乳突肌筋膜正中做纵向切开。从外侧的颈动脉鞘和内侧的气管、食管之间的自然间隙，可以轻松地钝性分离、显露颈椎椎体中线的前表面。颈长肌筋膜从中线切开，并在 C5 ~ 6 水平从椎体上牵开，可使牵开器叶板牢固固定，这非常重要，因为只有这样，位于头端的牵开器才可使它们的叶板有力，除非固定牢靠，否则需要重新放置。

用带有大的尖齿叶片的 Casper 牵开器插入二腹肌肌腹两侧底端，并固定在侧方牵开器上。相对于原来使用的有小的钝齿叶片的锚形牵开系统更为牢靠。用"花生米分离器"钝性分离咽腔后部间隙，可快速、轻松地分离出到达 C2 椎体的通道。用大小合适的成角牵开器插入此间隙，应依次放入牵开器叶片（图 5-3）。根据需要牵开器叶片可以成角。如果没有下方的牵开器，伤口将阻挡到达 C2 椎体的手术路径。

在 X 线透视系统控制下，用克氏针通过切口插到 C2 下缘（图 5-4A）。如果是单一螺钉固定，选择从中线处穿入。如用两根螺钉固定，应从中线旁开约 2mm 的旁中央处穿入。用带有克氏针 8mm 的手动中空钻（图 5-4B，C）在 C3 表面、C2 ~ 3 椎间盘、C2 椎体前缘钻一浅槽（图 5-4B，D）。由内管和外管组合在一起的钻头引导系统，套在克氏针外（图 5-5）。外管长针沿椎体表面插入直至 C3 椎体表面。克氏针剪短后，用塑胶加压手柄装在导引管上，外管长针便牢固地安置在 C3 椎体上，这个步骤是在透视系统监

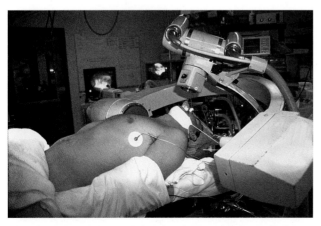

图 5-2　患者手术体位。注意胸部用折叠巾单垫高，颈部处于过伸位（骨折会影响拉伸）在侧位透视机引导下调整头位，避免脊髓受到损伤。双头透视系统用于术中前后位（张口）和侧位监测。Halter 牵引器（4.5kg）固定头部

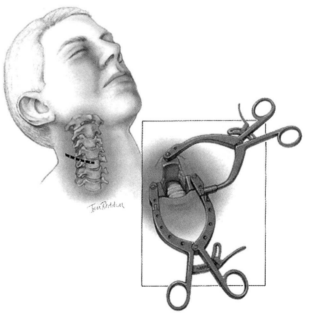

图 5-3　颈部中段平 C5 ~ 6 椎体水平沿皮纹的手术切口示意图（虚线）。插图示意牵开器位置。注意切口内任何一个牵开器移位都将妨碍手术显露

测下完成的（图 5-6）。利用牢靠的向前方压力保持导引管位置不变直至固定完成是至关重要的。内管钻头沿预先完成的浅槽固定到 C2 椎体下缘，如此可以精确地引导钻头进入 C2 椎体（图 5-6 ）。

一旦导引管固定好，拔出克氏针，重新置入一钻头，放置在由克氏针形成的初始入口处（图 5-7）。笔者

不用也不建议使用套管螺钉钻头系统，因为该系统存在克氏针插入过深或折断的危险。另外，把克氏针当作钻头使用时，会导致钻孔方向不稳，很难沿预先设计的通道导引。笔者在双头 X 线透视机引导下从 C2

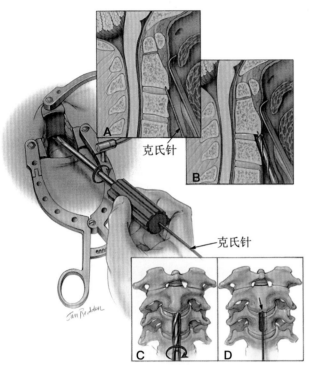

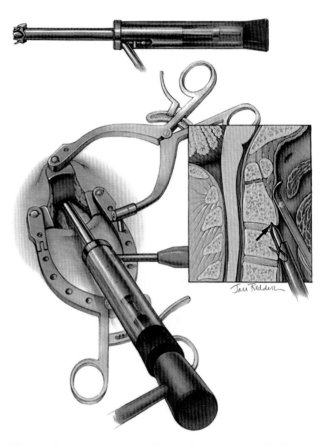

图 5-4　A. 克氏针在透视引导下插入 C1 椎体下缘，置入中空钻并用手旋转。C. 在 C3 椎体表面（B）钻一浅槽（D）进入 C2～3 椎间隙。不要损伤 C2 椎体下缘任何骨质（箭头，D）

图 5-6　塑胶加压手柄装在导引管上，轻柔的旋动便可将外管长针进入 C3 椎体。内导引管沿预先完成的浅槽固定到 C2 椎体下缘（插图，箭头 ）

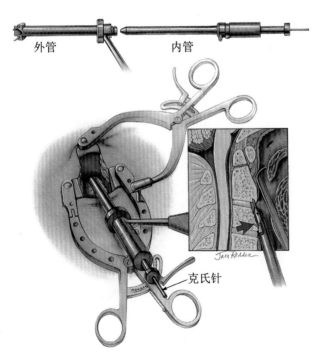

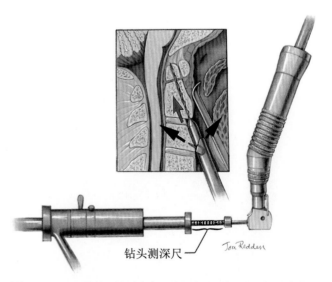

图 5-5　由外管和内管组成的导钻系统。它们合在一起沿克氏针进入，直到长针越过 C3（插图，箭头）。长针插入 C3（图 5-6）椎体固定导管系统

图 5-7　从 C2 椎体下缘到齿突尖端骨皮质，在双头透视系统引导下钻导洞。对导钻施加一定力量，使 C2、C3 椎体相对于齿突和 C1 向前、后移动并保持向上的压力（插图，蓝色箭头）保持长针啮合，从而使骨折理想对位。在导钻外轴杆上有刻度，可以显示钻头钻入深度，从而确定内固定螺钉的长度。根据患者的具体解剖情况，可以选用成角的或直的钻头手柄

椎体下缘到齿突尖钻一导引洞。钻孔时，要求调整头部和上颈椎的位置形成一个浅的路径，使得钻头通过骨折线时，骨折片对位良好。导引钻固定在 C3 椎体上将有帮助，因为这样可以允许 C2、C3 椎体相对于 C1 复合体可以轻微前后移位，用这种方法，在钻头通过骨折线前，骨折片可以做到良好对位。如果患者已有齿突移位，笔者将 C2、C3 椎体后移，使 C2 椎体与齿突重新对位，并通过麻醉师移去肩垫拉伸颈部维持此位置。这样可以在保持对位情况下，为合适的固定位置提供一个浅的手术路径。当钻头慢慢钻入，导钻系统可以帮助钻头到达 C2 和齿突中最佳位置。用有良好导向控制的直径 3mm 钻头即可做到。如果需要，可用一直角牵开器显露食管。

钻头应穿透齿突尖使得螺钉能更好地在双侧骨皮质上锚住。当钻头到达齿突尖时，可以从连接在导引内管的钻柄刻度上读出钻头深度（图 5-7）。为了精确，导引内管末端必须到达 C2 椎体下缘（图 5-6）。

移去钻头和内导引器（图 5-8A），在透视系统引导下手动旋转攻丝插入钻好的导洞内（图 5-8）。攻丝上有刻度标记，再次检查插入深度。攻丝显露在骨质外的光滑袖杆可防止软组织卷入（图 5-8B）。攻丝光滑可起到额外保护软组织的功能。

如果透视影像要保存，可在透视系统的另一台显示器中保存，保存后可以对每一步骤进行比较分析。在钻导引洞、扩大导引洞和上螺钉时始终保持对位不变。当攻丝进入齿突尖骨质时应该扩大导引洞，并小

心拧紧。通过测量导洞的深度选择合适的螺钉，通过外导引管到达 C2 椎体进入已钻好并扩好的导洞中（图 5-9）。笔者使用的是 4mm 皮质螺纹钉，其内芯直径可达 2.9mm，它可以避免螺钉断裂的风险。这种风险在全螺纹皮质钉中已被发现，因为那种螺钉的内芯直径只有 1.9mm。初始使用一近似无螺纹的方头钉，可使远端骨折牢靠地固定在 C2 椎体上。新鲜骨折在透视系统监测下，螺钉进入齿突并慢慢拧紧，可以看到远端骨折被牵拉重新贴近 C2 椎体（图 5-9D，图 5-10）。螺钉帽应该凹进 C2 椎体下缘（图 5-9D）。螺钉尖必须完全穿入齿突尖端骨皮质并允许超出几个毫米；但是，如果是齿突后方骨皮质，则不应超过 1mm，因为导洞已经扩大，螺钉固定后可以在不影响结构的情况下发生松动和移位。

对于超过几周不愈合的骨折，笔者采用改良技术。当螺钉进入 C2 椎体直至骨折下缘时移除导钻（图 5-9B）。用一种特殊的有弹性和一定角度的刮匙去除未愈合骨折中的软组织，使其变为新鲜骨折。用一小刮匙尖端用力插入到骨折处前韧带缝隙中（透视机监测下）并旋转手柄，这种刮匙可以在冠状面上用一小角度即可清理骨折顶端、底端表面。然后，用另一刮匙以同样的方法反方向清理一遍，再用两个大的刮匙按上述方法刮除瘢痕，以促进骨愈合。

在与螺钉长轴成 15° 左右的角度下，用球形拧钉将其螺帽重新对合，完全拧紧（图 5-9C）。对于陈旧性骨折，骨折可能不一定完全和 C2 椎体对合。

如果需要并存在置入第 2 个螺钉的可行性，按同样的方法置入第 2 个螺钉。克氏针做导引，与第一枚镍钉间隔 8mm 在 C3 前表面和 C2～3 椎间盘上做凹槽，按前述方法固定导钻、钻好导洞、扩大导洞和拧上螺钉。不再需要刮匙。第 2 个螺钉可以是方头螺钉或全螺纹螺钉。文献资料显示，单钉和双钉固定的成功率相当，但双钉固定可以减少齿突骨折相对 C2 椎体的旋转度，因此可以加速愈合。在骨折线不规则、 对线不良的新鲜骨折中这种益处可以得到证实。

图 5-10 X 线前后位（AP）和侧位显示螺钉位置理想，颈椎得到即刻稳定。在 X 线透视下行颈部屈伸活动可以确定固定是否牢固，并能排除有无其他没有被发现的损伤，如横韧带撕裂或骨连接处不稳定。撤出牵开器，检查伤口以做到彻底止血。软组织用双极电凝止血，如有骨质渗血可用骨蜡涂抹。然而，骨质渗血常来自于钻洞，当螺钉拧紧时会自行停止。然后逐层缝合，用可吸收线缝合胸锁乳突肌、颈阔肌、皮下组织，皮肤用无菌敷贴覆盖。通常不放置引流。

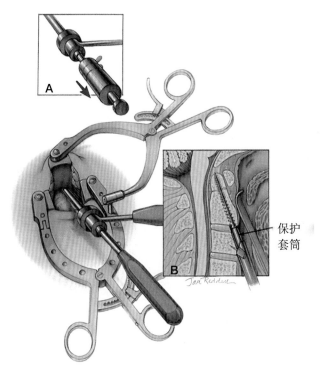

保护套筒

图 5-8　A.移除内导引管后，攻丝沿导洞进入并扩大导洞；B.注意光滑的保护袖杆，攻丝从外导管进入时它可以保护软组织

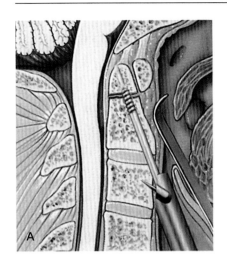
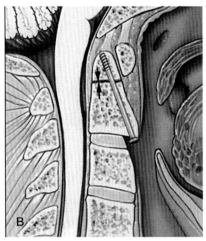

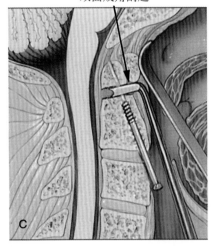
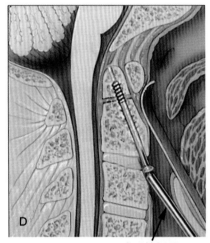

双面成角刮匙

球形拧钉器

图 5-9 A. 在导引钻和透视系统引导下，骨折对位良好时螺钉经导引洞并进一步通过骨折处。B. 螺钉拧紧时应通过齿突骨皮质。注意齿突骨折（箭头）重新对位，在急性期新鲜骨折时常可见到。螺钉帽应该位于 C2 椎体前缘。C. 伤后超过几周骨折未愈合行手术治疗时，在骨不连接缝隙中可有软组织嵌入，可用双面成角刮匙刮除，以促进骨愈合。急性骨折不需要这样处理。D. 球形拧钉器，可以在与螺钉纵轴成角 15° 左右放置螺钉，并能使螺钉完全进入齿突

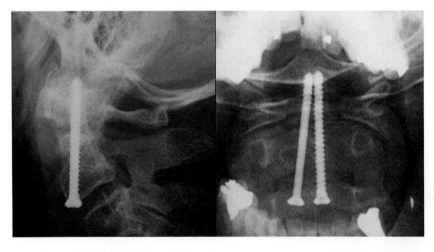

图 5-10 一位 III 型高位骨折患者术后侧位和前后位 X 线片显示两个螺钉固定在理想位置。当置入第 2 个螺钉时，不需要使用部分螺纹的方钉

五、术后管理

因为颈部已稳定，术毕即可拔出气管插管。绝大多数患者不需要外固定，除非担心骨的质量（如骨质疏松）。遇到下列情况时可使用额外的外固定：前斜位骨折需要加强、固定不稳定、有跌倒的高风险、需要经常提醒少做剧烈运动的患者、合并有其他骨折。

术后严密观察 12 ～ 24 小时，主要观察有无颈部血肿、气道阻塞、感染、声带功能障碍等。一天后恢复经口进食，几天后可出院。只要颈部不过度活动，患者即可参加日常活动和工作。有吞咽困难的患者需要调整饮食，严重者需留置鼻胃管。这种情况在老年患者中常见，尤其在 80 岁以上患者。

一般在术后 2 ～ 5 个月可以观察到骨愈合线，但

也有延迟。CT 可以帮助评定骨折愈合情况，因为它可以早期发现相关骨结构的密度变化而 X 线则很难直接发现。大多数病例，只要螺钉没有松动、骨折处无软组织生长、屈伸时无移位或活动就表明已达到有效固定，骨质融合一般会按规律发展，这可用 X 线检查得到证实。如果齿突固定失败则需行后路 C1～2 融合术，这种可能性应该在术前知情讨论时告知患者。

六、临床新证据

整体数据关于齿突固定基于回顾性研究和 Meta 分析。一项 147 例病例前路齿突固定治疗 II 型和 III 型齿突骨折的研究显示超过 88% 的骨愈合，骨折线在 18 个月或更长时间消失。而且，水平或后斜型齿突骨折愈合的情况取决于年龄、性别、螺钉数量、齿突移位方向和移位程度。新近一项 857 例齿突损伤的 Meta 分析显示，伴随其他颈椎节段损伤的占 19%。3 个月内，相对非手术治疗而言，外科手术治疗有明显的低死亡率（10% vs 33%）。北美 AO 脊柱老年齿突骨折死亡率研究纳入 322 例 II 型骨折患者，157 例非手术治疗，165 例外科治疗，剔除其他变量，未手术治疗组的 30 天死亡率非常高。另一项新近 Meta 分析，通过多因素分析找到影响齿突骨折愈合率的因素，研究者发现前路手术比后路 C1～2 融合术骨折融合率要低。

证据证明在老年患者中，外科治疗齿突骨折可以明显降低致残率和死亡率。一项年龄大于 70 岁的 57 例患者经齿突固定治疗 II 型骨折的研究显示，单钉固定稳定率 81%，双钉固定稳定率为 96%。另一项年龄大于 60 岁的 1223 例齿突骨折的 Meta 分析显示，相对非手术治疗而言，外科手术治疗有明显的低死亡率。前路和后路手术在死亡率和并发症发生率上没有明显差异。

一项由美国神经外科医师协会和神经外科学会联合回顾性 Meta 分析显示，共 1181 篇文章涉及关于齿突和关节部骨折，结论支持年龄大于 50 岁患者 II 级证据推荐手术内固定，对于 I 型齿突骨折 III 级证据推荐非手术治疗，II 和 III 型齿突骨折开始可以选择非手术治疗，前路和后路无明显差异。而且，对伴随齿突移位 > 5mm、骨不愈合、外固定未达到骨折对位的 II 和 III 型骨折，III 级证据推荐手术内固定。对于 II 型和浅 III 型齿突骨折，因为有高的骨不连接率，为保留 C1～2 轴性旋转功能，直接行 C2 关节融合术和前路齿突固定术是一个很有吸引力的观点。

七、结论

齿突骨折仍是各个年龄段常见的损伤，外固定治疗有很高的骨不连接率。对于 Grauer IIB / IIC 和浅 III 型骨折，齿突内固定术很有必要，手术入路使用外科医师熟悉的、类似颈椎间盘切除和固定的传统前路入路。各种 Meta 分析获得的最新数据支持齿突内固定的外科治疗，相对于内科治疗和颈部外固定架治疗有较低的死亡率，尤其在老年患者中。此外，齿突内固定术可降低骨不连接率和保留 C1～2 轴性旋转功能。

（路安庆　陈天立　译，范　涛　校）

第6章 经C1～2关节面螺钉固定技术

一、患者的选择

(一)病理生理

寰枢椎不稳(atlantoaxial instability, AAI)或者寰枢椎半脱位(AAS)是由韧带或骨性结构异常而造成的 C1、C2 交界区出现过度运动。寰枢椎不稳最常见于屈伸、牵拉、旋转三种类型的活动。寰枢椎脱位是指在 X 线侧位片上,寰椎齿突间距离(ADI,齿突和 C1 前弓后缘之间间隙的宽度)在成人大于 3.5mm,在儿童大于 5mm。

当齿突或寰椎后弓半脱位导致疼痛或压迫脊髓,可导致有症状的寰枢椎不稳,同时伴随神经功能缺失。外伤,例如齿突骨折,可影响寰椎横韧带的功能,造成寰枢椎不稳。上呼吸道感染的扩散(Grisel 综合征)或因涉及咽部或鼻窦的手术操作而导致韧带的炎症而继发的不稳。采用经口齿突切除对颅颈交界区进行减压,同样可破坏 C1～2 关节结构的完整性,亦可导致不稳。其他可导致寰枢椎不稳的疾病还有类风湿性寰枢椎关节病(RA)引起的上颈椎关节囊病变、Ⅱ型齿突横韧带钙化,以及唐氏综合征患者合并的寰椎横韧带松弛。

(二)流行病学

在无易感因素或外伤的情况下,寰枢椎不稳是一种罕见的疾病。在缺乏明确的危险因素时其发病率并不明确。一般情况下,先天异常在三代以内并不会出现症状。

寰枢椎不稳与许多疾病相关,在唐氏综合征患者中,对 404 例患者的影像学回顾研究发现,其中无症状的寰枢椎不稳占 13.1%。此研究发现 13.1% 的唐氏综合征患者出现有症状的寰枢椎不稳和 1.5% 存在与不稳相关的神经功能症状。在唐氏综合征患者中,寰枢椎不稳的风险随着年龄增长逐渐降低,可能与随着年龄的增长,寰椎横韧带的强度不断加强有关。先天性椎体骨骺结构不良(SED)是寰枢椎不稳的另一个危险因素,并且与 40% 的寰枢椎不稳相关。迟发性先

天性椎体骨骺结构不良常不出现寰枢椎不稳。齿突发育不良,见于 Morquio 综合征和变型骨发育不良,常导致寰枢椎不稳。许多外科医师认为一旦诊断为齿突发育不良可采用预防性的稳定化治疗。斑点状软骨发育异常与寰枢椎不稳有关,并且在这类患者中,寰枢椎不稳是导致残疾和死亡的主要原因。20% 的患者表现为无力,20% 的患者表现为反射亢进。在早期常表现为脊髓受压。寰枢椎不稳常合并类风湿关节炎,根据疾病的严重性和流行病学研究,在类风湿关节炎中寰枢椎不稳的发病率为 20%～49%。

寰枢椎不稳的发病与年龄、种族和性别无关,但是在儿童患者常见口咽部感染(Grisel 综合征)播散而导致的韧带松弛。

(三)病史和体格检查

病史和体格检查要集中在以上所述的危险因素上。寰枢椎不稳的临床表现往往比较细微且不常见。例如,斜颈只表明寰枢关节旋转固定而没有明显的不稳。寻找鼻咽部软组织感染、淋巴结炎症或颈椎棘突压痛的征象。当咽部组织萎缩或齿突前移时,患者会出现鼻音加重的现象。很多患者表现出枕神经痛或头痛,其他症状有头晕、脑干症状、后组脑神经受累或因长期的寰枢椎不稳造成的脊髓病变。可能出现 Sudek 综合征(枢椎向头部倾斜的方向脱位)。

二、术前准备

(一)影像学评估

颈椎 X 线平片常规作为初始的评估。标准的平片包括张口齿突位、前后位(AP)和侧位颈椎平片。在前后位平片上,Jefferson 骨折,合并 C1 侧块超过 C2 侧块的程度一般不超过 6.9mm(Spence 规则)。如果超过 6.9mm 则有可能存在寰椎横韧带断裂。在侧位片上寰枢椎间距或 ADI > 3.5mm 时,即可诊断为寰枢椎不稳。在儿童的颈椎中立位、侧位平片中正常的 ADI < 5mm。椎体前方软组织损伤而导致软组织肿胀,也

是上颈椎外伤后的一个重要特征。

当诊断不明确时，采用 CT（轴位和重建图像）对寰枢椎交界处的稳定性和寰椎横韧带的连续性评估提供更多信息。有时候，如果在横韧带起始处发现骨折碎片，提示韧带在 C1 内骨板处有撕裂伤。另外，采用薄层 CT 扫描后三维重建寰枢椎结构，可在术前评估经关节面置钉的安全性和可行性。在矢状位 CT 片上，C2 椎弓根或 C1 椎体在置钉路径上不能受椎动脉袢的侵蚀。如果椎动脉袢对侧块或椎弓根的侵蚀影响到同侧螺钉置入，则应考虑选择其他替代固定方法（图 6-1）。磁共振可对在常规影像检查不典型的关节积液和软组织水肿进行鉴别。

（二）寰枢椎不稳的分型

在寰枢椎不稳的评估中，通常采用 Fielding 和 Hawkins 的分类方法，将其分为四种类型。Ⅰ型：旋转移位，横韧带未受损；Ⅱ型：损伤导致 C1 ～ 2 的间距超过 3.5mm，单侧侧块在枢轴位置上，而且横韧带受损；Ⅲ型：损伤后 C1 向前移位超过 5mm。Ⅳ型：损伤造成 C1 向 C2 后方移位。Ⅲ型和Ⅳ型在生物力学上会造成颈椎不稳定。

（三）麻醉管理

对所有影像学上或临床上证实的颈椎不稳患者，一定要注意纠正旋转的异常并保持冠状位和矢状位的平衡。术前麻醉医师和手术医师要共同讨论在插管和麻醉监测过程中可能出现的问题。对于大多数寰枢椎不稳的患者来说，头伸位可减轻脱位的程度，因此，对患者实施常规的插管麻醉即可。一般要求麻醉医师使用短效肌松药，并准备好特殊气管插管设备。当直接喉镜插管失败时，等肌肉松弛后可先采用人工换气，对于一些患者可采用间接或纤维喉镜插管。由于患者的体位可能会提升气道压力，并且手术中上肢血压监测不方便，导致上肢袖带血压监测不准确，所以通常采用有创血压监测。如果术中采用神经电生理监测，就需要选择适当的麻醉药和肌松剂。

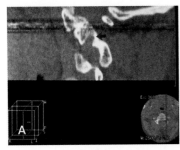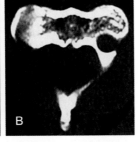

图 6-1 A. 经左侧 C1 侧块关节中线旁矢状位三维 CT 重建显示，由于椎动脉袢陷入 C1 侧块，无法承受 4mm 宽的螺钉；B. 相对应的轴位 CT 上亦显示左侧椎动脉袢影响螺钉置入

（四）手术体位

在麻醉和插管成功后，患者的头部采用三钉式 Mayfield 头架固定。此时开始记录患者的基础神经电生理指标。患者采用俯卧位，颈部自然伸展，双侧肢体固定于身体两侧。然后，采用 X 线透视获取颅颈交界区的侧位片，寰枢椎关节位置会重新排列。通常，头部采用像战场隐蔽时的体位（头部处于自然位置，下颈椎伸展、枕骨 -C1 复合体向后方移动）可减轻寰枢椎脱位的程度并有利于手术显露（图 6-2）。可通过克氏针或长持钉器在侧位透视下确定置钉路径。用头架将头部固定后，可采用胶带或夹板将四肢固定在身体两侧。笔者不建议采用手托板。在切皮前用前后位透视确定颈部呈直线。如果不准备置入生物骨材料，髂后上棘处也要消毒、铺巾，以备获取自体骨。笔者通常将手术床的头侧轻轻抬高以缓解头架的压力，将颈部与地面保持平行，以利于螺钉置入。

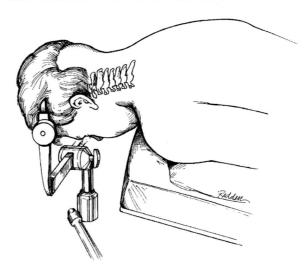

图 6-2 头部用 Mayfield 头架固定，采用像战场上隐蔽时的体位，这种体位能缓解寰枢椎脱位，有利于放置螺钉。要在 X 线透视下安全摆放头位

三、手术过程

枕部区域的备皮从枕骨隆突下至发际线，宽度超过枕骨的边界，用胶带将其余头发贴到术野以外，保护好双眼和接触的面部皮肤。笔者常规使用酒精和碘酒（Purdue Pharma LP，Stamford，Connecticut）或酒精和醇酸树脂（3M Health Care，St Paul，Minnesota）。消毒的下方边界到达胸椎水平，注意消毒的范围一般要超过你需要的范围。消毒前调整好侧位 X 线透视机，然后水平移开，以便在手术时使用起来更方便。切皮前静脉使用 2g 头孢唑林和 10mg 地塞米松。取枕骨粗隆至 C4 棘突上切口，电刀切开并显露上颈椎棘突及两侧肌肉（图 6-3A）。骨膜下分离棘突旁肌肉并保留对脊柱后柱稳定性起重要作用的棘间

韧带。头夹肌头端呈横行附着在颅底骨上，笔者通常在颅骨上留一条肌肉和筋膜，在缝合伤口时，将斜方肌和头夹肌分层缝合。将 C2 ～ 3 的侧块完全显露即可满足手术需要（图 6-3B，C）通常使用 90°深部自动牵开器将两侧肌肉牵开。

显露并在骨膜下分离 C1 后弓至两侧侧块结节，一般采用电刀和 Kittner 进行分离。剔除 C1 ～ 2 棘突间韧带及软组织和黄韧带直至硬脊膜，用小的前倾椎板咬骨钳确认 C2 椎板上缘，可先从一侧开始分离直至触及 C2 峡部关节的内侧缘。轻度牵拉后可在术中看到并触及斜向下脱位的 C2 峡部（图 6-3D）。C2 神经根从 C1 椎弓根下方穿出，通常情况下，C2 神经根在峡部外侧跨越椎动脉，此处椎动脉被丰富的静脉丛包绕，可用电凝和明胶海绵（Pfizer,Inc., New York）压迫止血，避免损伤椎动脉。填压方向应从内向外，以防压迫脊髓。抬起 C2 神经根即可看到峡部终止处的 C1 ～ 2 关节面。可用小的剥离子或刮匙沿峡部内侧缘分离，应该清楚看到螺钉置入路径的内缘、外缘和下缘。

将两侧峡部解剖分离清楚后，用侧位 X 线透视确定最佳的置钉路径。在置钉前，可用克氏针或攻丝探查进钉点和恰当的置钉角度（图 6-3D），把克氏针同 C1 ～ 2 关节面长轴的交点作为进钉点。可通过体表钻钉切口经皮下放置钻钉导向器（图 6-3A ～ C）。止血钳可辅助扩张深部筋膜，方便置入钻钉导向器。笔者通常采用 Aesculap 系统（B. Braun Melsungen AG, Melsungen Germany）。其中有许多技术是专门为此系统定制。

抽出导向器的管芯（图 6-4A）放置空心导向器（图 6-4B）。将带有标度的钻头通过导向器在钻钉点钻孔并调整角度至目的位点。

钻孔点在 C2 下关节突上，正好位于 C2 ～ 3 关节面上缘。用侧位 X 线透视确定角度，直视下根据 C2 峡部大小确定内外侧进钉角度，钻要在关节的后半部穿过 C1 ～ 2 关节面并指向 C1 前结节，不能超过 C1 前结节骨皮质（图 6-3B，图 6-5）。

在 X 线透视监测下，将钻头与 C2 峡部平行逐渐向下深入（图 6-6）。为了保持 C1 ～ 2 连在一条直线上，可将 C1 的后弓和 C2 棘突用丝线捆绑在一起，直到钻头穿过 C1 ～ 2 关节面。理想的置钉角度是螺钉与 C2 峡部平行并向内侧倾斜 15°。术前三维 CT 重建有助于选择合适安全的置钉路径。

当钻头通过 C1 ～ 2 关节面后，钻头阻力会明显增加，钻孔深度应达 C1 前弓骨皮质。钻孔出血有时会比较凶猛，但不应该是搏动性的。如果钻孔内搏动性凶猛出血，应该迅速上螺钉，然后填堵出血。此时，就不要再在对侧置钉，以防双侧椎动脉都受损。

钻好孔后，保留透视照片以供参考，可通过探

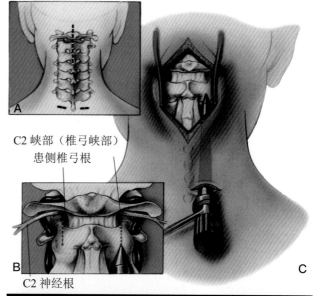

C2 峡部（椎弓峡部）
患侧椎弓根

C2 神经根

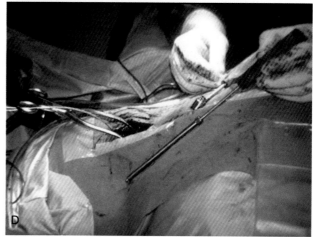

图 6-3　A. 后正中切口及体表触及的钻钉切口位置；B、C. 寰枢椎后方局部解剖，理想的置钉位置在 C1 ～ 2 关节面的外、上 3mm，螺钉经 C2 峡部穿 C1 ～ 2 关节面；D. 显示通过预先设定的体表切口将螺钉置入的方向和进钉点

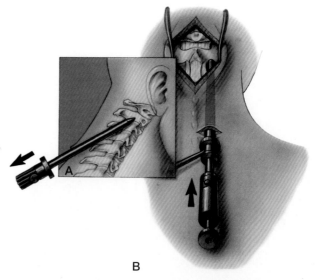

图 6-4　A. 插入外导向器后，拔出内心；B. 经过套筒插入内导向器

针探入长度计算出螺钉的长度。将颈部摆放在正常直线水平，然后在双侧钻孔置钉，尽量减少寰枢椎脱位（AAS）下置钉的误差。置钉长度可显示在导向器的内针心上（图 6-7）。如果导向器不能与 C2 关节面平齐，那么放置螺钉的长度也要相应增加。另外，螺钉头部轻度内陷 2 ～ 3mm，所以计算长度时要多加 2 ～ 3mm。然后，撤出钻头和导向器内心（图 6-8A）并插入攻丝（图 6-8B）。攻丝应攻入孔深的

全长，除非骨质非常疏松。在骨质减少和疏松的患者，攻丝处理钻孔近端骨质会有利于螺钉的置入。在正常骨质，如果不用攻丝处理骨孔全长，由于螺丝扭矩的作用容易发生螺钉断裂或置钉不畅。攻丝处理骨孔后，置入相应长度的螺钉，逐渐旋紧（图 6-8C，D）。整个置钉过程中都要随时使用 X 线透视来明确螺钉位置和方向。

在经关节面螺钉固定时，为了保证 C1 ～ 2 关节之

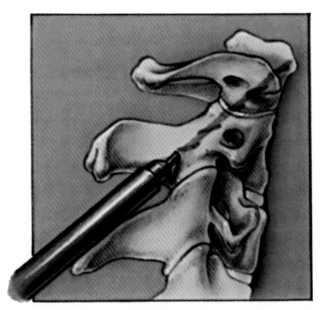

图 6-5 显示经 C1 ～ 2 关节面螺钉的置钉路径，最后指向 C1 前结节

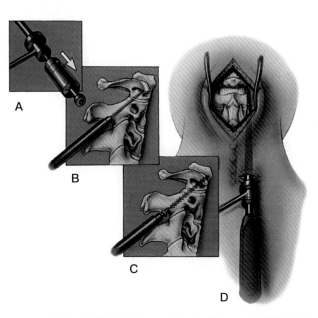

图 6-8 钻孔以后的手术步骤：A. 退出内导向器；B. 攻丝攻入钻孔的全长；C、D. 通过导向器拧入 4.0mm 螺钉穿过 C1 ～ 2 关节面

间既不脱开也不内陷，应同时使用骨皮质钢丝固定法。如果不结合植骨融合技术，随着时间的推移，螺钉固定迟早会失效。笔者通常采用 Sonntag 融合法，取自体髂骨局部植骨，然后用钛缆固定。螺钉对抗颈部前伸，植骨对抗颈部后仰，钛缆限制前屈，并且把植骨块有效地压在 C1 ～ 2 棘突之间，形成坚强有力的内固定融合（图 6-9，图 6-10）。

当患者存在椎动脉发育异常或术中无法放置第二颗螺钉时，笔者会采用单侧 C1 ～ 2 经关节面结合 Sonntag 植骨融合术。术后患者佩戴颈托或颈架 6 ～ 12 周。从笔者的经验来看，自体髂骨植骨后的局部骨融合效果最好。

四、术后管理

经 C1 ～ 2 关节面螺钉固定结合 Sonntag 植骨融合术可获得强有力的固定，术后一般不需要使用其他外支架固定。为了帮助伤口愈合和让患者放心，建议使用颈托保护 6 周。因为术后 C1 ～ 2 的旋转运动功能消失，所以要对术后恢复工作的患者进行一定的康复训练和驾车锻炼。

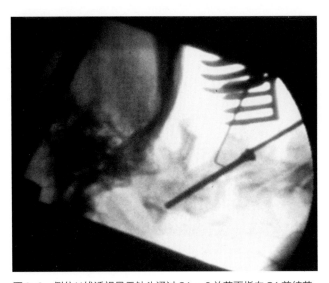

图 6-6 侧位 X 线透视显示钻头通过 C1 ～ 2 关节面指向 C1 前结节。钝性神经拉钩标出了 C2 峡部的内侧面

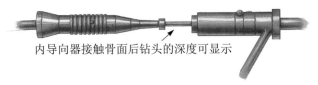

内导向器接触骨面后钻头的深度可显示

图 6-7 通过内导向器针心上的刻度计算置入螺钉的长度

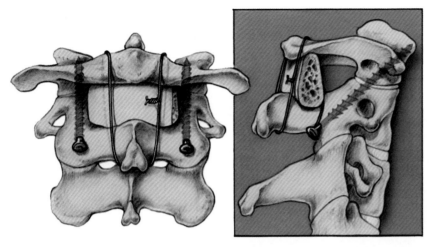

图 6-9 正位及侧位示意图显示双侧经 C1～2 关节面螺钉和棘突间髂骨植骨融合及钛缆固定技术

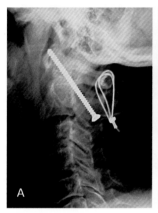

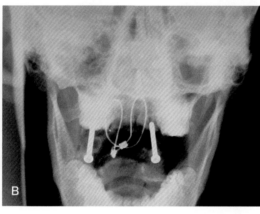

图 6-10 A. 侧位 X 线片显示：双侧经 C1～2 关节面螺钉和棘突间植骨及钛缆固定技术；B. 前后位 X 线片

（赵海军 范 涛 译）

第 7 章　C1 侧块固定技术

一、概述

为了使寰枢椎达到融合，常用的技术包括自体髂骨棘突间植骨结合椎板下线缆固定术（图 7-1），C1 ～ 2 经关节面螺钉固定术和椎板钩固定术。虽然这些方法均可获得有效的寰枢椎固定融合，但有时由于受到解剖因素的影响，以上方法均无法实施。在 C1 ～ 2 后方椎板和棘突缺如或断裂的情况下，就无法实施椎板下线缆固定或椎板钩固定。在"高跨型"椎动脉、不可复寰枢椎脱位、严重颈胸后突畸形或 C2 峡部及关节面受损等情况下，经 C1 ～ 2 关节面螺钉固定术也无法使用。在以上这些特殊情况下，即可采用 C1 侧块固定技术。在行枕颈固定时，C1 侧块也可提供置钉固定点，既可提高固定的稳定性，又不增加上位颈椎的融合节段。另外，C1 侧块螺钉亦可作为其他寰枢椎固定的补充或替代手术。

Atul Goel 和 Jurgen Harms 医师推广了 C1、C2 侧块固定技术。笔者已经采用这技术为许多患者提供了坚强的内固定。

二、患者选择及 C1 ～ 2 后路固定手术适应证

外伤是最常见的 C1 ～ 2 后路固定手术适应证，包

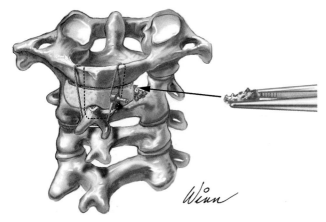

图 7-1　C1 ～ 2 后弓骨折脱位的后路线缆技术示意图。额外的自体骨移植可能促进融合（箭头所示位置）

括 II 型和 III 型齿突骨折。

虽然局部制动或前路齿突固定手术可治疗大部分 II 型齿突骨折，但也有一些特殊类型的齿突骨折无法行前路固定手术。比如 II 型齿突骨折合并寰枢关节骨折、II 型齿突骨折合并齿突在冠状面上斜线骨折使齿突螺钉无法置入、II 型齿突骨折齿突移位过大或愈合困难导致无法放置螺钉、II 型齿突骨折合并 Jefferson 骨折，以及老年骨关节炎患者。

另外，当遇到严重胸椎后突或桶状胸的患者时，也不适合做前路齿突螺钉固定手术，因为术者很难找到合适的置钉角度，所以只能行后路 C1 ～ 2 固定手术。

即使有些 II 型齿突骨折的患者通过制动即可愈合，但某些患者无法实施制动疗法，比如年龄较大的患者齿突骨折后不易愈合。由于骨质疏松，老年患者的非融合率较高，而且佩戴颈托易引发呼吸道并发症。

此外，任何制动支架治疗后出现假关节形成的患者均不适合行前路齿突螺钉固定术，因为瘢痕的形成会影响骨折愈合。

对于那些经历融合术失败的患者以及不能行前路齿突螺钉固定术的患者，后路 C1 ～ 2 固定术仍然是一个选择。伴有寰枢椎关节骨折的 III 型齿突骨折以及伴有 Jefferson 骨折的 III 型齿突骨折是不稳定型骨折，这一类型骨折最好的治疗方法就是后路 C1 ～ 2 固定术。C2 先天畸形造成的不稳定也是 C1 ～ 2 后路固定术的适应证（如齿突游离、齿突发育不全）。

变性疾病、炎症性疾病、肿瘤、感染亦可能导致寰枢椎关节的不稳定，特别是类风湿关节炎，这一疾病常导致寰枢关节半脱位，以及齿突向上移位突入枕骨大孔（导致脑干及上颈髓受压），这需要经后路的枕颈减压和融合术（已行或尚未行经口齿突切除减压术）。

一些患有侵袭性肿瘤或者传染性疾病的患者在行前路经口病变切除术或后路病变切除术后，需要同时行 C1 ～ 2 后路固定融合术。后路 C1 ～ 2 椎板切除术后，无论是否有因累及 C1 ～ 2 关节造成的医源性不稳定

也是后路 C1 ～ 2 固定术的又一手术适应证。当采用后外侧入路切除齿突后方病变以及切除椎管内肿瘤后，无疑都会影响 C1 ～ 2 关节的稳定性，需要同时行后路 C1 ～ 2 固定融合术。

患有韧带松弛的患者会导致反应性的 C1 ～ 2 不稳定。C1 ～ 2 韧带的不稳定需要通过测量颈部屈伸位寰齿间距来确定。通常这一距离不应超过 2 ～ 4mm。当这一距离超过 5mm 时 (且患者不伴有类风湿关节炎)，C1 ～ 2 关节就会出现不稳定，这也是后路 C1 ～ 2 固定融合术的适应证。

寰枕关节旋转也是 C1 ～ 2 后路固定的适应证，这类问题可以通过后路减压和融合手术解决。

三、术前准备：C1 侧块螺钉结合 C2 关节或椎弓根螺钉固定技术

（一）影像学检查

所有患者均需行上颈椎 CT 重建，以确定枕骨大孔的确切位置。笔者发现 CT 扫描是一个很好的评价方法，它可以观察到 C2 水平椎动脉走行的正常解剖变异。椎动脉的解剖变异可能会影响到经关节面螺钉及 C2 关节螺钉的使用。另外，笔者常规使用 MRI 来检查横韧带的完整性，以此评价椎管减压的必要性。

（二）用药

建议术前停用非甾体抗炎药物（NSAIDs）及抗凝药 1 周，以避免血小板功能障碍。而且，要求患者术后 3 个月避免使用 NSAIDs，因为这些药物可能会抑制骨质的融合。

术前预防性使用 1 ～ 2g 头孢唑林预防感染。术前常规给患者静脉使用 10mg 地塞米松。

（三）麻醉及术中监护

通常对尚不存在脊髓疾病的患者术中不使用神经监测，对于这些病例可用丙泊酚来诱导麻醉，然后用吸入麻醉药维持麻醉，例如七氟烷（1 ～ 2 个剂量的最小麻醉浓度）。使用肌松药罗库溴铵以使颈后肌肉的剥离更加容易。

对已经出现颈髓疾病的患者行颈椎后路固定手术时，术中需使用 MEPs 和 SEPs 监测脊髓功能。笔者需要注意，脊髓诱发电位监测并不总是准确的，在有些情况下诱发电位的变化与患者神经功能状态并不同步，而且在另一些情况下，已经出现了神经功能损伤但诱发电位没有变化。

在使用诱发电位的时候，麻醉药的选择非常重要。不能使用神经阻滞药，因为这类药物对运动诱发电位有阻滞作用。一氧化氮对体感诱发电位有阻滞作用，所以也不能使用。MAC 吸入剂也对诱发电位有阻滞作用。所以，笔者倾向于用丙泊酚（2 ～ 3mg/kg）来诱导麻醉，然后再用丙泊酚持续输入。接下来的诱导更倾向于使用 1.5 个剂量最小麻醉浓度的吸入麻醉药（比如异氟醚）和瑞芬太尼 [0.1 ～ 0.25mg/（kg•min）] 作为麻醉药静脉输入。这种联合应用麻醉药的方法可将对脊髓诱发电位的影响降到最低。

麻醉诱导成功后，获取麻醉状态下诱发电位基准图非常重要。因为，麻醉药组合的改变会导致诱发电位的变化，在整个手术过程中应尽量不要去改变麻醉药的种类和剂量。

另外，在某些患有严重脊髓疾病的患者中，当其处于仰卧位时，笔者收集诱发电位基准图。当患者转为俯卧位后仍需重复采集诱发电位基准图，以保证患者的体位转变不会影响诱发电位的幅度。

此外，自始至终都要保持脊髓的正常灌注，这一点非常重要。插管之前笔者会监测患者的平均动脉压（MAP），手术过程中要维持 MAP ＞ 90mmHg。如果需要，应毫不迟疑地使用输血或者升压药来维持 MAP 的稳定和正常脊髓灌注压。

四、手术过程

患者取俯卧位，上肢置于床旁，手术床处在适当的头高位（30°），头架固定头部。颈部在正中，头部向下呈军事潜伏体位。使用绷带将肩膀牵向下方。手术之前用侧位 X 线透视来确定 C1 ～ 2 位置。取枕外粗隆一直延伸至 C3 棘突的后正中直切口。显露 C2 ～ 3 关节面，从侧面显露 C1 横突，显露椎动脉。辨别 C2 神经根（图 7-2）。若包绕 C2 神经根和椎动脉的静脉丛出血，可使用双极电凝或止血剂（明胶海绵压迫）止血。将 C2 神经根牵开后，即可看到位于 C1 后弓下方的 C1 侧块。使用前斜角度刮匙确定 C1 侧块的内侧壁。C1 和 C2 横突孔的内面可以充当放置螺钉的内侧界。

C1 侧块螺钉的进钉点是在 C1 侧块内壁外 3 ～ 5mm 处。进钉点在 C1 侧块中轴线与 C1 下部后弓下缘线的交点处（图 7-3）。

使用直径 3mm 的高速钻头在 C1 后弓下方螺钉固定点处钻 1 孔（图 7-4）。这样做的目的是为螺帽和随后整个螺钉的放置创造一个空间。在钻孔和放置螺钉过程中，一个助手从下方牵拉 C2 神经根并且用剥离子保护椎动脉。随后在 C1 侧块的后方磨一个小孔，不仅标明了进钉点，而且可以防止钻孔时钻头滑落。在 X 线透视下，用直径 3mm 钻头以内侧成 10°的方

向穿透 C1 的前皮质。在侧位透视影像上钻头指向 C1
前结节的后方，以便钻头能够在 C1 上下关节面之间
穿透侧板中间的腹侧骨皮质（图 7-5）。用直径 3.5mm
的攻丝处理钉道后，放置 C1 侧块螺钉（图 7-6）。笔
者通常在 C1 水平选用直径 4mm、长 36mm 的螺钉，
螺钉的长度必须是螺帽能够到达 C2 神经根的表面但
是又不能压迫 C2 神经根。这样即使用全螺纹 C1 侧块
螺钉，也没有发生术后 C2 神经根痛的情况。

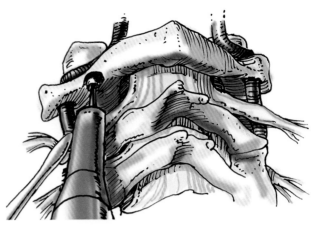

图 7-4　在放置 C1 侧块螺钉之前，在 C1 后弓处用磨钻磨出一骨
缺损区以适应螺钉的杆和头

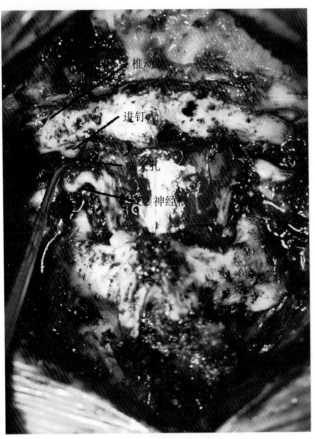

图 7-2　术中显露 C1～2 后方结构。应用小剥离子解剖 C2 神经
根，显露其前方作为 C1 侧块螺钉的进钉点

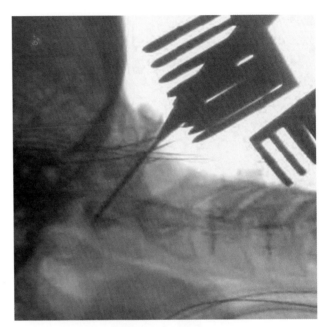

图 7-5　颈椎侧位 X 线透视下见 C1 侧块螺钉钻孔的位置

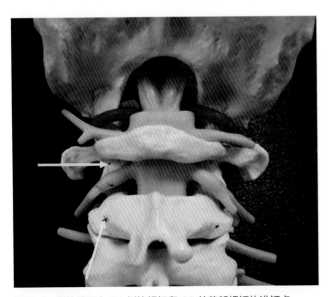

图 7-3　脊柱模型上 C1 侧块螺钉和 C2 关节部螺钉的进钉点

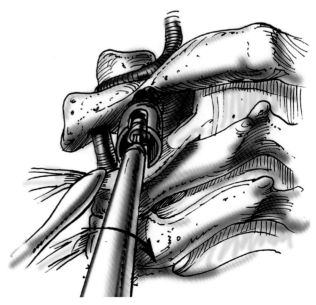

图 7-6　放置 C1 侧块螺钉

然后，笔者将注意力放到放置 C2 螺钉上。C2 螺钉可以是 C2 关节或者椎弓根螺钉。C2 关节螺钉安置在 C2 上下关节面之间，其放置的位置同 C1 ～ 2 经关节面螺钉相同，只是比后者要短一些。C2 螺钉的进入点位于距 C2 ～ 3 关节面内侧向外和头侧各 3mm 的地方。然后，将螺钉按上下关节面平行的方向拧入（通常角度为 45°或者更大，图 7-3）。一般切口延长至 C4 即可完成以上操作，而不必在 T1 水平使用经皮穿刺切口。螺钉与内侧成 10°进入。螺钉的长度通常为 14 ～ 16mm，一般不会穿过横突孔。可通过术前矢状位 CT 重建扫描来确定螺钉长度。

C2 椎弓根连接椎体和后方的上下关节面部分，C2 椎弓根在 C2 关节部的前方。C2 椎弓根螺钉与 C2 关节部螺钉的放置方向不同。C2 椎弓根螺钉的进入点在 C2 椎板的外侧部分，通常在 C2 关节部螺钉进入点的上方和外侧各 2mm 的地方。螺钉与内侧成角 15°～ 25°。必要时，可重复调整 C2 椎弓根螺钉的方向，其内壁往往很厚，不易造成内侧壁断裂而使螺钉进入椎管。钻头钻孔后将螺钉置入。螺钉从置入点进入时的轨迹为向上 20°，向内侧 15°～ 25°。随后，笔者用一个连接杆连接 C1 和 C2 的螺钉，并用锁止帽固定连接杆（图 7-7）。行枕颈融合手术时，通常使

用枕骨板连接于多轴万向螺钉杆固定系统。同时将 C1 侧块螺钉和 C2 关节部螺钉共同作为颈部的固定点（图 7-8 ～图 7-10）。

如果 C1 和 C2 完整，可以采用线缆固定髂嵴骨移植技术来完成骨质融合。如果 C1 和 C2 椎板不完整，笔者会牺牲 C2 神经节，破坏 C1 ～ 2 关节面并应用自体髂骨在 C1 ～ 2 关节之间行植骨融合。

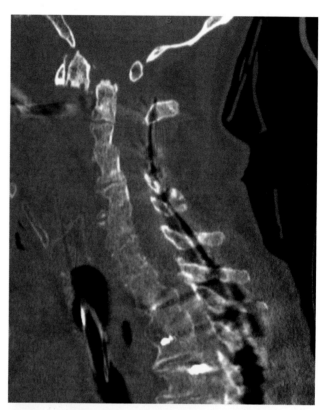

图 7-8　74 岁男性患者，T4 至骨盆并延伸至 C2 的退行性脊柱侧弯。患者出现了驼背，并且正在急剧加重。矢状位 CT 显示 II 型齿突骨折

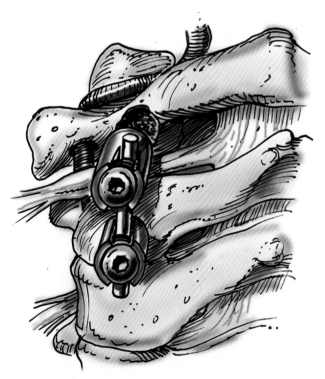

图 7-7　C1 侧块螺钉和 C2 关节部螺钉

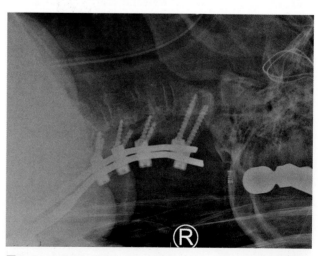

图 7-9　应用牵引减轻患者部分的骨折程度

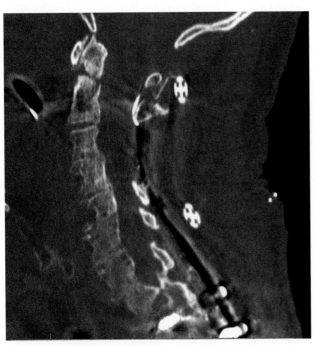

图 7-10　术中放置 C1 侧块螺钉后，骨折最终完全复位

五、术后管理

术后引流 2 ~ 3 天，佩戴颈托 6 周，没有任何一种技术可以让患者术后避免使用颈部外固定装置。一般术后 6 周、3 个月、6 个月复查颈部 X 线。术后 1 年复查颈部 CT 以明确融合情况。

（王寅千　范　涛　译）

第一篇　颈椎

第8章 后路枕颈固定／融合术

一、概述

颅颈固定是用来治疗许多病理条件下导致的颅颈交界区的不稳定。起初手术用来加强颅颈关节稳定的技术是高嵌体融合。高嵌体融合是有效的，但是需要长时间佩戴颈托制动。改进的枕颈融合术可以达到即刻稳定，并在较高融合率的基础上缩短了患者佩戴颈托的制动时间。颅颈固定起初使用的是一个弯曲的棒和放置于在颅颈交界部位的金属线（图 8-1）。

技术的难点是在椎板下和枕骨下放置金属线，因而促使了枕颈融合钛板螺钉结构的发展。钛板螺钉结构比线缆结构更加稳定。Grobetal 报道了使用经关节螺钉或寰椎下侧块螺钉结合钛板固定技术取得满意效果。

二、患者选择

有许多病理改变可累及颅颈交界区，其中包括先天性疾病、外伤、肿瘤和退行性疾病，如类风湿关节炎（图 8-2，表 8-1）。造成颅颈关节不稳定的疾病可引起疼痛、脊髓退行性变和进行性神经功能障碍加重。枕颈固定融合术可使头颈部运动功能受到显著影响，因此，在选择患者行枕颈融合术前必须考虑所有的外科选择。C1～2 可使颈部旋转 56°以上，C0～1 可旋转 8°。颅颈交界部位也同时承担着头部在矢状位方向的运动（前屈和后仰）。

在可能的情况下，尽量使用 C1～2 固定而避免枕颈固定融合手术，这样即可保留头部的前屈和后仰运动。侧块螺钉固定技术的发展缩减了枕颈固定融合术的手术适应证。当颅颈不稳定或 C1～2 固定不合适时，才需要行枕颈固定融合术。枕颈固定也可治疗 C1～2 假性关节炎，或与齿突切除手术联合应用。

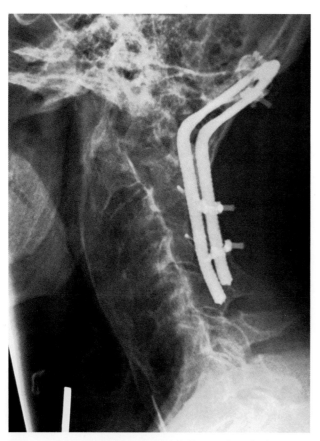

图 8-1 椎板下线缆结合金属环的枕颈固定技术（Schaerer Mayfield USA, Cincinnati, Ohio）

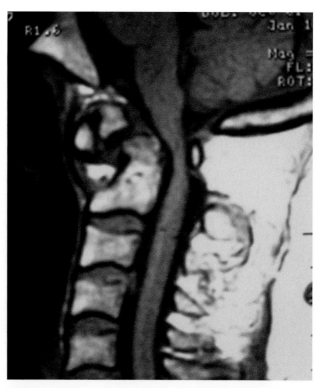

图 8-2 磁共振 T1 加权像矢状位片显示齿突骨折压迫脊髓前方

表 8-1　病理学
疾病
颅底凹陷症
类风湿关节炎
鳞状细胞癌
多发性骨髓瘤
后纵韧带骨化症
Down 综合征

三、术前准备

融合节段越短越好，但必须包括所有的病理节段。如果有额外的、轴下的不稳定，融合应延伸至下颈椎。如果下颈椎有骨质疏松、类风湿关节炎，尤其是脊柱后突畸形，建议融合颈胸关节或延伸融合至上胸椎。

影像资料包括前屈、后伸位摄片，这对于评价患者矢状位活动是重要的。对于颈椎畸形的患者可行适当的颈部牵引。

四、手术过程

（一）手术体位

患者取俯卧位。脊柱不稳定时，患者摆好体位后行 X 线透视或 X 线照相，适当的颅颈位置是非常重要的。恰当的轴线可以使患者在手术后舒适地直视前方。过度的弯曲可导致患者术后吞咽困难和向前方凝视。

神经电生理监测包括躯体感觉诱发电位和运动诱发电位。在 SEP 或 MEP 监测中出现任何变化均提示需要重新调整头颈部位置。

（二）手术入路

手术采用后正中入路。依次显露枕骨部、寰椎后部、C2 后部、棘突、椎弓和下颈椎棘突外侧部，应注意避免损伤 C1 椎弓旁边的椎动脉。颅颈交界处椎动脉附近有丰富的静脉丛，损伤后可以引起大出血，仔细地解剖可以减少出血。枕部显露需在枕外隆凸以上，横向显露枕部通常约为 4cm。如果需要，可行椎管减压术。自体移植骨来自髂后上棘。

（三）固定技术

枕颈固定的支架有许多种类型。总体上看，这些工具都包括枕部中线的枕骨板，"Y"形钛板，或者与钛板相连的棒（图 8-3）。枕骨中线部位明显较外侧部位厚。中线部位外侧的骨皮质厚度 < 5mm。在枕骨较厚的中央部位放置螺钉，螺钉的把持力最强，且可减少穿破硬膜的风险。硬膜撕裂并不罕见，一般放置螺钉后即可封闭。

1. 枕骨螺钉　枕骨打孔时，用直径 2.5 ～ 6mm 的气钻以 2mm 宽度递增，直至突破后部骨皮质。双皮质螺钉的把持力最强，单皮质螺钉长度超过 8mm，也能够满足要求（图 8-4）。双皮质螺钉比单皮质螺钉的把持力高 50%。枕部螺钉长度通常为 10mm。术前应完善 CT 检查，因为枕骨板的厚度变异较大，中线部位的枕骨最厚，可以提供更好的把持力。颅颈部成角有时会需要灵活的钻头将器械垂直放入枕骨（图 8-5）。如果钻孔或探查过程中发现液体流出，置钉后一般可以解决问题，通常并不需要进一步的探查和修补硬膜。

2. 枕部线缆　对于大多数病例，枕部的螺钉牢固程度优于枕部线缆。当线缆用来替代螺钉的时候，需要使用坚硬的外固定装置。当枕部螺钉不能置入的时候，线缆仍然是个很好的替代技术。通常，要在枕骨上钻孔，将硬膜从枕骨表面剥离。编织好的线缆从一个孔穿入到另一个孔洞中，然后将线缆连接于钉棒系统。

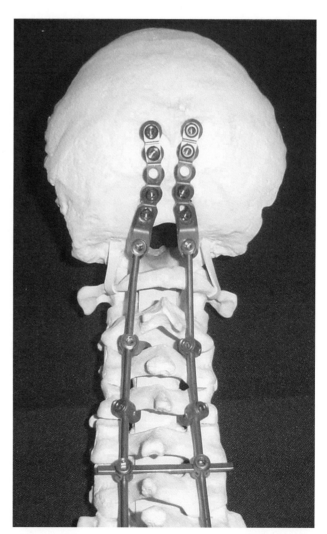

图 8-3　Sawbone 模型上的枕颈融合固定系统（Stryker Corporation, Kalamazoo, Michigan），侧板被有角度的放置，以便把螺钉置于中间嵴部位

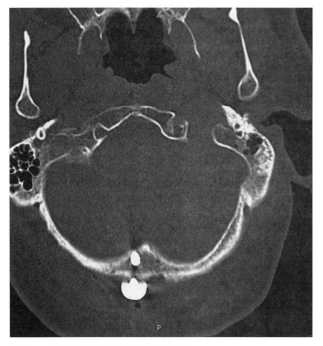

图 8-4　颅骨 CT 轴位显示枕骨螺钉位置

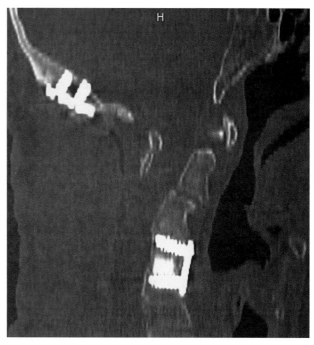

图 8-5　颅骨 CT 矢状位显示两个置于中央的枕骨螺钉

　　3. 枕髁螺钉　近期有一种新的固定选择是枕髁螺钉。枕髁螺钉的进钉点是在轴位上枕骨大孔外侧 4mm，寰枕关节侧方 2mm。在矢状面上，螺钉有小的成角。枕髁螺钉的进钉点离颈椎不远，且不需要显露过多的枕骨。此外，枕髁螺钉的钉棒并不要求像常规的侧块螺钉一样的弯曲度。螺钉向内成角约 15°（图 8-6）。为了获得双皮质螺钉效果，螺钉长度应在 20mm。置钉可能潜在损伤的结构有舌下神经管、

颈静脉球、颈动脉和椎动脉。置钉过程中可以使用影像导航。枕髁螺钉的远期预后尚不清楚。

　　已经固定在枕骨上的装置需通过钛棒与 C1～2 关节螺钉或颈椎侧块螺钉连接并固定（图 8-7，图 8-8）。一般均使用万向螺钉。如果枕骨装置连接于侧块螺钉上，锐利的颅颈角常造成与螺钉的连接困难，所以有时候可以跳过 C1 或经关节面置钉。

　　随后把钛棒裁剪、塑形后固定在钛板和侧块螺钉上。

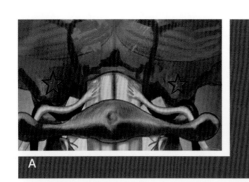

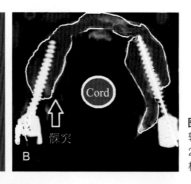

图 8-6　A. 示意图显示枕髁螺钉的置钉点。轴位上位枕骨大孔外侧 4mm，寰枕关节侧方 2mm。B. 示意图显示的枕髁螺钉。在矢状面上，枕髁螺钉向内侧成角

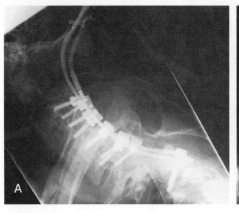

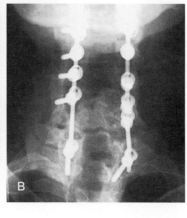

图 8-7　A. 侧位；B. 前后位 X 线片显示枕颈固定装置位置良好

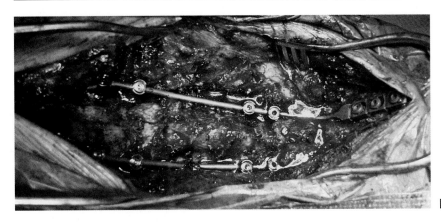

图 8-8　术中照片显示颅颈固定装置

锐利的颅颈角可能造成钉棒的放置困难。多次的弯棒或剧烈的弯棒可造成钉棒的疲劳。许多固定系统都研制出了解决类似问题的方案，比如预弯棒，带有可移动关节的钉棒，这些装置可以提供一个颈椎到枕骨的更大的固定角度。既往经验表明，断棒可以发生在弯棒处的顶端，所以研制出了在弯曲处更粗的钉棒系统。

可以破坏枕骨外侧区域和侧块的骨皮质，然后局部自体植骨，也可在枕骨和 C2 之间放置骨松质。

五、术后管理

枕颈融合术耐受性良好，融合率为 95% ~ 100%。生物力学研究表明，螺钉、钛板结构较线缆、钉棒结构更为坚实，特别是在对抗来自头部力量的时候。

坚固的器械可以避免使用外部的矫正装置并且提高融合率。融合率在一些潜在的病理改变中也可以保持一致，甚至被普遍认为治愈率差的接受过皮质类固醇治疗的类风湿关节炎患者的融合率也很高。

患者的并发症发生率约为 30%（表 8-2）。早期并发症发生约为 15%，包括颈部切口感染（5%）、移植骨部位感染（5%）、内科并发症（5%），内科并发症最常见的是肺炎。

表 8-2　枕颈融合术并发症

并发症	百分率（%）
早期	
• 刀口感染	5
• 植骨部位感染	5
• 医源性并发症	5
晚期	
• 假关节	5
• 邻近节段的退变	7
• 枕神经痛	1.7
• 刀口感染	1.7
• 死亡	1.7

与手术有关的直接并发症少见。椎动脉损伤在显露和置钉过程中可能发生，最常见于 C1、C2 置钉的过程中。吞咽困难、分泌物增加也可能发生在患者固定于颅颈弯曲的体位上。严密的缝合手术切口是必要的，尤其是在枕部螺钉的部位看到脑脊液的时候。晚期并发症包括假关节炎、融合失败、关节退化（图 8-9）。

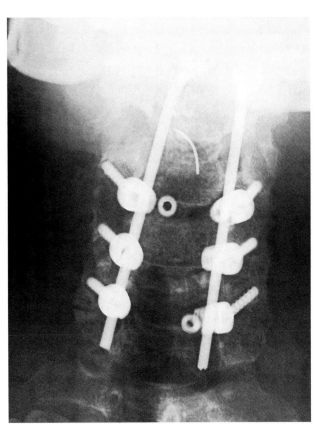

图 8-9　X 线显示置钉失败

（王寅千　范　涛　译）

第 9 章　颈前入路椎间盘切除及椎体融合术

一、概述

1958 年，Cloward、Smith 和 Robinson 同时提出颈椎前路手术方式。随着颈前路的介绍，颈前椎间盘切除术及椎体融合术，不仅被广泛接受，而且变成最普遍的颈椎疾病的手术方式。在这个新技术引进之前，颈椎病的手术治疗及非手术治疗方法效果较差。随着外科技术被细化应用到各式各样的计算机硬件、置入物以及生物制品选择方面，关于颈椎关节固定术的后遗症、显著的邻近节段退变，已引起外科医师对手术适应证、风险及对该术式替代方法的重新考虑。尽管如此，ACDF 仍然是颈椎病理性疾病的主要外科治疗方法。

二、患者的选择

外科手术风险、症状缓解的可能性，以及远期疗效，是决定 ACDF 挑选合适的外科患者的关键因素。同样的，必须考虑几个标准，包括神经根型颈椎病、脊髓型颈椎病、颈椎轴位、矢状位疼痛的存在，以及临床症状及影像学表现必须相吻合，而具有明显的背部压痛、恶性肿瘤、活动期感染、具有放疗治疗史、骨质疏松症、骨质缺乏的患者不被选择。

尽管在很多情况下，关于前路及后路手术对颈椎的病理生理影响的争论持续存在，但是仍有首选 ACDF 的几个明确的适应证。颈椎融合术最常见的情况可能有以下几种：①神经根型颈椎病伴颈椎前凸异常（伴有或不伴有轴向颈痛）；②神经根型颈椎病伴有椎间盘突出症（伴有或不伴有轴向疼痛或颈椎前凸异常）；③由脊髓腹侧病变或颈椎后凸导致的脊髓病；④神经根病或脊髓病伴有明显的轴向颈痛；⑤椎体滑脱或病变节段不稳。

在一些具备上述条件的病例中，因为具有显著的病例特点，可以被很好的治疗。比如，不伴轴向颈痛而具备正常颈椎前凸的神经根型颈椎病患者，可以选择后路椎板开窗椎间孔切开术，特别是椎间盘向外侧

突出，而不是向正中突出。在这种病例的流行病学中，颈椎椎体次全切除被认为是有效的神经减压方式。因而，在大多数病例中，ACDF 能最小限度破坏椎体终板，承受最大的内植物负荷，较小的沉降率，以及能改善颈椎矢状位的序列。

三、术前准备

患者取仰卧位，颈部轻微后仰，将颈椎后方托起，保持正常颈椎前凸，避免过度后伸，特别是当患者有脊髓型颈椎病的症状时，更应注意避免手术时颈部过伸。可用一个 1L 的水袋或一卷毛巾作为颈后的支撑物（图 9-1）。调整手术台至休息位置，包括后背和头枕，以利于转动患者的头部，可以提高手术效率和增大手术视野。

外科医师选在右侧或左侧入路到达椎体。传统的方法是右利手的医师习惯右侧入路，反之亦然；然而，也有例外存在。喉返神经在右侧出现更多变异，而左侧变异较少，因此，一些外科医师选择左侧入路（图 9-2）。然而有趣的是，文献中并未显示喉返神经麻痹的显著差异。其他的外科医师根据病变位置决定采取哪侧入路（如右侧入路治疗右侧椎间孔狭窄，反之亦然）。在翻修病例中，评估喉返神经的损伤很重要，因为要考虑到对侧入路可导致双侧喉返神经损伤，那将是毁灭性的。

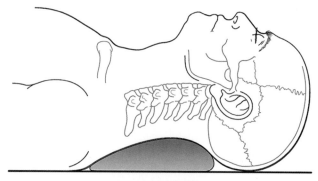

图 9-1　患者仰卧于手术台上，颈部轻微后仰，再起颈后放置一个 1L 的水袋或 1 条卷起的毛巾来支持头颈部

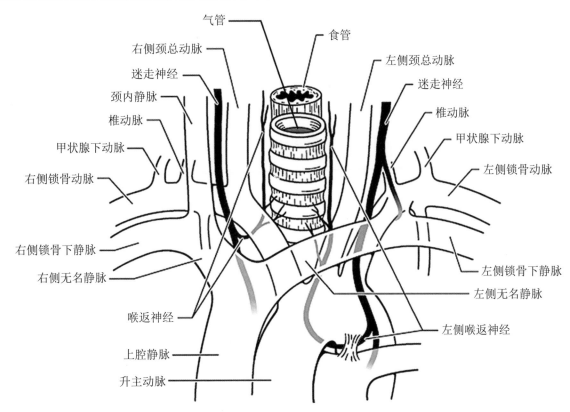

气管
食管
右侧颈总动脉
左侧颈总动脉
迷走神经
迷走神经
颈内静脉
椎动脉
椎动脉
甲状腺下动脉
甲状腺下动脉
右侧锁骨动脉
左侧锁骨动脉
右侧锁骨下静脉
左侧锁骨下静脉
右侧无名静脉
左侧无名静脉
喉返神经
左侧喉返神经
上腔静脉
升主动脉

图 9-2　局部解剖：气管、食管、颈动脉、血管和神经

四、手术过程

（一）解剖和显露

通常采取横向皮肤切口，但在切口水平足够的纵向显露对手术很重要。在切口水平能用 X 线透视准确定位。舌骨是一个明显的体表标志，用于 C3 ～ 4 皮肤切口的定位。甲状软骨通常覆盖在 C5 椎体上，环状软骨标志 C5 ～ 6 椎间隙。最明显的标志通常是可触及的 C6 外侧结节（图 9-3）。为达到术后皮肤切口的美容效果，切口自正中线开始沿皮肤自然横纹横向延伸至外侧胸锁乳突肌的前缘。切开皮肤及皮下，充分显露颈阔肌。然后提起颈阔肌用剪刀或单极横行锐性分离。用剪刀或单极分离至颈阔肌内侧，以扩大手术显露范围。中间显露胸锁乳突肌前缘，在气管、食管和颈动脉鞘内侧无血管解剖平面，可用手指钝性分离至椎体前方。肩胛舌骨肌通常可在其中点松解切开。可用手提式拉钩显露椎体前缘和颈长肌，将椎前筋膜层锐性切开显露前纵韧带，然后在 X 线下定位。

椎体前方显露以后，提起颈长肌内侧电凝并分离（图 9-3B），在其中部用自动牵开器牵开，确保牵开器下保留一部分颈长肌是很重要的，有一定的弹性不仅便于显露手术部位，而且能保护重要组织，避免自动牵开器下的食管和颈动脉受到损伤。如果一个前方骨赘阻止了适当定位，可以使用开槽刀去除骨赘。为了获得最佳术野，可以放置一纵向自动牵开器（图 9-4）。

脊椎前方应该是"花园式"，清楚显示椎间盘空间以及椎间隙上下椎体，用咬骨钳咬除椎体前方骨赘（图 9-5）。

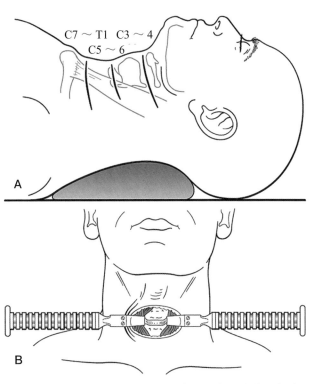

C7 ～ T1　C3 ～ 4
C5 ～ 6

A

B

图 9-3　A. 颈椎前路的体表标志，舌骨（C3 ～ 4），甲状软骨（C5），环状软骨（C5 ～ 6），锁骨上缘（C7 ～ T1）；B. 经典的颈前路显露 C5 ～ 6 椎间盘间隙

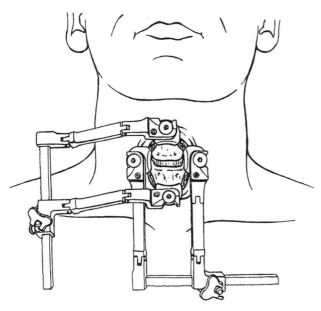

图9-4 应用撑开器可达到良好的手术显露和视野；应用一个外侧牵开器即可满足单节段椎间盘切除

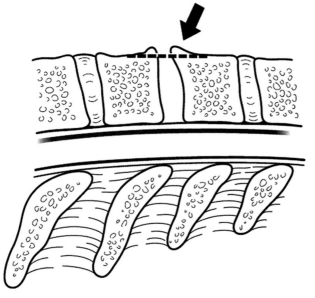

图9-5 切除前方的骨赘和软组织，可见椎间盘位于位于中央，前路钛板与皮质贴合紧密

（二）前路椎间盘切除术

最初的椎间盘切除术应进行广泛的钩突关节切除，适当释放前方空间。这样做对矫正颈椎后凸很重要，如果用于椎体撑开，牵开器螺钉应被置于相邻椎体的中线上（图9-6），牵开器置于螺钉上。应用适当数量的牵开钉牵开达到椎间盘高度，当决定牵开器数量时，应考虑移植物的负荷。牵开钉也可用于相应脊柱后凸节段的修复，使其恢复生理前凸。要实现脊柱前凸，牵开钉应放置在后凸水平集中的方向，一旦牵开器与椎体接触达到一定的力量，即可恢复脊柱前凸（图9-7）。应用可透X线的牵开器，要保护好切口周围的软组织，用牵开器牵开打开椎间隙，并可保持颈椎矢状位的稳

定（图9-8）。

椎间盘切除可以在小型放大镜或手术显微镜下进行。如果应用手术显微镜，通常在这个阶段应用。前纵韧带及椎间盘纤维环用11号或15号刀片向椎间盘中线方向切开，以免损伤两侧结构。前方椎间盘切除之后，剩余的后方椎间盘组织应用刮匙和椎板咬骨钳可完整切除。椎间盘外侧缘切除是通过上下钩椎关节复合物向上的曲线作为识别标志。两侧钩突关节的完全显露可提供一个好的标志来识别椎体中线和外侧椎间孔，用直角刮匙可较容易清除大部分的椎间盘组织。

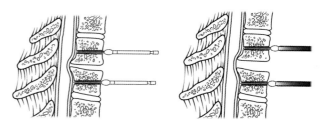

图9-6 通过X线定位后，牵开器螺钉置于要切除椎间盘的上下相邻的椎体之间

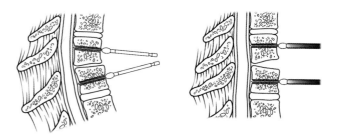

图9-7 牵开器螺钉内收位置置于颈椎后凸的椎体上，撑开后有助于恢复颈椎前凸

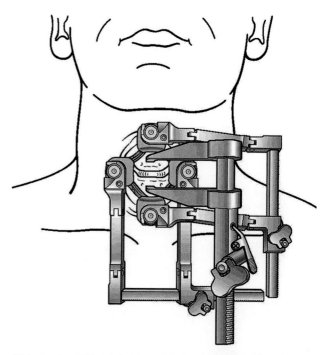

图9-8 上下两端及左右两侧的牵开器对周围软组织起到保护作用

切除上一椎体下缘从而进入椎间盘内，建立与之相配的终板。用高速磨钻磨除下一椎体的后缘，咬除钩椎关节，有助于神经根减压及恢复颈椎前凸。通过高速磨钻磨薄骨赘，再用成角刮匙或小的椎板咬骨钳完全咬除后方的骨赘（图 9-9A，B）。

切除后纵韧带时，要分辨出硬脊膜，韧带外观呈白色，闪闪发光，干净的硬膜表面平缓光滑。垂直走向纤维有助于鉴别后纵韧带。4-0 直角刮匙是从椎体边缘打开后纵韧带的最好工具。侧方神经根的减压程度取决于钩椎关节咬除程度，硬脊膜外静脉丛出血可掩盖神经根以及神经根中部的空间。手术医师要注意椎动脉的解剖位置，做好术前评估。

（三）终板的处理及椎间融合术

充分减压后，即可开始处理终板。这一步是成功融合的重要环节。适当去除骨皮质以确保有足够的血液供应，为骨原细胞提供在移植物和移植物之间最大的有效接触面，保存完整的承重结构。去掉椎骨终板为移植物提供空间，用高速磨钻头制作一个与移植物精确匹配的骨移植界面。在保持正常脊柱前凸的情况下，完成切除上位椎体前下缘及下位椎体后上缘。这样可以获得更好的与终板平行的视野。因此，在概念上，既能增加骨皮质的强度、韧度，又能促进骨松质的生长。去皮质的终板空间内可容纳与椎间盘空间相匹配的移植骨（图 9-10）。在这项技术上，切除骨的深度应限制在 1.5mm，这样既保护了终板的完整功能，又可避免椎体过度下沉。有的医师在后部磨出一个骨缘，以防止移植物的向后移位，但是这样可导致减压不彻底。

应用移植物试模决定高度和前凸的角度。先确定椎体牵开的距离，然后决定置入物的大小。准确测量椎间隙的大小，再切割适当大小的置入物。根据沃尔夫定律，移植物应该比椎间隙稍大，以达到紧密配合、良好的移植骨界面和足够的骨形成负荷。如果使用现成的置入融合器（聚醚醚酮、钛合金或碳纤维），可

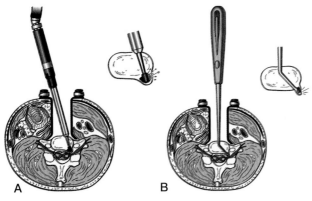

图 9-9 切除后方骨赘。A. 使用高速磨钻磨除后方骨赘；B. 使用成角刮匙切除后方骨赘

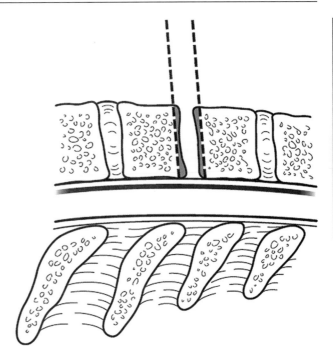

图 9-10 终板处理要充分，切除范围尽量少，以保证终板处骨移植界面的平行

用不同大小的试模来选择合适的置入物。选择与试模相应的移植物，放入椎间隙内，移植物的大小与终板的制备需完全吻合，如果不能达到准确吻合，就必须重新评估移植物的大小及终板的制备。牵引力稍大一点，放入的置入物也会更紧一些。

一旦选择合适的移植物并准备好，移植物被轻轻地置入到位，使其低于椎体前表面下方 1mm 或 2mm（图 9-11）。为了确保移植物在椎间隙内的安全性，可用带角度的刮匙探查移植物的后部，确保其前部脊髓有足够的空间，并且移植物不能直接接触硬脊膜。术中 X 线可用于观察试模和最终移植物的位置，确认颈椎的生理前凸、移植物的高度和深度。取出牵开器螺钉，钉道可用骨蜡或止血材料填塞。

（四）颈椎前路钛板内固定

选择合适大小的钛板之前，应切除相邻椎体的软组织以及前方骨赘。钛板长度的选择不但要考虑固定角度以及可变角度的接骨螺钉与椎体终板相匹配。确保钛板的边缘不能影响相邻的椎间隙，至少要有 5mm 的距离（图 9-12）。由于颈椎要维持生理性前凸，许多前路钛板需要向前折弯塑形。颈椎前路钛板都有预设的前凸曲线，如需进一步改变钛板的曲度，应使用折弯器逐渐折弯，改变钛板的长度与颈椎生理性前凸精确匹配（图 9-13）。要避免钛板曲度的突然改变。

通过解剖学标志，特别是钩椎关节，可以观察置入的钛板是否居中。可于手术后应用钛板固定销将钛板置入，可通过 X 线确保固定销被放置在合适的位置。

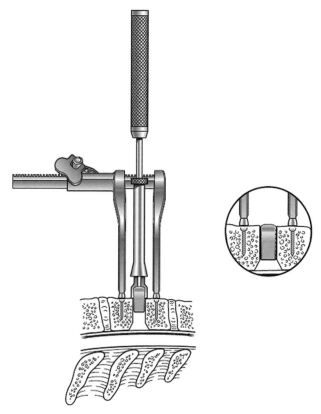

图 9-11　移植物置入后，用成角刮匙测定其安全性，确保移植物不能接触硬脊膜以及距离前方脊髓有充足的空间

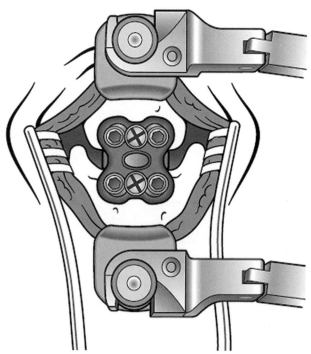

图 9-12　置入钛板的位置取决于上下螺钉钉孔的位置，螺钉钉孔位于上下相邻椎体的中央，其边缘不能影响没有融合椎体的椎间隙

术前轴位图像或术中 X 线下牵引针的长度，可作为选择合适长度螺钉的参考。一般使用单皮质螺钉即可，但是由于患者骨质不佳，可应用双皮质螺钉。螺钉的钉道应采用头尾散开及左右向内汇聚的角度，使之产

生"趾甲"效应，以防止脱钉（图 9-14）。保证螺钉钉道不触及相邻间隙的终板是非常重要的。固定角度螺钉和可变角度螺钉在钉道和构造动力学方面为外科医师提供了更大的通用性。对于固定角度螺钉来说，固定角度钻头导向器应安全穿过钛板，将螺钉置入预定的位置。对于可变角度螺钉，将角钻置于钛板钉孔中，外科医师可灵活决定螺钉的角度。

理想的螺钉位置可以通过术中 X 线透视指导并选择合适的角度，即内收 6°及向头尾端发散 12°～15°（图 9-14）。螺钉钉道可应用机械后手工钻头。自攻螺钉不用钻孔，使外科医师节省了很多步骤。第 1 个螺钉置入并锁紧后，第 2 个螺钉用同样的方法置入对角方向的钛板钉孔中。如果位置合适，可去除钛板固定销，其余螺钉依法置入。最后连续拧紧螺钉，直到钛板变平坦并且坚固的固定在椎体前方骨皮质上。将所有螺钉完全拧紧后，再拧紧锁定螺钉，以防止脱钉。

针对固定器材的多样性和材质的不同特性，来设计相应的手术路径是非常重要的。必须深入探讨各种

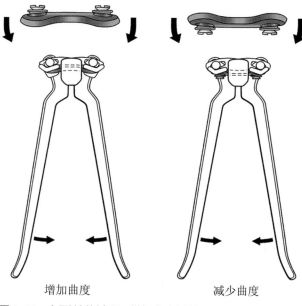

增加曲度　　　　减少曲度

图 9-13　应用钛板折弯器可增加或减少钛板的曲度

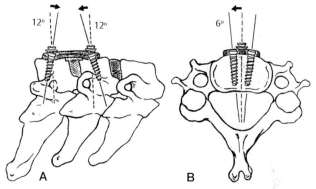

图 9-14　螺钉的进钉方向必须保证向尾部至少 12°～15°。A. 内收大约 6°；B. 以防止后部翘起

固定器材的结构动力学特性、强度、旋转度以及扭矩，尤其是在多节段颈椎复杂手术操作病例中更是如此。固定角螺钉可提供扭矩良好的强度，可在外伤病例中发挥很好的效果。然而，这些材质在其他方面应用可能太硬，在单节段颈椎前路椎间盘切除融合术病例中形成假关节的发病率高达 12%。固定装置可减少对移植物的压力，而根据 Wolff 定律所描述的可能会妨碍融合。相比其他，旋转结构包括可变角螺钉，与固定角度螺钉结合使用可以增加移植物承担的负荷和控制下陷，从而提高融合率，并且可变角螺钉能更容易适应患者的解剖学需要。

随着移行性金属材质的发展，分担负荷的概念已经非常先进，既可使用固定角螺钉也可使用可变角螺钉，都能保证椎体中轴的稳定。这些动态结构能适应每块椎体水平的骨下陷，还能使移植物的支持负荷最大。在置入前，对移植物的预压缩处理可加速骨的愈合速度。手术中，应用术中 X 线透视，可随时监测移植物的位置并灵活更正操作。术毕要准确止血。

五、术后管理

在有些医疗中心，在 ACDF 术后，患者在医院观察 24 小时即可回家。一般情况下，单节段或两节段固定的患者，不需要使用颈托外固定，除非存在颈椎不稳定或术前患者即存在颈椎后柱结构异常，如果术前患者有显著的骨质异常，术后应佩戴颈托。考虑到患者叙述的舒适程度及从事的职业性质，对部分患者要限制其术后的颈部活动。

六、结论

从最早介绍颈前路手术开始，ACDF 即成为最常用的神经外科手术方法。硬件上的改进，包括固定角度和可变角螺钉、经机械加工的同种异体移植物、制式动态移植物、动力学及刚性钛板，使外科医师在处理各种各样的影响颈椎的病理情况时更加得心应手。

（赵新岗　范　涛　译）

第 10 章　颈前入路椎体次全切除术

一、概述

对有明显脊髓和（或）神经根受压症状或顽固性疼痛的患者，都适合接受手术治疗。选择合适的病例，大多数患者的疼痛和神经功能障碍都会有所缓解，但脊髓病理性改变的预后并不是十分确定的。有研究表明，术前患者存在进行性神经功能障碍加重、进行性的颈髓病理改变、病史超过 1 年、存在双侧肢体运动神经功能障碍、椎管面积小于 30mm^2，以及年龄大都会影响手术后神经功能的改善和恢复。因此，要在神经功能丧失之前，即通过手术治疗阻止病情的进一步恶化。应该以患者的症状和临床检查结果为依据，选择合理的手术方式。产生神经功能缺失症状的颈椎水平是手术治疗的重点，而不是影像学显示的不正常的颈椎节段。一般来说，多发的椎管狭窄、严重的前部骨赘，由于外伤或退行性变造成的椎体变形等情况，可采用颈前入路椎体次全切除术。

二、患者选择

通过切除侵犯血管及神经的骨赘、韧带、椎间盘，以及固定脊柱的高度活动性和重建脊柱的稳定性，是手术治疗的主要目的。由于大多数患者的椎管狭窄是由前部病变造成的，所以通常采用前入路治疗，此入路主要针对颈椎病变。手术节段从 C2 ～ 3 一直到 T1 ～ 2，手术入路上下两端椎体远端的显露和操作需要更高的要求。对于大多数椎间盘突出压迫神经根及脊髓的患者，采用颈椎前路椎间盘切除及椎体融合是经典的手术技术。颈椎次全切广泛用于手术治疗脊髓型颈椎病和神经根型颈椎病，而在多水平椎管狭窄的治疗上，不作为首选方法。对于脊柱后凸的患者，此术式也是常用的，因为脊髓被前方骨赘包围、压迫而造成脊髓病变（图 10-1）。如果椎管狭窄仅限于椎间盘水平，并没有累及附近的椎体，通常采用多节段椎间盘切除术，而不是椎体次全切除术。如果狭窄节段并不相连，则采用椎间盘切除结合椎体次全切的方法（图 10-2）。

如果前后病变共存且较严重，采用经颈椎前、后联合入路是最合适的。如果要进行三个或更多节段的椎体融合（图 10-3），可能手术的复杂性和手术时间延长，以及多个切口，会让一些患者望而却步。

颈椎的内固定通常可以阻止颈椎的前后移动，这样就椎体融合患者术后来说，术后就不需穿戴僵硬的围领。患者在行颈椎次全切除术并行置入物内固定后，只需要一个软的围领来缓解疼痛，不过这也不是必需的，大多数患者是不需要的。

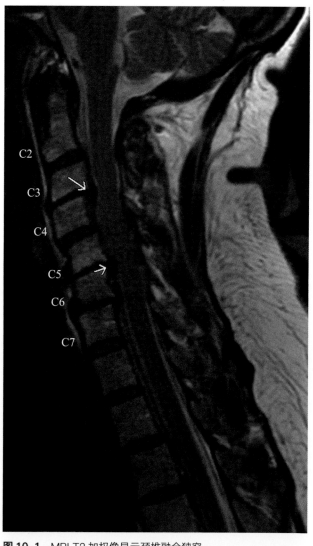

C2
C3
C4
C5
C6
C7

图 10-1　MRI T2 加权像显示颈椎融合狭窄

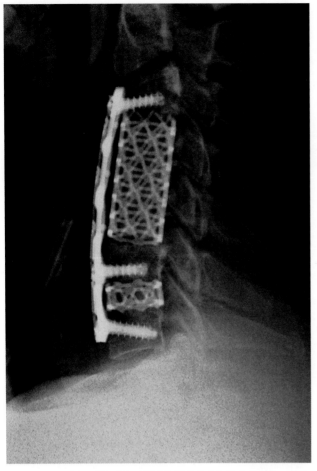

图10-2　颈前路颈椎间盘切除融合及椎体次全切除术后侧位X线片

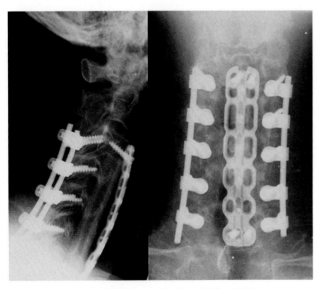

图10-3　多节段颈椎椎体次全切术后正、侧位X线片

三、术前准备和患者体位

患者的体位像所有外科手术一样，在进行颈椎手术时的要求是非常严格的，如果患者的颈椎不稳或有证据证明患者神经损害和体位有关，术中应行牵引及脊髓电生理监测。在肩胛骨下方放置一个小的垫圈，以增加颈部的显露。另外，如果要计划取髂骨，要提

前显露好。可采用一个宽布带将双侧肩膀拉向下方，以更好地显露颈部，不能过度向下牵拉，以防损伤臂丛神经上支。用一个卷起来的软毛巾或支持物置于颈下，可协助形成颈部正常前凸角度。

在切开前要根据体表骨性标志标记切口，下颌角外侧平对C2～3水平，舌骨横向前平对C3，甲状软骨平对C4，而环状软骨平对C6。颈动脉结节平对C5～6椎间隙。这些标志在横切口中是相当重要的，可帮助术者显露到想要达到的手术范围。

颈前路手术可采用左侧或右侧切口，尽管大多数医师都是右利手，而愿意在患者的右侧进行手术，但仍有一些外科医师却喜欢左侧切口，这是因为一般来说，左侧喉返神经通过颈动脉鞘进入胸腔勾绕主动脉弓后向上折返在气管食管沟内，右侧喉返神经和左侧一样的行程，其勾绕右侧锁骨下动脉，但在进入气管食管沟的时候比左侧更靠近头端，因此更容易被损伤，特别是在进行C6～7节段的手术时。

对于一个节段或两个节段的前入路手术时，可以用横切口，切口在正常皮肤褶皱里，以达到美容的目的。对于颈部比较瘦长的患者，多节段的融合或椎体次全切除，为了获得更大范围的显露，可采用纵切口，或者横切口向外延长。术前患者应严格消毒，选择的切口应贴无菌贴膜。

四、手术过程

切口局部麻醉。沿颈阔肌向下，一边切开一边电凝止血，颈阔肌被沿着肌纤维纵行切开，在胸锁乳突肌与颈动脉鞘之间钝性分离，显露矢状面的气管、食管、内侧颈长肌。

在手术切口中要辨认颈内动脉要并保护好它。甲状腺下动脉在显露切口的过程中可被结扎。肩胛舌骨肌虽然是一有用的标志，但在显露C2～4水平的时候会阻碍手术野的前端，可在必要时拉开或离断。仔细保护食管。松弛的颈前筋膜在喉部与胸锁乳突肌及颈长肌相连，为了显露可以切开（图10-4）。

颈前筋膜用电凝或钝性分开，显露椎体前方，切断两侧的颈长肌并用自动拉钩牵开，仔细保护并避免损伤位于该肌肉表面的交感神经干。充分拉开可看到钩椎关节。牵引器可以横行放置在头尾两端椎体上。保护好颈动脉鞘及食管，以防止在放置牵引器时被损伤。

可将1～2个穿刺针插入椎间盘间隙，应用三维影像来确定病变的椎间隙。位置确定后，将针取出后，并用电凝标记。牵开器螺钉放置于病变节段椎体的上下两端。

上述操作完成后，确认切除的椎体上下两端的椎

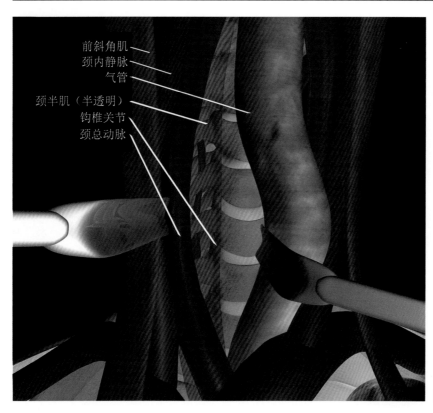

前斜角肌
颈内静脉
气管
颈半肌（半透明）
钩椎关节
颈总动脉

图 10-4　在显露过程中相关的解剖示意图

间隙，逐层切开椎间盘环及髓核，用刮匙及咬骨钳进行完全的椎间盘切除，直达后纵韧带，椎体之间的头端和尾端应该是裸露的，不应该有韧带及软骨覆盖。

应注意的是向前采取的椎体切除，牵引器对牵拉和稳定椎体可能是有用的，用高速磨钻切除椎体，仅留下皮质，中线两侧切除距离对等，必须对称且足够宽，以利于脊髓充分减压。确定切除范围主要依靠术前影像学的研究，但是标准的宽度要＞ 16mm，一般在 18 ～ 20mm，一个充分宽广的椎体次全切除术可能会发生损伤椎动脉的严重并发症，因而牵开宽度不允许超过钩椎关节水平。在较宽的椎体后部都要去骨成锥形（图 10-5）。

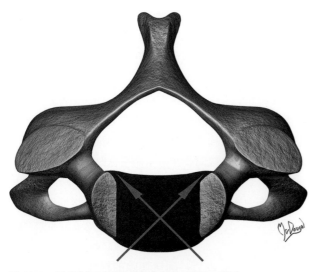

图 10-5　理想的"三角瓶"式的椎体次全切除示意图

确认皮质后方椎体还有 1 ～ 2mm 厚时，用椎板咬骨钳取走后纵韧带和骨质，在骨缘减压，并将韧带和骨质整块取走，骨化的后纵韧带是很难与硬膜分离的，这时可能发生脑脊液漏，需行硬脊膜修补处理，还可行腰椎穿刺硬膜下引流。

椎体次全切及脊髓充分减压后，量角器测量椎体切除管道的数值，用塑形移植物填补这个空隙（图 10-6），髂骨、腓骨适用于 2 节及以下椎体骨移植。还有几个其他方法可用来置入移植物，包括钛网、PEK 或可吸收材料。如果用髂骨，则要将其塑形成适合的形状后再进行骨融合。椎板可钻孔用来固定移植物。太远钻孔可能导致移植骨的松动，应在椎体切除的头尾端的后缘留一个 2 ～ 3mm 的骨桥以防移植骨被挤入椎管内。小心置入该空间，如果有必要，可通过撑开放置在上下椎体上的牵引器来实现。一旦置入物就位，需撤去牵引器，仔细检查这个区域减压的充分与稳定性。三维放射学检查可以评估置入物的位置，不过这是一个滞后的方法，只有置入物被放入后才能行此检查。

对于多节段的椎体次全切除，最佳的拔管时间是术后 24 ～ 48 小时，给予类固醇激素以减轻声带可能出现的水肿，也可以减少术后呼吸衰竭的发生。在拔管前检查气管是否漏气是必要的，确保呼吸道的通畅。

在过去的几年，颈前路的手术器械被广泛使用。理论上使用器械固定的优点包括提高融合率、缩短融合时间、减少术后支具的使用、更快地恢复到术前活

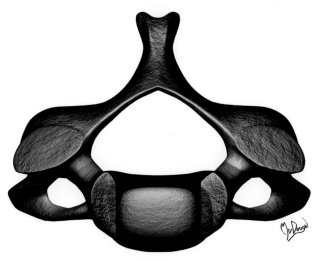

图 10-6　理想的骨移植位置示意图

动状态和保留了颈椎的矢状位平衡。最近，在设计的颈椎屈曲装置又加入了分担负荷原理，这个装置允许大部分骨的负荷能经过骨移植面转移到器械上，这样从理论上可以降低应力，提供最好的融合环境。

　　颈椎钢板也可以用在颈椎椎体次全切除术、单节段或多节段椎间盘切除。钢板的选择应基于临床需要。对于有明显不稳的病例，外科医师可能更喜欢用一个坚硬的钢板，比如外伤患者。一个动力钢板可能更适合退行性变的患者，不稳定性是很少需要考虑的。

　　遵守一定的原则对于钢板的选择是必需的，外科医师应在使用钢板前，需要长时间处理脊柱。在去除骨赘和其他不正常的结构过程中，阻止了钢板对于脊柱外形的适应，而且可能必须折弯钢板以适应脊柱的恢复。螺钉可置入单皮质或双皮质钉，尽管双皮质螺钉很少见。螺钉置入椎体中应避免侵犯邻近椎间隙。如果用动态钢板，当钢板置入下沉的时候，一定不能碰到邻近椎间隙。

　　骨出血可以应用凝血酶浸泡，也可以用明胶海绵、骨蜡止血。在关闭切口之前，应仔细止血，如果切口继续有少量的渗血，应该放置引流管以防术后出现血肿。应用 3-0 可吸收缝线逐层缝合颈阔肌及皮下组织。皮肤可用缝合钉缝合。在切口上覆盖无菌敷料，并佩戴硬的颈托。

五、术后管理

　　术后 2 周复查颈椎 X 线侧位片，术后 6 ～ 12 周要评估椎体融合程度（图 10-7）。

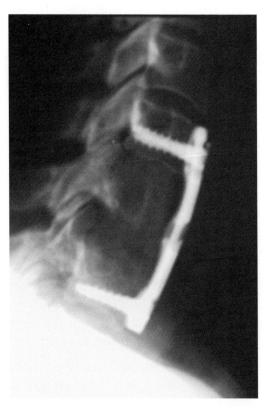

图 10-7　单节段颈椎椎体次全切术后置入动态钢板的 X 线侧位片

六、结论

　　对于各种复杂颈椎疾病，当非手术治疗无效又没有很好的方法时，颈椎椎体次全切除手术是有效和相对安全的。器械的发展也是此手术成功的保障。然而单靠技术的掌握并不能保证患者有好的结果。在着手进行手术之前，外科医师对于颈椎的解剖要有全面的理解，并严格掌握此方法的适应证，这是最基本的。熟练的手术技巧对于减少并发症的发生也是必要的，仔细的选择患者和对患者进行宣教也是成功的必要因素。像许多医学课题一样，只有依靠医师充分评估每一个患者和执行每一个完美的计划，才能保证获得一个最佳的结果。

（赵新岗　范　涛　译）

第11章　颈前路椎体固定技术

一、概述

对于症状性神经根型颈椎病和继发性脊髓型颈椎病患者来说，颈前路椎间盘切除减压与椎间融合术（ACDF）是一种临床应用最广泛的手术治疗方法。笔者已经在本书的第9章里讨论过 ACDF 的手术技术，自从20世纪50年代它首次被 Smith、Robinson 和 Ralph Cloward 描述以来到现在已经取得了巨大的进步。所有这些手术方法都是采用颈前入路，沿着胸锁乳突肌内侧缘进入并分离颈部软组织，最后到达并切除病变椎间盘。在完成椎间盘切除和去除任何其他压迫性结构诸如骨赘后，通过放置自生型自体髂骨嵴移植物（ICBG）来达到椎间融合。Cloward 报道了减压后通过椎体回缩而插入比减压区短而宽的楔形移植物。Smith 和 Robinson 报道了使用上述相同的方法进行椎体回缩和减压过程，但是他们是将一马蹄形的三面皮质髂骨嵴作为移植物而置入椎间。1960年由 Bailey 和 Badgley 对 ACDF 的手术指征做了进一步扩展，他们将柱形移植物放置在次全切除的椎体之间。

Bohler 和 Gaudernak 描述使用较重的金属板和较大的螺钉来固定颈椎的技术，目的在于它能提供颈椎外伤时颈前路手术术后即刻的稳定性。Caspar 等于20世纪80年代对前路金属板系统进行了进一步的改进和推向市场，并在第一代产品的基础上仍在不断改进。其中包括双皮质螺钉到单皮质螺钉的改进、固定螺钉到万向螺钉的改进、锁定机制防止螺钉脱出及相对于固态金属板，动态金属板的发展进步。最近又出现了合并有固定装置的低切迹面的椎间融合器。现在使用的大多数是限制性防脱出的金属板，能更好地适应颈椎的生物力学特性，随着技术的进步使得放置金属板更为简单，加上越来越多的证据表明颈前椎体金属板固定装置可以提高置入物融合率，尤其是在多节段病变而行 ACDF 时，使得颈前金属板固定技术已经广泛被作为 ACDF 时的重要组成部分而被采纳应用于临床。

伴随颈前固定装置的进步，椎体间融合术也取得了巨大的进步。自从最初被 Smith 和 Robinson 描述以来，三面皮质髂骨嵴自体移植术仍然被认为是前路颈椎融合的金标准。但是其正在被同种异体移植物和由非生物材料如金属钛、聚醚醚酮（PEEK）和碳纤维强化的聚合物（CF-P）构成的置入性椎间融合器所逐渐取代。

过去10年里颈前路固定技术有了很大的发展，包括保留运动功能装置的全颈椎间盘颈椎关节置换术，这些将在第12章有详细论述。

根据颈椎手术的目的和所采用的器械功能，可将颈椎前路手术分为两大类：第一类是传统的融合固定装置，包括金属板和椎体间融合器；第二类是保留运动功能的装置和椎间关节置换术（图11-1）。

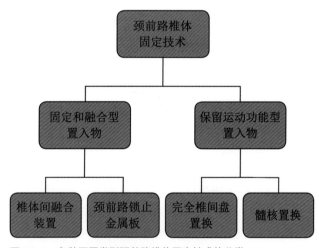

图 11-1　各种不同类型颈前路椎体固定技术的分类

（一）颈前路金属板

颈前路金属板可通过增强融合界面稳定性来提高融合率，这是它们被临床上广泛使用的主要原因。其也可以阻止置入物的坍塌、下沉或移位，维持或重建正常的颈椎生理曲度。而且在使用颈前金属板内固定后，术后不需要再使用外固定系统。

金属板和螺钉作为悬梁，可以承载或阻止轴向传递来的负荷，然后再传递给椎体间置入物。螺钉头和金属板之间的相互影响或运动决定了其分担的负荷量或阻挡的应力（图 11-2）。

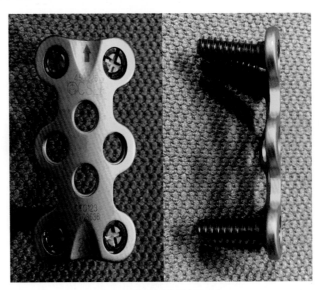

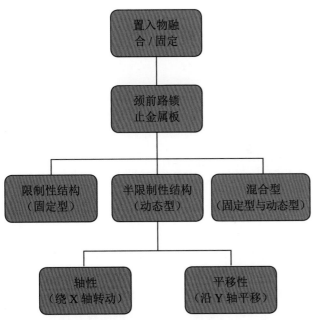

图 11-2　不同的前路金属板设计可以分担不同特性的负荷

图 11-3　Depuy-Synthes 颈椎锁止板（CSLP）

刚性的内固定是促进脊柱椎间关节固定术的理想状态，但是刚性金属板颈前椎体固定系统存在生物力学上的缺点。根据 Wolff 定律，骨折断端或融合面在应力的作用下愈合或融合得最好。因此，通过金属板螺钉固定系统施加的应力来加强骨融合是非常重要的。如果钉板系统完全承载了来自轴向的负荷，那么置入物融合的失败率会较高。如果钉板系统不能承受任何轴向的应力，椎间装置完全承受了轴向应力，根据其弹性系数，可能导致移植物的下陷或坍塌而产生 Kyphotic 畸形（脊柱后凸畸形）、金属板移位和（或）螺钉固定失败。正如大家所期望的，针对不同程度的负荷对应有不同类型的钉板系统。

最初 Caspar 金属板的设计是有一定活动范围的，因为它的螺钉没有锁止住金属板，所以可使其在钉板之间的界面有一定的活动度。因为在这种情况下螺钉旋出的问题就显得较为突出，所以放置双皮质螺钉就显得相当重要。为了消除对双皮质螺钉置入的需要，接下来就设计了金属板上的锁止螺钉。比如 Synthes 颈椎锁止金属板（CSLP）产品（图 11-3）带内置锁的螺钉可将螺钉锁止于金属板上，阻止螺钉的旋出，使用中心锁止螺钉来增大椎体螺钉头端使其紧贴金属板，通过这种方法来阻止椎体螺钉的旋出。

如果刚性内固定是最主要的，那么在这种情况下使用限制性金属板就是最佳选择，例如在严重创伤后颈椎的不稳定或肿瘤性病变等致骨融合不易发生的情况下以及畸形重建时，就需要用固定支架来维持稳定。

但是，因为刚性板具有固定特性，所以在某些情况下可造成置入物发生一定程度的吸收或下陷至端板或与其他椎体分离，而限制性板的刚性结构特性将保持一个相对回缩的状态，这将使发生骨融合的可能性大大降低。

例如 CSLP 这种完全限制性金属板的内在固有的应力屏障特性，接下来的数代锁止金属板产品运用不同的机制来阻止螺钉的旋出而不使用螺钉刚性固定于金属板。多数情况下，增加额外的螺钉可用来覆盖螺钉帽或在金属板上使用像轴套样的孔来阻止螺钉与金属板的分离。动态的和半限制的金属板是为了解决由刚性板块产生的应力屏障问题而生产出来的。半限制金属板种类较多，通常是旋转的或平移的两种类型中的一种。旋转板是动态板，它允许螺钉头围绕金属板的板面做 Y 轴的有限旋转。当塌陷发生时，钉板角就会改变。当塌陷发生时，旋转动态板的设计允许螺钉头沿着板面的 Y 轴做有限的平移。这种设计使得在塌陷发生时，钉板角不会改变，是因为螺钉可以滑进螺孔，从而维持原有的钉板角。平移板通常设计可以允许板面头端的更多平移，因为此处是最常发生塌陷的地方，尤其是在较长的金属板（图 11-4）。

平移和旋转组合板有共同特性，它们允许沿 Y 轴的平移，但是一旦平移达到最大程度，就会沿 X 轴旋转。平移板的外科置入需要某些规划，是因为螺钉应当合理定位放置，以允许最理想的平移。然而，在长度过长的板，过度的下陷可以导致"板平移"，影响上一节段的椎间隙，从而导致晚期金属板和（或）螺钉断裂。有些金属板的设计多样化，它可以用完全限制的、半限制的或混合使用的。制作板的金属材料从钛合金到最近发展的热塑性材料，比如聚醚醚酮，甚至还有聚交酯制成的可吸收板。

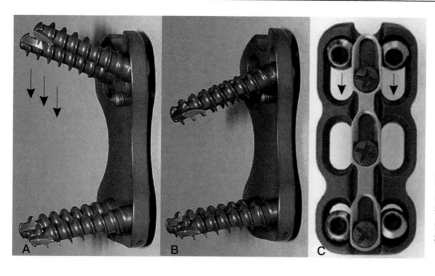

图11-4　旋转和平移颈前板。A. 置入板被分支螺钉固定。箭头所指为在移植骨愈合时螺钉在螺丝头板交界处的移动方向；B. 这里展示的是最终螺钉的姿态；C. 螺钉头可在安置金属板时在槽内上下移动调整位置而不是自身旋转（箭头所指）

重点要强调的是，尽管有很多的理论优势，但在对颈前路椎体固定技术的临床研究中，与单独的ACDF 相比，在临床 ACDF 完成后使用颈前路或颈椎金属板有一定的益处。Matz 等在一项系统性的研究描述中，对 17 例患者进行了 II 期和 III 期的临床研究，对比 ACDF 术后使用或未使用颈前金属板，临床结果显示在这些病例中并没有明显不同。还有学者研究发现在波及两节段的 ACDF 术后使用颈前路金属板固定的患者中术后出现上肢疼痛的人数增多。尽管临床参数显示相同，Matz 和他的同事在他们系统性研究中得出以下结论，使用颈前路金属板可以提高术后影像学的表现，比如颈椎曲度的保持、减少假关节形成风险和置入物相关并发症的发生率。Xie 和 Hurlbert 的一项小样本随机研究同样支持上述结论：颈前路椎间盘切除术（ACD）、ACDF 以及 ACDF 加颈前路金属板的患者相比较，它们的临床参数相同但使用颈前金属板者存在超高融合率。作者强调这些临床结果与技术无关，而是术后两年观察到 ACDF 加金属板固定组比ACDF 组及 ACD 组有较高的融合率（分别为 100%，93%，67%）。

类似地，尽管在促进移植物融合的过程中，负荷分担的理论优势是动态板系统所提供的，但对动态与刚性板固定系统的结果进行了系统的回顾，并没有发现临床结果有显著的差异。此外，虽然有一项前瞻性随机研究表明，动态固定系统能在多节段病例中提供更快的关节固定和更高的融合率，但在总体融合率方面并没有差异。

（二）椎体间移植骨和钛笼

正 如 Smith 和 Robinson 描述的那样，自生型ICBG 一直是颈前椎体间置入物材料的金标准。但是，ICBG 获取受限，取材部位长短期合并症的相关发生率一直处于高水平，包括：疼痛、伤口感染、血肿、

神经损伤和髂骨嵴的骨折。这些并发症的出现促使人们去寻找能替代 ICBG 的置入材料。理想的钛笼材料应该是具有健康的排列和椎间盘的高度，能提供术后早期的稳定，具有高融合率和低并发症等特性。

从髂骨嵴或腓骨取材的独立的同种异体移植物已经被广泛应用到 ICBG 的替代物，它又按规格分成脊柱前凸型的或平行于同种异体骨间隔使其使用起来更为方便。与 ICBG 的自体移植物相比，尽管同种异体移植物的使用避免移植物的并发症，但它与慢速融合率和轻微的假关节炎和移植物沉降率有关。在颈椎体中也可以使用自体移植物、同种异体骨或骨诱导材料来填充椎体间钛笼。

最初在设计钛笼置入物时金属钛、PEEK 和碳纤维增强型聚合物这三种材料被整合到一起。金属钛是一种高强度的生物材料具有高度抗腐蚀特性和低密度特性，能改变金属板的表面（例如：电喷）来提高金属板与骨质的融合。PEEK 具有良好的射线透射性和接近骨质强度系数的特性，避免由金属钛置入物带来的压力屏障效应。尽管最初使用碳纤维聚合物和金属钛的钛笼获得好的经验，但是多数研究表明 PEEK 的钛笼具有高融合率和较低的金属板沉降率，所以大部分的钛笼制作材料随后就被 PEEK 材料所取代。下一代椎体间钛笼的设计聚焦于将具有高强度和良好透射性的 PEEK 材料与增强生物活性的金属钛整合在一起，制造出金属钛 /PEEK 合成型融合垫片。目前，与现在使用的钛笼相比，有关这类设计的钛笼垫片有效性的数据还不是很多。

（三）零切迹钛笼 – 金属板装置

最近，在椎体间钛笼的设计中有了发展，颈前金属板被整合到一个独立的钛笼里。这种零度切迹的钛笼采用一种低切迹的金属板设计，它与一个 PEEK 椎体间钛笼结合在一起，其主要目的是减少术后吞咽

困难发生率和其他与金属板本身相关的并发症，同时保持令人满意的临床和融合结果。这种零度切迹钛笼（Deputy-Synthes Spine, Raynham, Massachusetts）是第一个被美国 FDA 批准上市的产品（2008 年），它由镀钛的 PEEK 置入体构成，包含四孔可上长度为 14mm 或 16mm 的螺钉。现在同样的产品被多个厂商销售，包括 Biomet（ALTA ACDF），Stryker（AVS Anchor-C），Medtronic（PEEK Prevail），Precision Spine（Vault C）和 LDR（ROI-C）。随着这些新设备的出现，临床经验仍在继续积累，但最近有关零切迹钛笼的中期临床结果的报告令人满意，它表明这种零度切迹产品是一种合理的替代传统颈前路板固定技术的方法，它可以减少并发症的发生（下文中将有讨论）。

二、患者选择

带螺钉固定颈前路金属板适用于治疗颈椎退行性病变、外伤、感染、肿瘤等情况伤及颈椎的患者。大多数的伴有或不伴有轴向颈部症状的神经根病和脊髓病的患者。轴向颈部症状是退行性疾病进程的一部分。颈前路金属板通常被认为是经历多节段椎间盘切除术或单个或多个椎体次全切术患者的标准治疗措施。

三、术前准备

同前面章节中论述的颈前路椎间盘全切或椎体次全切除术的术前准备。

四、手术过程

正如前面章节所描述的有关颈前椎间盘切除术和椎体次全切除术的一样，在完成颈前的显露和减压后，需要对脊柱进行固定而保持稳定。一旦减压完成，适当放松后，测量减压的上下端的长度，以估计金属板的长度。作者更倾向于使用 PEEK 的钛笼或商业化机械加工的同种异体骨涂层的钛笼来重建颈椎前部，但是自体的 ICBG 仍然是一个很好的选择。

对于多节段的颈椎病，进行多节段的椎间盘切除仍然是很好的减压方法，不主张运用连贯的椎体次全切除来达到减压的目的。多节段的 ACDF 需要使用的固定螺钉也随着增加，相对于颈椎体次全切除来讲，这样可以明显增加术后的结构稳定。通过使用多个前凸型椎体间融合器，多个椎间盘切除术也可以提高保持或维护术后颈椎前凸的能力。对于那些来自于椎体后方的病变明显造成从腹侧方向压迫神经的患者来说，运用颈椎椎体次全切除术是正确的。在这样多节段的椎体次全切除情况下，由于使用这种金属板存在相对缺乏来自颈前的可用固定点，所以作者通常会使用额外的后方固定装置。

在置入物或移植物的尺寸确定后，它们被轻柔地放置到合适位置，轻轻夯实，此时让颈椎在纵向上稍微放松回缩一些，再次夯实以便于固定置入物（图 11-5）。如果没有使用金属板，在移植物上钻孔 1～2mm 是非常适合的。然而，当使用金属板时，移植物和相邻椎体之间就要被磨平，以便使移植物、椎体和金属板更好的接触。适当放松颈部，确定移植物置入牢固和位置正确。在侧方轻轻用神经拉钩牵拉已经固定好的移植物，确认置入物置入的深度。

为了准确测量金属板的长度，要辨别减压区域上、下的椎间隙的边缘。X 线检查是一种有价值的方法，它可以提供一个有价值的标志，但不是每个患者都需要这样做。金属板应该从互相融合的最上方椎体底部延伸到最下方椎体的顶部，而不触及相邻的其下的椎间隙。去除椎体前面骨赘，以适应前凸金属板，除了使用前凸的钛笼或移植物，还能进一步维持或恢复颈椎前凸。金属板上的螺钉孔距离椎体前上和前下的皮质边缘 1～2mm 通常是足够的。螺钉应偏离矢状面，集中于轴状面。头端的螺钉应对准椎体的后上角，尾端的螺钉应对准椎体的后下角。应用螺钉汇聚和分散技术应呈三角形，对于抗拉力和稳定是显而易见的。根据金属板的设计，允许金属板出现下沉。在最后缝合切口前，作者对所有患者应用基线 X 线片确认置入

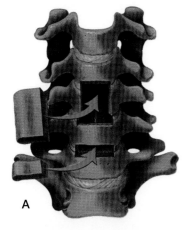

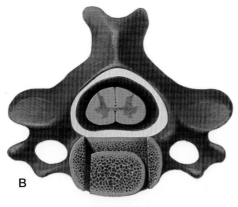

图 11-5　A. 单节段的椎体次全切除（上方箭头）和单节段椎间盘切除（下方箭头）。减压后，获取自体三面皮质的髂骨嵴置入物并测量其轮廓大小。适当放松颈部后将其放入并轻轻夯实。B. 置入物嵴的顶点朝向一侧安放，提供给脊柱的前后面以骨皮质，并减少其前后轮廓

物、螺钉和金属板位置而不用 X 线透视检查。

五、术后并发症及处理

虽然接受了多节段的椎间盘切除或颈椎体次全切除手术的患者，可以选择术后佩戴颈部矫正器，但当使用颈前金属板时，不建议患者术后佩戴颈部矫正器，对于应用金属板、单个节段融合的患者，除非术前存在不稳定，通常术后是不需要外固定装置的。如果患者接受了两个或多个相邻节段的外科减压手术，应该在术后应用 halo 压架或实施后方固定。

相对于仅接受 ACDF 但不使用金属板的患者，前路金属板的使用增加了患者额外的术后并发症。最常见的早期术后并发症为吞咽困难。有意义的是最近一项 Meta 数据分析显示与使用标准颈前路金属板的患者相比，使用零切迹钛板的患者术后早晚期的吞咽困难发生率有所下降。

其他的术后并发症包括置入物的移位或脱出、金属板的活动导致其和螺钉脱离以及螺钉的脱离和移位导致软组织损伤。继发于不合适尺寸的金属板或螺钉置入位置的错误，伤及周边椎体终板骨质而导致的邻近节段椎体的退行性改变。除非置入物移位或因为椎骨骨折而致其严重变形，很少有患者在应用颈前路重建后发生后凸畸形。

六、结论

在考虑使用颈椎前路器械时，对于影响临床预后因素的理解至关重要。应当考虑 Wolff 定律的负荷分摊和负荷保护概念，以及置入物的力学特性，比如它的弹性系数和它所置入的环境也应该考虑。患者的个体因素比如骨密度、减压和融合的范围，将决定单独的前路固定能否获得足够好的临床效果。当这些因素被适当权衡后，选择出正确恰当的前路手术方式，术后并发症也较低并可获得较好的长期影像学和临床效果。

（徐　滨　范　涛　译）

第 12 章　颈前路椎间盘置换术

一、概述

颈前路椎间盘切除椎间融合术（anterior cervical diskectomy and fusion，ACDF）对于经非手术治疗无效的颈椎病患者来说是一种安全有效的治疗方法。尽管临床效果很好，但是笔者一直关注患者术后出现的颈部活动范围下降和邻近节段病变（ASDz）加速进展的可能性。

运动学、放射学和临床回顾性研究均提供了一种观点，即颈椎融合术可以增加相邻节段退变的风险。运动学研究证实邻近融合节段的颈椎间盘运动增加会增加邻近正常椎间盘内的压力，而这正是融合术造成的结果。虽然众所周知退行性颈椎病的自然病程造成出现很多 ASDz 的影像学和临床症状，但是有大量的文献证明融合术会加速这一进程。Ueda 等建议 ASDz 也可能存在医源性因素，但 ACDF 与融合邻近节段椎间盘的加速退行性变的发生的确存在相关性。

相反的，有很多文献对这一观点提出质疑，认为椎间关节固定术（CDA）导致症状性 ASDz 的发生。有报道说与接受单一节段 ACDF 的患者相比，接受多节段 ACDF 的患者 ASDz 的发病率较低。在这个研究中最初假设融合术后邻近节段的椎间盘由于存在较长的力臂而造成运动过度，从而导致邻近节段椎间盘病变的高发生率。令人惊讶的是，接受较长节段融合的患者术后 ASDz 的发病率却较低。这个研究结果支持这种论点，即 ASDz 的发生是由于那些有相对其他椎间关节更高退行性变发生率的椎间关节颈椎病的自然病程导致，并不完全是由于融合后导致椎间盘内压力增高所致。

无论如何，两种争论的焦点在于考虑到 CDA 可以降低术后 ASDz 的发生率及其是否可以提供更好的临床预后。大量的研究表明 CDA 相对于 ACDF 来说，具有更低的术后并发症和继发性改变。说明相比较 ACDF 而言，CDA 是安全有效的，但仍然需要更高质量的研究和更长期的随访资料来了解 CDA 的远期益处和缺陷。

最近随机临床试验表明接受 CDA 的患者相对于接受 ACDF 的患者来说，在术后二次手术率和颈部运动障碍指数方面，临床预后显著改善。到目前为止，有人提出这些临床试验都是由公司赞助的。最近一项 Meta 数据分析发现这些有利益冲突的研究报道里都是指出接受 CDA 的患者术后 ASDz 的低发生率，同时指出这些患者术后异位骨化的发生率也较低。

二、患者选择

（一）适应证

1. 从 C3 ～ 4 到 C6 ～ 7 的由单一节段退行性椎间盘导致的神经根型颈椎病，伴或不伴有颈部疼痛，且对非手术治疗无效者。

2. 符合前文所述相关标准的脊髓型颈椎病者。

（二）禁忌证

①症状性多节段颈椎病需要行多节段的颈前路椎间盘置换术；②邻近节段椎间盘有病变（先前存在颈椎融合间盘邻近的退行性病变）；③全身性感染或置入物的局部存在感染；④骨质疏松症；⑤对置入物过敏；⑥椎间盘高度缺失超过 50% 的严重颈椎病或存在骨桥或在矢状位病变部位椎间盘失去屈伸活动者；⑦严重的椎间关节炎和强直性脊柱炎；⑧风湿性关节炎；继发于早期骨折的非解剖性畸形；⑨后纵韧带钙化；⑩全身恶病质；⑪各种严重的颈椎畸形。

（三）不良事件

CDA 的手术方法几乎与 ACDF 的一样，许多 CDA 术后的并发症也与 ACDF 的术后并发症相同。置入物异位骨化是 CDA 的一个特异性的并发症，可以导致受累节段的颈椎活动度受限。

常见不良事件：持续性颈项部疼痛、吞咽困难、二次手术、喉返神经损伤、神经症状复发。

罕见并发症：症状性术后血肿、感染、脊髓损伤、硬脊膜撕裂、置入物移位。

三、术前准备

要想获得成功的手术效果，详尽的术前影像资料是必需的。患者术前应行颈椎 CT 或 MRI 检查。从轴位片上可以找到病损节段两末端中较小者，它决定置入人工关节盘的尺寸。在行减压手术时，未测量的骨刺需要被清除，置入物尺寸的最终选择取决于外科医师的临床判断、椎间盘间隙的准备及相关试验。

四、手术过程

各种不同的 CDA 置入物均可从医疗市场上获得。尽管 CDA 手术时显露、减压和终板的准备基本相同，但是每一种置入物所使用的器械均不相同。

（一）显露

颈前路椎间盘置换术患者的手术体位与颈前路椎间盘切除术的手术体位基本相同。患者仰卧于手术台上，颈下置卷状物以维持颈部前屈。头和颈应处于中立位，避免颈部过度前屈，过度前屈可造成置入物过大。如果需要，可将患者双肩向尾侧方向牵开，以改善术中 X 线图像的效果。术前行 X 线透视可以用于识别手术部位节段和确认患者的体位。

在以手术靶节段水平以胸锁乳突肌前缘为中心，做 2.5 ～ 3.0cm 的横行手术切口（最好选在皮肤的自然褶皱处）。术者站位于患者左侧还是右侧取决于术者个人习惯或是患者个体因素，如以前颈部手术的切口位于哪侧。切开颈前软组织（沿着无血管界面进行操作，该界面内侧为气管和食管，外侧为颈动脉鞘）显露颈椎的腹侧面。此时再次行中 X 线确定病损椎间盘的准确位置。用单极电切将颈长肌向两侧分离，用固定牵开器将软组织牵开，再配合使用成角的咬骨钳、刮匙和显微磨钻完整切除椎间盘。椎体牵开针可用来撑开椎间隙，为了维持颈部活动，即使患者的症状是单侧的，双侧的钩突及硬的骨嵴也应被切除。

沿着用刮匙刮除的纤维软骨残端平面，用圆形或柱状的高速磨钻头处理头侧和尾侧的骨质末端面（图 12-1）。尽管目的是要使末端面平坦和相互平行，以更好地适应置入物，但笔者还是应该小心处理并尽可能多地保留末端面的骨皮质。尽可能少地处理骨末端将降低置入物下陷的风险。用锉刀处理末端面骨皮质，一出一进移动锉刀并做轻柔的内侧 - 外侧方向摆动（图 12-2）。锉刀或磨钻头端的尺寸要与置入物的末端面精确匹配，以确保为下一步准备足够的末端面（尤其是需要用咬骨钳或钻头处理上方椎体腹侧面的前唇），以确保它们平坦。

另外，应充分冲洗手术伤口，去除所有的骨屑，以降低异位骨形成的风险。以下将会详细讲述置入 Prestige LP 椎间盘（Medtronic,Memphis,Tennessee）的手术技术，因为它是笔者最熟悉的产品。

（二）Prestige LP 椎间盘手术技术

用试模测量合适的高度和深度（图 12-3），试模要充分适合椎间隙，防止其分离。用放射设备做 X 线照射确保已经准备好的骨质末端与试模紧密结合，以及确保试模的后缘到达椎间隙的后部。另外，试模前部的四个扣环要与椎体腹侧面接触平坦。

将合适大小的卡槽切割引导器置入椎间隙，准备在两侧骨质末端面制造出固定置入物的卡槽（图 12-4）。卡槽切割引导器必须以椎体的中线为中心置入。沿着引导器的卡槽孔，用手摇钻钻出固定所用的卡槽通道，并在通道内置入临时固定针。同法钻出其余 3 个卡槽通道，最后取出固定针和切割引导器。

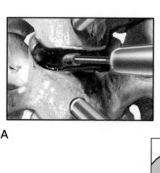

A

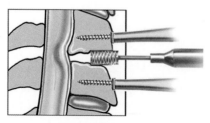

B

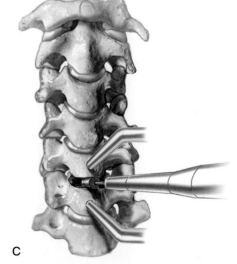

C

图 12-1　用钻头处理头侧和尾侧的骨质末端面使其互相平行，尽可能多地保留末端面的骨皮质，降低置入物下陷的风险。A. 局部特写观；B. 侧面观；C. 腹侧面观

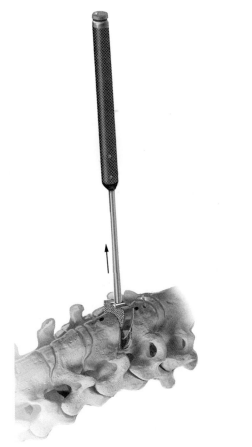

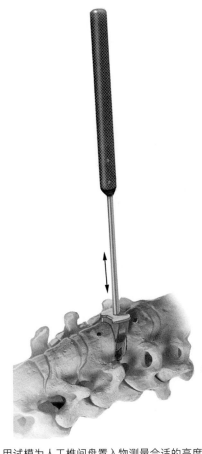

图 12-2　用粗锉刀做一出一进移动来准备和处理椎间隙

图 12-3　用试模为人工椎间盘置入物测量合适的高度和深度，试验置入物要充分适合椎间隙，防止其分离

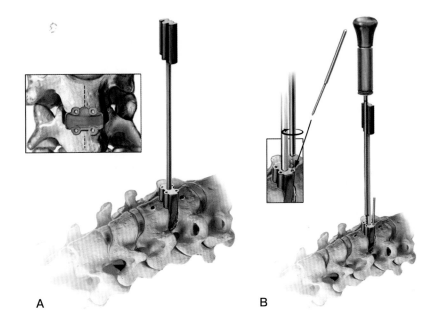

A　　　　　　　　　B

图 12-4　在两侧骨质末端面制造出固定置入物的卡槽。A. 置入引导器，并保证其在中心位置；B. 手摇钻钻出固定所用的卡槽通道，并在通道内置入临时固定针，钻出其余 3 个卡槽通道图

　　将卡槽切割器的 4 个刀片与 4 个卡槽通道各自保持在一条直线上，轻轻将其置入椎间隙直至深度达到椎体前缘。这样就为置入人工椎间盘准备好 4 个卡槽（图 12-5）。

　　人工椎间盘的球状部分在上方，并保持人工椎间盘的 4 个卡片与各自相应的卡槽在一条直线上，然后置入人工椎间盘（图 12-6）。置入过程中动作一定要轻柔，直至人工椎间盘的扣环与椎体腹侧面紧密接触。如果两个椎体腹侧面不是绝对一致，扣环和椎体腹侧面之间可以有轻微的缝隙。置入人工椎间盘之后（图 12-7）要拍摄侧位及前后位 X 线以确保其在合适的位置（图 12-8），最后逐层缝合手术切口。

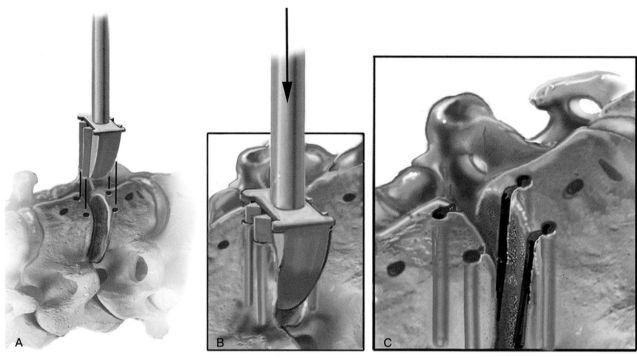

图 12-5　在末端面切割出卡槽。A. 卡槽切割器的 4 个刀片与 4 个卡槽通道各自保持在一条直线上；B. 轻柔地将其置入椎间隙直至深度达到椎体前缘；C. 切割完毕的局部特写图

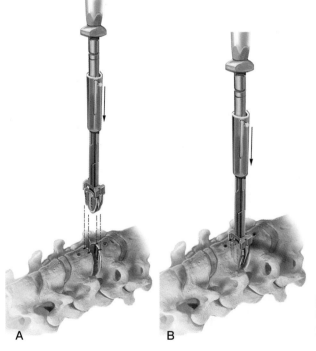

图 12-6　A. 人工椎间盘的球状部分在上方，保持其在 4 个卡片与各自相应的卡槽在一条直线上，置入人工椎间盘；B. 轻柔置入人工椎间盘，直至扣环与椎体腹侧面紧密接触

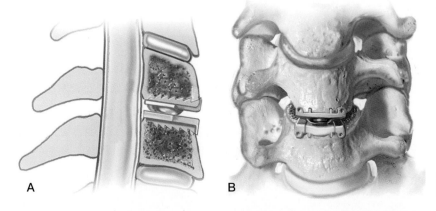

图 12-7　置入完毕的人工椎间盘的侧位观（A）和前位观（B）

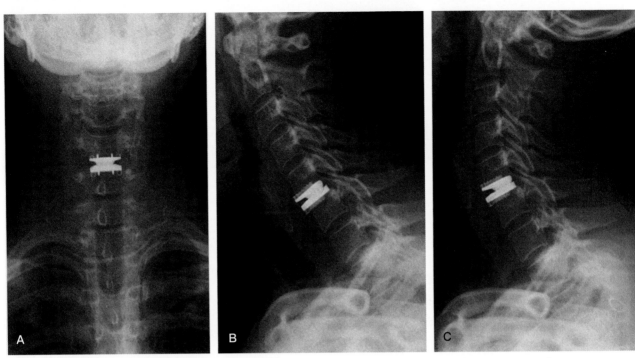

图 12-8　术后颈部 X 线片显示人工椎间盘的位置（Prestige LP Cervical Disc,Medtronic Sofamor Danek,Memphis,Tennessee）。A. 前后正位；B. 颈部前屈侧位；C. 颈部后伸侧位

五、术后管理

术后患者可以即刻活动，为了更舒适患者也可以佩戴颈托，除非术后影像学检查确认置入物已经稳固和功能正确，术后患者还是要避免进行剧烈运动。

六、结论

对于那些接受过颈椎病治疗但不成功的患者来说，

颈前路椎间盘置换术是一种可行的治疗方法，其可以保留颈部手术节段的活动度。许多研究报道其与颈前路椎体切除与椎间融合术（ACDF）具有同样的安全性和有效性，而其优越性仍需要进一步证实。对于接受 CDA 手术的患者还需要进行长期随访和更深入的研究来充分评估术后并发症的发生率。

（徐　滨　范　涛　译）

第 13 章　颈椎后路椎间孔扩大术和椎间盘切除术

一、概述

伴或不伴椎间盘切除术的后路椎间孔扩大术是一种可有效治疗由于椎间孔狭窄或外侧型椎间盘突出引起的颈椎病的显微技术。该手术不要求融合，也不会严重地破坏脊柱的稳定性，并且不会造成气管、食管、喉返神经或椎动脉的潜在损伤。该手术通常作为门诊手术进行，并且术后并发症发生率非常低。

二、患者选择

后路颈椎间孔扩大术适合由于椎间孔狭窄或外侧型椎间盘突出（图 13-1）引起的颈椎间盘疾病患者。旁中央或中线型的患者不适合用这种方法。尽管可通过改进此方法（对棘突进行根部切除）治疗脊髓型颈椎病，但改进后的方法的相对疗效还未经证实。

三、术前准备

在进行充分的全身麻醉并插上常规的静脉导管和压缩软管之后，将患者置于坐位（图 13-2）。尽管通常会进行气栓超声波监控，但该手术发生气栓的可能

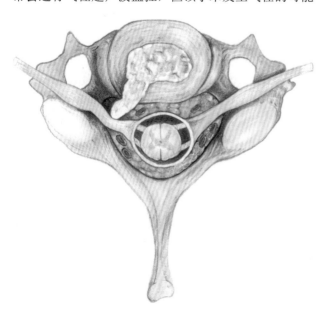

图 13-1　颈椎间盘水平上的轴向截面图。后外侧入路仅适合后外侧型病理的患者，如此图中的外侧椎间盘突出

性还是很低的。出于这个原因，插入中心导管（放置以吸入来自心房或腔静脉的空气）不仅不会带来任何益处，还可能导致更高的发病率。在帘布下面放置侧荧光屏，可以使手术期间看见牵开器和器械的位置。笔者使用一台显微镜来进行操作，然而内镜也是一种被详细记录并且实用的方法。

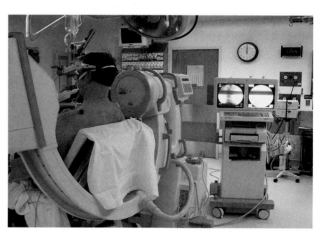

图 13-2　将患者安置于坐位。让颈部垂直于地面，并在拉帘之前固定透视镜，这是非常重要的一步，便于确保充分的可视性，尤其是下颈椎部分。标记一条中线，作为从头端到尾端指征切口位置

四、手术过程

采取坐位可以使 X 线片更好地显示下颈椎，同时这样比患者俯卧和颈部弯曲这种一致性的体位流血更少。患者准备好后，使用脊椎穿刺针或其他不透光的工具来标记切口位置。切口位于准备减压的水平面边缘的中心位置（图 13-3）。这种前脊角到后侧角的方法使显微镜的操作更加容易。切口大约位于中线侧方 2cm。使用牵开器系统充分显露必需的切口。具有小型刀状牵开器系统或安装在桌上的管状牵开器系统只需要一个很小的切口（1.5～2cm）。使用医用电刀切口至后筋膜。如果使用刀状牵开器，利用手指钝性解剖，到达椎板层，完成切开。如果使用管状牵开器系统（笔者推荐），将最小的管状牵开器在透视引导下置于上位椎体下关节凹面的后部。在透视引导下进行这个步骤非常关键，并且要保证牵开器的末端完全进入骨骼

中。笔者在进行颈椎手术时基本不会使用克氏针，因为如果克氏针放置太靠近内侧可能会进入椎板的内部。在这种情况下如果继续进行手术可能会导致严重的后果。一旦牵开器的位置被固定，应使用系列扩张器来完成解剖（图 13-4）。完成扩张后，固定桌置管状牵开器系统，并进行最终的定位 X 线检查。笔者发现在术中应用这种桌置管状牵开器系统更加方便，因为可以将牵开器固定在桌上，并且没有固定的手柄，这样可以将牵开器放置在理想的位置。

之后显微镜开始发挥作用，清除剩余的肌肉束，显露椎板的外侧面和内侧面。从这个点开始进行的解剖便无须考虑使用的是牵开器系统或是其他可视化装置。需要切除的骨骼区域在图 13-5 中进行图解。可以通过钻子或直径 2mm 的穿孔机完成。切除面的内侧面是开始进行骨骼切除的最重要界标。一旦该区域确定，即刻进行锁孔椎板切开术，紧接着切除头侧椎体的下关节突尾侧和尾侧椎体的上关节突头侧。上关节突切除后便可以看见神经根。一般情况下，只需要切除平面的内侧 1/2 或 1/3，减压的程度可根据患者的个体解剖特点决定。如果存在椎间盘游离，通常发生在尾侧到神经根之间。如果打算进行椎间盘切除，有必要切除上关节突的一些额外骨质。

完成解压后，用抗生素和盐水冲洗伤口，通常不会出血或有少量出血。硬脊膜破裂虽然很少发生，但是一旦发生就不可修复，除非有特殊的治疗装置。在此情况下，可在神经根处留一块明胶海绵（Pfizer.

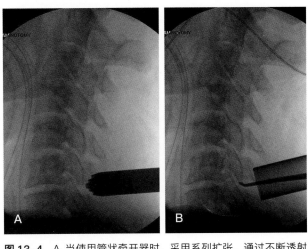

图 13-4　A. 当使用管状牵开器时，采用系列扩张。通过不断透射和持续的触觉反馈，避免牵开器的位置不当。完成扩张后，固定桌置牵开器，并进行最终的定位 X 线检查

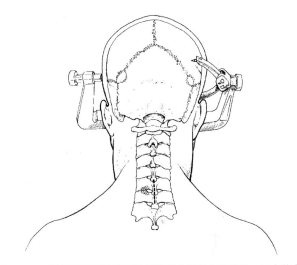

图 13-5　进行骨质切除需要显露的部分实际上非常少。图上的条纹区域标明了要求显露的部分，因此切口越小越好

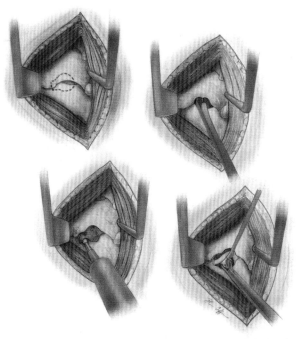

图 13-6　阐明了骨质切除以及神经根减压的顺序，请查看正文以了解更多的详细资料

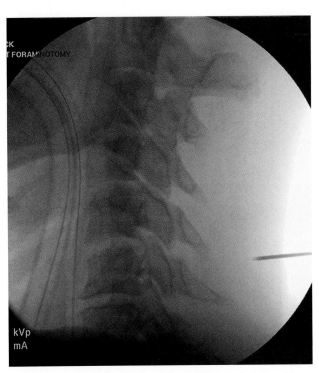

图 13-3　使用脊柱穿刺针或克氏针标记适当的入口位置。这个标记适合 C6 ～ 7 椎间孔切开术。注意：皮肤入口位置稍微在椎间孔的头侧，这可以极大地提高手术的人体工学

Inc.,NewYork, New York）。取出牵开器，在筋膜处行单针缝合。用丁哌卡因（AstraZenece Pharmaceuticals LP, Newark, Delaware）麻醉皮肤边缘，然后用可吸收手术缝线缝合，将患者恢复为仰卧位置。

五、术后管理

不需要术后固定，患者通常在手术后几小时就可以回家（麻醉剂药效消失后）。除了常规的伤口护理外，没有具体的术后限制。根据个人工作的需要，可在手术后几天或最长 6 周后返回工作岗位。

六、结论

伴或不伴椎间盘切除术的后路颈椎间孔扩大术，是一种有效治疗颈椎病的微创手术。该手术具备短时间恢复、不丧失颈椎运动功能的优势，现代技术的进步也提高了该手术的吸引力。

（刘荣耀　许友松　译，范　涛　校）

第 14 章　颈椎椎板切除和融合术

一、概述

颈椎椎板切除和融合术适用于存在临床症状及影像学诊断依据的脊髓型颈椎病，这种类型的颈椎病是一种对脊髓的反复的损伤压迫导致的进行性的神经系统功能障碍。一旦神经损伤发生就不可逆转，手术的作用是防止神经功能进一步下降，而不是逆转已经发生的损伤。该手术主要是通过椎板切除来清除导致椎管狭窄的后部因素达到脊髓减压的目的。而第二个目的是稳定下位颈椎，该过程可以通过侧块或椎弓根螺钉固定来实现。可以利用很多技术在手术过程中避免神经血管组织的损伤，从而保证手术的安全性。

二、适应证

脊髓型颈椎病是全世界导致脊髓病变的最重要病因。它的病理生理学过程是生物力学及缺血性损伤导致的神经系统随着时间的推移发生的显著性的功能障碍。脊髓型颈椎病患者的转归很难预测，神经损伤一旦发生，如果不进行手术治疗干预，那么疾病将会呈

进展性且不可逆转。手术的目标是防止反复的损伤压迫脊髓导致神经功能障碍的进展。

三、患者选择

根据患者的解剖和病理学特点，决定采用哪种外科手术方法。适合于颈椎椎板切除和融合术的患者需存在颈椎病的症状以及在 MRI 和 CT 下表现为骨赘引起的多节段脊髓压迫、后纵韧带骨化或黄韧带肥厚屈曲膨隆（图 14-1A，B，图 14-2A，B）。也可以通过 CT 或 X 线脊髓造影来诊断。

施行颈椎椎板切除和融合术的患者需存在正常前屈的颈椎弯曲（40°左右）。颈部脊髓的充分减压和患者术后症状的改善，取决于当清除颈椎背侧的骨质和韧带成分时脊髓远离腹侧压迫病变的能力（图 14-1C，图 14-2C）。因此，如果颈部侧位 X 线和重建后的矢状 CT 扫描显示正常的颈椎弯曲变直或驼背变形，颈椎后路减压术是禁止进行的，除非脊柱前凸可以通过术中重组或通过额外的颈前（路）重建来修复（图 14-3）。

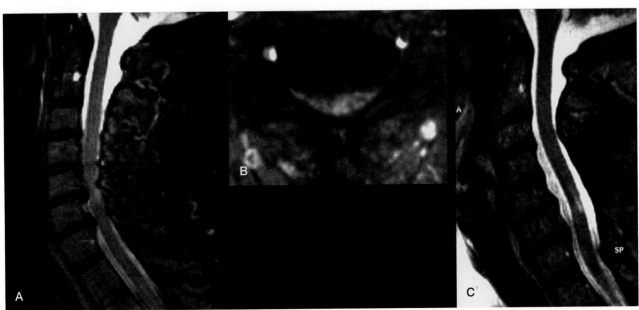

图 14-1　A. 颈椎磁共振 T2 像矢状位提示 C4 ～ 5 轻度的后方压迫以及 C5 ～ 6、C6 ～ 7 严重的前方椎体压迫；B. 颈椎磁共振 C6 ～ 7 的 T2 像表现为 T2 信号的改变提示严重的脊髓压迫；C. 同一患者在行 C4 ～ 7 的椎板切除术后的 T2 像矢状位影像提示了脊髓从前侧压迫的病理状态下向背侧运动，使脊髓得到了充分的减压。此时应注意脊髓 T2 信号的异常并没有改变

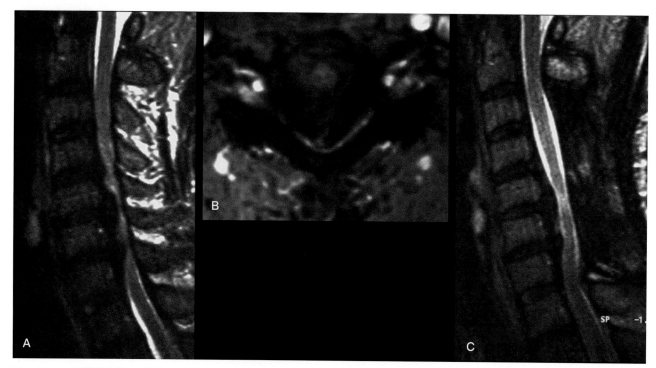

图 14-2　A. 颈椎磁共振 T2 像提示由于 C3 ~ 6 段脊髓后纵韧带骨化从前方压迫脊髓而使 T2 信号改变。注意此时颈椎曲度的强直。B. 同一患者的颈椎磁共振 T2 像横断位 C5 ~ 6 提示严重的脊髓受压征象。C. 同一患者在行 C3 ~ 7 的椎板切除术和脊髓减压后，T2 像矢状位影像同样提示了脊髓从前侧压迫的病理状态下向背侧回缩

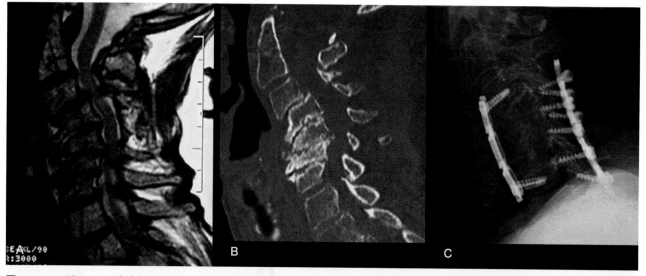

图 14-3　A. 以 C4 ~ 6 为中心的表现为严重后凸畸形的患者磁共振 T2 像矢状位成像，其 C3 ~ T1 段脊髓存在前后方压迫。B. 同一患者的 CT 矢状位重建也提示脊柱后凸畸形。C. 同一患者在行 C4 ~ 5 椎体切除术、C3 ~ 7 椎板切除术以及 C3 ~ T1 的融合术后，CT 矢状位重建后的影像

继发于外伤、肿瘤或结缔组织病的颈椎不稳定，可以造成脊髓压迫。前柱结构是完整的或已经手术修复了，这也是颈椎椎板切除和融合术的指征。伴或不伴椎板切除的附加后部内固定，目前还没有证明会显著增加致残率，相比单独的前路与前后联合融合手术发生并发症的情况是相似的。

笔者建议颈椎椎板切除和融合应至少扩大到颈椎病变区域以上及以下一个节段。通常情况下，笔者建议任何进行前路颈椎减压或稳定性手术在 3 个或 3 个

以上节段的患者，不论是否行椎板切除都应该施行后路颈椎融合。如上文所述，这样做是因为有证据发现前路手术后的数周到数月骨质融合时，前路置入物塌陷的发生率很高。

患者须知

患者需明确手术的目的不是逆转已经发生的神经损伤，而是防止脊髓压迫继发的进一步神经损伤。颈椎椎板切除和融合术需要的侧块螺钉较少，且风险和

并发症的发生率很低。目前围术期的风险包括脊髓损伤（包括伴随肠道和膀胱功能障碍的四肢瘫痪）、神经根损伤（包括 8% 的后路手术可能会发生的 C5 神经根麻痹）、脑脊液漏、椎动脉穿孔和硬膜外血肿。手术的远期并发症是内固定和融合失败导致的脊椎后凸畸形、邻近节段退变、伤口的裂开或感染。

四、术前准备

（一）插管和患者体位

有脊髓压迫的患者如果颈部活动过快或过度伸展或弯曲，损伤的风险会增加。因此对于清醒时适当伸展颈部后症状可再发的患者，推荐清醒光纤式鼻插管作为金标准。气管需牢固固定以防俯卧时的位置变化。一个动脉管路被置于患者身体中，用来在术中持续监测血压，使血压维持在一个正常的范围，理想的平均动脉压应为 85mmHg 或以上。在进行手术切口前 1 小时，由麻醉师提供一个单位剂量的预防性抗生素。

患者仰卧，头部以冠状位固定于三钉 Mayfield 头部固定器上（Integra LifeSciences Corporation, Cincinnati, Ohio）。然后，患者的头部和身体在有两个大的、平行的凝胶滚轴的手术台上被缓缓转换为俯卧姿势。必要的话可以使用 Jackson 脊柱托架。根据脊柱的稳定性和椎管的狭窄程度，需要一个严格的颈部矫正器保持定位。Mayfied 头部固定器被固定在床上，使头部和颈椎处于中间位置。颈椎的轻微屈曲（颅颈交界和寰枢关节的弯曲可以保持下颈椎充分的延伸状态）可能有利于后部颈椎解剖的显露（图 14-4）。

在大多数患者中，肩部会滑塌，应在肩顶和手术台脚之间夹上胶带。笔者可以将患者置于反向垂头仰卧位（Trendelenburg），进一步打开颈后区域，以充分识别相关的外科标志。反向垂头仰卧位可以避免低

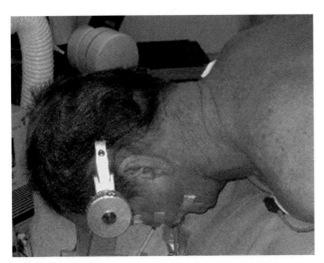

图 14-4　描述患者在三钉头部固定器中以适当的姿势俯卧的术中照片，在准备椎板切除和融合术的过程中颈部位于中间位置或稍微弯曲

血压，以及有助于预防术后视力丧失（视力丧失的发生率为 0.002% ～ 0.2%）。

（二）神经电生理检查

施行后路脊髓减压和颈椎稳定的脊髓型颈椎病患者应进行体感诱发电位（SSEPs）和运动诱发电位（MEPs）的检测。为了在术中检测 SSEPs 和 MEPs，需全静脉麻醉，避免使用吸入性麻醉药。在患者麻醉后确定最终的体位前置入电极。如果可以的话，建议在插管后转换为俯卧姿势之前建立 SSEPs 的基线。一般在插管后四肢瘫痪的剩余效应下很难检测到 MEPs。如果在手术的任何一个步骤中 SSEPs 和 MEPs 的信号消失或下降，应进行逐步靠近来识别可能导致的原因。第一，术前应和神经电生理医师协商以保证电极的正确放置和连接。第二，术前应和麻醉师协商否认使用吸入性麻醉药。这些完成之后，应开始考虑升高血压、检查手术区域中脊髓压迫的征象，同时保证患者在头架内的基准线没有变化。如果发现了不易纠正的错误，需考虑做唤醒测试。

五、手术过程（参见视频 14-1）

（一）切口和软组织剥离

触诊中线位置，将颈椎棘突作为体表标志物来标记切口。C2、C6、C7 的棘突是最容易触诊到的，其中 C2 棘突明显地分裂成两半，是第一个可被触诊到的棘突。隆椎即为突起的 C7，尽管 C6 可能有时突起更为明显。先使用手术刀片进行皮肤切口，后使用单极电凝切开皮肤。尤其要注意的是，这个平面的血管不太丰富，在筋膜切开过程中要保持在中线上，这是到达肌筋膜和颈椎棘突的有利路线。

到达棘突之后，用电凝和骨膜剥离子小心将肌肉从中间向外侧剥离，每次剥离一边，直到每一节段的椎板显露出来。肌层中从表面到深层的顺序是斜方肌、头夹肌、颈夹肌、颈半棘肌、颈棘肌、颈棘间肌和颈回旋肌。用一只手向外侧牵拉肌肉，另一只手持续剥离骨膜下组织，这一过程已经成为标准化动作。随后将肌肉从椎板解剖分离，向侧方延伸，从而显露侧块和椎间关节。解剖上方时应注意避免损伤到 C2 的软组织和肌肉附着点，这些部位是维持脊柱稳定的结构。可使用自动牵开器维持侧面显露（图 14-5A）。用刮匙清除多余的软组织，尤其是与内侧腔隙连接的滑膜组织，这样可以最大化地促进骨质的融合。再将一个夹钳放在其中一个显露的棘突上，用 X 线透视来确定手术节段。

如果在融合术中使用侧块螺钉和钛板或连杆，笔

者建议应在骨质结构尚未改变时，在侧块中钻螺钉孔（图 14-5B）。对于每一个钻孔，找到侧块的上、下、中间和外侧边界。最初的钻孔可以使用高速电钻或锥子在距侧块突起中心 1mm 处钻孔，然后用电钻或手拧钻在侧块中以一个固定的深度形成一个倾斜角度的钻孔。可以将侧块分为四个象限，Magerl 技术是从内上象限的内下部到外上象限的外上部。钻孔的角度是与头侧形成 20°～30°，与外侧形成 20°～30°，并且要小心避开穿过横突孔的神经孔和椎动脉。在 C7 段，由于颈胸关节的解剖特点，常利用 Roy-Camille 技术。由于神经孔在这个节段更加靠上、靠后，定位孔和轨道可径直向头侧，并向外侧倾斜 10°。优势侧的侧块螺钉应避开横突孔，因为高达 8% 的患者这个节段的横突孔内有椎动脉走行。

建议内固定应到达 T1 或 T2 节段，以防 C7～T1 平面上存在附着物，或者如果不到达 T1 段且不把 T1 段的一部分清除的话可能会导致结构的不稳定。值得注意的是将装置固定到上胸椎时，一些术者在 C7 段选择不使用侧块螺钉。笔者开创了一项技术，是首先固定上胸椎椎弓根螺钉，这样可以使定位孔的定位更加准确，也便于测量轮廓线（图 14-5B）。骨蜡、浸有凝血酶的明胶海绵、封闭剂或者其他止血基质都可以用于骨骼的止血。

在某些解剖学条件下，椎弓根和椎板螺钉需固定于下位颈椎，其中最常见的就是 C7 位，尽管 C7 要求固定的位置是下位颈椎的头侧。在 X 线下或脊柱导航系统下，颈椎椎弓根螺钉可以于椎板切除术或半椎板切除术中安置。在使用高速钻头钻孔之前，通过 Woodson 剥离器或 Penfield 剥离器来定位椎弓根内侧缘。要小心操作以保证椎弓根没有形成向上或向下的缺口，从而避免其相应的位置向上（神经根所在位置）或向下偏移。颈椎椎弓根钻孔后，椎弓根探针在与内侧成 35°～45°、与尾侧成 25°～30° 的角度下可以安全地进入椎体。圆头探针可以用来触诊，同时可以再次保证没有缺口，这一点通过 X 线或导航系统也可以进一步证明。在丝攻形成一个轨道后，放置一个 4～4.5mm 的螺钉。这些螺钉会与侧块螺钉排列，利用一个测量杆就可以轻易将其排列整齐。

可使用咬骨钳将棘突去除，也可以在使用高速钻机或咬骨钳进行椎板切除术时将棘突保留。笔者倾向于使用高速气钻在椎板两侧范围内开槽，直到黄韧带被显露出来（图 14-5B，C）。减压时，电钻以最小的牵引力和张力置于脊柱上，然后传导至脊髓。使用手术剪或 Kerrison 椎板咬骨钳来小心剪开并揭起脊髓背侧面的椎板，从而释放了黄韧带压力（图 14-6）。使用电钻或手动工具来进行椎板切除术时，需要小心

避免将任何工具置于椎板下方，直到双侧的骨质被彻底释放，因为这样的操作会加重对颈部脊髓的压迫并导致术后的神经损伤。一旦椎板和黄韧带被整块切除，就可以在硬膜外腔中观察到硬脑膜和脊髓。小型的椎板咬骨钳可以在侧面用于切除仍在造成压迫的剩余骨质和韧带，尤其在每个神经孔附近。硬脊膜止血可以通过使用浸有凝血酶的明胶海绵或止血胶放置在显露的硬脊膜侧方的边缘来实现（图 14-5C）。

（二）内固定和骨融合

笔者倾向于使用双皮质多轴侧块螺钉，测量直径 3.5mm 或 4mm 的钛合金或钴镍合金棒来进行内固定骨融合术（图 14-5D），也可以使用金属板。双皮质通道可以通过圆头探针进入骨板形成钻孔，然后将螺钉深入，也可以使用固定钻来扩大深度直到骨板被破坏。无论采取哪种方法至少应向外侧倾斜 15° 从而避开椎动脉。一旦损伤了椎动脉，需要立即将一个螺钉填充至出血处。同时，为了避免对侧血管的损伤，将一个短螺钉置于同一水平面的另一侧。在这些过程之后，可行血管造影来确定接下来的手术步骤。

随后，利用高速电钻去皮质或清除致密骨表面到达内侧面腔隙。腔隙内将会充满从椎板和棘突分离下来的小块状骨屑。一旦螺钉固定在了钻孔孔洞里，需要将额外的外源性异体骨屑或去离子骨矩阵置于后外侧方。将预塑形的或是术中塑形的脊柱前凸杆置于多轴螺钉中，然后将每个固定帽固定于杆上相应的螺钉上，随后拧紧螺母完成锁定（图 14-5E）。

一些术者倾向于使用各种类型的金属线缝合术来连接自生的支柱移植骨。笔者很少使用这个技术，并且笔者发现这一技术仅在侧块非常小不能够容纳典型大小的侧块螺钉的情况下是必要的，这种情况见于儿童或先天性畸形等。

（三）切口缝合

在充分止血之后，用大量含抗生素的盐水冲洗伤口，然后用复丝可吸收缝线分多层缝合切口。用皮下可吸收线将皮肤缝合，然后用生物胶水将其密封。必要的时候，可以将引流管置于筋膜上下间隙。除非在术中出现大量的出血，通常情况下不需要筋膜下放置引流管。

六、术后治疗

手术后，患者被安置在柔软的项圈中，以使患者感到舒适。如果在术前存在颈椎不稳定情况，则需要使用坚硬的颈围。术后行颈椎正位及侧位 X 线来评估颈椎内固定情况，如果有特殊的解剖结构调整可以通过 CT 检查来确定。如果放置了引流管，一般需要在

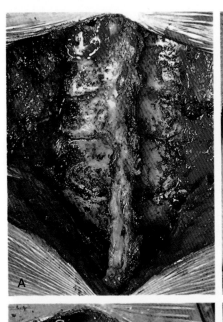
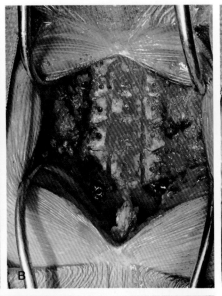
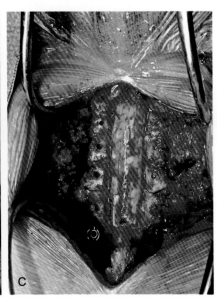
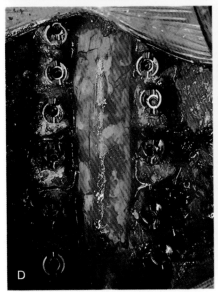
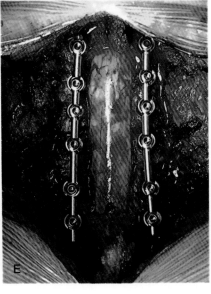

图 14-5　A. 术中照片显示在骨膜下剥离后椎板切除和融合术的显露范围。B. 术中照片显示后方脊髓减压时在 C3～7 椎板两侧开槽，可见双侧侧块螺钉钻孔。为了使侧块螺钉排列成行已经将 T1 段螺钉固定好。C. 术中图片显示椎板切除术后可见的双侧侧块螺钉钻孔和椎弓根螺钉，显露出得到减压的硬脊膜。D. 术中图片显示椎板侧块或椎弓根螺钉尚未连杆。E. 术中图片显示自动牵开器横向牵开肌肉及侧块或椎弓根螺钉连杆固定

术后 48～72 小时摘除。患者通常在术后第 3 天或第 4 天，在疼痛已充分缓解并且可以口服药物之后出院回家。建议患者在术后根据自己的功能评估尽快进行理疗和专业的康复治疗。

笔者不会常规在围术期使用类固醇药物，除非在手术前神经功能快速退化或在手术中脊髓受到损害时。有报道在围术期使用非甾体抗炎药可能会影响腰椎的融合，尽管还缺少颈椎相关的证据，笔者还是要求患者在术后 3 个月内不要使用非甾体抗炎药。患者可恢复正常的活动，但是要避免剧烈的运动。

术后 2 周内需评估患者的神经功能情况，同时再次行 X 线侧位平片并检查切口的愈合情况。随后每隔 1～2 个月进行一次随访，直到 X 线在动态的屈曲和伸展的基础上提示已经出现融合。手术的疗效评估可以根据日本骨科协会评分（JOA 评分）、Cooper 评分，或者 Nurick 脊髓病评分来对比术前及术后的功能水平。

（刘荣耀　许友松　译，范　涛　校）

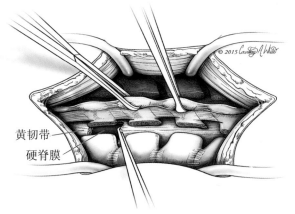

黄韧带
硬脊膜

图 14-6　显示的是使用手术剪或 Kerrison 骨钳剪开并揭起脊髓背侧面的椎板，从而释放了黄韧带压力

第 15 章　颈椎后路椎板切除术后不稳定的修复

一、概述

　　椎板切除术是为后路脊髓及神经减压的常规术式，这一术式常用来解决椎管狭窄引起的脊髓压迫和建立进行脊膜内肿瘤切除的通道，单节段椎板切除因为大多数韧带保持完整并且只有一个节段的椎板被切除，故不会影响后路脊柱的稳定性，然而，当行多节段后路椎板切除减压时，很可能会破坏棘间韧带及黄韧带而影响后路张力带而失稳。当实施这一手术过程中去除过多的椎旁骨质或到达小关节关节面或关节囊都可导致脊柱后路失稳。颈椎后路椎板切除术后不稳定正是由于软组织及骨组织在椎板切除时受损而引起关节脱位或进展性的脊柱后凸成角而造成的。

　　颈椎后路椎板切除术后失稳是引起术后后凸驼背畸形的最常见原因。据考证其发生率可达14%～47%。其相关因素包括：手术时的年龄（年轻人有更高的发生率），去除节段数，C2椎板是否切除，关节面的破坏，术前颈椎序列曲度，以及是否经过放射治疗，儿童、青年人更倾向于发生椎板切除术后驼背畸形，这归因于脊柱的不断生长，脊柱韧带的不断松弛，以及水平方向的侧块关节对未完全融合的椎体压力负荷抵抗力差（图15-1）。成人通常不发生椎板切除术后后凸驼背畸形的原因是退变脊柱的前柱已经发生融合，当然也有例外，由Guigui的研究表明那些椎板切除多的患者更容易发生颈椎失稳，切除C2椎板比切除C2～3，以及其他颈椎节段切除有更高的发生失稳概率。同术前影像提示的脊柱颈椎前曲的丧失一样，关节面及关节囊的破坏也会增加颈椎不稳，同样资料已显示放射治疗会增加脊柱失稳及驼背畸形。

二、患者选择

　　颈椎后路椎板切除术后不稳定的修复适用于颈痛症状恶化、神经功能障碍加重、发声困难、呼吸困难的患者，甚至后凸畸形的患者都可以从后路颈椎融合术中获益。神经功能障碍包括脊髓及神经根症状的进行性加重、四肢轻瘫、四肢瘫。通常颈椎后路椎板切除术后有下腰背疼痛的患者是由于其利用腰曲过度前凸来代偿颈曲过度后凸畸形。

　　那些进行多节段椎板切除预期其术后颈椎失稳的患者应当预防性进行颈椎后路的固定融合（图15-2）。例如，那些术前影像已经证实其在水平面及矢状面上有明显运动幅度过大失稳的患者将从颈椎后路固定融合中获益。然而，融合所带来的风险也必须审慎地考虑：后路融合有融合失败、固定物折断，以及相邻节段退变等。内固定物位置不佳还会引起神经根损

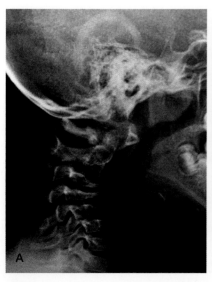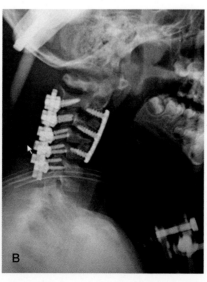

图 15-1　A. 侧位 X 线片显示 6 岁的患者在 C3～4 椎板切除治疗恶性神经鞘瘤并接受辅助放疗后出现颈椎后凸畸形。B. 术后侧位 X 线片显示通过前路椎间盘切除及固定融合（C2～5）以及后路（C2～6）固定融合来纠正颈椎后凸畸形及保持稳定

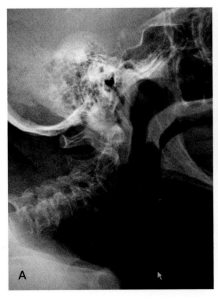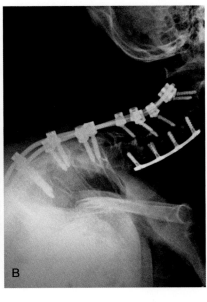

图 15-2　A. 侧位 X 线片显示一个患者由于颈椎脊髓病变行多节段椎板切除术导致前屈畸形；B. 术后侧位 X 线片显示通过前路椎间盘切除及固定融合（C3～6）以及后路（C7～T4）固定融合这种多节段固定融合来稳定颈椎过度前屈畸形

伤，相邻关节面的损伤以及椎动脉受损。

　　是否要加用前路内固定必须考量患者解剖的个体化差异，手术的最终整体目标，神经功能原有的损害，可能由增加前路固定而带来的损害，以及颈前路手术入路的设计。对那些存在骨质疏松，后路重建可能失败的患者，应当考虑额外的前路内固定加固。对于那些存在前路脊髓明显压迫的病例也需要加用前方入路，这是手术的一个关键步骤。

三、术前准备

　　术前应采集患者详尽的病史并进行体格检查、化验及影像检查，术前化验检查包括基础的代谢检查、全血计数、凝血检查、尿液检查。术前 X 线平片包括颈椎后前位、侧位、过伸过屈位。术前也要进行颈椎 CT 及 MRI 扫描。详细的影像报告也是术前术者需要浏览的。

　　术前进行 5～7 天的牵引，可以帮助减少后凸驼背畸形并为手术修复做准备。但是有些患者不能忍受牵引，在牵引减重的阶段，患者有神经功能障碍加重的风险，所以需要严密观察，有些并发症是由于持续性固定造成的，患者平卧位吃喝会很困难。老年患者因不能有效吐痰而面临肺炎的风险。颈椎牵引也可以在手术或纠正畸形时在手术室施行，假如术后计划应用 halo 压架，那么术前准备阶段也应做牵引。术后，牵引背心以及支撑套件也应常规应用。

　　在手术室内，术前 30 分钟内应给予抗生素预防感染，所选抗生素包括头孢唑林和万古霉素。导尿管在术前留置以释放膀胱内压及术中监测尿量。利用动脉通路建立来严格监测血压以保障术中脊髓血供不受影响，对那些存在颈椎管狭窄及需要严格保持轴向序列以免脊髓受损的患者推荐光纤气管插管。

四、手术步骤

　　在麻醉诱导后，患者翻为俯卧位，头部置于 Mayfield 头架上，胶垫置于胸部及臀部以下，受压点也填胶垫保护，以防止皮肤及神经受损，双臂收拢在患者躯体两侧，大多数的患者肩部下拉以利于显露术野，挪动患者上手术床时，外科医师托住患者头部并保障颈椎的正常序列。如果患者术前有牵引，牵引装置也应安附在手术床上，脊柱应固定在融合的位置上，特别是后枕部尽可能伸展时，这样才能有效地拉伸颈椎活动范围。应拍侧位 X 线片以确定固定融合时颈椎的正常位置，合适的切口应以最小的切口瘢痕为优选。对颈髓病变及狭窄有重大关注意义的是体感诱发电位和运动诱发电位监测，这两者能很好地评估脊髓及神经根结构的完整性。

　　患者准备好后，结合融合阶段和最适合的手术切口采用后正中直切口。软组织用单极电凝切开，要小心不要切开硬膜囊，辨认手术椎板切除节段的上、下解剖以避免硬膜囊的损伤。软组织的切开只到硬膜囊外部，才能避免切开硬膜造成脑脊液漏，椎旁肌用骨膜剥离子从棘突及关节上剥离牵开，并用自动牵开器牵开软组织、筋膜和肌肉，一定要注意仔细分离手术节段，在内固定前，要拍另一张侧位 X 线片，以再次确认固定融合节段。通过观察硬膜囊双侧及神经根孔侧位片来确定脊髓及神经根在固定融合前已充分减压。用 Kewison 咬骨钳来减压剩余的狭窄节段或残存的骨片，用神经钩探查神经孔以评估减压充分。

　　颈后路内固定融合通常采用侧块螺钉及钉棒固定技术，三种最常用的侧块螺钉内固定技术是 An、Magerl 和 Roy-Camile 技术，它们之间最大的差别是侧块入钉点和钉道的不同，三种技术的入钉点都会用到侧块的中点，侧块像个立方体，用地理坐标来确定点一样。报道对神经根损伤最小的方法是 An 技术，它的入钉点在侧块中点下方 1mm 处，钉道角度向头侧 15°，外侧方 30°。而 Magerl 技术入钉点在侧块中点内 2mm 处，在头尾方向上，入钉点是在侧块中点尾侧 2mm 处，螺钉钉道平行于关节面或向侧方 20°～25°。而 Ray-Camille 技术入钉点在侧块中点处，在头尾方向上，钉道角度是 0°～10°，侧方向外侧 0°～10°。

对每一种技术，每一个钉道都需要锥子引导锥孔，在置钉前一定要用球形探子探查钉道四壁是否都是骨性结构，钉道确定后，还要用球形探子再次确认钉道骨壁的完整性，一旦确认后就可以置钉了。

而 C7 节段是个例外，因为它处于颈胸过渡节段，侧块太小置入侧块螺钉是不安全的，另一个需要考虑的是 T1 的入钉点，常常因为 C7 螺钉与 T1 螺钉入钉点太接近，而需要两节段置钉，C7 侧块太窄小而无法置入侧块螺钉只能置入椎弓根螺钉，C7 椎弓根钉入钉点在峡部与侧块相交点中外侧方，头尾侧为紧邻上关节面下方 1mm 处，钉道角度是向中线倾 15°，尾倾 15°。对 C7 椎弓根螺钉的置钉，影像学引导是很有用处的，如果钉道没找到或者不确定，可以切除少量椎板来确定探查椎弓根的位置。

螺钉置入后，需截棒以使其适应螺钉构造，棒应个体化截取以适合螺钉上下长短，棒的曲线应接近想要达到的脊柱曲度，但是，过度追求曲度完美或过度减少曲度都有可能因为骨解剖结构的脆弱性导致椎体侧块螺钉退钉，依靠患者颈部刚性曲线的维持，对那些没有明确畸形纠正的融合内固定是很容易达到阻止颈椎后凸畸形进展的目的的，放入棒后要确保置入的螺钉不扭曲，可以加用横联装置来确保钉棒结构的稳定，侧块和关节面的皮质应用高速磨钻磨除，并应用异体或自体骨以增加所固定节段的融合率。在关闭切口之前，应当再次拍后前位及侧位 X 线片以评估内固定硬件及骨性序列，但是，侧位片经常由于下颈椎受肩部遮挡而显示不清。

关闭切口前应用杆菌肽抗生素灌洗以预防感染，应放置引流管防止术后血肿压迫脊髓，筋膜层和皮下层要紧密缝合，钉皮机钉皮后覆盖敷料包扎。

五、术后管理

术后应立刻检查患者以明确神经功能是否比之前下降，术后推荐用颈部围领或颈胸外固定架固定 2～3 个月，带颈部围领拍 X 线片以观察内固定物完整性，通常后前位及侧位显现内固定物时已足够了，但要想显示全部内固定物还需摄斜位及仰头位 X 线片。

术后可能的并发症包括神经功能障碍，硬膜破损引起的脑脊液漏、伤口感染、椎动脉损伤及假关节形成。如果术后即刻发生神经功能缺失，应检查伤口以除外伤口血肿压迫，如果高度怀疑伤口内血肿，应当立刻返回手术室清除血肿减压，如果不怀疑血肿压迫，应当立即做 CT 及 MRI 检查以观察内固定物及脊髓情况，术后坐位时头痛应怀疑脑脊液漏，需要患者卧床 2～3 天以缓解症状，如果无效需再次行探查手术，假如术后感染不重应关注伤口及应用抗生素，假如感染波及真皮深部或有脓性分泌物溢出，推荐早期再次探查，很少情况下椎动脉损伤发生脑卒中神经功能受损，一旦发生应当立即做颈动脉 CT 和 MRI 检查以明确诊断。

六、结论

颈椎减压及脊髓肿瘤切除后椎板切除而发生颈椎不稳定，颈椎后路脊柱内固定融合应当在椎板切除术后出现临床症状而采用，如颈痛、神经功能缺失、吞咽困难、呼吸困难及前屈畸形等。预防性颈椎后路内固定融合术应当在患者术后有潜在不稳定因素时而采用，其危险因素包括：手术时年龄小、增加手术椎板切除的节段、C2 椎板切除、关节面的破坏、术前颈椎曲度序列差以及放疗。

（贾贵军　尚国松　译，范　涛　校）

第16章 扩大的椎板开门成形术治疗多节段颈椎管狭窄

一、概述

过去，在处理颈椎多节段压迫症时，不做融合的全椎板切除术是标准的切除方式，然而术后脊柱后凸畸形或者由于瘢痕形成所导致的椎管狭窄却因广泛的椎板切除而经常发生。为了减少这些并发症，各种椎板成形术便发展起来。最近，作为保持术后颈椎长期稳定性的重要支撑元素的脊柱后张力带受到更多的关注，更新的椎板成形术变得越来越复杂。另外，先前所报道的轴性症状，如颈椎部肌肉紧张或肩部疼痛，椎板成形术还没有很满意的解决，因为椎旁肌被从双侧椎体的骨组织上大范围条索状的剥离直接导致颈肩肌无力和萎缩。

笔者开创了一种简单方法，仅通过一个单项通道小接片连接即可的椎板开门成形术。这种简单的椎板成形术通过单侧通道保持对侧椎旁肌与脊柱后张力带而取得满意的结果。

二、患者选择

这一术式最适合于多节段颈椎管狭窄的颈椎病，其次是多节段的后纵韧带骨化和多节段的颈椎关节强直，术前颈椎后凸畸形及顽固性颈痛是这一术式的相对禁忌证。

三、手术技术

患者采用侧卧位，头固定于 Mayfield 头架上，保持中立位，运动诱发电位和体感诱发电位常规应用于脊髓病变的患者以避免颈部位置变化加重神经功能障碍。切开 5 ～ 8cm 的后正中皮肤后，在必需的节段，通常是 C3 ～ 6 节段，从棘突上剥离单侧椎旁肌及韧带。棘突基底部被用带直角刀片的外科锯横行切割下来，以保留后张力带结构，包括项韧带、棘上、棘间韧带和棘突结构。对侧的椎旁肌被从关节囊及侧块骨膜处分离下来而不是把它们从棘突上分离下来。当 C2处有 OPLL 时，用磨钻或超声骨刀切除部分颈部椎板，形成部分圆顶状的椎板切除，C7 处的椎板切除也像这样做部分椎板切除，以保留附着在 C7 上的斜方肌。

通过带有金刚砂钻的直径 3 ～ 4mm 的高速磨钻的应用，一条窄槽在沿关节囊连线及其他绞合连线处形成，仅留下薄薄的骨板内层。超声骨刀已经被有效应用，它能保证开骨槽时既不损伤硬膜外静脉丛又不损伤神经根。然后，将椎板以很小心的单向开门的方式打开以扩张椎管，而黄韧带通常仅在 C2 ～ 3 和 C6 ～ 7 骨槽处被切断。整个过程中，运用运动诱发电位和体感诱发电位以保证不出现神经功能障碍。来自硬膜外静脉窦的出血通过双极电凝和放止血剂很容易被控制。小钛片以长 4mm 螺钉以细的"S"形被固定在每一节段。最近笔者用两种类型的开门钛片装置代替以往用的颅骨小钛片。然后碎骨片放置在连接链侧方，以达到 360°融合。在扩大的椎板成形术后逐层缝合椎旁韧带、皮下组织和皮肤。术后患者佩戴颈部围领 1 周。

四、术后管理

在所有病例中，通过手术显微镜可以直观地看到神经搏动好，减压满意。其中有一例硬膜破损，手术中直接进行修补。硬膜外血肿是可能的并发症，通过后续的检查和引流是可控的。C5 神经根麻痹在这类患者中约占 5%，与其他类型的多节段椎管减压类似。可以看到迟发的螺钉退钉，但通常不引起症状。虽然在笔者这组病例中没看到迟发的后凸畸形，但它有可能发生，通过选择合适的病例和关注更多的细节，保持肌肉附着及背部张力带，这些并发症的发生率可以控制到最小。

五、结论

由退变性疾病如椎关节强直和 OPLL 导致的多节段压迫的颈椎病，通常应用后部椎管减压来治疗。颈椎管椎板成形术从 1983 年被介绍以来就作为一种处理方式而被肯定。它作为应对椎板切除减压术的缺点而发展起来，包括术后脊柱失稳导致后凸畸形，以及椎板切除术后的复发椎管狭窄压迫。据报道椎管成形术能提供长期稳定的神经功能状态。Hirabayashi 最初的方法，重建的椎板是通过缝合放在那儿，或另一侧通过缝合固定，但还有 34% 的患者在 1～2 个节段出现节段的关闭狭窄。置入骨块或陶片能防止过早发生关门，但与之相伴随的潜在风险是移植物移位。假如移植物陷入椎管内可能导致随后椎板成形术关门现象，进而压迫脊髓和神经。Frank 和 Keenen 最早报道，将颅骨的连接片应用于椎板成形术。钛连接片的应用能稳定脊柱后柱，椎板成形术是一简单、持久、有效保证增大椎管矢状径的方法。最近最新设计的椎板成形钛连接片更容易商业化购得。连接片之所以普及，首先是由于其能获得即刻的稳定固定。Tani 等报道的最新设计提篮式装置，包型钛网拥有固定的两臂，能很容易地嵌入并用螺钉固定于椎板成形后路颈椎弧形复位扩张后的空间，从而获得很好的临床效果（图16-1）。

在既往的研究中显示，轴性症状与有限的运动幅度和广泛的椎旁肌的破坏有密切关系，与术前的 ROM 相比，用钛片连接的术后，平均 ROM 要减少接近 19%。尽管颈椎曲度和术后的 ROM 统计数据减少了，但与之前的研究报道相比，在笔者的研究中，ROM 的限制和生理性前屈减少小于 20% 仍是可接受的。Deutsch 等报道，6 个月后，运用相同形状的连接片，如同装饰物一样，其术后的颈椎运动幅度仍能保持。

Tani 等报道 C2～7 平均角没有明显变化，并且提出应用提篮型椎板成形术的患者，术后的颈椎运动幅度减少小于 16.4%，这种减少在统计学上是没有意义的。因此，用笔者的方法，更小的软组织的侵入性的损伤，被认为更有利于减少术后颈项部及肩部的痛苦的麻木感。

在笔者的一系列病例中，也没有看到相邻的 C2～3 或 C7 的不稳定，这可能是因为用笔者的方法，没有"牺牲"任何肌肉，包括附着在 C2 和 C7 棘突上的后张力带的原因。

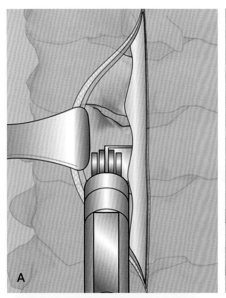
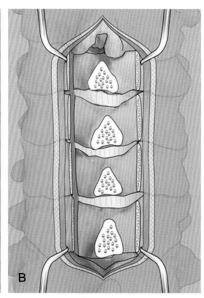
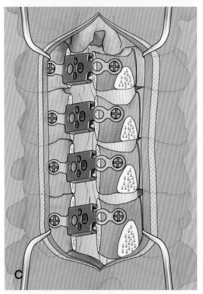
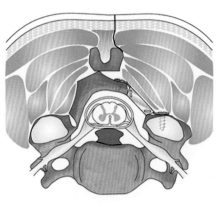

图 16-1 提篮式地通过单向后路扩张椎板成形术的原理示意图。A～C. 后路示意图；D. 轴向示意图。A. 切开棘突的基底部；B. 双边薄层的显露；C、D. 用提篮型椎板成形术固定并缝合伤口

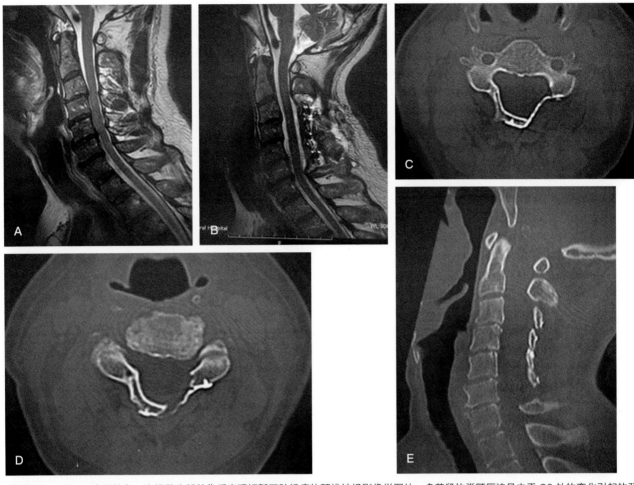

图 16-2　一位 60 岁男性在一次轻微头部外伤后出现短暂四肢轻瘫的颈椎神经影像学图片，多节段的脊髓压迫是由于 C3 处的变化引起的颈髓病变。A. 术前磁共振 T2 矢状位；B. 术后磁共振 T2 矢状位；C、D. 术后 CT 水平位；E. 术后 CT 冠状位

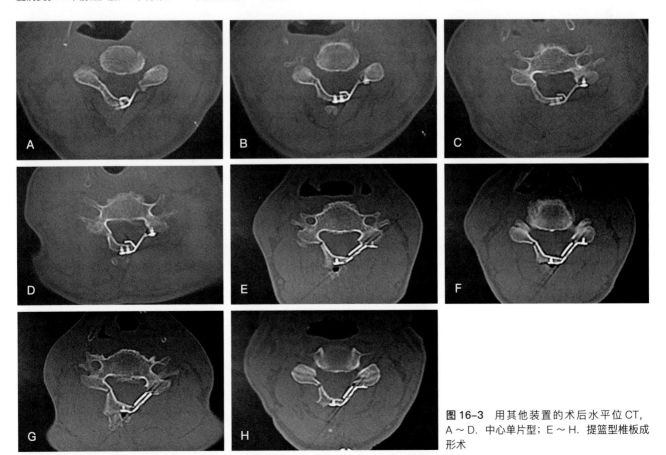

图 16-3　用其他装置的术后水平位 CT，A ～ D. 中心单片型；E ～ H. 提篮型椎板成形术

椎板成形术后的 C5 神经根运动麻痹，发生率据报道为 5%～24%，临床上出现功能紊乱的平均发生率约为 8%，这一并发症是由于 C5 神经根短时间之内被硬膜囊的移位扩张牵拉所造成。但是这些神经功能丧失通常是暂时性的。

因此笔者得出结论，这种仅通过单向后路技术运用几种钛连接片连接的扩张开门椎板成形术，对因颈椎病和后纵韧带骨化形成的多节段的椎管狭窄是一种损伤小而且有效的方法。

（贾贵军　尚国松　译，范　涛　校）

第 17 章　颈椎病的微创减压治疗

一、概述

颈椎的退行性疾病，如椎间盘突出、韧带及关节面增生、椎体终板的骨质增生可导致神经受压。先天性椎管狭窄、节段不稳定因素以及畸形的存在更加重了这种退行性病变。随着对脊髓或神经根影响程度的不同，这些动态的变化可导致或加重神经根型颈椎病、脊髓型颈椎病。许多神经根型颈椎病或脊髓型颈椎病患者可以通过适当的非手术方式来治疗。外科减压手术适用于那些有神经根型颈椎病或脊髓型颈椎病引起的神经系统指征和症状，且有相应的神经受压的影像学证据的患者和非手术治疗无效的患者。

颈椎可以通过前路或后路方式进行减压，两种方式各有利弊。许多外科医师仍将颈椎前路椎间盘切除和融合术视为神经根型颈椎病、脊髓型颈椎病或脊髓神经根型颈椎病治疗的金标准，然而包括椎间盘置换术、颈椎后路椎间孔切开术、后路椎板及椎间盘切除的减压技术在内的运动保护技术越来越成为流行趋势。这些微创外科技术甚至可以应用于抵达硬膜内病变，或者有特殊需要时与经皮融合技术进行结合。在某些情况下入路的选择是清晰的，然而有些问题也会随之而来，最终的决定来自于平衡每种方法的风险与获益。在过去的几十年里，微创外科技术以及经皮技术的优势体现在保留正常组织、保持脊柱完整生物力学、缩短住院时间、降低术后疼痛产生、加速患者康复、减少并发症、减少术中失血等方面，并以期达到减少住院费用的结果。本章讨论后路微创减压手术的过程及效果。

二、颈椎后路微创手术入路

在症状性的颈椎退行性疾病的外科治疗中，颈椎后路减压手术方式是基本的方法。即使颈椎前路手术效果突出，颈椎后路椎间孔切开术在因椎间孔狭窄或椎间盘侧方突出致神经根型颈椎病的患者中仍然提供了 92% ～ 97% 的症状缓解率。相似的是，在脊髓型脊椎病患者经历椎板切除术或椎板成形术时，采用颈椎椎管狭窄的后路减压手术能使 62.5% ～ 83% 的患者获得神经功能改善。此外这种手术能避免与颈椎前路手术相关并发症的出现，即食管损伤、血管损伤、喉返神经麻痹、吞咽困难，以及速融合后加相邻运动节段退变。

颈椎的开放背侧入路要求对椎旁肌肉进行广泛的骨膜下剥离，这会增加术后疼痛、痉挛、功能障碍，导致肌肉缺血，18% ～ 60% 的患者出现伤残。此外术前前凸丧失及长节段的减压增加了术后矢状面畸形的风险，这种并发症促进了内固定术在椎板切除术中的应用。使用这些广泛的后路融合技术增加了手术风险、时间及失血量，加重了术后早期疼痛，还可能导致邻近节段退变。

微创技术的基本依据是用最小的组织损伤减少入路相关的发病率。肌肉分离管状牵开器系统的使用以及内镜技术或手术室显微镜的使用让微创技术能在颈椎背侧减压及固定手术中得以应用。

在 1944 ～ 1947 年，Spurling、Scoville 及 Frykholm 首次描述了开放性颈椎间孔减压术，在 1983 年，Williams 首次报道了针对背侧颈椎板切开术的显微手术技术，随后多例关于微创背侧颈椎技术的报道也相继发表。为简明叙述这些技术，笔者将其分为两种主要手术入路：①微创中线颈椎入路；②微创旁正中颈椎入路。内镜、显微镜或放大镜及照明灯均可应用于以上入路。这些入路可以用来实施微创椎板切开术、椎间孔切开术、椎间盘切除术、椎板切除术以及侧块固定术。

三、患者选择

微创椎板切开术、椎间孔切开术及椎间盘切除术的手术适应证：①由椎间盘侧向突出或椎间孔狭窄（单节段或多节段）导致的单侧单根或多根的神经根型颈椎病，除外脊柱不稳定、明显的脊柱后凸畸形或严重的颈部轴性疼痛；②颈椎前路椎间盘切除融合术后持续的或反复的根性症状；③颈椎间盘疾病的患者，其前路手术存在相对禁忌证（例如：颈部腹侧感染、气管切开术、放疗史）；④为避免腹侧入路的可能的并发症以及前方入路无法令人满意时（例如：短颈或其他）。对于同一水平双侧神经根型颈椎病、中央型椎间盘突出、钩突骨刺、明显的脊柱后凸畸形及严重的颈部轴性疼痛来说前方入路通常是最合适的选择。

大部分接受非器械融合的背侧颈椎减压术的患者同样适合微创颈椎后路减压术：脊髓型颈椎病或脊髓神经根型颈椎病，包括一个到三个相邻的颈椎节段脊髓受压，伴有颈椎前凸。禁忌证包括：正常颈椎前凸消失，严重的颈椎腹侧疾病（疾病超过三个节段），节段的不稳定性。微创侧块螺钉嵌入技术可以用来治疗减压术后及小关节脱位造成的节段不稳定性、或者加以之前的腹侧融合技术。

四、术前准备

在详细的病史采集及体格检查后应进行术前影像学评估，除了前后位、侧位以及动态的颈椎X线片之外，还应包括脊髓MRI或CT。肌电图（EMG）及神经传导检查或许也能辅助确认神经根受压的位置。选择性神经根阻断术也是一种有用的补充治疗及诊断工具。所有单纯神经根型颈椎病需要接受外科手术的患者都是经非手术治疗无效的患者。保守措施包括：口服药物、物理治疗及注射类固醇激素。脊髓型颈椎病患者除对其影像研究及评估合并症之外，还需对其疾病发展进行仔细分析。针对所有患者的风险、获益及可替代的外科手术方案要进行细心的讨论。

五、手术过程

（一）手术设置

患者在标准电动手术床上接受诱导下的气管插管全身麻醉。采用神经电生理监测体感诱发电位，也可以使用非同步肌电图。针对脊髓型颈椎病，可以选择纤支镜气管插管，比较定位前后的诱发电位来确定定位相关的脊髓缺血。通过动脉管路持续监测血压以维持正常血压，避免脊髓的低灌注。采用例如心前区和中线多普勒方法对空气栓塞进行监测与治疗是一种可行选择，但还并未证实其必要性。鉴于手术显露小，发生空气栓塞的风险是很低的。对于1～2节病变来说，尿管通常不是必须的。在诱导麻醉后使用最小量的肌松药以允许有效的神经电生理监测。

可以在患者俯卧位或坐位时实施颈椎后路手术，头部由Mayfield头架或垫好的微向前屈曲的马蹄形头枕固定。手术床向头高位倾斜确保脊柱与地面平行。笔者更喜欢坐位（图17-1），因其具有减少硬膜外出血、减少术野血液淤积、减少麻醉时间的优势，并且肩膀的位置能依靠重力的作用得到更好的侧位透视图像。手术床相对于麻醉医师旋转180°。患者的头部由Mayfield头架固定。调整手术床使患者处于半坐位的同时头部屈曲、颈部伸直且垂直于地面。

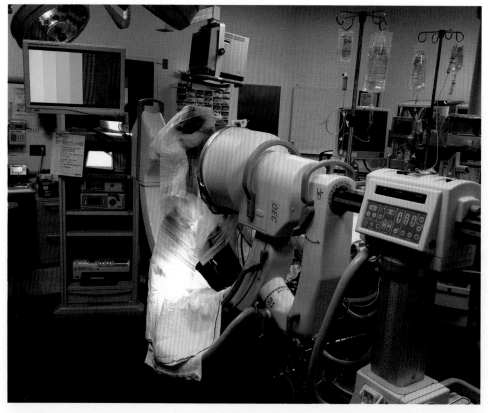

图17-1　坐位体位与C形臂放置

（二）正中入路

沿背部正中线以病变椎间盘为中点做 3cm 切口。扩大切口对于多节段病变来说是必要的。手术节段及进入点由侧位透视确认。在项韧带的中间水平切开浅筋膜。紧靠中线同侧切开项韧带至目标点。应特别注意沿着无出血的深筋膜边缘仔细操作，避免穿透竖脊肌。在到达目标点的棘突后，从棘突及椎板上解剖出棘突旁肌肉，使用单极电灼关节突关节或者使用 Cobb 沿骨膜下解剖。使用固定牵开器将棘突旁肌肉牵开，显露目标点的椎板间空隙。余下的操作将在显微镜放大或使用放大镜在内镜下进行。

（三）旁正中入路

手术节段及进入点由侧位透视的克氏针确认。在距手术侧 1.5cm 处标记出 1.8cm 的纵切口并注射局部麻醉药。对于两个节段的手术，切口应在目标节段中间。一旦确定好最优轨迹，用单极电灼并分离筋膜（图 17-2），使用手术刀或单极切开筋膜使之容纳牵开器。使用 Metz 剪刀钝性分离筋膜直到可以自由放置牵开器。筋膜是返折的，在透视指导下用最小的牵开器牵开颈椎后路肌肉组织间并置于目标点附近。通道稍微侧向避免损伤椎管并确保与侧块相接触。连续的管状肌肉牵开器应是小心且轻柔地进入，记住在腰椎手术肌肉牵开的过程中常规应用的轴向力在颈椎手术中是危险的。在牵开后，放置最后的管状牵开器确保位于椎板和关节面交界处上方，连接桌面固定弹性牵引臂，移走扩张器（图17-3）。余下的操作将在显微镜放大或使用放大镜或内镜下进行。内镜插入并依附在管状牵开器上（图17-4）。使用单极和垂体咬骨钳清除侧块及椎板上的多余软组织，开始小心地解剖侧方的骨皮质。

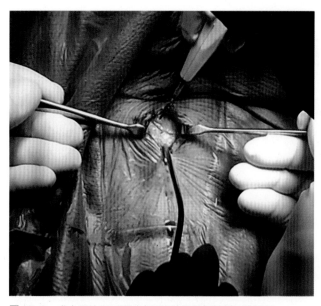

图 17-2 术中照片显示通过皮下脂肪和组织解剖至筋膜层

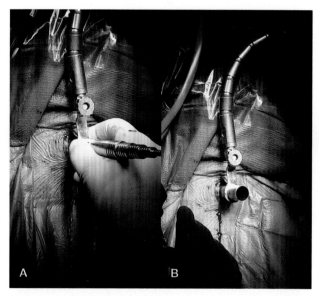

图 17-3 A. 在扩张器上插入固定牵开器；B. 在移走扩张器后固定管状牵开器的最后位置

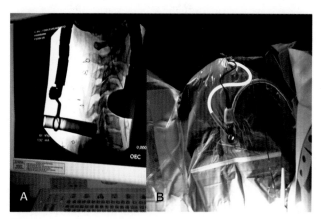

图 17-4 A. 透视下证实在移走扩张器后桌面固定牵开器位于正确位置；B. 内镜固定于管状牵开器上

（四）椎板切开术、椎间孔切开术、椎间盘切除术

内侧的关节面与椎板连结处是明确的。使用高速钻头在关节面与椎板内侧空间施行部分椎板切开术 - 关节面切除术并向侧方扩大，为保持生物力学的完整性，需移除不超过 50% 的关节面。上椎板的背外侧部以及下关节凹面的中间部分被首先移除以允许下椎板外侧角及上关节面中间部分的移除，显露椎弓根的内侧缘。神经根直接位于椎弓根的正上方且在上关节面之前。在椎间孔切开后可从中间将黄韧带移除以显露硬膜的边缘及神经根的近端部分。渐进性的横向解剖可以继续分离神经根至其进入椎间孔。有静脉丛覆盖的神经根应用双极电凝小心凝固并切断。在直视神经根的条件下，一个合适角度的剥离器可以用来触诊由于骨赘或椎间盘碎片形成的神经根腹侧。若骨赘存在，可以用向下倾斜的刮匙将其向腹侧压入椎间盘空间或使其破碎，随后可去除。若遇软性椎间盘突出，沿腹

侧通过神经钩并从下方靠近神经根轻柔地取走碎片，垂体咬骨钳最后去除碎片。在任何情况下，椎弓根内上象限的额外钻孔可以更好地进入腹侧病变并避免了神经根过度的向上牵拉（图 17-5）。

（五）椎管狭窄减压

在本例中，实施目标节段同侧的椎板切开术，保留黄韧带以保护硬膜，这与在胸椎和腰椎上的技术相似。从中线以 45° 置入管道，管道方向应能见到对侧。使用精细刮匙在韧带与棘突的下表面之间的平面上轻柔分离。使用带扩展保护套管的钻头逐渐地钻磨至棘突下表面，从对侧椎板至对侧关节面。这种初始减压能得到更大的工作空间，以便在去除肥厚的韧带同时避免向下对硬膜及脊髓造成压迫。现在可以安全使用刮匙和咬骨钳分离及移除黄韧带。韧带移除后，对侧关节面或椎板尾部上缘受压的因素对硬膜的影响将更加显著，因此，此时应使用咬骨钳对其进行磨除或去除。通过探针确认减压至对侧椎间孔，管道回到初始位置完成同侧韧带及骨质的移除，以上展示了充分减压及搏动性硬膜，必要时应行上文提到的同侧椎间孔切开术。

六、术后管理

局部麻醉药注射在手术切口周围的筋膜和肌肉。1～2 针可吸收缝线缝合筋膜，2～3 针倒刺线缝合皮下层，连续皮内缝合以及皮肤应用 Dermabond 皮肤黏合剂。全身麻醉患者苏醒后返回麻醉监护室并尽早活动。无须使用颈部围领。若患者病情稳定可于当天或第 2 天转出。

（一）效果与结果

文献中报道的颈椎后路椎间孔切开术效果满意率

在 75% ～ 100%。Krupp 等将椎间盘病变分为软性、硬性及混合性，其效果满意率分别为 98%、84%、91%。Jodicke 等报道在早期随访中，软性椎间盘效果明显好于硬性椎间盘，远期随访无明显差异。

报道证实与开放手术相比，微创技术、显微镜及内镜技术在颈椎后路椎间孔切开术中效果相似，但是微创技术在失血量、住院时间及术后镇痛药物使用方面均有所减少。本章的资深作者及 Khoo 的前瞻性研究 25 名患者接受颈椎后路经内镜椎间孔切开术，与 26 名接受开放性颈椎椎板椎间孔切开术患者进行对比。与开放手术组相比，内镜组的手术时间更短（115 ∶ 171 分钟），失血量更少（138 ∶ 246 毫升），术后住院时间更短（20 ∶ 68 小时），术后镇痛药物使用量更少（11 ∶ 40 当量）。

Ruetten 等针对颈椎间盘侧位突出设计了一项前瞻性随机对照研究，对患者行全内镜颈椎后路椎间孔切开术（89 人）以及传统前路微创融合或固定手术（86 人），两组患者随访 2 年。两组间在临床效果、复查率及并发症发生率等方面无显著差异。全内镜后路手术组的运动功能得到较好保护。

资深作者 Perez-Cruet 与同事报道了 5 例接受显微内镜下 1 个、2 个或 3 个节段颈椎椎管减压的患者。所有患者的脊髓型颈椎病症状均得到改善并重返职场；仅有的一例并发症是硬膜被意外切开后自发闭合。Yabuki 及 Kikuchi 对 10 名退行性颈髓压迫症患者实施内镜下部分椎板切除术。所有患者经历了症状改善及轻微的术后切口疼痛。平均手术时间是（164±35）分钟，术中失血量（45.5±27）ml。资深作者 Skovrlj 与同事回顾分析了一个前瞻性队列研究中的 70 名患者，这个研究由 95 名接受手术患者组成，这些患者在接受微创后路椎间孔切开术同时伴或不伴椎间盘切除术，

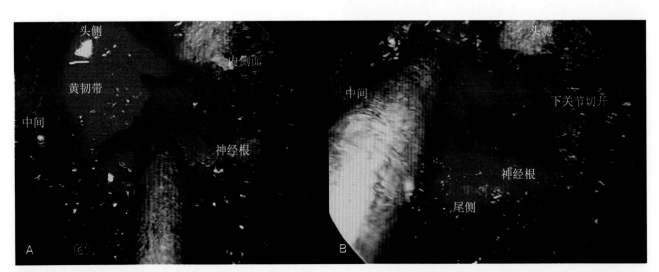

图 17-5 右侧颈椎显微内镜下椎间孔切开术术中的内镜照片。在所有照片中，嘴侧位于上部，中间位于左侧。A. 椎板切除后，黄韧带（LF）可以看到被部分移除以显露神经根内侧的比邻面（标记）；B. 在椎间孔和小关节切开后，位于椎间孔内侧的侧面硬膜和神经根显露出来

平均随访时间为 32.1 个月。他们发现并发症发生率为 4.3%，平均在初次手术后 44.4 个月，有 7.1% 患者需要继续接受颈椎前路椎间盘切除融合术（ACDF）。相邻节段病变需要融合的年发生率为 0.9%/ 每节段。患者的颈椎功能障碍指数（NDI）及视觉模拟评分法（VAS）术后均显著降低，但是颈椎功能障碍指数改善程度随时间降低，而视觉模拟评分法则趋于稳定。Liu 等从一组连续患者中选取 52 人和 45 人，分别行后路微创椎间孔切开术与颈椎间盘成形术，随访观察至少 2 年，在他们的临床结果中发现两种操作都是可以用于替代 ACDF 的选择。微创椎间孔切开术的优势是手术失血少，手术时间短，透视时间短以及住院时间短。Mansfield 比较了 101 名神经根型颈椎病患者行微创颈椎后路椎间孔切开术与标准 ACDF 的直接费用。他们发现 ACDF 的平均费用超过微创手术约 89%（$8192:$4320）。

Wang 和 Levi 回顾了 18 名接受微创侧块螺钉置入手术的患者。有两例微创手术因透视无法显示解剖标志（突出的肩膀）而转为标准开放手术。所有病例均成功融合，随访 2 年没有发生置入物损坏，2 名患者在 6 个月后失访。

（二）并发症

颈椎后路椎间孔切开术是一项安全的操作，并发症发生率较低（1% ～ 15%），切口感染与硬膜撕裂最常见报道。迄今为止，资深作者在其内镜手术中无感染事件发生，硬膜意外被切开的发生率已从最初的 8% 降至 1.4%。通过狭窄的管腔或小的切口直接缝合修复硬膜是困难的。Ruban 和 Otoole 报道了他们通过管状牵开器治疗 53 例意外切开硬膜的经验。首先用止血明胶及棉质垫片覆盖缺损部位，以评估硬膜是全厚度或部分厚度以及是否能初步修复。那些部分厚度的或不能初步修复的硬膜可用明胶海绵、肌移植物与纤维蛋白胶的复合物来修复。当有可能初步修复时，可用纤维蛋白胶补充防水密封效果，可用肌肉、胶原基质与纤维蛋白胶的复合物来增强非防水密封效果。所有患者在修复后都应卧床休息（< 24 小时）。初步修复可通过改进的尖头弯针持及尖头线结推杆，其通过管状牵开器阻断 Nurorolon 缝线促进线结收紧（Ethicon, Somerville, New Jersey）。通过上述操作，没有发生术后脑脊液瘘，假性脑膜膨出，或任何硬膜切开相关的并发症。最后，小切口及微创操作后缺乏无效腔使术后假性脑膜膨出及脑脊液瘘的发生率可以忽略不计。

潜在的神经系统并发症包括椎间孔操作导致的神经根损伤或在牵开或减压过程中造成的脊髓机械性损伤。通过早期发现来自动脉周围静脉丛的出血可以避免椎动脉损伤，这可能起因于意外的向关节面的横向扩张或在椎间孔区过度的横向解剖。这种类型的出血可以通过放置明胶海绵或其他止血材料来控制。由骨膜下分离导致的肌肉疼痛及痉挛通过使用穿过肌肉的显微镜及显微内镜技术所减小。

七、结论

微创技术在近几十年获得了巨大的成功。来自这些入路的获益包括手术创伤较少，解剖结构的保护导致了脊柱生物力学的保护，恢复较快，并发症较少，更加美观，能获得与传统开放手术相比类似甚至更好的临床效果。越来越多的数据也表明微创技术在每一位患者身上也体现了成本效益。微创技术在颈椎腹侧及背侧手术应用中前途光明，该技术正在持续的发展和完善。通过仔细的患者选择，优秀的解剖知识及技术技能可以获得好的临床效果同时将患者的发病率降至最低。与开放手术相比的对照研究越来越展示出微创入路的优势，这将成为使用及推广这些技术的证据。

（王　彬　施立海　译，阚志生　校）

第18章　颈椎后路金属丝固定技术

一、概述

在侧块螺钉广泛应用之前，金属丝固定是后路颈椎手术固定的主要技术。最初是用的单根不锈钢金属丝，后来又发展了线缆系统来解决单根金属丝一些问题，如张力不均导致的断裂，金属丝的与生俱来的僵硬引起的椎板下放置时的风险。尽管现在编织线缆应用广泛，但和最初应用金属丝目的是一致的。

二、患者选择

当前的固定技术，如侧块螺钉系统，椎弓根螺钉系统，可以提供更好的固定和强度，因此被作为后路颈椎手术固定的主要技术。但话虽如此，由于解剖变异所限，寰枢椎或下颈椎应用最初计划的固定工具的方案难以实行时，熟练掌握金属丝固定技术作为备用和救急方案仍然很重要。另外在维持棘突生理曲度方面，金属丝固定技术还可以作为其他固定技术的有益补充。因此它们可以用作前路融合，后路张力带的重建的补充，尤其在多节段退行性病变、感染、肿瘤、创伤（图18-1）。最后金属丝固定尤其是棘突固定，当置入固定材料过程中，金属丝可以充当临时固定维持必要的曲度，并可反复使用。但是金属丝固定技术

要求脊柱后部结构完整性。相对禁忌证有：①颈后部骨折；②严重的骨质疏松；③前柱和中柱不稳（由于金属丝固定依赖中柱保持完整性，也无法补救前柱的完整性的缺失）。

包括棘突、小关节、椎板下，不同的金属丝固定技术，各有其优势和缺点（表18-1）。寰枢椎固定在另外章节描述。

表 18-1　金属丝固定技术优缺点

技术	优点	缺点
棘突固定技术	安全、简单	对抗张力弱、要求棘突结构完整
小关节固定技术	简单、安全 对椎板棘突完整性无要求	容易撕脱
椎板下固定技术	简单 抗张力	脊髓损伤

一些类似装置在侧块螺钉系统中也被用到；颈椎不稳的患者需要术前维持稳定，应用颈托、颈圈或者牵引装置。一旦患者采取俯卧位，颅骨固定器锁定位置，临时矫形器被移除（图18-2），要注意护理，避免发

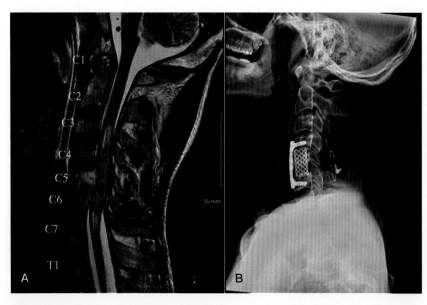

图 18-1　A. 颈部 T2-WI 矢状位平扫。提示 C5 爆裂性骨折, 后纵韧带撕裂, 脊髓挫伤; B. 术后 1 年随访, 前柱减压并重建, 金属丝线缆固定棘突重建背侧张力带

生压疮、肩胛上神经或臂丛神经麻痹。给予抗生素，每个人都要签署手术协议。术中推荐 X 线确保对线排列，尤其是不稳定型骨折排列不良时。一些术者应用术中神经电生理监测，如果用到，术前要监测基准电位。

三、手术过程

标准的后路中线切口，骨膜下剥离，椎板、棘突、小关节保留完整。

（一）棘突金属丝固定术（图 18-3A）

Rogers 最早描述了棘突金属丝固定技术。通常用一个或两个直角钻头和一把巾钳，在受累棘突基底部钻一小洞（图 18-3B），之后用一根线缆穿在上一棘突上（图 18-3C），再用另一根线缆穿在下一棘突上，之后再将两者尾端拧紧在一起（8 ～ 16 英寸 / 磅）进行结构重建。棘突上的洞不要太深，避免穿透椎管；也不要太浅，以免棘突撕裂。完成张力带重建后，椎板及棘突表面的皮质层应去除，并用移植骨覆盖固定（图 18-3C）。Southwick 改进了这项技术，从而可以实现多节段的关节固定。Rogers 是在每对相邻的棘突上使用了线圈技术，再用一个较大的线圈穿过最上方和最下方节段的棘突，拧紧线缆并用移植骨覆盖固定。这项技术可以提供可靠的背侧张力带且可以避免张力过大。

除了背侧张力带，Bohlman 又增加了双侧椎板上移植骨固定的应用，这种 Bohlman 三股金属丝技术也是 Rogers 技术的改进：应用张力带后，去除椎板骨皮质，线缆穿过每一个棘突基底部，自体移植骨条被固定在线缆上（图 18-4），拧紧线缆（8 ～ 12 英寸 / 磅）使得骨条与椎板贴合。Benzel 和 Kesterson 对 Bohlman 三股金属丝技术也作了类似的改进，他们把金属丝穿过张力带底部进行环扎固定移植骨条和椎板。

（二）小关节金属丝固定术（直线和斜线）

斜线小关节金属丝固定技术用于减少单侧小关节脱位导致的易旋转，不稳定损害。操作包括上一节段下关节面和下一节段棘突被固定。优点是不需要依赖完整的椎板弓做支点，而且可用于双侧关节半脱位的患者。并可与棘突背侧张力带固定技术联合应用。显露小关节后，刮匙切除小关节囊，用骨膜剥离器（penfield 3 型）保护好上关节面及其深面神经根，在下关节面钻孔，线缆穿过下关节面，绕过棘突拧成张力合适的线圈（图 18-3C）。

直线小关节金属丝固定需要考虑中线结构的完整。优点是双侧旋转失稳时可以获得更好的固定，缺点是妨碍多节段关节成形。然而在椎板或棘突受到破坏，甚至椎管狭窄时，在关节上选择固定点值得重视。此时，选择在下关节面中心钻孔，骨膜剥离器（penfield 3 型）

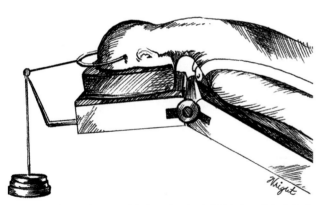

图 18-2　如图，拟行颈后路金属丝固定手术的患者，仔细摆放合适的体位，颅骨固定于台上，利用牵引对抗自身重力维持稳定

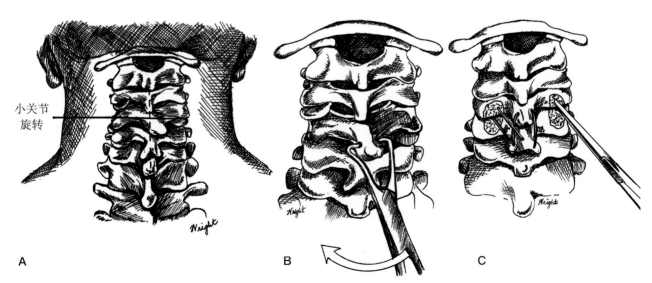

小关节旋转

A　　　　　　　　　　B　　　　　　　　　　C

图 18-3　A. 骨膜下剥离显露颈椎伴有右侧小关节面旋转困扰；B. 钻头或巾钳在棘突上钻孔（C 中间）在两个棘突上钻孔后，用线缆将两个棘突固定在一起，完成背侧张力带重建固定（C 左侧）如果中部结构骨折后不稳，用斜线固定于小关节替代（C 右侧）小关节去骨皮质后植骨融合

保护神经根及上关节面（图18-5A）。将线缆按顺序穿过下关节面并拧紧（图18-5A，B）。当关节骨皮质切除时可覆盖移植骨（图18-5B）。如果需要多节段固定，需要准备一个含有皮质和松质的骨条（图18-5B），骨条上钻孔与关节面钻孔相适配。当线缆穿过关节面钻孔时也穿过骨条上的钻孔，并拧紧固定，使骨条与椎骨紧密贴合，确保移植骨与椎骨均能牢固（图18-5B）。

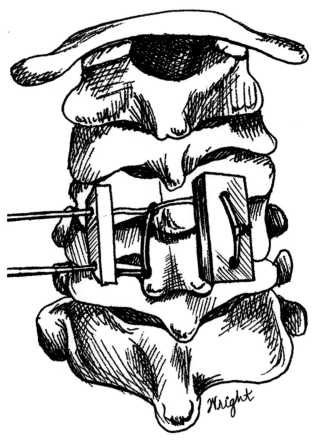

图18-4 棘突上张力带重建完成后，移植骨可对应钻孔固定于棘突或椎板上。Bohlman三线技术加上两条线缆穿过移植的皮质网状骨片（左侧移植物），拧紧线缆，小骨片紧贴合于去皮质骨的椎板表面（右侧移植物）

（三）椎板下金属丝固定技术

对于骨质疏松患者，存在螺钉固定拔出的问题。此时，后柱结构条件相对较差，椎板下金属丝固定技术有时作为有效的备选，但要求椎板完整，并且无椎管狭窄或脊髓水肿。此技术风险主要是在穿线缆时脊髓损伤。最后把线缆穿过椎板拧紧，提供一个合适的拉力，也可以拧成近似四角十字交叉固定。如果相邻节段融合，可以把线缆穿到两个节段的椎板下拧紧。

在邻近节段间小范围切除椎板，去除黄韧带，显露硬脊膜（图18-6A）。卷曲双股线缆，使线圈直径与椎板长度近似（图18-6B），将线缆尖端轻柔穿过椎板下缘，保持线缆与椎管平行。穿过后用钩将线缆钩住，轻柔地自椎管中牵出（图18-6B，C）同样将线缆穿过下一个椎板并拧紧（图18-6D，E）。线缆也可以拧成直角或十字交叉形，在去掉皮质椎板上覆盖移植骨。

四、术后管理

对于颈部脊柱疾病患者，应给予标准的术后护理。硬性支具（halo背心、颈胸段支架或颈托）通常作为线缆固定的补充。常见的并发症与其他固定技术相比无特殊，主要是神经根或脊髓挫伤，硬脊膜破损时可以出现脑脊液漏。后期成功愈合后给予影像学复查并随访。

五、结论

后路金属丝固定技术无论作为主要或辅助固定手段以及减少畸形方面仍然是有用的技术，尤其在术中发现现在的器械不合适的时候。现在的编织技术提供的线缆也优于传统的单股金属丝技术。

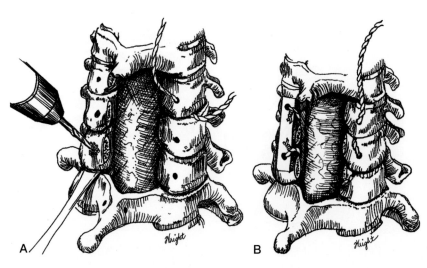

图18-5 （A左侧）在下关节面钻孔时，用骨膜剥离器（penfield3型）保护神经根及上关节面。根据需要可以多节段钻孔（A右侧）用线缆穿过引导孔进行单个或多节段固定（B右侧）关节与之后移植物拧紧固定在一起（B左侧），另一种方法是将单股线缆穿过每个去皮质关节面，保证皮质网状小骨片移植物紧贴关节面，最后拧紧，使得移植物也为受损结构起到支撑作用

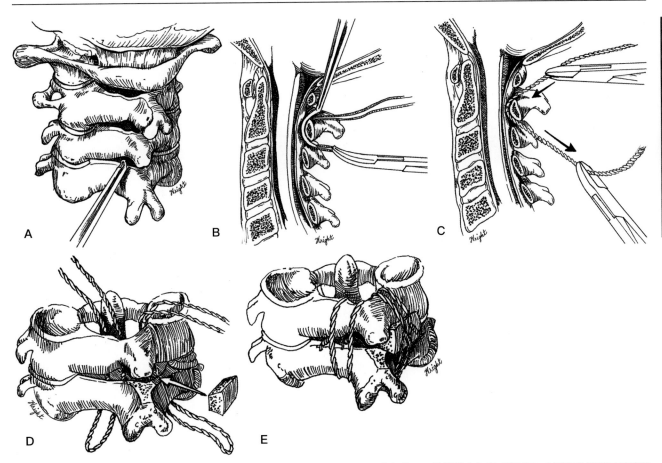

图 18-6　A. 椎板下金属丝固定技术第一步，相邻节段间小范围切除椎板，去除黄韧带。B. 将线缆小心穿过椎板下，以椎板的形状对线缆顶端进行塑形。这是最危险的一步，一旦看到线缆穿过椎板下，立即勾住。C. 把线缆轻柔地从椎板下滑过。通常穿过两条线缆，而用一条线缆领头。D. 把带双层皮质的移植骨放置在去皮质的椎板上，以线缆环绕拧紧。在 C1～2 节段，可双侧同时完成此步骤（Brooks 融合）。在下颈椎，一般只在中线固定。E. 最后线缆绕过移植物并拧紧固定

（王继超　王向辉　译，范　涛　校）

第19章　颈椎后路侧块固定技术

一、患者选择

侧块固定技术仍然是颈椎后路固定的基本技术。此项技术的有效性取决于患者的病理、解剖及局部的有效载荷分布。同时侧块固定技术自身足够稳定创伤导致的复杂骨折，另外也可以辅助前路重建。在手术计划前，动力位及静态影像学检查对于确定手术节段，避免术后并发症是有用的。充分的术前计划和使用术中工具，可以将椎动脉、神经根损伤风险降到最低。

磁共振检查是明确神经被压迫还是激惹的最佳手段，但是骨性结构解剖才是侧块螺钉固定技术成功的关键。X线是明确颈椎病局部曲度异常的有效而经济的检查手段。X线可以提供冠状位及矢状位的二维信息。如果需要更多信息，建议行全片检查，包括颈椎、胸椎，甚至骶髂骨盆。局部解剖特点限制了颈椎与身体维持平衡，这是一个活跃的研究领域。颈椎的屈伸角度可以确定异常运动节段，也有助于确定器械的放置的节段。CT可以提供骨性结构解剖，也可以帮助明确横突孔与侧块大小及相对关系。CT可以明确是否存在骨关节侵蚀性破坏，而这将明显影响到侧块螺钉固定效果。

二、术前准备

一方面完善放射学检查，充分掌握解剖结构；另一方面还要考虑到相关的麻醉准备、手术器械、术中体位。术中是否采用神经电生理监测由手术医师喜好决定。如果应用电生理监测应在麻醉诱导中尽可能少地使用肌松剂和吸入性麻醉药。麻醉时选择清醒状态的气管插管对重度椎管狭窄患者减少不必要的屈曲是需要考虑的。术中透视可以帮助确定钉道，但不是必需的。

颈椎后路手术可多节段操作，按照目前流行观点，标准的手术台可选Skytron、LLC、Grand Rapids、Michigan。或者选择模块化脊柱手术台，包括Mizuho OSI、Union City、California。标准手术台需要准备大块凝胶垫，而模块化脊柱手术台俯卧位手术可以提供内置胸垫。患者手臂的摆放可依据术中透视要求。

可选择相关装置保持术中头颈位置固定利于手术操作。一些术者喜好Mayfield头架（IntegraLifeSciencesCorporation,Cincinnati,Ohio），也可选Gardner-Wells（V.MUELLER）头架。各种装置应用的最终目的是维持脊柱的中立位及生理性前凸，以便于脊柱固定。根据头颈位置参考标准，将颈椎摆放于中立水平位。

三、手术过程（参见视频 19-1）

患者体位摆放要求肩部固定于手术台，适当修剪头发并固定，保证术区充分显露。注意减少感染风险，切开前60分钟内预防使用抗生素。洗必泰、胺碘酮消毒皮肤。术前铺巾前贴敷含碘抗菌贴膜。采取正中切口，利用其天然血供较少的平面，结合骨膜下剥离可以让出血及肌肉损伤降至最小。

充分显露侧块解剖是成功确定螺钉进钉点和置钉位置满意的关键（图19-1，图19-2）。侧块的内侧缘是由侧块与椎板（内侧关节线）相接壤的凹槽来确定的。外侧面在显露侧面（外侧小关节线）很容易被识别。凸面上面是由上关节突关节软骨决定的，凸面的下部明显地被认为侧块的下侧面。位于侧块顶部的这些标志线的中心（在IFL和RCL线交叉点）为螺钉的置钉点。在一些严重的颈椎病时这些标志很难确定，去除覆盖的增生骨赘可以帮助更好地明确标记结构。在减压前先钻螺钉置入定位孔，降低无保护的脊髓损伤的风险。

一旦凸面中心被确定，可用破口锥或2mm电钻打孔作为定位孔。孔的深度或螺钉的长度基于术前侧块评估决定，平均12～14mm。文献报道主要有两种侧块置钉方法。通常方法选择侧块外上象限进钉，最初由Magerl提出，此方法可以有效避免损伤椎动脉及神经根（图19-3）。置入螺钉时向头侧和外侧偏25°。另一个方法是由Roy-Camille提出的，由侧块中心点进钉，向外侧偏10°。相较Magerl法置钉，此方法容易侵犯小关节，引起酸痛不适。

固定使用的器械，从钉板系统固定螺钉发展到万向头和不同刚度的钉棒系统（图19-4）。万向头系统

第
一
篇
颈
椎

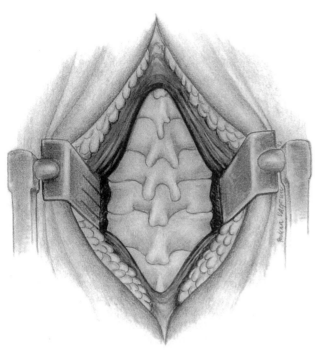

图 19-1 双侧骨膜下剥离显露至侧块外侧区域

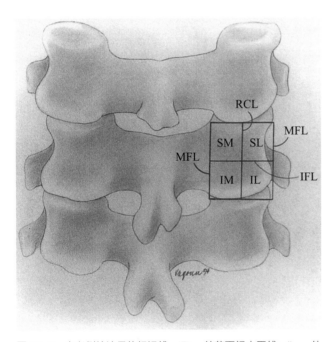

图 19-2 定义侧块边界的标记线。IFL。关节面间水平线；IL 。外下象限；IM。内下象限；LFL。关节面外侧线；MFL。关节面内侧线；RCL。关节面间垂直线；SL。外上象限；SM。内上象限

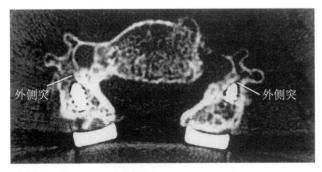

图 19-3 螺钉在侧块中的位置

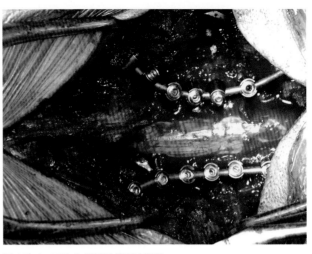

图 19-4 万向头钉棒系统固定到位

方便折棒与螺钉组合，利用反转扭矩力固定组合在一起。此结构可以通过从枕椎至胸椎多节段更牢固的点参与的分配负荷，更大程度地减少了置钉失败。

椎动脉损伤是在侧块螺钉固定中相对少见但比较严重的并发症。明确的应急计划，更加协调的配合对于应对这种并发症意义重大。如果椎动脉出血自置钉引导孔涌出，应立即将螺钉置入进行填塞止血。放弃对血管损伤耐受及是否优势侧血管的推测，尽快结束手术，尽快进行椎动脉血管造影。

一旦螺钉充分置入，将合适的棒进行塑形以适应对应的螺钉头部，放置锁钉，调整棒到合适位置，利用反向扭矩力锁紧固定。为了实现最大程度的融合，小关节面的软组织必须用钳子或烧灼彻底清理。滑膜可以用小直刮匙从内侧向外侧刮除。咬除的棘突或椎板做成小骨粒可以植骨于关节间促进融合。将器械邻近的侧块骨皮质磨除，显露骨松质，结合异体或自体移植去皮质骨实现关节融合。肌肉、筋膜及皮下组织分层间断缝合。皮肤可用钉皮机缝合。如果必要可留置引流管。

四、术后管理

术后可以佩戴几周颈托，具体根据医师需要决定。完善 X 线平片检查评估螺钉的位置和对齐方式以备将来复查对比。邻椎退化是一个长期存在的并发症，症状复发时要高度怀疑。

（王继超 王向辉 译，范 涛 校）

第 20 章　颈椎后路椎弓根螺钉固定技术

一、概述

颈椎后路节段内固定技术已经被广泛运用很多年。后路节段固定减少了外固定的使用，使患者可早期进行活动。此外，随着关节融合技术的发展，固定所需节段可以为颈椎提供坚强内固定。

过去的内固定技术包括椎板下丝线、钢丝、椎板钩，这些固定方法依赖于完整的椎板或棘突。此外，这些方法降低了生物力学稳定性，特别是在抵抗侧旋及伸展方面较差，由此导致了低融合率。近来颈椎固定器械的发展促进了颈椎后路螺钉固定技术的发展，其中包括颈椎后路侧块固定及颈椎后路椎弓根固定，这些技术近来已获美国食品药品监督管理局（FDA）批准。

一般来说，颈椎椎弓根固定技术需要比颈椎侧块固定更加精准。下颈椎椎弓根尺寸较小而且紧邻椎动脉、神经根及脊髓等重要结构，用于椎弓根螺钉固定的解剖安全区域较小。C3～6 水平椎弓根固定损伤血管和神经根结构的风险较侧块固定大，因此这些节段不常使用椎弓根固定。

二、患者选择

对于术后关节融合前需要外固定的患者，颈椎椎弓根螺钉可以提供坚强内固定。关节融合术广泛适用于退行性病变、畸形、狭窄、外伤及肿瘤。

颈椎后路节段固定在决定是椎弓根螺钉固定还是侧块固定时，应该从解剖学角度着重考虑颈椎水平血管、神经损伤风险。在 C2 节段，一种短的峡部螺钉已被应用于临床，它能提供更多的横向轨迹。一篇近期的文献系统回顾并证实了椎弓根螺钉与峡部螺钉置钉的椎动脉损伤风险相近（1.1% vs 2.5%），峡部螺钉假关节形成概率稍高。不考虑技术因素，C2 节段固定是相对安全有效的。

在解剖学上，C3～6 水平椎弓根螺钉置钉区域很小，然后椎弓根螺钉较侧块螺钉抗拔出力强。从解剖学角度来看，C7 侧块属于过渡部位且较薄，所以 C7 水平更倾向使用椎弓根螺钉而不是侧块螺钉。作为颈椎节段固定的延伸，T1 或 T2 椎弓根螺钉常用于加强颈胸交界区域的稳定。

当遇到侧块有骨折或者不可置钉的畸形侧块情况下，需要使用椎弓根固定。虽然可以跳跃不可置钉区域固定，但是在此区域节段固定理论上可以缩短固定长度。越短节段的固定，力臂越短，对相邻结构的生物力学应力越小。

椎弓根置钉通常不适用于因肿瘤、创伤破坏的椎弓根，以及感染、缺如、先天狭小的椎弓根，椎动脉扩张、矢状面角度异常倾斜的椎弓根也不适合椎弓根螺钉置钉。

三、术前准备

如果需要做颈椎椎弓根固定，那么术前影像包括 CT 或者 MRI 是需要完善的。CT 对测量椎弓根尺寸十分重要，同时有助于检查各节段椎间孔。矢状面重建在评估椎动脉扩张方面很重要，由其在 C2 及下颈椎水平评估是否适合置钉是至关重要的（图 20-1）。CT 脊髓造影或 MRI 常用于辅助评估脊髓及神经根在压迫或不稳定的病理状态下的位置。

四、手术过程

（一）手术准备

插管完成后，留置尿管，建立必要的静脉或动脉通道。如果需要电生理监测，安置电极。Mayfield 头架（Integra LifeSciences Corporation, Cincinnati, Ohio）提供 60 磅（约 27kg）扭力。将患者翻滚到胸辊上，头架固定在手术床上，身体放置在合适的解剖位置。颈椎 X 线透视或侧位 X 线片确定颈椎适当的对位及前凸。使用床单固定双臂于身体两侧，应仔细固定，手臂尺侧用泡沫填充以保护尺神经。男性患者应当检查生殖器，确保没有受压，对于女性患者，检查乳头位置避免受压。医用宽胶布环绕患者一周，固定上肢并确保固定患者于床上。宽胶布同时能收缩两侧肩膀，减少软组织损伤并增加颈椎的可透视范围。然而固定

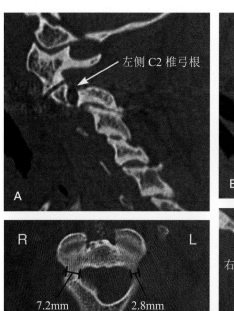
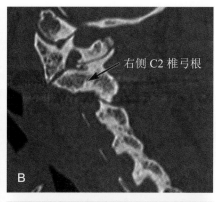
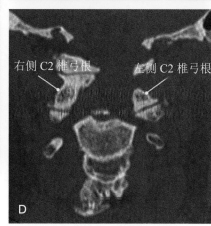

左侧 C2 椎弓根

右侧 C2 椎弓根

R　　　　L

7.2mm　　　2.8mm

右侧 C2 椎弓根　　　左侧 C2 椎弓根

图 20-1　对 C2 左侧椎弓根狭小畸形的术前 CT 扫描避免了笔者使用之前描述的置钉方法。C2 左侧椎弓根矢状位影像（A），C2 右侧椎弓根矢状位影像（B），轴位（C），冠状位（D）

肩膀时应当小心，不应过度牵引，以免损伤臂丛神经。

手术床应调节到适当位置，保证患者的膝关节屈曲，脚抬起放置到枕垫上。床降到最低位置，患者保持俯卧曲颈头低足高位（反向 Trendelenburg 体位），这种体位能使颈椎大致平行于地板水平。此外，这个体位保证躯干在较低高度，促进心脏静脉回流，减少出血量。

标准的颈后正中切口设计依赖于明显的体表解剖标志，如枕外粗隆、C2 棘突、C7 棘突。颈后正中切口设计成对需要操作区域的显露。处理项韧带中线以减少出血及使筋膜层保持封闭。

关注区域的整个侧块需要完整显露，因为侧块要作为椎弓根入钉点的标志。非置钉区域的侧块不需要显露，否则对关节的破坏会增加退变的风险。此外，对于儿童，非置钉区域的显露会增加不必要的融合。同时显露 C1 需要特别小心，因为椎动脉沿着 C1 后弓上方的椎动脉沟走行。因此安全区域通常是 C1 后弓中线 8mm 以内，中线旁 1.5cm 以内。下面将讨论不同椎体水平椎弓根钉的置钉点及置钉方式。

（二）C1 椎弓根钉置入

C1 后弓的椎弓根重建对置钉的可能性评估方面是推荐的。C1、C2 后方显露，沿着椎动脉沟椎动脉可以被识别，然后沿骨膜下间隙剥离。在骨皮质上使用高速磨钻在 C1 后弓钻出入钉点，在 C2 侧块同一平面钻孔。侧块触及居中并保证入钉点有足够的空间。电

钻或手摇钻在轴位内倾 10°，矢状位 C1 后弓角度打导向孔。导向孔使用钝的球形探针触孔内壁，随后攻丝并置钉。

这种技术相比传统的 C1 侧块螺钉的优势是不需要显露 C1、C2 关节，可以减少关节上方的静脉丛出血。同时关节没有显露也减少了 C2 神经根损伤的风险。相同直径的螺钉（通常为 3.5mm），长度常和侧块螺钉相同。不论如何，螺钉需要全螺纹，螺纹要全部旋入 C1 骨质内。然而 C1 侧块螺钉，钉子后方无螺纹是因为紧邻神经根，只作为螺钉延伸与棒相连。C1 椎弓根钉单皮质螺钉由于全长都在骨质内，所以比 C1 侧块单皮质螺钉有更好的生物力学稳定性，然而是否较 C1 双皮质螺钉更牢固仍有待进一步明确。

（三）C2 椎弓根螺钉置入

尽管一些学者提倡在术中 C2 椎弓根螺钉置钉时进行透视，但术中常对椎动脉及横突孔显示不佳，并不能避免损伤这些结构。笔者常用解剖标志徒手置钉，在轻柔的广泛游离基础上徒手置钉是安全可靠的。术中导航技术目前越来越受欢迎，可以用于缺乏徒手置钉经验的医师进行手术辅助。

像之前讨论的那样，CT 矢状位重建可以用来评估 C2 椎弓根是否适合置钉，如果在 3mm 层厚的矢状位 CT 片上可以看到完整的椎弓根而没有看到横突孔，那么置钉大致上是安全的。C2 区域的解剖结构常位置不清或存

在变异。C2 椎弓根峡部位于关节面连接处，椎弓根连接后方结构至椎体上。1 号潘菲尔德（Penfield）神经剥离子用来在 C1～2 关节间隙将 C2 椎弓根峡部从 C2 侧块上方剥离，可以直接看到进钉的角度。

笔者在 C2 椎弓根峡部尾端向 C2 侧块移行处定位进钉点，至少 1.75mm 低于峡部与侧块移行区域，可以放置 3.5mm 直径螺钉（图 20-2）。尽管入钉点较以往文献偏高也偏外一些，但是可以减少椎动脉损伤的风险。螺钉头尾向角度选择平行于显露的峡部矢状位走行方

向，横向角度沿着椎弓根峡部进入椎体的角度。始终要小心位于椎弓根下面的横突孔。使用小钻头在骨皮质钻孔后，螺钉通道用 3.5mm 丝攻钻导向孔。锥子穿透单侧骨皮质而不完全穿透骨松质，避免穿透对称对侧皮质。

大多学者认为通过触诊椎弓根边缘的表浅边界可以提供 C2 部分或全部峡部螺钉或椎弓根螺钉的信息。另有一种技术，置入位置依据关节间隙，螺钉位于 C2～3 关节面上 1mm，螺钉横向上近乎垂直，矢状位角度根据术中透视或者术中导航的引导方向。

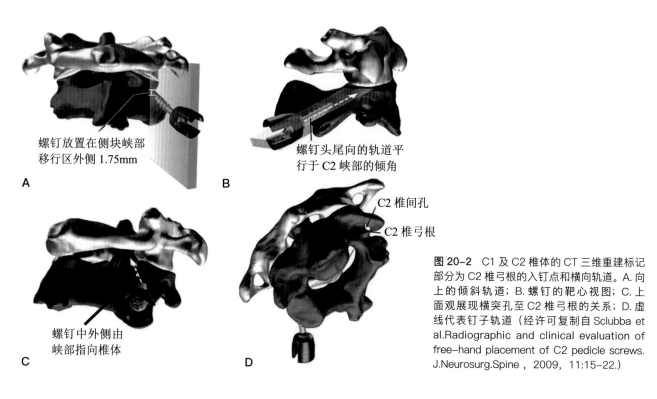

螺钉放置在侧块峡部移行区外侧 1.75mm

A

螺钉头尾向的轨道平行于 C2 峡部的倾角

B

螺钉中外侧由峡部指向椎体

C

C2 椎间孔
C2 椎弓根

D

图 20-2　C1 及 C2 椎体的 CT 三维重建标记部分为 C2 椎弓根的入钉点和横向轨道。A. 向上的倾斜轨道；B. 螺钉的靶心视图；C. 上面观展现横突孔至 C2 椎弓根的关系；D. 虚线代表锥子轨道（经许可复制自 Sclubba et al.Radiographic and clinical evaluation of free-hand placement of C2 pedicle screws. J.Neurosurg.Spine，2009, 11:15-22.）

（四）C3～7 椎弓根螺钉置入

下颈椎的椎弓根置钉已经在多中心的文献中报道，常置钉的节段是 C6 或 C7。解剖学研究表明 C3～5 椎弓根直径小，大多数时候不允许安全的置钉。另外，通常椎动脉自 C6 水平进入横突孔，尽管多达 5.5% 的概率自 C7 进入横突孔。但是 C 椎弓根螺钉置钉仍较安全。此外，影像导航在脊柱外科领域突飞猛进，已开发了无框架导航将置钉失误的风险进一步降低。

Albumi 等阐述了在无导航设备情况下，通过解剖标志椎弓根置钉的丰富临床经验。他们不是通过椎板切除后触诊椎弓根，而是通过仔细显露侧块、关节面的中心线及上位椎体关节突下缘。椎弓根螺钉的入钉点就是这两条线交点。另外要说明的是，确定椎弓根位置，这些作者指出侧块关节的侧面存在凹陷有助于帮助定位 C3～6 椎弓根位置，在 C7 水平，位于椎弓根稍向下的位置。25°～40° 的内倾角作为自外侧向内侧进钉的倾斜角（图 20-3，图 20-4），在 C4～7

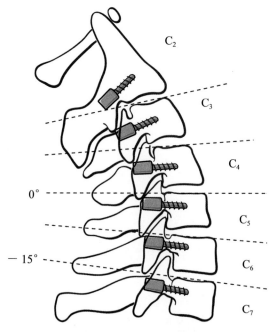

图 20-3　Albumi 等作者描述：矢状位影像说明矢状位倾斜角 C4～6 椎弓根实际上位于中位，C2、C3 椎弓根向头侧倾斜，C7 椎弓根存在 15° 的尾向倾角

水平，置钉的头尾向角度平行于终板的走行方向。在C3、C4 轻微偏向头侧（图 20-4，图 20-5）。

　　Karaikovic 等也描述了大量下颈椎椎弓根的解剖定位标志。他们主要有两种测量方法确定 C3 ～ 7 固定的正确解剖标志：第一个标志是颈椎侧块关节中间的凹槽（侧椎切迹）与颈椎椎弓根平均距离。这个距离从 C3 ～ 7 逐节段增加，从 1mm 增加至 4mm。另一个解剖标志是上位椎体的下关节突至椎弓根入口区的距离，从 C3 ～ 7 逐渐增加，至 10 ～ 12mm。Ludwig 等发现下颈椎椎弓根螺钉置钉，87.5% 存在一定程度的骨皮质破坏，65% 接触到了关键结构，尤其是椎动脉。他们提倡使用立体定向导航在这些节段置钉。

　　下颈椎椎弓根螺钉最常用于 C7，这个节段侧块常闭锁，不适合侧块固定。很多外科医师在 C6 ～ 7 水平使用 Keyhole 的椎间孔显露技术。此技术有利于用神经探钩探查椎弓根的边界（图 20-5），用这种方法，通过探查可定位椎弓根边界，同时可以置入管道和穿刺引流。C7 螺钉很容易与 C7 上方的侧块万向螺钉连接固定在一起，形成一个椎弓根螺钉 - 侧块螺钉的复合结构（图 20-6，图 20-7）。

五、并发症

　　为了 C3 ～ 6 椎弓根置钉，进行 Keyhole 或椎板切开等显露技术是个别术者的选择。尽管很多学者提倡使用探查反馈来辅助 C2 及 C7 椎弓根置钉，但很少有文献报道在 C3 ～ 6 应用椎板或椎间孔切开术。选择行椎板切开还是行椎间孔切开时，术者应当使用影像作为引导。

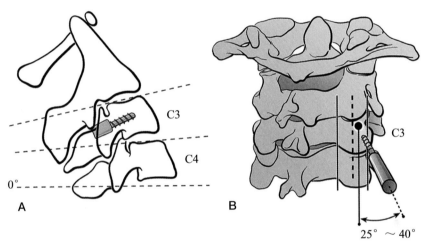

图 20-4　C3 椎弓根钉置钉视图。标注了矢状位头向角度（A），25°～ 40°横向角度（B）

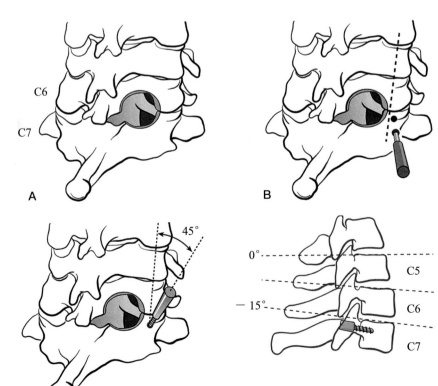

图 20-5　C7 椎板切开椎弓根螺钉固定技术。C6 ～ 7 椎板间切开（A），钻头在骨皮质钻孔（B），45°横向角被标示（C),15°的尾向倾角（D）。通过椎板减压后直接探查用于反馈椎弓根等信息

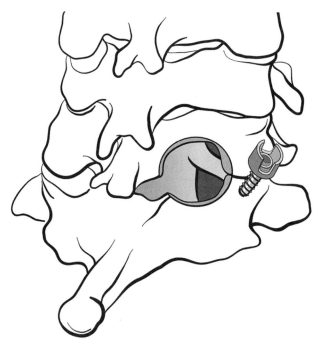

图 20-6 C7 椎弓根置入万向螺钉

同时术者必须要考虑术中神经电生理监测。当需要在颈椎放置内置物时，是一种有价值的辅助方式。依赖于术者的培训、对术区解剖结构的熟悉度、术中电生理监测，这些有助于明确椎弓根是否存在破坏。然而，较大的假阳性率也限制了这种辅助设备的广泛应用。总体来说，术者的培训、熟练的水平及术中监测在手术决策方面起到决定性作用。

通常，灾难性的损伤包括椎动脉损伤（图 20-8A）、脊髓损伤（图 20-8B）。椎动脉损伤的处理主要是止血，理论上应该在损伤部位上方及下方使用脑动脉瘤夹控制血管出血。然而，后路很难显露足够的空间来上动脉瘤夹。以致持续出血；所有侧块及关节面都要磨开以直接显露血管。更合理的策略包括迅速压迫，立即会诊，并结合介入技术来栓塞椎动脉。神经放射或介入科医师明确是否存在假性动脉瘤或者出现椎动脉栓塞。同时小剂量的阿司匹林常在椎动脉损伤或毁损后预防性使用。此外，血管内应注射抗凝药

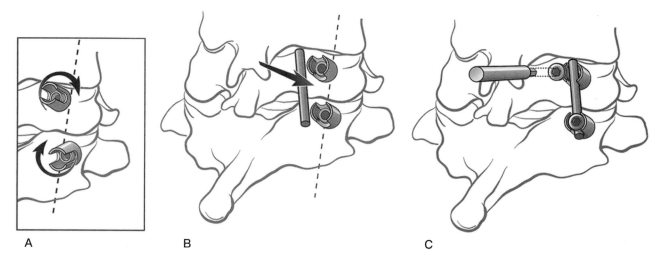

A	B	C

图 20-7 说明 C6 侧块螺钉及 C7 椎弓根螺钉的复合结构。C6 侧块螺钉依据 C7 椎弓根螺钉调整，两个螺钉调整自内向外偏移（A），调整万向螺钉头部，将长度适中的棒装入螺钉内（B），顶丝被固定于螺钉上（C）

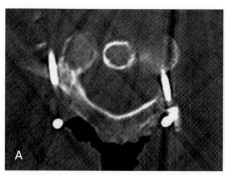

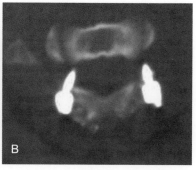

图 20-8 C7 轴位图像显示螺钉穿过横突孔（A）和侵入（B）硬膜囊

来阻止血栓向颅内血管播散。

剩下的问题是是否再进一步完成对侧的手术，双侧的椎动脉损伤是毁灭性的。最安全的方案是只在椎动脉损害那一侧置钉，或者使用椎板螺钉或椎板金属丝及椎板钩固定。

椎弓根穿刺过程中出现脊髓或神经根损伤常常通过脑脊液瘘或者触觉反馈来判断。类固醇类激素使用仍存在争议，但不失为一种选择。如可行的话，通过对脑脊液瘘口的填塞并对硬脊膜行修补是较保险的。脑脊液腰大池引流对较大的、不可修补的硬脊膜缺损是有必要的。

六、术后管理

经椎弓根节段性内固定术后，首先应考虑的是详尽的神经系统查体。如果存在新的神经功能损伤，术后急查 CT，如果有必要的话将患者送回手术室进行螺钉的调整。椎动脉损伤存在显著的血流动力学损害时需要像前文提到的那样急诊行血管介入治疗。

术后功能锻炼的方式很大程度取决于术后外部矫形器的使用，而这又需要符合患者的个体化需求。很多患者不需要外部矫形器，有的需要颈托，有的需要halo 支架固定。依靠不同患者的需要，给予物理治疗及帮助患者或伤者培养或恢复技能的职业疗法取决于患者的个体化需要，但是还是应同样给予康复治疗。笔者习惯仅对椎弓根钉固定的患者进行术后CT扫描，其他患者习惯用 X 线片，尽管因为患者的下颈椎看起来比较困难。

七、结论

尽管颈椎椎弓根置钉存在血管及神经损伤的风险，但是常因解剖上或加强生物力学等因素需要行椎弓根固定。这些情况常出现在治疗创伤性骨折及颈椎畸形重建或肿瘤摘除术后。因此，脊柱外科医师精通颈椎椎弓根螺钉固定技术是很关键的。

（梁　聪　范　涛　译）

第 21 章　颈椎后路微创融合术

一、概述

在过去的 10 年里，微创脊柱外科（MISS）经历了蓬勃的发展。尽管因其技术上的难点及学习曲线的困难目前应用受限，仅为不足 10%，但是与传统的开放手术相比其优势是显而易见的。对背部肌肉、韧带及脊柱关节的最小程度破坏使得缓解患者术后疼痛、减少麻醉药物使用、缩短住院治疗及缩减医疗费用成为可能。

颈椎背侧入路神经根减压术是微创外科在颈椎上的首次现代化应用。最初的尸体研究确认内镜辅助下椎间孔切开术可以实现与传统开放手术同样的减压效果，但是因其明显的学习曲线、外科医师方向障碍及缺乏外科内镜设备，该技术推广应用受到限制。由于与多种可视化方法，包括手术显微镜、手术放大镜及内镜相兼容的管状扩张牵开器的出现，大家重拾对该入路的兴趣。

在 2001 年 Adamson 发表了他最早 100 例连续微创内镜下颈椎椎间孔切开术中获得的优异结果。虽然该报道没有证明其比开放性椎间孔切开术具有优越性，但是证实了该操作的安全性及有效性。在 Adamson 的报道之后，其他研究也相继发表，包括 Fessler 和 Khoo 的报道，其用非随机的方式比较了从微创手术与开放手术中获得的结果。该报道将 25 名 MISS 手术患者与一组 26 名开放手术患者组成的历史性队列研究进行比较，两组具有相同的临床效果，但 MISS 手术患者的平均住院时间更短（48 小时），失血和麻醉药使用也更少。在这项技术的支持下，来自 Adamson 的最新研究阐述了 900 多例内镜下颈椎椎间孔切开术治疗经验，尽管没有报道定量结果，但是足以阐明该操作是安全且有效的。

二、微创颈椎稳定术

通过有限通道实施减压术是通过对完成骨关节融合及固定术的技术探索产生的。因为通过管状端口可以轻松完成脊柱背侧的直接可视化，这是对先前创新性减压技术的一种自然延伸。

Wang 等报道了首组病例，展示了 3 名关节脱位患者接受微创操作下侧块螺钉固定治疗的安全性和有效性。这项技术的解剖显露与微创后路椎间孔切开术相似，通过从中线插入指向侧方的单腔扩张牵开器送入钉棒系统（图 21-1）。随后在 2006 年 Wang 及 Levi 报道了对接受上述治疗患者进行的为时 2 年或更长期的随访结果。这组病例由 18 名接受 C3～7 节段手术的患者组成，其中有 16 例成功治愈。另外 2 例因在低位颈椎缺乏适当的可视化透视来协助放置钉棒而转为开放手术。共有 39 个节段接受治疗，最长的有 3 个椎体水平（2 个节段）。虽然既往缺乏与开放手术的对照数据报道，在这组病例中还没有并发症或假关节形成。在 Fong 及 DuPlessis 治疗的 2 例患者中也有相似的结论。

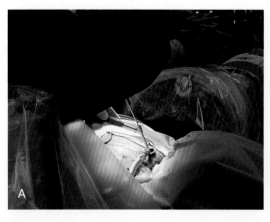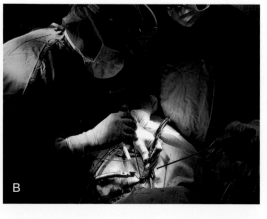

图 21-1　术中视图展示。A. 钻入导向孔；B. 通过 14mm 管状牵开器安置标准侧块螺钉

三、患者选择

微创颈椎稳定术的患者选择与开放手术没有显著不同。如前所述，需要稳定的区域通常限制在 3 个椎体水平（2 个节段）。另外应当考虑尽可能充分应用术中影像学方法。正因如此，如缺乏术中 CT 做神经导航，该术式恐怕不是短颈患者的最好选择。

四、手术过程

后路手术患者取俯卧位，在手术过程中需全程使用侧位透视以弥补视觉定位的不足。局部浸润麻醉后沿中线做 2cm 切口，置入一套管状扩张牵开器。使用牵开器撑开皮肤，这样做的术后瘢痕约 1.5cm。锐性切开肌筋膜更易放置牵开器。

选好皮肤进入点以便管道的轨迹在矢状面平行于小平面关节并停留在即将治疗的节段。这种经典的进入点大约选在目标点下方 2 个脊髓节段（图 21-1）。管道的轨迹指向侧向以便停留在后外侧结构。根据管道的轨迹使用 Magerl 技术估算理想的螺钉方向。使用直径为 20mm 的管状牵开器。使用单极电刀显露侧块表面并用椎板咬骨钳去除任何附着的肌肉或软组织。使用刮匙去除融合的小平面关节滑膜并用自体骨充满。对于没有前路手术的病例，可从髂后上棘获得少量骨松质。由置于管状牵开器开口下方的小型纤维光学电缆或手术显微镜提供照明（图 21-2）。

以侧块中心为起始点使用松质骨钻钻出 14mm 深的导向孔。轨迹为从横向且平行于小平面关节。导向孔扩孔后，在直视下用直径 3.5mm，长度 14mm 或 16mm 的多轴螺钉进行放置。额外的螺钉固定在邻近节段，必要的话调整管腔以获得充分的显露。螺钉固定好一侧后，沿管状牵开器纵向放置连杆并向上推入

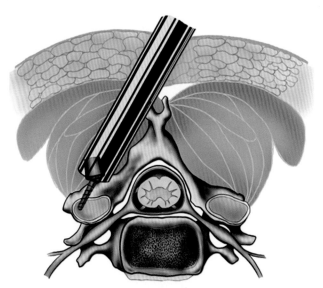

图 21-2 通过轴向切面艺术地展示螺钉放置。注意由于螺钉的侧向方向，一个中间的切口允许左右双侧侧块螺钉放置

上方多轴螺钉头部。轻微升高管状牵开器以允许连杆的下端放置在下方多轴螺钉头部。然后固定螺钉，如果可能的话在对侧重复此操作。在前后位及侧位透视的指导下进行所有的操作步骤（图 21-3）。

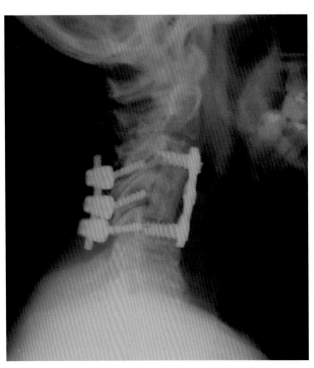

图 21-3 侧位 X 线片显示了 2 个节段的侧块固定结构旨在加强经前路 2 个节段的颈椎椎体切除

对于术前减少起伏面没有完成的病例，可在术中安装前，在较好的安置表面进行钻孔。移除骨性突起可以保证在实施术中通过 Mayfield 头架对颈部轻柔地进行调整。

五、未来趋势

Holly 及 Foley 在尸体研究中探索影像引导下经皮螺钉置入术。使用例如同中心的 C 形臂（Siemens，Erlangen，Germany）、O 臂（Medtronic，Minneapolis，Minnesota） 及 Aero（Depuy-Synthes，Raynham，Massachusetts）等新技术，术中 CT、影像可以连接到立体定向导航仪上，实现真正的经皮侧块、椎弓根及经关节螺钉置入术。Holly 及 Foley 在三具尸体标本中置入 42 枚螺钉，发现有 41 枚的位置是可接受的，C7 椎弓根部的一枚螺钉有轻微突破。而 Joseffer 及同事则实现了临床上的应用。他们报道了一则通过管状扩张牵开器进行 C1 侧块及 C2 椎弓根螺钉置入的病例。 虽然这种入路因较多的侧方显露及向内倾的螺钉通道要求双侧切口，但是没有并发症出现。

对颈椎微创固定术来说前景广阔的新技术包括穿过关节面经关节螺钉置入的应用。这种入路类似于腰

椎的经椎板关节突螺钉置入，可穿过关节的后部结构直接固定。因此无须放置连接杆，而且采用真正的经皮置入的视线入路也有实现多节段固定的可能。

六、结论

微创技术在脊柱方面的应用目前大部分集中在腰椎；然而最近在颈椎减压技术及稳定技术方面出现了令人振奋的进展。除颈椎后路椎间孔切开术之外，这些技术在多中心得到广泛实施并有助于推动 MISS 手术的进步。此外，还没有大规模临床系列的长期随访及随机化的临床试验证实微创技术比传统开放手术更具优势。随着微创颈椎外科被广泛接受，与此同时，技术人员为提高安全性，改善入路的学习曲线进行着不懈努力，最终必将产生应用于评价该技术的高质量结果和数据。

（王　彬　施立海　译，阚志生　校）

第 22 章　应用活页门式显露处理颈胸连接部的病变

一、概述

各种病理改变可以对下颈段和上胸段脊柱产生影响，包括脊柱原发性肿瘤和转移瘤，以及钝性外伤和穿透性损伤等。标准颈前外侧入路联合正中胸骨切开术可以对 C7 至 T2～3 的颈胸交界区提供较为满意的显露，而高位的后外侧开胸术可以显露到胸椎最高至 T3～4 椎间盘间隙的位置。另外，大部分 T3～4 隐藏在大血管后面，上述手术入路均不能对这个部位提供最佳的显露。该部位处于胸腔尖顶区，缺乏操作手术器械所需要的空间。"活页门"显露则是联合颈前入路，正中胸骨切开术和前外侧开胸术的术式，是最合适的入路，它不仅能够从前面接近 T3～4 椎体，还能显露整个腹侧面的颈段脊柱和中上段的胸椎。与以前描述颈胸交界区手术入路不同，此方法不损伤胸锁骨交界区也不需要切断锁骨。

二、患者选择

此手术方式最主要的适应证是用来处理位于脊柱前方的病变，由椎体后缘骨折块，椎间盘碎片和（或）肿瘤占位或脊柱后凸成角畸形导致的脊髓神经受到压迫，主要影响 T3～4 节段。前路脊柱重建手术可选择的材料有聚甲基丙烯酸甲酯、自体骨或同种异体骨，以及刚性的可膨胀的融合器。该部位前路钢板材料的发展已经取得了长足进步，进一步提高外科医师进行坚强内固定手术能力直至产生骨性融合。然而，在脊柱没有严重畸形和不稳定的情况下，前路钢板和螺钉结构可以用于固定此部位，对于两节或更多脊柱严重损伤的患者，通常推荐附加后路内固定手术。

对于初次就诊有明显脊髓损伤的患者，通常在确诊后的 12～24 小时进行外科手术治疗。但是，对于创伤患者，可以选择等待处理完其他合并伤并且患者的病情稳定后再进行手术治疗。

鉴于 MRI 首选用于评估绝大部分患者颈胸交界区和上胸段病情，三维重建 CT 可以提供关于骨质完整性的额外细节，这对确定压迫病变的性质非常有用（即碎骨片压迫 vs 肿瘤占位效应）。这对如果正在考虑应用放疗作为主要治疗手段的患者来说尤为重要。

在肺功能不佳的患者中，可以处理一些涉及脊椎而非肺部的单个病变。另外，由于在手术显露过程中很有可能会损伤右侧喉返神经，因此推荐手术前进行适当的喉镜检查以排除声带麻痹，尤其对那些可疑左侧喉返神经功能已经受损的患者。已经接受过颈部手术的患者（即前路颈椎融合术或甲状腺切除术）可能存在无临床症状的喉返神经功能障碍。因此有必要对这些患者行术前喉镜检查，以避免出现双侧喉返神经麻痹的并发症。

三、术前准备

除了常规麻醉所需要的监测之外，患者需要置入大口径的深静脉导管，因为在椎体切除等手术操作过程中可能需要大量补充血容量。导管可以放置在股静脉或左锁骨下静脉，而避免放置在右颈内静脉和右锁骨下静脉等这些外科手术区。根据患者的心肺功能储备状况，可以选择通过中心静脉压或 Swan-Ganz 导管来监测血容量状态。术前常规应用二代头孢预防感染。

（一）麻醉技术

在手术期间，吸入麻醉剂的使用应该最小化，以允许体感诱发电位（SSEP）监测脊髓功能。应使用双腔气管内导管进行插管，这样在手术进行到关键部分的时候能够选择性地缩小右肺。

（二）手术定位

按照图 22-2A 中所描述的对患者定位。

四、手术过程

图 22-1 显示了显露重要解剖结构时的皮肤切口和穿过胸壁的关键切口位置。这些显露是通过右侧完成的。切口沿着胸锁乳突肌的前缘延伸至胸骨静脉切迹处，如术中图 22-2A 所示从此切口沿着中线向下，经

过胸骨到第 4 肋间隙，然后在此处弯向侧方并沿着第 4 肋间隙而行。

　　然后切开颈阔肌，在颈动脉鞘（侧方）和气管食管（中线）之间进行钝性分离。在这一步显露过程中，可能需要结扎并切断肩胛舌骨肌和中间的甲状腺血管，以接近下颈椎。随后，进一步向下解剖至椎前筋膜，此处往两侧可看到颈长肌，并沿着颈段脊柱前方中线纵向走行。此时，在胸骨柄和下面的血管之间确定平面。

　　然后指示麻醉师选择性缩小右肺，以便进入胸腔而不会损伤下面的肺。下一步，用胸骨锯沿中线锯开胸骨向下至第 4 肋间（图 22-2B），此处，该切口与之前做的胸廓切开术切口在侧面相连。在中线放置胸腔牵开器打开胸骨，并往侧上方牵拉胸腔壁（图 22-2C）。在这时注意识别乳腺动脉，可能需要结扎切断此动脉以便进一步牵开胸腔。

　　下一步注意颈动脉鞘，打开之后可识别迷走神经（图 22-2D）无名动脉位于胸骨切迹之下，完全从侧方解剖后向上分离出右侧颈动脉。在无名动脉远端，识别出锁骨下动脉，并追踪到迷走神经，然后分离环绕在动脉下的右侧喉返神经。然后把喉返神经拉向内侧到其进入气管食管沟的地方，将一脉管环置于其周围以便识别。同样，将脉管环置于颈动脉、锁骨下动脉和无名动脉及头臂静脉周围。此时进一步解剖也能看到甲状腺。

　　识别出喉返神经并适当保护，钝性分离后可以使颈胸交界区进一步显露。这通常能显露上胸椎部位的 T1 ～ 2/3 交界区。T3 和 T4 大部分隐藏在大血管后面。纵隔、顶部、后壁胸膜的连接处覆盖在 T3 和 T4 椎体的前部和侧前方。切开胸膜，并从脊柱上剥离下来（图 22-2E）。奇静脉通常从侧方向中间方向跨过 T4 ～ 5 椎间盘间隙后，并入上腔静脉。从结缔组织周围分离奇静脉后，可缝扎并切断。

　　此刻，很容易看到 T3 ～ 4 甚至是 T5 节段的血管。用 2-0 丝线双重结扎这些血管，夹子夹住后切断，从椎体上分离下来，并拉向侧方。确定好胸段脊柱后，用术中 X 线或肉眼判断，根据标志行椎体切除术。通常情况下，椎体上下之间的椎间盘间隙是差不多的，然后用 15 号刀片切开纤维环。随后，用各种型号的刮匙和 Leksell 咬骨钳清除椎间盘组织。常规用高速磨钻切除椎体直到后纵韧带平面。

　　在切除肿瘤手术时，超声吸引器常用来打碎并吸除小的肿瘤碎块，用双极电凝止血。显露后纵韧带之后，常用小号并向上倾斜的刮匙打开并移除。在操作这一步骤的时候，可用带小型放大镜的头灯照明或手术显微镜。

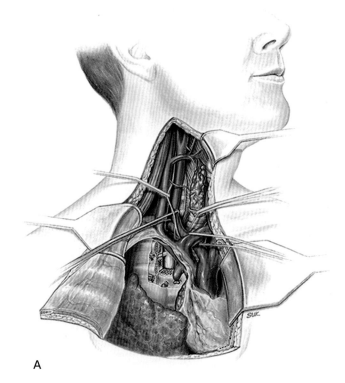

A

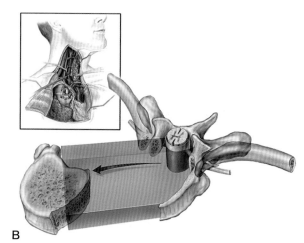

B

图 22-1 "活页门"显露的解剖示意图。A. 前外侧胸壁被拉向外上方。牵拉上颈部和胸骨角可显露中线上所有重要的解剖结构。右侧颈内动脉和右侧迷走神经被拉向侧方，然而喉返神经（放大示意图，以显示全部路径以及与锁骨下动脉和气管食管结构的关系）向中间和内侧牵拉。通过颈内动脉和气管食管之间的间隙可看见颈段椎体。胸腔内如图所示，主动脉、左颈动脉（起始部）、无名动脉、右侧锁骨下动脉和右侧颈总动脉起始部。亦能看见切断的奇静脉、上腔静脉以及头臂静脉。已切除肋骨头，T3 和 T4 椎体切除术也已完成。通过切除椎体后形成的缺损处，可见硬脊膜和 T3 神经根。B. 通过"活页门"显露进行椎体切除的特写示意图

五、重建

　　椎体切除完成后则需要进行脊柱重建手术。对于预期寿命很短的肿瘤患者，应用聚甲基丙烯酸甲酯材料提供即时的刚性固定。或者选用具有扩张性的钛笼用于前柱的支撑。对于外伤患者，首选应用自体髂骨。最后，腓骨移植和胫骨同种异体移植也可用于承重的脊柱前部重建。

　　脊柱重建完成后，放置在前部的材料常使用前路钢板和螺钉构建（图 22-2F）。此刻，低位颈椎的显露能使螺钉从前方钉入 T2 椎体，而根据手术中切除椎体的节段和数量，钢板的末端向下可达到 T5 甚至更低。这时候，通过松解双侧颈长肌以标准模式可达到低位颈椎的显露。由于可能会对喉返神经产生潜在压迫，因此在手术过程中，避免使用金属牵开器。

六、切口关闭

　　器械固定完成后，重新扩张右肺。冲洗胸腔，然后放置两根胸管，一根放在后面，另一根尽量置于前面。两根胸管在 T8 ～ 9 水平沿着腋前线从胸腔前侧壁穿出。用肋骨合拢器将肋骨放在一起。用 2-0 Vicryl（可吸收）线于肋周间断缝合关闭胸腔。用 5-gauge 规格的不锈钢线缝合胸骨。分别用 1-0 和 2-0 Vicryl 线缝合胸骨周筋膜和皮下。在颈部切口的颈阔肌层，用 3-0 Vicryl 线连续缝合，皮下层用 3-0 Vicryl 内翻间断缝合线，用皮内 4-0 Vicryl 连续缝合线闭合皮肤切口。

　　胸骨切口和侧前方的胸部手术切口均可用皮钉或皮内连续缝合线闭合。根据需要，可在颈部切口放置

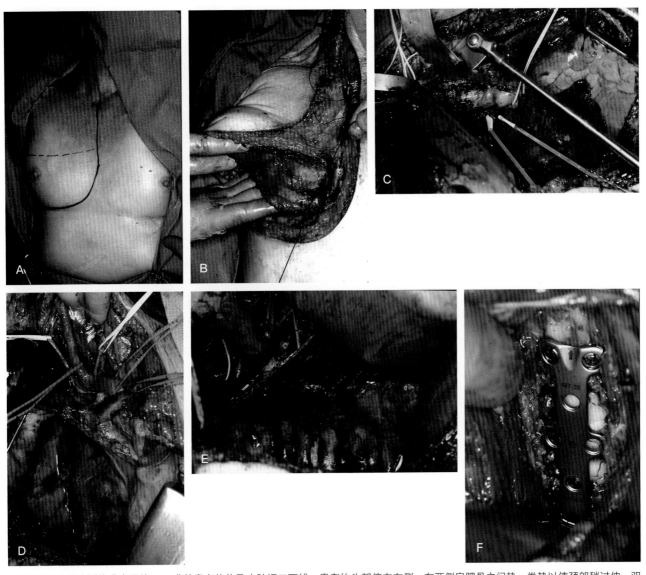

图 22-2　典型病例的术中照片。A. 术前患者体位及皮肤切口画线。患者的头部偏向左侧，在两侧肩胛骨之间垫一卷垫以使颈部稍过伸。双上肢收拢在两侧并予衬垫覆盖。切口沿着胸锁乳突肌的前界向下至胸骨上切迹，接着沿胸骨中线到第 4 肋间。然后顺着第 4 ～ 5 肋间隙转向侧方。双腔气管插管。应用双腔气管插管能够在术中选择性进行肺部通气。B. 颈部皮肤切开后使用胸骨锯完成前外侧开胸术。C. 特写示意图显露从下颈段到胸腔的过渡区域。前外侧胸膜壁层沿着胸壁被拉向外上方。同时也可看到右肺和右侧头臂静脉，以及心包（偏向中间）。D. 所有重要的解剖结构。下颈部解剖已完成，并选择性缩小右肺。可见的组织结构有右侧颈总动脉、右侧迷走神经、右侧无名动脉、右侧锁骨下动脉（起始部）、右侧头臂静脉、心包和主动脉。也可看到右侧喉返神经，其环绕右侧锁骨下动脉后进入气管食管沟内，并跨过 C7 ～ T1 椎体区。手术医师正用手将气管食管拉向中间。E. 后胸壁和上胸椎的特写示意图。外科医师正用手牵拉右肺以显露胸段脊柱，其被由纵隔延伸而来的胸膜壁层所覆盖。沿脊柱表面纵向切开胸膜向下至 T5 ～ 6 椎间盘间隙。也能看见 DeBakey 钳，从下颈段穿过胸膜顶部的开口进入胸腔。奇静脉，在 T4 ～ 5 节段横跨术区，已被结扎切断，这样能够进一步向中间牵拉纵隔胸膜（F）最终结构的特写示意图。T2 ～ 4 椎体已切除，用聚甲基丙烯酸甲酯对脊柱前部进行重建，其隐藏在前路钢板下方。钢板的侧方，可观察到减压的硬脊膜。颈椎钢板放置在 T1 ～ 5 节段，椎体螺钉位于 T1 ～ 5 水平

一引流管，然后通过另一穿刺口引至手术区外。

七、 专业器械

在整个手术过程中，需保护并时刻注意重要的血管和神经。应专门使用金刚砂磨钻进行椎体切除，因为其不会损伤硬膜（在显露硬脊膜时）以及术区的其他软组织。另外，超声吸引器在切除肿瘤组织时是非常有用的。

八、监测

在手术操作过程中，应常规使用运动诱发电位和感觉诱发电位监测以评价脊髓功能。根据术中失血量以及中心静脉压或 Swan-Ganz 导管参数进行补液。

九、并发症

颈胸交界区"活页门"手术入路的并发症是侧前方颈部手术显露时以及开胸过程中出现的相关并发症。其中风险最大的是喉返神经损伤，需特别注意并确保完好无损，同时在手术过程中避免使用金属牵开器以免对其造成影响。其他具有一定风险的组织结构包括颈动脉、锁骨下动脉和椎动脉（在分离这些结构时）、迷走神经和靠近内侧的食管及气管等。在解剖内侧的气管食管和侧方的颈动脉时，可以使用钝性分离来加以保护。

在胸腔内解剖时，有可能会损伤一些大血管，如无名动脉、锁骨下动脉和头臂静脉等。另外，胸导管在汇入左锁骨下或头臂静脉时，也有可能会被损伤；然而，如果此时已经完成胸部手术的显露，那么就更容易处理这些损伤的组织结构。

椎体切除时若硬膜发生撕裂，则一期修补是极其困难的。这种情况下，通常可取一块肌肉或阔筋膜覆盖在硬膜上，然后用明胶海绵和生物蛋白胶封闭。术中若发现脑脊液漏出，则几乎所有的患者术后都需要放置腰大池引流管，持续引流 4 ～ 5 天，并让患者保持卧床休息。如果认为可能会存在持续的脑脊液渗出，可用带血管的肋间肌瓣塞入硬膜破口。此外，术后也需要引流脑脊液。遗憾的是，术后常规放置用来预防血（气）胸的胸管通过产生负压也会导致脑脊液漏。所以，在脑脊液漏发生时，需尽可能快地拔出胸管（即当胸管引流量低于 150ml/24h 或 X 检查未发现明显的

气胸时）。尽管已有这些预防措施但术后仍然出现脑脊液漏，那么可能需要再次手术并用带血管蒂的移植肌瓣（已描述）修补硬膜，术后行脑脊液引流。

锐性切割或牵开器的利齿均可能导致食管撕裂伤。如果术中发现食管损伤，则应该行一期修补。伤口处需放置引流，同时患者应保持鼻胃管引流至少 7 ～ 10 天。随后，行钡剂检查以确定食管穿孔已闭合。然而，大多数情况下，术中难以确认食管损伤，后期表现为局部感染、瘘、全身脓血症或纵隔炎症。颈部有捻发音或胸部 X 线片检查显示纵隔气肿则强烈提示食管穿孔的可能性。食管造影可用于确诊穿孔，尽管此检查并非总是阳性。食管镜和 CT 扫描也可用于证实穿孔。迟发型食管穿孔的治疗包括鼻胃管引流，应用抗生素和切口再次探查。一旦找到穿孔，则很快能修补。

为了避免伤及食管，在颈浅筋膜层以下操作时，需尽可能少进行锐性切割。另外，颈长肌及其头端和尾端需完全游离，这样手术时自动牵开器能够安全地放在下面而不容易发生移位。同样，在用动力磨钻时，要注意确保食管或其他软组织没有突出至两侧牵开器之间的术区中，因为有时食管会被钻头卷入，造成损伤。

偶尔置入物移位能造成食管穿孔，需要再次探查。根据维持脊柱稳定性的需要，对材料进行替换或去除。如果可能的话，应该修补穿孔，如前所述，应用抗生素及留置鼻胃引流管等治疗。

十、典型病例

一位 27 岁白人男性，既往有肾细胞癌病史，进行性加剧的肩胛骨间疼痛 3 个月。神经系统检查无明显变化。MRI 提示 T3 椎体转移瘤，主要累及左侧椎弓根，并脊髓和神经根受压。该患者接受了 T3 ～ 4 椎板切除术和经椎弓根 T3 椎体切除术，以及用甲基丙烯酸甲酯重建和后路颈胸融合术（C4 ～ T8）。最初使用钛棒、椎板钩和 Wisconsin 线进行后固定。术后患者恢复较好并开始化疗。由于 T3 神经根性病变，4 个月后他返回医院，MRI 显示复发肿瘤位于基丙烯酸甲酯结构的后面（图 22-3），并延伸至 T2 ～ 4 的椎体后。神经系统检查提示脊髓病变。此时，决定选择行活门手术方式，切除 T2 ～ 4 椎体并行前路重建，正如本章节前面及图片所述。术后脊髓病变得到解决（图 22-4）。这个患者术后接受了局部放疗。在 1 年的随访评估中，患者可自由活动并无任何不适症状。

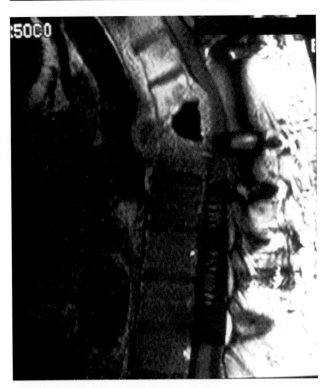

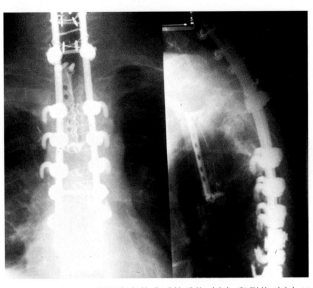

图 22-4　图 22-2 所示患者的术后前后位（左）和侧位（右）X 线表现。显示前方的重建结构包括从 T1 延伸至 T5 的甲基丙烯酸甲酯（替代 T2～4 椎体）和颈椎带锁钢板（有螺钉）。也可看到最初手术所置入的后路颈胸段固定系统，包括钛棒、椎板钩和 Wisconsin 线

图 22-3　图 22-2 所示患者的术前 MRI 图像。患者因转移性肾细胞癌，接受经椎弓根 T3 椎体切除术，随后从后方置入钛棒、椎板钩和 Wisconsin 线等材料。6 个月后，在第一次手术中置入的甲基丙烯酸甲酯周围肿瘤复发，并导致脊髓病。硬膜外的肿瘤向喙突（钩突）端和尾端延伸至 T2 和 T4 椎体的后方

（王先祥　译，范　涛　校）

第23章 颈胸交界区后路内固定技术

一、概述

颈胸交界区的后固定对脊柱外科医师来说具有独特的挑战性。脊柱的该区域是移行区。脊髓和椎体节段的解剖学特征以及脊柱的生物力学特性在相对较短的解剖距离内具有显著变化。由于解剖的细微差别和相对较高的并发症发生率，对颈胸交界区脊柱手术的要求是非常严格的。最近后路置入技术的进步使得脊柱外科医师能够更好地处理颈胸交界区稳定手术时候遇到的问题。

任何脊柱手术旨在使神经结构减压、预防或矫正畸形以及确保脊柱的稳定性。如何实现这些目标，正是手术要考虑的细节，需要减压还是纠正畸形决定了手术的方向。脊柱重建手术基于如何切除脊柱，脊柱和周围解剖结构将产生怎样的附带损伤，以及可利用哪些结构去固定脊柱内植物。手术医师必须时刻谨记融合的生物学特性，矢状位与冠状位的脊柱对位关系以及手术和正常解剖的改变对脊柱的长期影响。

颈胸交界区作为一个手术相关单元指的是从C5～T5。

成功的颈胸交界区后路固定术需要涉及并解决以下五个特殊的挑战：①颈胸交界区脊柱节段的大小和形态变异；②颈椎前凸转为相反的胸椎后凸；③灵活颈椎和欠灵活的胸椎在活动度上的差异；④胸椎前面周围的解剖结构；⑤脊柱节段不同形态间移行区所需要的置入物。

上述每一个挑战难题的解决都推动着颈胸交界区后固定技术的进步。颈椎的后固定技术显著不同于胸椎的固定技术。颈胸区域各自的手术固定早就有了相对成熟的技术。成功的交界区手术固定需要具备两个区域独特的特征，并且区分不同的连接节段。目前的置入技术已经提高到能自如应对颈胸交界区后固定术的挑战，而不再像20世纪那样是一种令人生畏的工作。

二、患者选择

手术入路的选择取决于需要做何种减压、切除或者解除组织压迫技术以达到手术目的。目前的置入技术能够针对各种需要提供合理的脊柱重建和固定方法。脊柱外科医师必须能够针对具体的病理学类型灵活选择合理的手术入路和之后的内固定方法，因此，应该熟练掌握可利用的所有入路和内固定器械；仅仅依靠后路内固定技术尚不足以解决颈胸交界区所出现的一切病例类型。大多数情况下，后固定技术只是用来达到总手术目标的策略之一。

（一）单纯后固定（后方）

颈胸交界区的手术很多情况仅需要稳定的后固定。不是所有的固定性畸形都需要手术，牵引足以或很容易实现颈椎前屈。在多节段颈胸减压术后单纯后固定能够重建牵张带，预防畸形进展演变成脊髓型颈椎病。可用于连接的解剖结构决定了要用的置入物类型。如果施行了椎板切除术，用来固定的唯一选择就是侧块和椎弓根螺钉。

（二）单纯前固定（前方）

在颈胸交界区，单纯前方手术固定的指征有限。C7～T1节段的单节段前路椎间盘切除融合术有着长期和成功的追溯记录。前面已提到的脊柱特有的生物力学，因此强烈推荐这个水平节段采用前部钛板固定技术。同样，假使无后部病变或不稳定，用前部锁定钛板和支撑移植物或钛笼可以成功处理C7或T1单节段椎体切除术。当在颈胸交界区施行了两个或两个以上水平的椎体切除术或有明显的后部病变时，建议增加后固定术。

（三）前后联合固定术（前后方联合）

当前后方都存在病理改变或需要切除超过2个以上节段的椎体以减压或解除组织压迫时，需要应用前后联合固定。该方法的第一阶段通常是前部减压或解除组织压迫，随后重建。前部重建除了前部的锁定钛板外，可以用支撑置入物、钛网融合器或可伸缩融合器来完成。如果需要的话，畸形矫正必须在第一阶段进行，因为后路置入物和颈椎骨难以承受矫形所需要的应力。在椎间盘或椎体切除减压后，头位的改变和椎体牵引是重建颈椎前凸的有效方法。第二阶段后路手术要么在前路固定后一期进行，要么分期手术。单纯后固定入路中所描述的所有的方法均可使用，如果需要后部减压，固定应选择侧块和椎弓根系统。

（四）后侧方入路（胸腔外）

后侧方入路是通过一个后部切口的前后联合入路，用这种手术技术能够达到多节段的椎体切除和完全的椎体切除术。后侧方入路在肿瘤、炎症和畸形致使椎体节段的前后部分同时受累时是一个很好的选择。前部重建可以通过应用支撑性的置入物、钛网融合器或可伸缩融合器来实现。在前部放置钛笼或支撑物时，必须高度小心，因为颈胸交界区的重要神经根很容易被损伤。通过后侧方入路安装前部板或钉等装置特别困难，但是如果能在前部分担装置基础上做到后固定充分减压，通常不需要该入路。尽管后侧方入路应用困难，但一旦掌握，将是解决前后联合病变的微侵袭方法。

（五）后前后入路（后前后）

该侵袭性入路作用于固定矢状面颈胸交界区先天性或后天性畸形。理想的矫形需要前方和后方同时截骨矫正。第一阶段，通过截骨和椎板切除进行后部减压；通常，放置后部置入物在脊柱相对牢固而且前方置入物或钛笼没有移位的危险时进行。在前部矫正完成之后再锁定连接杆。通过关节面切除达到移动脊椎和重建前凸曲度的目的。当切除部分后部骨质时，多轴位螺钉和固定杆系统是最佳的选择。第二阶段采用仰卧位，切除前部椎间盘、骨质或椎体；该入路的选用取决于需处理的节段。通常改良的下颈部或胸骨上入路用于 C7～T2 节段病变，而经胸骨入路用于 T2 节段以下。完成前部重建需要三面皮质置入物、支撑置入物、钛网融合器或可伸缩融合器。前部绞锁钛板可以锁定前方承重椎体。最后的第三阶段，患者恢复俯卧位，用固定杆进行后固定；可以通过加压和轻微的原位弯曲做精细的调整，但要牢记不要在更加精细的颈椎骨解剖结构上太用力。

三、术前准备

脊柱成像应该包括应用 MRI 来评估脊柱的神经结构和周围的软组织；MRI 也可以用来显示肿瘤、感染或者椎间盘病变。CT 可以更好地显示骨结构的形态，包括侧块的大小、椎弓根和环绕椎动脉的横突孔的位置；CT 常用于鉴别肿瘤或者感染性的骨质破坏并有助于设计置入物置换。正中位 X 线平片用于评价颈椎前曲和胸椎后曲情况。需要注意自然胸椎后曲的位置，因为这有助于确定需要重建的椎体节段的数目。当畸形存在时，屈伸平片有助于确定是否需要骨切除或者组织减压。畸形病例，站立位全脊柱侧面片有助于获取最终重建位置的矢状平衡等信息。如果未能引起足够重视，腰椎的畸形将导致矢状或冠状位失衡。

四、手术过程

（一）麻醉注意事项

手术应该采用全身麻醉。谨慎气管插管以避免神经功能恶化。严谨颈部的过度屈伸。严重气道狭窄的患者应该考虑应用纤维镜下气管插管。麻醉师应该注意稳定患者的正常血压，因为低血压会导致脊髓的血流灌注不足。在摆体位和手术过程中应考虑通过动脉导管对系统血压进行实时监测。在较大的肿瘤病例，失血可能会相当多，深静脉导管、自体输血、使用细胞采集和交叉配血都可以利用。在肿瘤病例中，术前栓塞对减少术中失血很有帮助，应该积极考虑。术中通过躯体感觉神经诱发电位和动作诱发电位的电生理监测正越来越普遍。建议应用于较复杂的病例时应放置 Foley 导管，切皮前应用一次抗生素，并且根据手术时间和失血量可以重复给予需要量。

（二）定位

颈部和颈胸交界区在正中矢状位的正确定位是手术的最重要部分，忽视这一细节将为造成患者矢状位医源性畸形。即使患者术前矢状位平衡，也应该充分注意体位的细微改变，避免因疏忽而导致的畸形。在椎体未融合部分常会因痛苦发生代偿性改变。三点颅骨支架固定头部可以最大程度地控制解剖结构，尽管在一些病例适用非刚性固定。皮肤消毒准备前，应该使用 X 线透视或平片胶片摄片以确定中立位；外部中立位的确认能由麻醉师或者护理人员实现。当畸形矫正是该手术中的一部分时，应该具备准确定位无菌巾下头和脊柱位置的能力；坐位常使得术中位置调整更加困难。

术中脊髓监测能为定位提供非常好的帮助，并且可以有助于减少颈椎手术术中和围术期神经功能缺失。一旦最终确定位置，切皮前应该核实一下是否可以检测到信号。

患者手臂应该贴附于患者侧面躯体，确保术者在颈段和胸段更能更靠近患者，该位置同时可使斜方肌保持张力（图 23-1）。

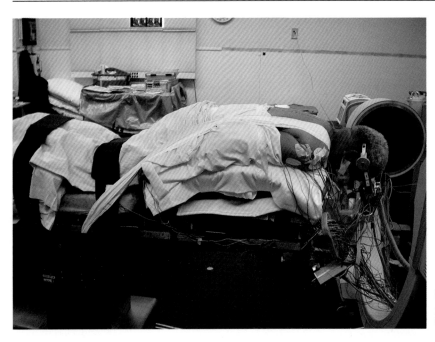

图 23-1　铺巾前的患者体位。通过 X 线确定头部正中矢状位和冠状位。一旦确定最终体位，在切皮前应检查神经电生理监测仪器

（三）显露

做皮肤正中切口，分离颈椎棘突、椎板和侧块周围肌肉，但颈部的分离不需要超过侧块边缘。胸部应充分向侧面分离并显露整个横突至肋骨最近段。应该十分注意，以确保不重建椎体水平椎间韧带和关节突关节的结构和功能完整，这有助于降低邻近节段失稳的概率。在分离胸椎椎旁肌肉时可能会遇到大量出血，尤其是较肥胖的患者。放置自动牵开器，充分显露所有椎骨标志有助于置入固定物、确保其安全，并为融合植骨床的去除皮质做准备。

（四）螺钉安装

可利用的螺钉有两种：颈椎节段的侧块螺钉和胸椎节段的椎弓根螺钉。尽管颈椎节段应用椎弓根螺钉在技术上有较大的挑战性，但也是可以应用的。由于 C7 的侧块比其他颈椎节段小，使得该椎体应用椎弓根螺钉越来越广泛。如果全部的骨质较差或 C7 是重建的最终节段，在 C7 应用椎弓根螺钉是可行的，如果 C7 是重建节段中的中间段，侧块固定被认为是充分可靠的。

如果可能的话，应该在脊髓显露前固定螺钉，以保存侧块螺钉固定解剖标志，避免由于用力旋入螺钉时的无意操作损伤娇嫩的颈胸交界区的脊髓。如果通过触诊技术进行螺钉置入，那么需要去除部分骨质以显露椎弓根螺钉置入的标记点。

尽管固定每个脊柱节段时两侧为首选，但并不总能实现。在一些像肿瘤、感染或者创伤的病例，由于骨质的破坏或切除，合理的固定是不可能实现的。单侧固定或在重建节段中间间隔一个节段也是可行的。

重建的两端应该有牢靠的双侧固定，如果在颈胸交界区融合重建的椎体中有两个或更多相邻节段无固定点，应该考虑增加前部固定。

许多厂家生产的多轴螺钉 - 螺杆系统是可以应用的，多轴固定技术使得颈胸交界区后固定更加简便和牢固，在同一椎段联合侧块螺钉和椎弓根螺钉时，被推荐作为首选。接下来是多轴螺钉 - 螺杆系统的操作性描述。

（五）侧块螺钉

使用侧块螺钉的标准安装技术，侧块或关节支柱可以简单地描述为一个方形，被以下标志分为四个象限：①侧关节面线（LFL），沿着侧块的侧后缘从一个小关节到下一个小关节的连线；②正中关节面线（MFL），在椎板与侧块连接处从一个小关节到下一个小关节的连线；③头尾线（RCL），沿头尾方向的线，将侧块分为两半；④界面线（IFL），通过侧块内外延伸，垂直于头尾线。这些将侧块划分为上外、下外、上内和下内四个象限（图 23-2）。

正中关节面线和上下关节突的连接定位出神经根从上内到下外象限的走行路径；上内和下内象限下方平行于 MFL 处神经根前方走行椎动脉。由于在上外象限既没有神经根也没有椎动脉，该区域被认为是安全的。

应用上述易于辨别的标志，螺钉起始点位于二分侧块线的内 1mm 和下 1mm 处。用手锥或高速电钻在起始标志点骨皮质轻钻小孔，然后向外侧倾斜 30°，向头侧倾斜 10°～20°（图 23-3）；用直径 3mm 钻（手动或电动）钻至 12～13mm 深度。这通常平行于同一

节段的棘突。小心钻螺孔，应用探针或回声探测设备检测以确定最终的螺钉长度；螺钉长度从 10 ～ 16mm 不等，大部分在 12 ～ 14mm。螺钉可以是双皮质也可以是单皮质。用直径 3 ～ 5mm 的探针来回插入钻孔磨除最初的螺纹；插入合适螺钉，但多轴连接头仍可自由活动；有时也会有凶猛的静脉出血，但随着螺钉的置入，出血很容易被控制。

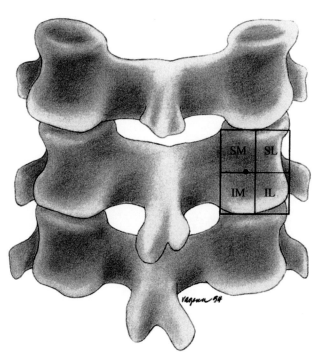

图 23-2　侧块四象限的标记。螺钉旋入点在二等分线内侧 1mm 处。IL. 下外象限；IM. 下内象限；SL. 上外象限；SM. 上内象限 [经许可引自 Pait GT, Borba LA. Stabilization of C3–C7 with articular mass plate and screws. In AANS Neurosurgical Operative Atlas. Vol. 5, no.1　(Fig. 8A) .Chicago: American Association of Neurological Surgeons, 1998:98.]

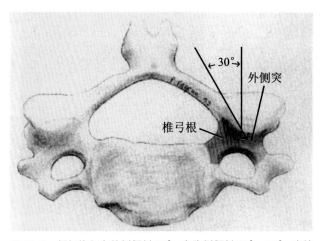

图 23-3　螺钉旋入向外侧倾斜 30°，向腹侧倾斜 10°～ 20°，直接朝向横突孔的外侧突。通常平行于同一节段的棘突 [经许可引自 Pait GT, Borba LA. Stabilization of C3–C7 with articular mass plate and screws. In AANS Neurosurgical Operative Atlas. Vol. 5, no.1　(Fig. 8B) .Chicago: American Association of Neurological Surgeons, 1998:98.]

（六）椎弓根螺钉安置

椎弓根螺钉起始点和轨道不同于侧块螺钉，起始点位于横突和小关节连接处。当重叠的小关节用骨凿或骨钻移除后，该点更容易识别；不应该在重建椎体最上端移除小关节，因为这将使未融合节段运动失稳。在大多数病例，移除近端横突部分将有利于安置螺钉所需的轨道。一旦选择了起始点，通过手锥或高速电钻轻轻磨去后面椎弓根上方的骨皮质，将一弯曲的椎弓根探针插入孔中，弯端背向椎管，均匀轻轻用力，插入探针 20mm，一旦到达 20mm，拔出探针，再次弯端朝向椎管内插入。基于患者的解剖结构，进入探针 2 ～ 8mm，不应该有突然的压力突破，因为这意味着骨皮质裂开或不能保持在椎弓根里。正确操作的触觉反馈与一根棍子插入湿沙中差不多。

探针钻孔后，用一个凸面的探针去探，检查内外上下各个方向是否有骨皮质裂开，同时测量洞的深度以便确定螺钉的长度；如果无骨皮质破坏，用直径 3.5mm 或 4.0mm 的攻丝探入；然后用适当长度的 4.0mm 或 4.5mm 螺钉正好随后旋入，固定住但不限制多轴连接头的活动度。

透视引导在颈胸交界区由于肩膀和胸部遮挡使其应用也十分困难，可通过椎板切开来触摸椎弓根的内侧缘以及头尾边界。影像导航也可用于帮助引导螺钉固定，术前或术中多维成像也是可以应用的。不管应用何种椎弓根导航技术，外部标记物和触觉反馈仍旧是在上胸段安全置入椎弓根螺钉的关键部分（图 23-4）。

（七）螺杆连接

一旦插入所有螺钉，采用弯曲螺杆模棒确定杆的长度和弯曲度；弯曲度应该包括合乎生理的颈椎前曲和胸椎后曲的起始。如果没能达到解剖对位，应该考虑其他还原或固定方法；杆的弯曲是非常严格的，因为这将是（希望是）患者余生的姿势。

由于侧块和胸椎椎弓根的内侧变异，通常需要补偿连接器来连接颈胸节段。补偿连接器从螺杆上伸出连接元件，从而可再加入一个外侧螺钉；通常，只要补偿连接器足够长，就不需要冠状面或侧方弯曲；但有非常靠外侧的螺钉时，需要轻轻向外弯出轮廓。

如果固定延伸至胸椎，不同宽度的螺杆必须被连接起来。杆 - 杆连接器、侧 - 侧连接器和现在的端 - 端连接器有许多种，还有锥形的杆，但对杆的锥形部分发生断裂还有争议。

应该在连接螺钉和螺杆之前连接并弯曲螺杆，将杆插入多轴的连接头中，然后用固定栓锁住。如果需要原位弯曲，最好在胸椎区域进行，因为胸椎椎弓根的牵张

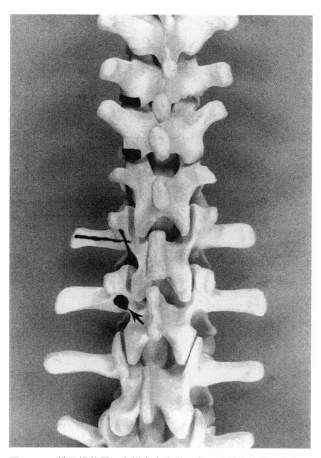

图 23-4 椎弓根位置。在横突中央做一条二分横突的线，在上关节突关节面上做一矢状线，两线的交点即为椎弓根位置。黑点（箭头）的位置即为下一节段椎弓根的位置 [经许可引自 Mullen BB. Ray GL. Texas scottish Rite Hospital system for internal stabilization of thoracolumbar fractures. In: AANS Neurosurgical Operative Atlas. Vol. 5, no.1 （Fig. 9）.Chicago: American Association of Neurological Surgeons, 1998:116.]

应力大于颈椎侧块螺钉。弯曲螺杆进入螺钉或将螺钉拉向螺杆都有可靠的装置；小心使用这些装置，因为侧块螺钉容易遇到骨置入界面的失败，尤其是侧块螺钉；一旦螺杆完全连接，可以轻轻原位弯曲压缩或牵张。最终确定螺杆的外形，螺栓拧紧；如有需要的话，也可连接一或两个交叉连接器（图 23-5A ～ D）。

（八）置入床准备

在去除骨皮质和安放移植骨前，整个手术部位应用抗生素溶液浸泡。融合节段所有的关节面去除骨皮质，填充自体或同种异体骨松质；在置入移植骨前，所有残留的椎板、棘突、横突和侧块也都应去除骨皮质。

（九）缝合

置入筋膜下自动吸引引流，缝合肌肉、皮下筋膜和皮肤层，敷料包扎后，在患者卸下三点颅骨固定装置前安装一个颈部矫形装置。

五、术后管理

患者可控麻醉泵在术后镇痛方面非常有效。术后应用抗生素直至拔除创腔引流。若有临床指征，术后做 CT 扫描以评估螺钉位置；当有螺钉毗邻或插入硬膜囊以及毗邻或插入胸部血管结构时，应考虑行二次修正手术。矫形器应根据重建固定节段的长度和患者的愈合能力放正位置。吸烟、糖尿病、放疗和激素应用可以延长矫形器的应用时间，患者生理状况稳定后

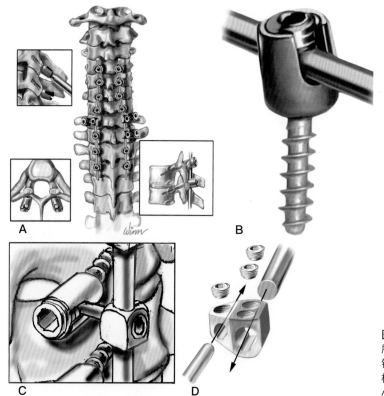

图 23-5 A.跨过颈胸交界区的多轴螺杆锁定系统，插图所示为侧块螺钉和胸椎椎弓根螺钉旋入的轨道；B. 多轴锁定器的特写图片；C.补偿连接器的特写侧面图；D. 侧杆连接器的示例，该连接器可以将较厚的胸椎连接杆与较小的颈椎连接杆串联起来

宜尽早开始进行有效的物理和正规治疗。3 个月后做固定节段的屈伸 X 线平片评估固定融合的稳定性（图 23-6A ～ D）。

六、结论

直到目前，颈胸交界区依然是脊柱连接区域中最具技术挑战性的部位，对以前手术没有达到预期目标的深入理解，优化了现在的手术设计和执行方案。基于其复杂结构，颈胸交界区易于遭受自然和医源性的失稳。对这个区域生物力学应力方面的透彻理解，再加上应用各种固定技术的能力，对于成功进行这个区域的稳定性手术至关重要（图 23-7A ～ C）。

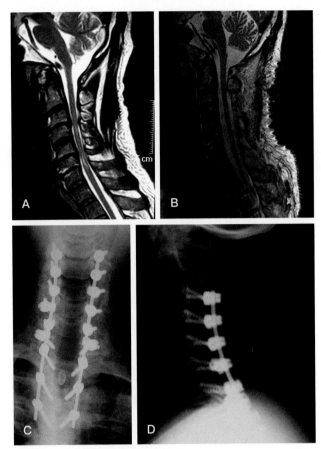

图 23-6　A. 61 岁男性强制性脊柱炎患者的磁共振影像；B. 广泛的 C2 ～ T2 后路减压术后的效果；C. 颈胸交界区 C3 ～ 4 融合重建的前后位 X 线片；D. 颈胸交界区 C3 ～ 4 融合重建的侧位 X 线片

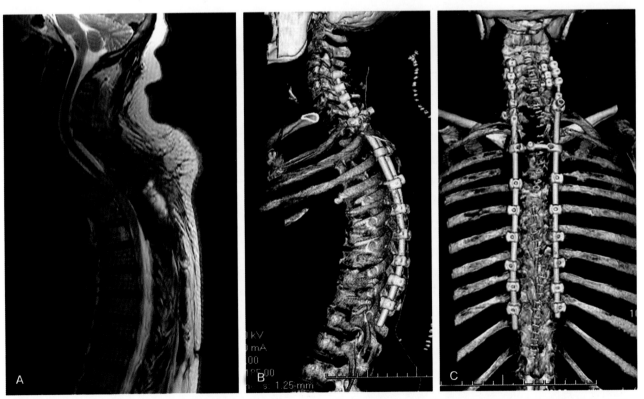

图 23-7　颈胸交界区肿瘤切除术联合后路椎板减压后脊柱失稳。为了确保脊柱的稳定，置入物重建向下延伸至自然胸椎后曲的下一节段，较小的颈椎螺杆系统和胸椎螺杆系统进行端端连接。A. 颈胸交界区肿瘤切除术联合后路椎板减压后脊柱失稳的矢状位 MRI 图像；B. 术后 CT 三维成像后的侧位像；C. 术后 CT 三维扫描成像的后位像

（王先祥　译，范　涛　校）

第 24 章 硬脊膜下髓外肿瘤的手术治疗

一、概述

对于诸如脊膜瘤和神经鞘瘤这样的硬脊膜下髓外（IDEM）的脊柱肿瘤，采用外科手术切除是其主要的治疗方式。外科手术治疗的目的是将肿瘤完全切除，从而解除肿瘤对脊髓的压迫并为进一步的病理学研究取得标本。精细的手术操作对于肿瘤的安全完整的切除是非常重要的。

二、患者选择和术前影像

根据肿瘤的大小、位置和与脊髓及神经根的位置关系，硬脊膜下髓外（IDEM）的脊柱肿瘤的患者可表现为疼痛或不同种类的神经功能缺失。高质量的 MRI 平扫加增强扫描是主要的影像学检查手段，这对于制订髓外脊柱肿瘤的手术方案是必要的。在 MRI 的不同层面上，可以很容易地鉴别脊髓、神经根及肿瘤。大多数的 IDEM 肿瘤通过增强扫描至少可以部分得到增强，从而进一步提高了肿瘤影像的分辨率。通过 CT 进行的脊髓造影术可以帮助外科医师决定是否需要切除椎骨，这对于安全并且完全地切除肿瘤、获得手术的充分显露是必不可少的。在一些病例中，特别是那些哑铃形的肿瘤，有可能引起椎骨的破坏，这种骨破坏可在轴位 CT 成像上可以被清楚地显示。在这些情况下，CT 脊髓造影术可以提供更多的诊断信息，否则这项检查并不常规进行。

三、术前准备

术中运动和感觉传导的神经电生理检查可敏感、特异地监测 IDEM 病变切除过程中出现的医源性神经损害，可帮助外科医师制订切除 IDEM 肿瘤的手术方案。如果是由于脊髓严重的受压而需要特别关注脊髓灌注时，可置入动脉管路进行动脉血压监测。

术前常规应用 Foley 导尿管及血压监测设备。术前选择使用针对革兰阳性菌的抗生素，类固醇激素在术前及术中适当的时间间隔应用。在术后，类固醇激素通常应该停用，或者在一定时间段内迅速减量至停用。

四、手术过程

典型的 IDEM 肿瘤是通过后正中切口入路以及多节段的椎板切除术进行处理的。这种方法允许外科医师为了满足切除肿瘤的需要而向上、下两侧进行延伸显露。尽管偶尔会采用前方入路的方式来达到安全地切除硬脊膜下髓外肿瘤的目的，但是这类病例比较少见。患者采用俯卧位，胸部下方适当垫起，置于 Wilson 框架或开放的脊柱手术床。当肿瘤位于 T4 及以上水平时，头部用 Mayfield 头架固定或用 Gardner-Wells 钳以 15 英镑（5～7kg）的力牵引固定。对于 T6 及以上水平的颈部及胸部病变，患者的双臂应放置于身体两侧；对于病变位置更低的患者，两侧肩部固定于 90°且双臂放置于手臂托板上。

在病变处向上、下两侧扩大半个到一个节段的椎板切除常常可更加充分地对其显露。椎板的网状骨质边缘采用骨蜡进行彻底封闭。在进行关节面切除或根部切除时可采用腹外侧入路。在对硬脊膜切开前必须进行细致的止血，应该特别注意硬膜外的静脉。在打开硬脊膜前常常采用明胶海绵（Gelfoam）、速即纱（Surgicel），以及止血胶（Floseal）来使手术创面清洁。

在硬膜的中线部位线性切开，棉条放置于切开硬膜的两侧，以减少血液等物质进入视野。采用 4-0 缝合丝线将硬脊膜边缘悬吊于椎板背侧的椎旁肌肉上。棉片放置于要放置于显露的肌肉上，以吸收少量的可能术中积聚的血液（图 24-1）。

打开硬膜后需要对脊髓及肿瘤进行仔细探查，整个肿瘤延伸范围上的蛛网膜要仔细地切开（图 24-2）。如果是腹侧或腹外侧的肿瘤，可能需要切断齿状韧带。为了便于更加容易接近位于脊髓腹侧的肿瘤，通过用 6-0 Prolene 缝线贯穿缝合被切断的齿状韧带残端，通过轻柔的牵拉，使脊髓能够被仔细、小心地翻转和牵拉（图 24-3）。

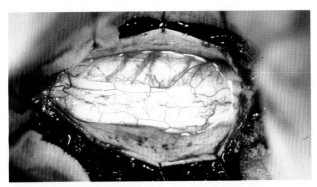

图 24-1　用丝线将硬脊膜缝合悬吊在椎旁肌肉上，将棉片垫放在显露的肌肉上以保持术野的干净

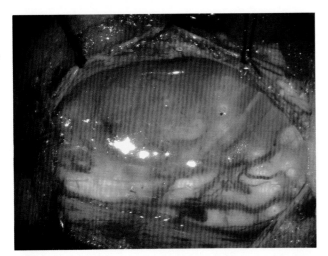

图 24-2　为了显露病变必须仔细解剖和分离覆盖于 IDEM 肿瘤的蛛网膜

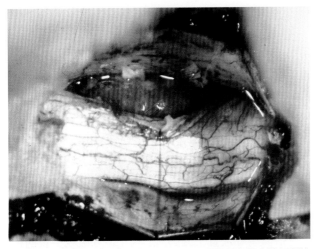

图 24-3　切断齿状韧带，用 6-0 Prolene 缝线贯穿缝合被切断的齿状韧带近端并向下牵拉，以增加脊髓腹侧肿瘤的显露

要对肿瘤向上、下两侧延伸的范围进行确认。可将一个窄的棉片置于肿瘤的两端，以便明确肿瘤的界线，并保持肿瘤与脊髓间的界线（图 24-4）。如果可能的话，采用显微解剖技术来分离脊髓与肿瘤之间的边界。在对进出的神经根进行区分和分离后，小的病变，

特别是可能起源于背侧神经根的神经鞘瘤应被完整切除。大的肿瘤常常需要进行内部的分块切除。肿瘤的包膜应该用双极电凝烧灼并用显微剪刀切开。用双极电凝完成肿瘤内部的分块切除，用超声吸引术或激光缓慢的吸引出。使肿瘤的包膜保持完整可对肿瘤的对抗牵拉提供一个安全的方式（图 24-5）。随着肿瘤内部体积的减小，可以部分切除肿瘤的包膜，从而更好地显露肿瘤及其与脊髓的接触面。

当肿瘤已经被彻底切除后，应探查瘤腔并确认已止血完全。对于小量的渗血，可以用胶原凝血酶悬液来进行确切的止血（图 24-6）。硬脊膜最常见的是采用 4-0 丝线连续、扣锁缝合进行关闭。如果需要应用硬脊膜补片的话，可以使用牛心包或合成材料，一种高嵌体替代品被放置在切开的硬脊膜上，并用一薄层的纤维蛋白胶覆盖。椎旁肌肉用可吸收单丝缝线行疏松、连续缝合。筋膜用 8-0 的可吸收线间断缝合、关闭，皮肤用连续的尼龙缝线关闭。

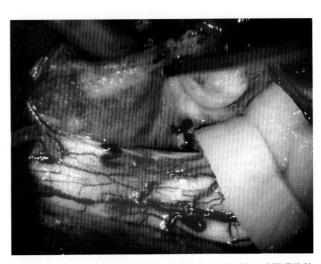

图 24-4　将一个窄的棉片放置在肿瘤的上、下两端，以便明确肿瘤向上、下两侧延伸的界线

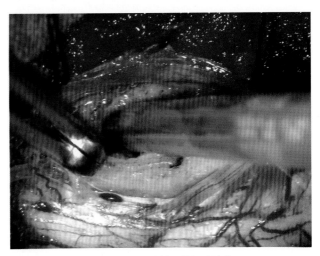

图 24-5　在肿瘤包膜上轻柔吸除并分块切除肿瘤

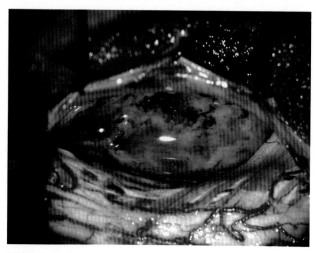

图 24-6　完全彻底地止血后关闭硬脊膜

五、可选择的治疗策略

（一）微创的方式

一些最近的研究对在切除 IDEM 脊柱肿瘤时应用微创手术（MIS）管状牵引系统进行报道并取得了满意的结果。微创的方式支持者认为微创手术技术可减轻疼痛，有助于术后恢复和降低脊柱失稳或脑脊液漏的风险；然而，这些优势并没有在文献中得到明确证实。对于硬膜下肿瘤，就不应该考虑微创手术，因为其降低了肿瘤全切的可能或增加患者出现其他风险的可能。

（二）立体定向放射外科治疗

手术是治疗 IDEM 脊柱肿瘤的一线治疗手段，特别是对于良性病损可通过全切达到治愈的目的。然而，在一些病例中，立体定向放射外科治疗（SRS）为 IDEM 脊柱肿瘤提供了一个可行的治疗选择。立体定向放射外科治疗（SRS）的指征包括多发性或神经纤维瘤病、病变残余或手术无效和因合并症明显增加全身麻醉风险的疾病。在临床中，当瘤内单成分最大剂量接近 1500 ～ 3000cGy，立体定向放射外科治疗（SRS）可有效地限制肿瘤进展和减轻疼痛。

六、术后管理

如果达到了硬脊膜的严密缝合，那么就不必放置腰椎的蛛网膜下腔引流。患者保持平卧于硬板床 48 ～ 72 小时，应用血压监测设备和 Foley 导尿管。如果放置了腰椎引流，那么引流管通常在患者活动前拔除。围术期抗生素持续使用到所有引流管的拔除。术后患者的症状并不会立刻得到改善，但是经过显微外科手术切除 IDEM 脊柱肿瘤后的结果比较满意；绝大多数的患者主诉轻度疼痛并在术后 1 年神经症状得到改善。

（赵海军　范　涛　译）

第 25 章　脊髓血管畸形切除术的手术技巧

一、概述

脊髓血管畸形(SVMs)包括动静脉瘘和动静脉畸形，在治疗上都是复杂且具有挑战性的。随着显微外科、血管介入技术和神经影像学的进展，提高了笔者治疗脊髓血管畸形的能力，帮助笔者可以安全、有效地治疗该病。拥有对椎管、脊髓血管的解剖和这些病变的病理生理学的广泛认识，对于恰当的治疗是很有必要的。

二、患者选择

脊髓血管畸形是一类具有各种不同临床表现、解剖结构、病理生理学和治疗方案的病变。因此，患者的治疗方案选择通常基于病变类型。为了方便分类，本章的作者根据其解剖结构和病理生理学提出了一个系统的、便于病变分类的、改善以前混乱分类的分类系统。对这个分类系统的简要回顾有助于指导对患者的选择。

脊髓血管畸形可分为动静脉瘘和动静脉畸形。动静脉瘘又分为硬脊膜外和硬脊膜内两种。硬脊膜内动静脉瘘可分为背侧和腹侧。动静脉畸形分为硬脊膜外和硬脊膜内两种。硬脊膜内动静脉畸形可进一步细分为髓内动静脉畸形和圆锥血管畸形，髓内动静脉畸形血管团可以分为致密型成熟型和弥漫型幼稚型。

（一）脊髓动静脉瘘

1. 硬脊膜外动静脉瘘　硬膜外动静脉瘘是通过根动脉的分支与硬脊膜外静脉丛连接（图 25-1A），是一种罕见的病变，通常选择血管内栓塞治疗。

2. 背侧硬脊膜内动静脉瘘（硬脊膜 AVF）　背侧硬脊膜内动静脉瘘是脊髓血管畸形中最常见的类型。它是由一根动脉和脊髓静脉系统之间连接造成的结果（图 25-1B）。患者的典型表现为渐进性脊髓损伤，这预示着不良的自然病程。治疗时可以采用血管内栓塞或者手术治疗。如果供应瘘的动脉同时分流至脊髓前动脉、脊髓后动脉或根髓动脉，是血管内栓塞治疗的禁忌。如果近端脊髓引流静脉不通畅，也不能使用血管内栓塞治疗。即便是穿刺到了引流静脉，术后也

可能复发，所以随访很重要。虽然血管内栓塞技术的不断进步改善了闭塞率，但即使在今天，要想达到完全闭塞不复发都是具有挑战性的。显微手术治疗明显更安全、有效，同时也仍然是长期完全闭塞的金标准。

3. 腹侧硬脊膜内动静脉瘘（髓周 AVF）　腹侧硬脊膜内动静脉瘘是由脊髓前动脉和在腹侧中线蛛网膜下腔扩大的静脉网之间连接的结果（图 25-1C）。其可分为三种类型。A 型：单根动脉供血，病灶小；B 型：病灶中等大小；C 型：血流量大且供血动脉多结构复杂。随着病灶的增大，血管的渗血，脊髓不断受压，患者的症状逐渐恶化。A 型瘘可手术切除，效果良好。虽然腹侧病变可以通过后外侧入路进入，但这些病变通常需要前入路或前外侧入路，所以需要一个擅长复杂脊柱入路和椎管重建的团队来完成手术。大的病变最好用血管内栓塞治疗。治疗腹侧硬脊膜内动静脉瘘的关键点是对脊髓前动脉的保护。

（二）脊髓动静脉畸形

1. 硬脊膜内外动静脉畸形　硬脊膜内外动静脉畸形之前被认为是异构的、幼稚的或者是第 3 型 AVMs。其由硬膜外和硬膜内两部分组成，通常涉及相应的骨骼、肌肉、皮肤、椎管、脊髓和单节段神经根（图 25-1D）。硬脊膜内外动静脉畸形是很严重的病变，治愈几乎是不可能的，治疗的目标是通过减轻压迫、降低静脉高压、减少血管渗血来尽可能地缓解神经功能。血管内栓塞技术是治疗的主要方法，通过手术减轻病变对脊髓和神经的压迫作用。

2. 髓内和圆锥动静脉畸形　髓内动静脉畸形穿过脊髓实质，其可有一支或多支分流动脉，病灶可以是致密的（图 25-1E）也可以是弥漫的（图 25-1F）。圆锥动静脉畸形因其共同的病灶位置、独特的血管结构和临床表现被单独分为一类。它可以有多支动脉供血，多个病灶和复杂的引流静脉。一个病灶可以有多个动静脉直接与脊髓前、后动脉连接。病灶通常在髓外和软膜下，髓内也可有一部分。髓内和脊髓圆锥动静脉畸形最好采用血管内栓塞术和开放手术联合治疗。

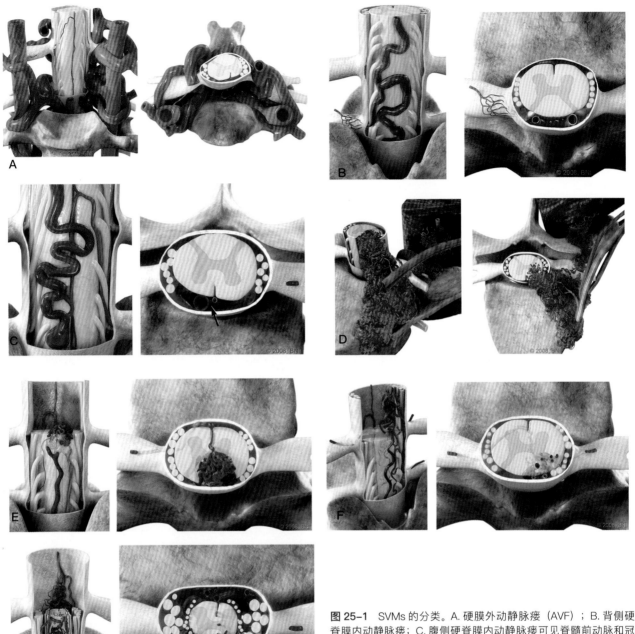

图 25-1 SVMs 的分类。A. 硬膜外动静脉瘘（AVF）；B. 背侧硬脊膜内动静脉瘘；C. 腹侧硬脊膜内动静脉瘘可见脊髓前动脉和冠状静脉丛之间的瘘管连接（箭头）；D. 硬脊膜内外动静脉畸形，左图为后面观，右图为横断面；E. 致密型髓内 AVMs；F. 弥漫型髓内 AVMs；G. 圆锥 AVM，左图为后面观，右图为横断面（经过 Barrow Neurological Institute, Phoenix, Arizona 的许可引用）

三、手术准备

对于任何一个确诊或怀疑脊髓血管畸形的患者来说，进行彻底的临床和影像学检查都是必要的。这些病变是导致脊髓可逆性损伤的原因，因此，对于高度怀疑脊髓血管畸形时，需要给予详尽的诊断，并给予适当的治疗。术前体征和症状可能包括脊髓或神经根性疼痛的体征和脊髓病或神经根型颈椎病的症状。脊髓症状一般情况下是渐进性的，但是如果发生出血就可能是急性的。最初的诊断方式通常是 MRI，如果在 T2 加权成像可以看见脊髓水肿和流空现象，就有可能是脊髓血管畸形。脊髓 MRA 检查已越来越有帮助，但脊髓 DSA 检查仍然是诊断脊髓血管畸形的金标准，应对所有确诊或疑似的脊髓血管畸形行 DSA 检查。DSA 检查不仅能提供病变血管结构的详细信息，也能给予相关可能的治疗。

体感运动诱发电位通常应用于术中神经监测。荧光透视用来帮助定位病变脊髓的水平节段。术前常规使用抗生素和地塞米松。避免低血压和严重的高血压，以保证脊髓的充分灌注，并避免出血。显微镜下吲哚菁绿技术能提供一个最佳的术中成像。

四、手术过程

大多数的病变可以选择后部或者后外侧入路，而横向视野的显露范围和骨头的去除，应由病变而定。有的时候也需要用到前入路，这就需要对前入路和椎管重建方面有专门的知识和技术。笔者一般情况下要显露病变上下极水平的椎体。对于后部或者后外侧入路，患者采取俯卧位，根据荧光透视来定位病变脊髓的水平节段，做正中切口（图 25-2A）。沿骨膜下进行剥离，显露脊柱后部结构，使其能够充分显露病变和实施手术。显露充分后，笔者会使用 Fishhooks 拉钩牵开组织，因为使用这种拉钩能够很好地牵开组织，而且只占用很小的手术空间，从而得到最佳的手术操作区域（图 25-2B）。笔者采用椎板成形术而不是椎板切除术，可以使用高速铣刀，把铣刀的足部紧紧地贴附在一侧的椎板上，也可以使用超声骨刀分离椎板。从而一整块地拿下椎板，以便于后面的复位（图 25-2C）。椎板成形术有防止硬脊膜瘢痕组织形成的优点，有助于对术后神经的保护和减轻迟发型畸形的发展（图 25-2D）。

在打开硬脊膜之前，要确保一个血量很少的术野，在硬脊膜外可以放置一个小的微孔负压吸引装置来抽吸手术区域的血和液体，保持术野清洁。在显微镜下，用尖刀划开硬脊膜，然后用硬脊膜引导器扩大切口（图 25-2E）。在切开硬脊膜时，一定要小心，避免刺破畸形血管，同时要注意保护脊髓。最好是在打开硬脊膜时保证蛛网膜的完整，以免血液流入蛛网膜下腔。在尽可能低的位置将硬脊膜悬吊在肌肉上面并拉紧，而不影响术野。打开蛛网膜后，用止血钳把其与硬脊膜夹闭。用明胶海绵填塞椎管两头，从而减少手术过程中血液在蛛网膜下腔的扩散，在关闭硬脊膜时，把它们拿走。这个时候可以用吲哚菁绿血管造影，对发现病灶很有帮助。这个方法可以在手术切除病灶时重复进行。手术过程中需要用到锐性分离，根据手术的需要，切开齿状韧带，以便轻微地旋转脊髓。

背侧的 AVFs 是最常见的 SVM，顺着相应的神经根显微解剖以确定动脉化的静脉，直到其出口处，即硬脊膜根袖的边缘，在这个地方烧断封闭瘘口。

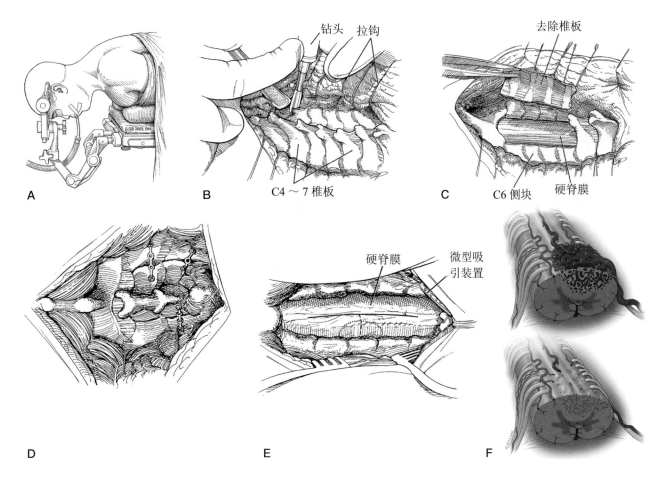

图 25-2　手术步骤插图。A. 后入路和后外侧入路，患者采取俯卧位。对于颈部的病变，将头固定在床上，并使患者俯卧在凝胶垫。B. 用 Fishhooks 拉钩牵拉到最低位。在两侧椎板的最低位，如图所示。用高速铣刀的足部贴附在上面。C. 拿掉一整块的椎板，便于后面的椎板成形术。D. 手术结束时，用连接骨板和螺钉回纳椎板。E. 在切开硬脊膜之前，彻底止血和使用微型吸引装置的放置来保证术野没有血液和脑脊液。F. 软脊膜切除术是指动静脉畸形的畸形血管在软膜表面被截断，而不是在进入髓内后截断 [A, F, 经过 Barrow Neurological Institute, Phoenix, Arizona 的许可引用。 B ～ E, 经过 Spetzler RF and Koos WT （eds）.color Atlas of Microneurosurgery Vol. 3. Intra- and Extracranial Revascularization and Intraspinal Pathology. 2nd ed. New York: Thieme, 2000. 许可引用]

对于髓内 AVMs 的治疗，本章作者首创了软脊膜切除术（参见视频 25-1）。和处理大脑 AVMs 供血动脉原则不同的是，处理脊髓 AVMs 时不进入脊髓实质，而是在进入脊髓之前对其进行截断（图 25-2F）。笔者已经掌握这项技术，并且在神经功能的预后和 AVM 的闭塞方面取得了相当好的效果（图 25-3）。术前栓塞，只能作为辅助手术。部分病灶使用栓塞术作为一种单独的治疗方法是不合适的。从开始采用软脊膜切除术后，笔者有的时候仍然会采用脊髓切开术，建立通道清除血肿，或者切除无软脊膜的完全位于脊髓实质的病变。当采用脊髓切开术时，可以有四个入点：后正中线、背根入髓区、外侧线和前正中线。后正中线脊髓切开术的适用性广，是最常用的方法。在行脊髓切开之前，锐性分离中线表面的所有血管，保存这些血管。

在行 SVMs 手术切除术时，要知道脊髓损伤后的严重影响，所以在手术时要尽量少地破坏脊髓。

五、术后管理

术后的患者常规进入 ICU，期间要不断地进行神经系统检查和严格的血压控制。术后行血管造影，以

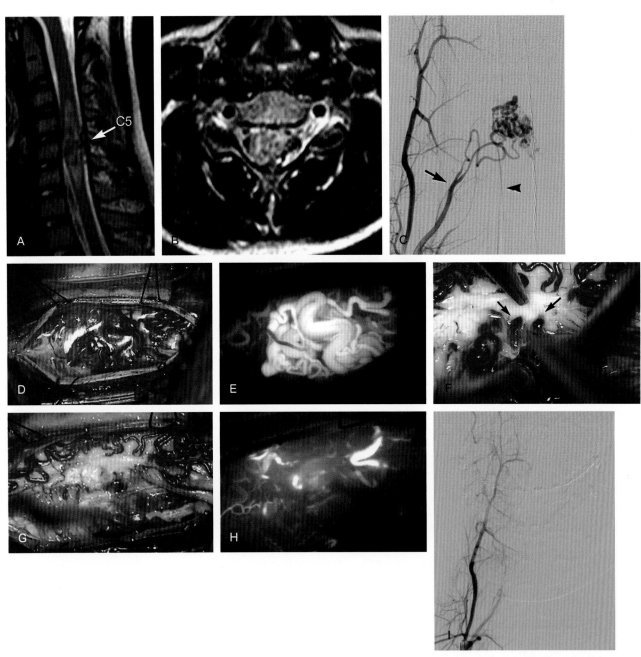

图 25-3 术前矢状位（A）和轴位（B）MRI 显示：C5 髓内 AVM（箭头）；C. 术前血管造影可以看到 AVM 由甲状腺的分支供给；D. 术中照片显示有软脊膜的 AVM 病灶；E. 吲哚菁绿造影，早期充盈，显示未切除的病灶；F. 术后照片，可以看到进入脊髓实质的血管（箭头）；G. 切除病灶外多余的软脊膜；H. 术中再次行吲哚菁绿造影证实病灶切除；I. 术后 DSA 证实采用软脊膜切除术而完全闭塞的 AVM [A ~ C, I, Velat GJ, Chang SW, Abla AA, Albuquerque FC,McDougall CG, Spetzler RF. Microsurgicl management of glomus spinal arteriovenous malformation: pial resection technique. J Neurosurg Spine, 2012, 16（6）:523–531. D ~ H, 经过 Barrow Neurological Institute, Phoenix, Arizona 的许可引用]

确保病变闭塞。术后新发的或加重的功能障碍并不少见，但是基本都会得到改善。必须随访患者是否出现血管畸形的复发、脊髓拴系综合征和脊柱畸形。

六、结论

SVMs 是一系列复杂的疾病，它的治疗是一个巨大的挑战。由于 SVMs 是脊髓疾病中预后很好的一种疾病，所以必须明确诊断并且妥善处理病变。经过成熟的显微神经外科和血管介入治疗后，该疾病的患者可以很安全地得到一个很好的神经功能预后和良好的闭塞率。

（宋晓斌　译，范　涛　校）

第一篇　颈椎

第 26 章 颈椎硬脊膜外肿瘤切除术中椎动脉的处理

一、患者选择

多种硬膜外肿瘤可以累及颈椎，包括脊索瘤、巨细胞肿瘤、动脉瘤样骨囊肿和转移性肿瘤。根治性手术切除和固定是大多数这类病变的主要治疗手段。除了累及骨性结构外，这些肿瘤还经常累及硬膜、神经根、一侧或双侧的椎动脉以及颈部的软组织。这一章的主题主要是探讨对椎动脉的处理。

这些肿瘤累及椎动脉有几种方式，椎动脉可以向肿瘤供血，肿瘤可以使椎动脉移位，并可以包裹血管，或者椎动脉可以阻挡到达肿瘤的入路。理解椎动脉的解剖并有计划以及有条不紊地处理椎动脉，可以帮助外科医师有效地处理这些病变。下面将讨论假设手术目的是分离及保护椎动脉时如何处理。

解剖标记

双侧椎动脉位于颈椎的重要位置。每侧椎动脉与前外侧椎体、椎弓根、横突以及大多数颈椎神经根位置紧密。两侧椎动脉直径大致相等，或者一侧直径较大。

椎动脉来源于锁骨下动脉，并分为 4 段：第 1 段起自锁骨下动脉至 C6 横突孔（图 26-1）。走行于前斜角肌起点深部，沿前斜角肌内侧上行至颈长肌，其间有两条静脉伴行，并进入 C6 横突孔。椎动脉的第 2 段从 C6 横突孔这里开始。在进入 C6 横突孔后，椎动脉向上走行并经过上方所有的横突后，最终进入枕骨大孔。椎动脉在进入 C2 横突孔之前几乎呈直线走行。椎动脉的第 3 段从 C2 横突孔这里开始。在经过 C2 横突孔后，椎动脉的走行较为复杂，向外侧和后侧呈 "Z" 形转折后离开 C2 横突孔上表面。在 C1 与 C2 横突孔之间，椎动脉走行较长，以适应这两个椎体之间的旋转运动。椎动脉进入 C1 横突孔的后下表面，并离开 C1 的前上表面，然后急剧向后内方弯曲并包绕枕骨髁和寰椎外侧块形成的寰枕关节，转向内侧和头侧进入枕骨大孔的硬膜。此处为椎动脉第 4 段的起始部，此段结束于两侧椎动脉交汇处，之后成为基底动脉。

椎动脉第 2、3 段被颈静脉丛包绕（图 26-2），并隐藏在起源和附着于椎体横突结节前方和后方的长肌和短肌中。钩椎关节位于椎动脉的正中部。神经根沿着横突的上表面向后离开椎动脉，在 C1 与 C2 之间，突出的 C2 背侧神经节位于椎动脉的后方（图 26-3）。C2 神经根的腹侧支环绕椎动脉的后外表面，并向前方走行。

二、术前准备

高分辨率 MRI 是一种可选的诊断检查手段，它可以提供相应区域的骨性结构、邻近软组织、硬膜囊、神经根以及椎动脉受累程度和范围的详细评估（图 26-4）。辅以薄层 CT 扫描，可以更好地对目标区域进行骨性结构的评估，而 MRA 则可以更好地观察椎动脉直径以及向上汇合为基底动脉时的优势侧。尽管在手术中保留或者重建椎动脉是首选的手术方案，但在考虑放弃一侧椎动脉时，应先通过导管造影进行球囊阻

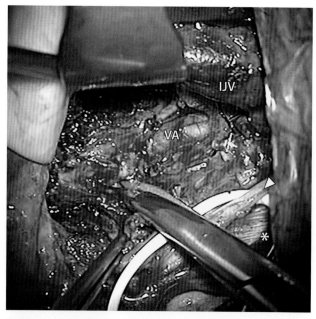

图 26-1 右侧颈部解剖。患者头部位于读者左侧。图中所示为椎动脉第 1 段。箭头所示为右侧膈神经；* 所示为右侧前斜角肌；IJV. 右侧颈内静脉和颈动脉鞘

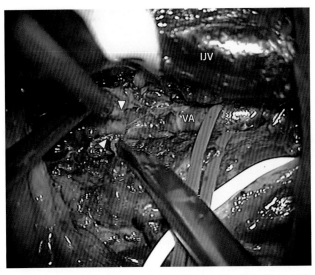

图 26-2　右侧颈部解剖。患者头部位于读者左侧。箭头所示为逐步打开骨膜和静脉丛可以看到的椎动脉（VA）。IJV. 右侧颈内静脉

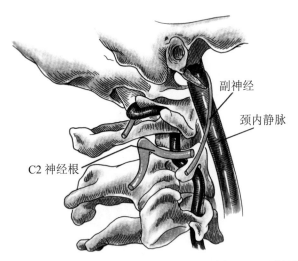

图 26-3　如图所示为 C1 与 C2 之间椎动脉的右视图。C2 神经节正好在椎动脉的后方，其神经根的腹支环绕椎动脉的后外表面。CN. 副神经

断试验，同时，术前栓塞对于某些转移性肿瘤是有益的。除非肿瘤侵犯血管壁并造成椎动脉狭窄，否则应优先考虑对椎动脉进行保留。很多时候肿瘤在切除后会复发并且侵犯对侧椎动脉，如果在前期手术中切除了一侧椎动脉，将对后续的治疗造成困难。如果肿瘤侵犯局限于静脉丛及骨膜鞘，则椎动脉可以予以保留；若肿瘤侵犯累及外膜，则应当切除动脉。当手术中椎动脉被分离后，应做好是否保留椎动脉的判断。

三、手术过程

（一）麻醉和术中监测

　　所有病例均采用经口气管插管全身麻醉。如果希望到达 C1 和 C2 区，可以采用经鼻气管插管，以允许完全闭口和向前移动下颌角，避免阻碍手术入路。从

摆好体位到整个手术过程中，都应进行体感诱发电位和运动诱发电位检测。

（二）手术体位

　　在大多数情况下，可以采用肿瘤主体侧的单侧入路，但有时必须采用双侧入路，或者采用坐位或分次手术。如果计划采用单侧入路，则患者应取仰卧位，头颈部轻度伸展，并向对侧旋转约 45°（图 26-5），并非必须使用头架固定头部。为了进入 C1～2 水平，可采用更靠外侧的手术入路以避开下颌角。在本病例中，患者采用完全侧卧位，并用三钉头架固定头部（图 26-6）。

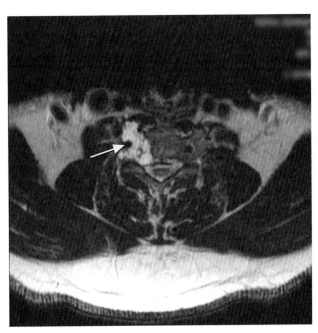

图 26-4　脊索瘤患者轴位磁共振图像。箭头所示为右侧椎动脉，其周有肿瘤包绕。肿瘤与颈长肌以及硬膜囊关系紧密，椎动脉清晰可见

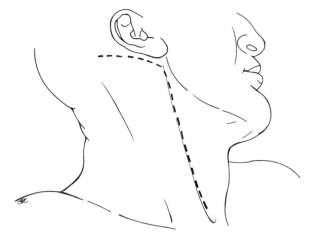

图 26-5　如图所示为沿胸锁乳突肌前缘切口。对于位置较低的颈部肿瘤，手术切口的末端可沿乳突下缘向后走行

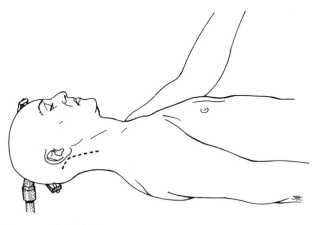

图 26-6 如图所示为 C1～2 区域侧面切口的位置

（三）手术过程

手术切口起自乳突尖，沿胸锁乳突肌前缘向下到满足手术需要为止。对于位置较高的肿瘤，可以从乳突分离胸锁乳突肌，并翻向下方。对于 C6 的肿瘤，手术切口的低位末端可沿锁骨边缘向后走行。为了获得后三角区椎动脉的近端控制，可从锁骨下动脉的起始处向上延伸（图 26-1）。为了显露颈部，可沿胸锁乳突肌前缘及中部切开。确认颈部血管，并沿着 X、XI 及 XII 脑神经进行分离。分离这些神经及血管结构时均通过血管环或者 Penrose 引流管操作。

切开位置可从侧方和后方向到达颈动脉、颈静脉及脑神经（图 26-7，图 26-8）。沿斜角肌前缘与膈神经可以发现椎前筋膜在其表面伴行。椎体前方的肿瘤造成的隆起，可于咽后壁区域观察到或触及，由此可以确定解剖的区域。侧位颈椎 X 线片有助于确定椎体水平。可通过肌肉触及横突的前结节。

在随后的手术中使用显微镜，显露并分离椎动脉。在两个相邻的横突孔之间，椎动脉很容易辨认。在肿瘤的下方正常椎体水平开始解剖。通过触诊确定横突下端前结节的位置，并在其上下两侧使用双极电凝且锐性分离肌肉。在此过程中需要特别注意，因为神经根紧贴于此处后部，并沿横突上表面走行，双极在加热时极易损伤神经根。在此处，可见到椎动脉被静脉丛环绕。应用小的、成角度的刮匙，可以确定横突孔的边缘，并可分出一个骨膜下平面。使用小的咬骨钳仔细咬除横突的前部并去除动脉顶部的骨质。静脉出血通常使手术操作过程变得困难。沿着椎动脉的长轴表面锐性切除静脉丛，开辟出椎动脉与静脉丛之间的空间（图 26-2）。电凝静脉并从静脉丛中分离出椎动脉，环绕椎动脉放置血管环（图 26-9）。

此时可以沿椎动脉向头侧分离肿瘤，有可能肿瘤完全包绕动脉。采用该方式直至肿瘤与动脉完全分离。应用血管环向外侧牵开椎动脉，清理出脊柱前外侧面的通路。对血管进行操作时务必轻柔，避免血栓形成。可于长肌及颈肌侧缘辨认出交感神经走行于其

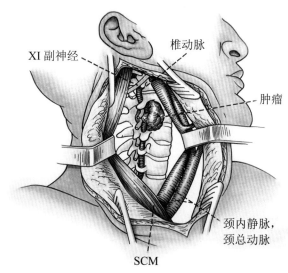

图 26-8 如图所示为由前外侧方向到达颈椎，显露肿瘤及椎动脉。SCM. 胸锁乳突肌

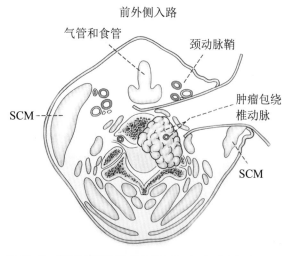

图 26-7 横断面图所示为前外侧入路时颈部肿瘤包绕椎动脉的情况。SCM. 胸锁乳突肌

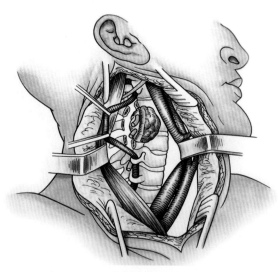

图 26-9 如图所示，使用血管环将椎动脉和肿瘤牵拉分离开

前表面。交感神经被分离后，可以看到其深达椎前筋膜。应用牵开器将交感神经牵向前方，在肿瘤水平切开头长肌和颈长肌，显露出椎体和椎间隙的前面。分块切除肿瘤的软组织部分，并将肿瘤同邻近组织仔细分离。

使用高速磨钻磨除肿瘤累及的椎体，并减压硬膜囊。切除硬膜外肿瘤时，需直至各个方向均能识别正常硬膜。因为外科医师是通过咽后间隙空间斜的方向操作，因此可以通过中线进入对侧。但是，当肿瘤侵及对侧的椎动脉时，则需要应用对侧单独入路。

考虑到椎动脉的不同走行以及关节柱独特的解剖，应用同样的方式，可以获得进入 C1 和 C2 水平的通路（图 26-10～图 26-13）。由于下颌角的存在，使用该入路时几乎完全从一侧操作，不能清楚地看到在下颌角平面以下的硬膜囊前表面。在某些情况下，或许需要在这些区域进行动脉的血管重建。随着该部位的显露，颈外动脉是非常适合的供血动脉以进行血管重建。可以实施血管端 - 侧吻合术，在不需要血管移植的情况下恢复颅内动脉血供。

（四）前入路与稳定性

对于椎体全切术和手法，目前采用的是解剖颈动脉鞘内侧的方式，再采用传统的颈椎前路椎间盘切除术的入路。这种方法不能够充分到达颈神经根后部的区域（图 26-14）。可以应用单独的后入路完全切除后方的硬脊膜外肿瘤并进行固定。

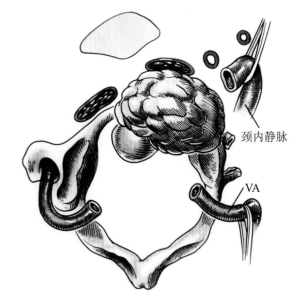

图 26-11 轴向图所示为 C1～2 区域，肿瘤位于其腹侧。如图 26-10，向后牵拉椎动脉、向前牵拉颈内静脉以显露肿瘤。VA. 椎动脉

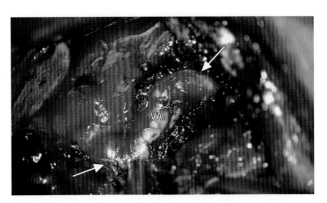

图 26-12 在 C2 与 C1 之间（即两个箭头之间）通过手术操作显露左侧椎动脉。患者头部位于读者右侧。VA. 椎动脉

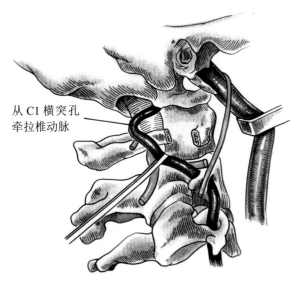

图 26-10 如图所示为 C1～2 区域的侧入路。椎动脉自 C1 横突孔取出，拉向侧方，提供一个进入上颈椎前部的空间

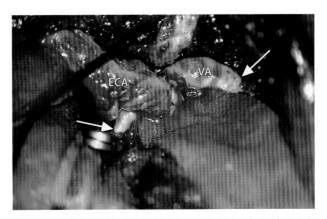

图 26-13 术中显露左侧椎动脉如图 26-12 所示，在 C2 与 C1 之间通过手术操作显露左侧椎动脉后，将颈外动脉（ECA）一端与椎动脉侧壁进行吻合

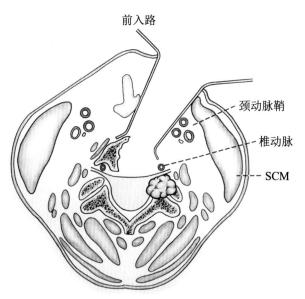

前入路

颈动脉鞘

椎动脉

SCM

图 26-14　横断面所示为采用前入路到达颈椎行椎体切除融合术对比图 26-7。注意神经根后面残余的肿瘤。SCM. 胸锁乳突肌

四、术后处理

在前方切除部位放置引流。如果硬膜撕裂，应用小肌肉块或脂肪移植物直接修复。腰穿引流放置 3 ～ 4 天，应用硬的颈围制动头颈部，直到后方稳固为止。

（宋晓斌　译，范　涛　校）

第二篇　胸椎

第 27 章　经肋骨横突胸椎体切除术　　　　120

第 28 章　经胸腹腔外胸腰椎侧方入路　　　124

第 29 章　经肩胛骨上胸椎侧方入路　　　　127

第 30 章　经胸膜后方胸腰椎入路　　　　　133

第 31 章　经胸廓的胸椎间盘切除术　　　　136

第 32 章　经胸廓的椎体转移瘤的切除　　　141

第 33 章　前方入路手术治疗原发性胸腰椎

　　　　　爆裂骨折　　　　　　　　　　145

第 34 章　椎体成形术　　　　　　　　　　150

第 35 章　胸椎的微创入路　　　　　　　　156

第 36 章　胸腰椎椎板下金属丝固定技术　　161

第 37 章　后路胸椎椎弓根螺钉、椎板钩、

　　　　　金属线内固定技术　　　　　　165

第 38 章　前路胸腰椎固定技术　　　　　　172

第 39 章　脊髓脊柱穿通伤的手术治疗　　　177

第 40 章　胸椎立体定向放射治疗　　　　　181

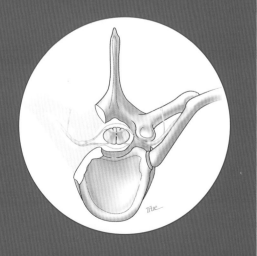

第 27 章　经肋骨横突胸椎体切除术

一、概述

椎管在解剖学上最狭窄的部位是胸椎。这个部位脊髓前方和侧方的小的病灶常常表现为明显的疼痛和神经功能症状。胸椎间盘突出就是这样一种典型的病变。直接的后正中入路看不到这个部位，被迫牵拉脊髓显露将导致术后神经功能下降。因此，必须寻求理想的外科治疗方案增加进入该部位通道的直径，避免牵拉脊髓。经肋骨横突或后外侧入路是目前常用的入路，脊髓损伤的概率很小。

经肋骨横突入路或者说是后外侧入路到达胸椎最初的发展是为治疗脊柱结核性截瘫，因为后正中入路导致了很高概率的神经损伤。最初是由 Menard 提出并描述，后来由 Capener 进行推广，在手术实践中，该入路得到了多方面的改进。该入路可以用来显露椎管前方及侧方的病变，特别是能够显露后椎体、椎间盘、前侧及外侧的硬膜外间隙以及椎间孔（图 27-1）。

二、患者选择

经肋骨横突入路适用于椎管的旁正中及侧方的病变，特别是椎间盘突出包括旁中央型及侧方突出，椎体的压缩性骨折、椎体骨折脱位、硬膜外损伤及椎间孔的病变都可以通过经肋骨横突入路来进行治疗（图 27-2）。该手术入路还可以用于微创治疗及肿瘤组织的活检。

除经肋骨横突入路外，有很多入路能够到达突出的椎间盘组织，包括：经椎弓根入路、侧方胸腔外入路及经胸廓入路。经椎弓根入路与经肋骨横突入路的使用率相似。但经胸腔外侧入路和经胸廓入路要到达胸椎前部的病变部位，需要更广泛的解剖显露及单肺通气。所以患者术前的健康状况需要进行认真的评估。

三、术前准备

术前要对患者麻醉的耐受程度及对手术体位（俯卧位）和进行评估，麻醉师的会诊对有重大合并症特别是合并心肺疾病的患者非常有帮助。还要行术前正侧位 X 线片或者行 CT 检查。通过影像导航引导对精准定位病变以及随后的内固定非常有帮助。躯体感觉及运动诱发电位监测常常使用。小儿内镜可能对评估切除前侧病变的手术进程有帮助。

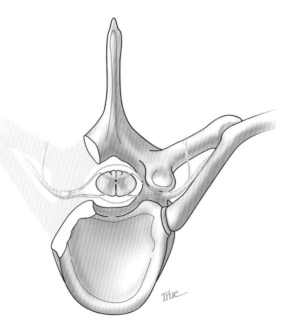

图 27-1　胸椎的轴位图像示经肋骨横突入路可以最大程度上显露椎弓峡部、小关节面、肋骨横突、肋骨头和椎体的后外侧

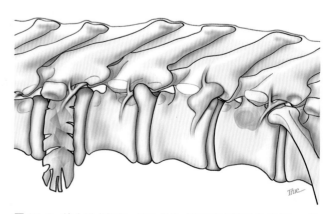

图 27-2　放大手术视野，到达椎体（爆裂骨折和骨性病变）、椎间盘（髓核突出）和神经根（周围神经肿瘤）

四、手术过程

在切皮前半小时给予预防性应用抗生素头孢呋辛（1.5g）。需要用周期性肺通气压力装置。对患者进行麻醉诱导和气管插管，采用气管内麻醉。留置导尿管。确保足够的静脉通路。动脉管路的放置取决于患者术前的健康状况和病变位置；血管病变或肿瘤能够潜在导致明显的失血。摆俯卧位，需要应用俯卧位设备胸部卷或可透视 Wilson 手术架（Erothitan,Suhl,Germany）（图 27-3）。保持患者俯卧位或将手术床倾斜，要求病变侧抬高 20°～30°。所有出血点可采用压迫止血法。特别注意在长时间俯卧位手术中避免压迫患者眼睛。摆放双上肢，使肘部、肩部均成 90°，避免伸展性和压迫性神经病变。

使用荧光透视、X 线检查、影像导航进行病变水平的定位。重点是识别肋骨，因为肋骨头和关节腔连接处是由椎间纤维软骨和邻近椎骨形成的。举例来说：胸 6 肋骨头的位置对应的是 T5～6 椎间盘。这种肋骨头与椎体间的对应关系适用于胸椎，但除外第 11 肋和第 12 肋，其对应的是自己相应的椎间盘。因此，术中识别肋骨、准确定位对于手术来说很重要，直至找到相对应的解剖标志，手术才能继续进行。

对于正中部位的病变，采用哪一侧入路需根据术者的习惯来确定。另外，切口应根据影像学的病变位置及症状来确定。理论上，从左侧入路时损伤 Adamkiewicz 动脉的风险要大，因为，通常该血管是由 T8～L2 右侧的肋间动脉吻合而成。但这种损伤的风险没有相关的文献报道，而且结扎肋间动脉的必要性很小。多种切口曾经使用过，如后正中中线切口、旁中线切口及沿肋骨走行的切口，还有 "T" 形切口（图 27-4）。后正中及旁中线切口可采用直切口也可以采用弯切口，切口的形状及位置应根据所要显露的病变位置和范围的需要决定，而且也要根据需要来避免以往的放射状皮肤切口。

切开皮肤后，逐层切开皮下、深筋膜及皮下组织至斜方肌至上胸椎水平以及背阔肌至下胸椎水平。可以用电刀平行肋骨进行离断。根据与椎间盘的对应关系沿肋骨逐层分离（图 27-5）。病变上方肋骨经常需要分离，来扩大显露。偶尔，病变需要广泛的显露，下方的肋骨也需要解剖分离。当居中分离时，会遇到椎旁肌。这时，应采用骨膜下分离，显露横突、椎板及肋骨。如果术中能使用影像导航放置坐标系，那么棘突的显露非常重要，棘突可以作为标记点。椎旁肌的分离可用电刀，当电刀切断肌肉时会出现肌肉的收缩（图 27-6，图 27-7）。肋间血管束位于沿肋骨下缘的肋沟中，应仔细避免损害。这时肋骨、横突、椎间纤维软骨和小关节面很容易识别。沿肋缘走行的神经血管束很容易分离出来。运动关节连接着肋骨颈，将肋骨头及周围韧带连同肋横突关节一起切除。通常情况下，切除肋横突关节时，需要将韧带及肋骨头分离，这样肋骨头就会和关节面和关节软骨分开。肋骨切除的长度取决于病变的范围及需要显露的宽度，一般长度是 3～6cm。应将切除的肋骨保存下来，可以在骨质缺损的地方进行自体植骨融合。最终的目的就是通过肋骨横突切除将肋骨切除下来，扩大显露范围，保留关节面、椎板、椎间盘、肋间神经血管束及神经根的完整性。

然后胸膜可以从椎体侧壁分离下来。通过半椎板切除就可以显露椎管。对于侧方或前方的病变可以将椎弓根用磨钻磨掉。如果需要更广泛的显露，还可以切除关节面。获得适当的显露之后的步骤都是针对特定的病变。手术显微镜可以极大地提高放大倍率和照明，重要的是可以使所有操作避开脊髓。

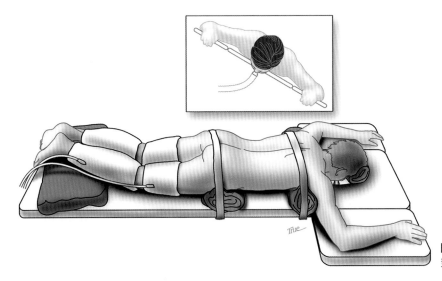

图 27-3　俯卧位是最理想的手术体位，胸部垫起，手术床向病变侧旋转

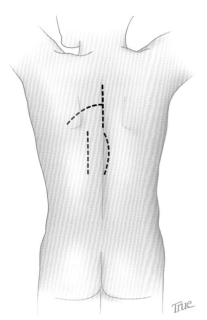

图 27-4　根据病变，可采用各式切口，包括后正中切口、旁正中切口、沿肋骨走行切口和 T 形切口

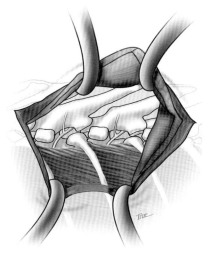

图 27-5　初始手术视图，背阔肌和斜方肌分离。骨膜下分离显露棘突、椎板、椎弓根峡部、小关节面、横突及肋骨头

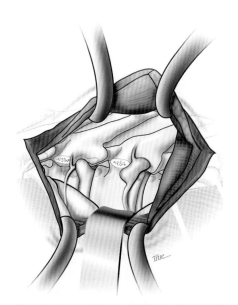

图 27-6　横突和肋骨头以切除后，显露椎板、椎弓根峡部、关节面

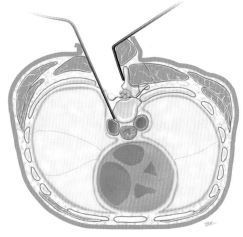

图 27-7　最后的操作就是切除肋骨横突、肋骨头、椎弓根峡部、关节面及椎体后外侧。术中使用长的牵开器，这样可以保护壁层胸膜避免气胸

　　摘除突出的髓核时可以使用高速钻在椎体上开槽。用刮匙通过所开的槽可以将椎间盘髓核组织完整摘除（图 27-8）。

　　使用高速钻和刮匙切除突出的椎间盘后，可以用此前切除的肋骨的骨碎片填充骨槽及骨缺损的位置。

　　在肋骨横突切除术治疗椎间盘髓核脱出的大多数情况下，经后方行椎体融合固定术通常没有太大的必要。而对一些不稳定骨折、脱位或融合很可能是需要的，或者当椎体骨切除大于 50% 时也需要行椎体融合术。

　　一旦切除病变完成后，就要着重处理伤口情况，创面要反复冲洗以防感染，同时需要注意保持内环境的平衡。在冲洗伤口时出现气泡预示着胸膜壁层的损伤，需要给予正压通气。如果形成气胸后，需要在缝合伤口时放置胸腔引流管，并保证解剖结构的正常，这些通常包括软组织的损伤。

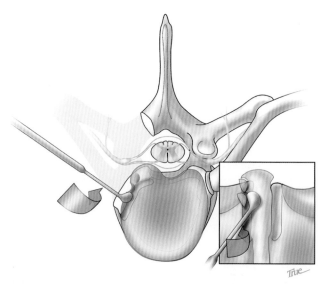

图 27-8　当切除椎间盘时，刮匙使用时的力量要轻柔、准确，尽量避免对脊髓组织的损伤。可使用磨钻开槽，这样有利于切除突出的椎间盘

在恢复室里，必须行 X 线胸片检查，确保没有出现气胸。而且有内固定系统的患者，出院前应行胸椎正侧位 X 线检查，通常在手术室或恢复室都可进行。在恢复室里通常要进行神经功能的检查评估，以便发现并发症时进行及时处理，还应该彻底检查病情恶化的原因。

五、术后管理

制动和支具通常是不必要的，除非实施了关节融合术。术后重点是避免并发症的发生。并发症可分为早期、迟发、晚期。早期并发症是指那些术后立即出现的并发症，包括脑脊液漏、神经损伤、气胸、血胸和肺损伤。早期并发症一般同手术技术相关。术后出现麻木、瘫痪、排尿及排便功能障碍主要与术中操作对脊髓的损伤有关。

肋骨切除与多达 25% 的气胸、血胸或肺损伤相关。在切除肋骨的过程中应仔细进行胸膜壁层的分离，这些并发症就能避免发生。气胸、血胸通常可以放置胸腔引流管进行治疗。一般术后肺损伤是比较少见的，如果发生肺损伤，最好的办法就是术后进行机械通气支持呼吸。

肋间动脉的损伤通常无临床意义，但是常会导致脊髓前动脉综合征。尽管这在文献中还没有被报道，但是应该尽量避免对肋间动脉的伤害。一些学者就提倡对 Adamkiewicz 动脉术前行血管造影，但是这种做法并不是必需的。分离中由于胸部皮节的重叠，分离中造成肋间神经的损伤常常是没有症状的。但是，两个或更多的肋间神经损伤将出现短暂的麻木。

延迟并发症主要是指在患者住院期间发生的并发症，比如静脉血栓栓塞、肺炎、肺萎陷和神经功能损害。通过积极的治疗及预防、早期的活动及镇静镇痛，通常可以将并发症降到最小。一般来讲，手术后第 2 天患者就应该活动了。对患者进行术后的自控镇痛疗法是很有效果的。硬膜外血肿发生率很低，通常需要术后对患者进行神经查体以便尽早发现，通常通过磁共振成像来确诊，一旦确诊应积极地进行手术治疗清除血肿。

后期并发症包括那些患者出院后的并发症，如椎体不稳定、伤口感染。椎体不稳可能由过度的骨质切除造成，特别是那些涉及关节面的切除超过后半椎体。椎体不稳定可以用椎体固定融合术来治疗。

（董　涛　范　涛　译）

第二篇　胸椎

第28章 经胸腹腔外胸腰椎侧方入路

一、患者选择

（一）适应证

侧方胸腔外入路（LECA）提供了最大程度的环周脊髓的显露，它通过后正中切口完成，骨膜下分离后路椎旁肌肉，骨性切除同侧近端肋骨、关节面、横突和椎弓根，在影像学观察到前外侧硬膜压迫时，LECA是胸段脊髓手术显露和减压的理想选择。这种手术经常在广泛腹侧压迫病例中双侧实施，常见于创伤、合并硬膜外脓肿的椎间盘炎、椎间盘退行性疾病、转移性硬膜外脊髓压迫、神经鞘瘤、脊膜瘤及不常见的原发骨肿瘤。

（二）禁忌证

像几乎所有中线后入路一样，该手术体位为俯卧位。因此，明显胸外伤的患者合并呼吸受限，急性期手术是不切实际的，特别是类似这样涉及脊柱的入路。严重的脊柱侧弯或其他脊柱畸形，包括先天性畸形导致的胸廓或脊柱的严重变异，可能也会阻止医师进行该手术。胸廓畸形的原因有很多，应在术前决策中考虑。

二、术前准备

术前评估对确定患者承受相对较长时间俯卧位和相当大的手术出血量的能力是必要的。评估的实施首先是由心内科医师术前筛查，评估患者和围术期心脏病变的相对风险。外伤致纵隔受伤的患者应该由胸外科医师和创伤外科医师评估决定患者是否能够接受手术体位及检查创伤患者有无隐蔽的出血。在胸外伤或肿瘤患者的处理中，手术前或许需要输浓缩红细胞，因为预期出血会增加。术前高血供肿瘤栓塞是一个选择，可以帮助限制手术失血。此外，某些原发性骨肿瘤的术前靶向生物治疗用药已证实能够减少术中失血。

三、手术过程

（一）概述

因为胸腔内容物的敏感性和无法通过真正的前入路到达脊柱，侧方胸腔外入路的发展可以到达脊柱和硬膜的后外侧面和前外侧面，而不需要前胸部和腹部的显露。脊髓不能承受牵拉，此入路为切除脊髓腹侧组织提供了最大的安全通道。而且，此入路足够宽阔，能够允许全脊椎切除术，这在原发性肿瘤中是合适的（图28-1）。最后，此入路大小允许广泛植骨和可扩展的钛笼置入来填补腹侧稳定性缺失，提供前柱支撑。

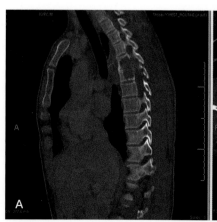
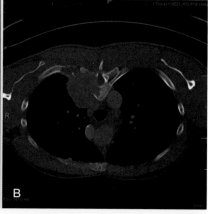

图28-1 胸椎CT。A. 矢状位；B. 轴位。重建示T4、T5椎体原发恶性肿瘤，轴位可见肿瘤向右侧纵隔扩张并向右侧肋骨头侵袭。CT引导下活检证实是骨巨细胞瘤。患者35岁，神经功能完好，选择先接受denosumab辅助化疗，denosumab是RANK配体的单克隆抗体，是一种影响破骨细胞的重要蛋白。手术采用侧方胸腔外入路到达受累的T4、T5节段。肿瘤明显坏死、无血管，可能对靶向分子药物有良好的反应。在这个病例中，侧方胸腔外入路为肿瘤全切和脊髓减压提供了一个安全的通道，同样，需要近端肋骨切除及胸膜外纵隔肿物和半椎体切除

（二）手术技巧

在 Jackson 手术床上，患者采用俯卧位，全身麻醉，建立动脉和中心静脉通道。对于非肿瘤病例，可以使用红细胞回输技术。患者放置胸垫，固定牢固。上胸椎入路，同侧胸垫居中放置，远离肩胛骨。使用丙泊酚及阿片类镇静药物的全身麻醉保障了神经电生理监测的使用。这类手术中运动诱发电位、体感诱发电位和肌电图常规监测。手术脊柱节段及内固定头端及尾端脊柱节段实施骨膜下显露。胸椎椎弓根螺钉采用常规方式置钉，根据外科医师的偏好采用或不采用透视或导航。根据需要椎板切除术是在病变节段及受影响的椎管狭窄节段实施的。如果考虑同侧入路，可采用将同侧下关节突和上关节突用高速电钻、骨刀、咬骨钳切除来显露椎弓根的边界。应仔细避免损伤或撕破椎弓根下尾部神经根出口处的硬膜。这时，横突和肋骨可以仔细从软组织平面切除，使用 Penfield no. 1 剥离子沿胸膜壁层仔细分离肋骨。感染、肿瘤或炎症的存在增加了胸膜损害的风险，因为软组织平面变得不容易辨认（图 28-2 A，B）。

如果发生胸膜撕裂，应仔细修补，因为这有导致血胸或气胸的风险。有些病例中有必要放置胸腔引流

管。可以切除多达 10cm 的肋骨，其本质是肋骨曲线前方阻挡了侧方入路的通道。这种侧方的显露以更长的切口为代价。这时，用 3mm 细钻在椎弓根骨松质钻孔，注意保留椎弓根骨皮质边缘。硬膜外病变使用 2mm 椎板咬骨钳（Kerrison punch）切除。进一步切除椎体，头侧及尾侧的边界在上端和下端的椎间盘。开放足够大的术区通道，以便进一步椎体切除到中线及更远。如果需要双侧入路，放置临时杆，因为以这种方式显露对侧将会使患者失稳，有脊髓损伤的风险。

术者确定已充分环周减压后，钉棒固定到位，允许内部支撑，为融合提供有利条件。仔细止血后，分层缝合刀口，特别注意水密性缝合筋膜。

（三）展望

正如之前所提到的，外科医师可以治疗很多疾病比如椎间盘退变性疾病，原发性骨肿瘤或椎间盘炎合并或不合并硬膜外脓肿，转移性硬膜外脊髓压迫或创伤如爆裂骨折（图 28-3）。广泛钙化椎间盘的处理必须小心，可能需要真正的外侧入路。因为纵隔内容物和脊髓的损伤风险较大，这种外科手术入路具有挑战性并且需要丰富的经验。

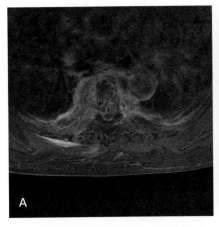
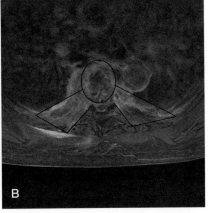

图 28-2　A.MRI，T1 增强、轴位像，一个 50 岁越南女性，患有脊柱结核病，T5 椎体有一个多耐药的结核性脓肿；B. 在抗生素治疗中，因为下肢力量的恶化并开始出现尿失禁，行双侧侧方胸腔外入路脊髓减压及病灶清创术，B 为该入路示意图。在治疗中的特殊困难是合并慢性浸润性感染。解剖肋骨和胸膜的蜂窝织炎较困难并有较高的胸膜损害导致血胸或气胸的风险。同样需要注意的是主动脉与左侧通道的距离，以及患者定位与定向的重要性，避免横向偏离进入纵隔腔

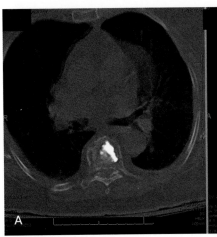
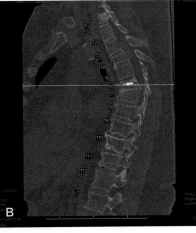

图 28-3　胸椎 CT 示骨质疏松的 T6 椎体爆裂骨折合并椎管狭窄（A）和后凸畸形（B）。这个 73 岁的患者最近实施了 T6 椎体成形术，背部疼痛减轻。CT 提示在随访过程中脊柱后凸进一步加重。患者发现自己移动困难日益加重，查体发现明显的腱反射亢进。观察到左侧椎管侵占。在这个骨质疏松的患者中，为了脊髓的环周减压和稳定性，实施双侧侧方胸腔外入路减压以及长节段固定融合手术，取得了很好的效果

（四）特别考虑

一般认为，此手术入路的范围是 T1～5 和 L5～S1，因为髂骨翼的存在，该入路在下腰椎手术时特别具有挑战性。然而，由于腰椎缺乏肋骨，在这个部位并不是真正的侧方腔外入路。突出的腰大肌以及穿过肌肉的神经将会是一个障碍，在大多数病例中，直接的前腰椎入路或前外侧入路或许更有效。改良的经椎弓根固定也适合于腰椎前入路。腰膨大动脉起源不可预知，在 75% 的患者中起源于左侧 T8～L1 之间。该血管损伤会导致毁灭性的脊髓梗塞，为此，在胸腰椎手术中牺牲神经根血管时应小心。

四、术后管理

长时间的脊柱手术后的复苏是一个常见的问题。在大量失血情况下，需要适当使用浓缩红细胞、新鲜冷冻血浆和血小板复苏，来维持正常的凝血。尽管长期高流量的液体管理（晶体液），但患者会出现轻度的酸中毒状态，然后送往 ICU。尽快复苏患者，避免末梢器官缺血，因为酸中毒表明组织没有满足代谢需求。

正如前面所提到的，损伤纵隔内容物会危及生命。从椎体上分离大血管时经常使用一块海绵，对锐性分离时避免血管损伤很有效。硬膜切破的风险增加了，特别是经肩部和腋下的胸神经出口处。创伤或硬膜外肿瘤切除所致的大的硬膜损伤需要放置引流管进行脑脊液引流。医源性脊髓和神经根损伤的风险超过了脊髓腹侧减压。如前所述，胸膜损伤有导致血胸或气胸的风险，有些病例中需放置胸腔引流管。

（董　涛　范　涛　译）

第 29 章　经肩胛骨上胸椎侧方入路

一、概述

抵达上胸椎（T1～6）前部的手术入路在解剖学上是一个异常艰难的挑战。在接近胸廓入口的过程中，变得明显狭小的胸廓与脊柱和上部纵隔结构有密切的关系。此区的锁骨上、经胸骨和经胸腔入路能很好地到达上胸椎受局限的部位，但没有任何一个入路能显露所有的上胸椎。一个解剖学上引导的入路——上胸椎的肩胛旁侧胸膜外入路，能为神经减压术、椎体切除术、椎体重建及后路脊柱固定提供良好的上胸椎显露。

二、患者选择

本入路选择性应用于有上胸椎病变的患者。许多患者的病变还可以通过经典的经胸腔入路进行手术；然而，有些患者由于体质虚弱而不适合采用这种侵袭性较大的手术，尤其是那些患有严重肺部疾病的患者。

肩胛旁侧入路不仅是椎体病变的理想入路，还包括拓展应用到椎体后部结构和椎旁肌肉病变的手术中。这个入路既可应用于病变的切除，还可使椎体前部及后部的探查手术变得更为容易。

三、术前准备

术前要做好标准的麻醉评估和心肺功能评估。双腔气管导管插管法应该是有益的。同时，也要进行常规的实验室检查，包括血生化检查、全血细胞计数和凝血功能。由于手术入路靠近大血管，应该有可用的库存血，也可考虑使用术中血液回吸收。

另外，术前应进行 X 线平片、CT 或 MRI 扫描，根据扫描结果来充分认识手术相关部位的病理变化。对于一些病例而言，若 X 线平片上没有发现畸形，则难以通过 X 线定位进行定位胸部正中的病变。术前应注意在影像上准确定位胸椎水平（通过计数第 1 肋、最后一肋或其他骨性标志）。术中 C 形臂 X 线透视对定位很有帮助。最新应用的术中三维扫描及神经导航技术能更好地提高手术的准确性。

最后，神经电生理监测可以为术中处理病变时提供重要的监测和反馈。

四、解剖

上胸椎的肌肉组织可以被分为两组（外部和内部肌肉）和三层（表层、中层和深层）。理解肩胛旁侧入路的关键是对相关解剖知识的学习。

（一）后外部肌肉

后外部肌肉与上肢和肋骨有关，作用于除脊柱外的相关关节结构。这些肌肉构成了后部的表层和中层肌肉组。表层肌肉组又可进一步分为表层肌肉组的浅表层（斜方肌与背阔肌）和表层肌肉组的深表层（菱形肌、肩胛提肌）。中层肌肉组（上和下后锯肌）可帮助头部旋转并可作为较弱的呼吸辅助肌发挥作用。

1. 术中切开皮肤后首先显露的是斜方肌，它在表层肌肉组中属于浅表层（图 29-1）。

2. 斜方肌深部紧邻的就是表层肌肉中的深表层肌——大菱形肌、小菱形肌和肩胛提肌。

3. 菱形肌深部紧邻的是中层肌肉组。上后锯肌起于 C6～T3 的棘突并止于第 2～4 肋骨上；它通过向上拉动肋骨而在呼吸运动中发挥作用。

（二）后内部肌肉

下一组遇到的肌肉是深部或内部肌肉（图 29-2，图 29-3）。这组肌肉共同的作用是它们都参与脊柱运动，可以发挥双重作用，使脊柱伸展，也可向对侧旋转脊柱。

背部的内在肌被分为两组：浅层和深层。浅层内在肌是向头颅方向延伸的肌肉，包括竖脊肌和头夹肌。头夹肌的功能是稳定和旋转头颈部（图 29-1）。

竖脊肌是一组下连骶骨后部、髂骨、骶髂韧带以及骶骨和下腰椎棘突的肌肉；向上，其附着处散开，肌肉被分为以下三部分。

1. 髂肋肌（颈段、胸段、腰段）　是最外层的一组，附着于横突和肋骨角上。

2.头最长肌（头段、颈段、胸段） 由脊神经主后支从髂肋肌分割出并一直延伸到颅骨。

3.棘肌（头段、颈段、胸段） 大部分位于近中部位，起自棘突，向上嵌入较高的棘突中。

深层内在肌包括棘间肌、横突间肌、回旋肌、多

裂肌和头颈胸三处半棘肌（多裂肌和半棘肌两者共称为棘横肌）。后背部的深层内在肌在头向走行的时候趋于汇聚（起自椎骨的横突，止于椎骨棘突、较高水平的颅骨或头半棘肌）。

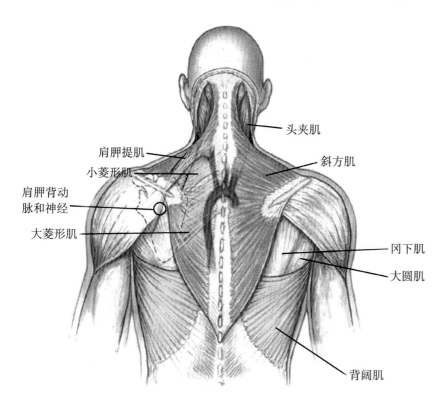

图 29-1 颈段及胸段脊柱的后位显露图。显示了浅表层肌肉及其与棘突、肩胛骨和动脉供应的关系。浅表层肌肉包括斜方肌、背阔肌、大菱形肌、小菱形肌和肩胛提肌

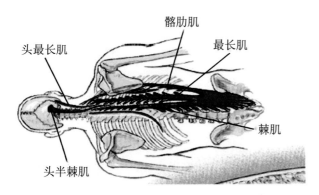

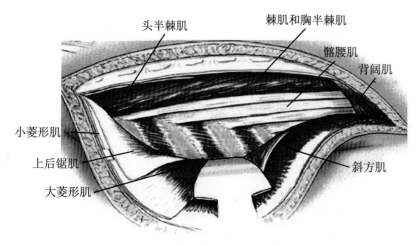

图 29-2 切开皮瓣后的上胸椎后外侧图。图中可见包含有皮肤、皮下组织、斜方肌、大菱形肌、小菱形肌和上后锯肌。图中也显示了起自横突的肌横肌组（椎旁肌），包括头半棘肌、棘肌、胸半棘肌和髂腰肌。上部：深层肌形成的三个肌肉柱的图像，其中肌肉均源于腱鞘，而腱鞘起自骶骨

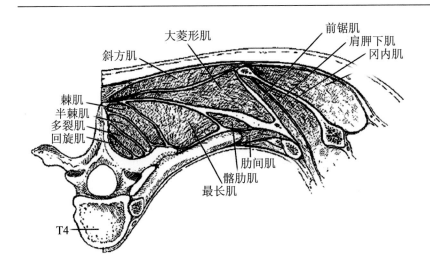

图 29-3　T4 椎体的横截面、肋骨及相关肌肉，表层肌包括斜方肌及大菱形肌。正中及正中旁的深层肌包括髂腰肌、最长肌、棘肌、半棘肌、多裂肌和回旋肌的

（三）肋骨

每一肋骨的肋骨头通过关节连接着其自身的椎体、上一椎体和椎间盘的邻近部分。在上胸椎中，对于这一总规律而言唯一例外的是第 1 肋，第 1 肋的头部通过关节连接着其自身的椎体。除椎关节外，每一肋骨的结节还与其自身椎体的横突形成关节连接（图 29-4）。每一肋骨头与两个椎体的关节连接由各自的小斜面形成，这些斜面与每一椎体的后外侧表面形成了独立的滑膜关节（图 29-5）。

每一肋骨间有肋间神经、动脉和静脉。尽管神经、动脉和静脉之间有大量的交织，肋间静脉和肋间动脉在头端相距最远但在尾端变近。肋间神经通常独立于这些结构且是三者中最接近尾端的。

由于主动脉弓并没有延伸到胸壁的上部，这个区域胸壁的动脉供应有一些特殊。前两个肋间隙由颈肋干的分支动脉通过最上肋间动脉供应。这个动脉在第一和第二颈肋处下行到 C8 和 T1 神经腹侧支前部，其余的肋间动脉起自胸主动脉的后表面。由于主动脉向

下和向左的移行，上面的 4 个肋间动脉在主动脉后上升到达第 3 ～ 6 肋各间隙。每个肋间动脉直接附着于椎体的骨膜，并且定位于奇或半奇静脉、胸导管和交感干的深面。

五、手术步骤——传统外科技术

（一）体位

患者气管插管后俯卧于手术台的胸辊上或者是合适的可通过射线的支架上。使用能够允许显微镜自由移动的手术台并且可以上下调节，以便在术中对手术区域的椎体进行计数和定位是非常重要的。

本文作者最喜欢的技巧是包布卷起两侧手臂，通过在同侧肩下放置胸辊，菱形肌的放松使肩部和肩胛骨从手术区域中旋外。一个替代性但较少需要的体位是外展肩部和手臂远离躯体以旋转肩胛骨到离开手术入路的部位。在这个替代性体位中，手臂的位置可能阻碍 C 形臂的自由移动。

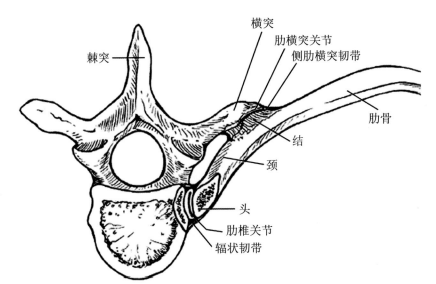

图 29-4　穿过一个胸椎和肋骨的横截面图，显示了肋椎关节和肋头辐状韧带和关联的肋横突外侧韧带

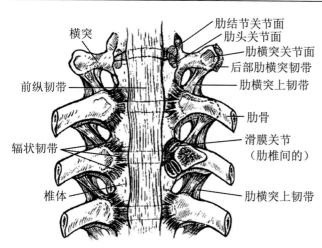

图 29-5 脊柱前位图，显示了肋横突关节及相对应的上下肋头关节面，通过这些关节面，肋骨与椎体相连接。另外展示了形成每一肋骨与椎体前部连接的肋头辐状韧带及肋横突韧带

（二）皮肤切口

为了通过本入路显露上胸椎，必须使用弧形切口，切口从病变处以上 3 ～ 4 个肋水平延伸到损害处以下 3 ～ 4 个肋水平。然而，由于斜方肌和肩胛提肌的束带作用，位于 T1 或 T2 的病变，将需要一个一直向上扩展到大约 C3 或 C4 水平的切口。切口可基于有帮助的体表标志包括第 7 颈椎棘突，肩胛上角（T3）和肩胛下角（T7）。这些标志在图 29-6 中已标出。俯卧位应注意，在斜方肌和菱形肌切开之前，肩胛骨覆盖着后胸廓的外半个部分，这个体位造成斜方肌和菱形肌的移位而强制显露出上胸椎。

（三）肌肉切开

在开始切开显露此区的椎体时，附着于棘突的斜方肌、菱形肌、上后锯肌、头夹肌和颈夹肌可作为一组切开并侧向回缩。

这些肌肉切开后，肩胛骨从其附着的棘突上释放向前外侧旋转出手术区域，这为此后的步骤显露了后部和外侧部肋架。在这个旋转过程中，所有的动脉和神经支配结构也随肩胛骨旋转并且不会有形成损伤的风险。

全部竖脊肌和棘横机可以从棘突、椎弓板、关节面和横突上作为一个单独的肌肉群分离出（图 27-7）。胸骼肋肌附着处也被切开。这个入路对肌肉群的控制显露了所有的椎体结构，包括从棘突顶端到横突的顶端，以及肋横突韧带、关节和肋骨。

（四）肋骨横突切除

在钝性分离去除肋间肌以及肋横突和肋头辐状韧带后，可以切除每一根肋骨，切除应延伸到肋骨与横突连接处外侧 6 ～ 8cm。在这个过程中，每个肋间会分离出一束肋间肌内组织，这束肌肉组织在肋间内膜和胸膜之

间继而在肋间内肌和最内肋间内肌之间侧面走行，并且包含有肋间神经、动脉和静脉（图 29-8）。

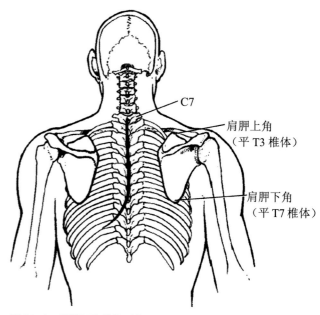

图 29-6 颈椎及胸椎的后方图，展示了经肩胛骨侧方胸膜外入路切除 T3 ～ 4 椎体病变的皮肤切口，当病变位于 T3 ～ 4 上方或者下方时，该皮肤切口应该向头端或尾端做出适当的调整。对切口设计有帮助的体表标志还包括 C7 棘突、上肩胛角及下肩胛角

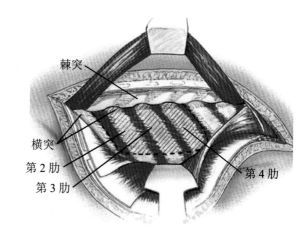

图 29-7 后外侧图，显示了对侧回缩的椎旁肌肉，显露了横突、椎板、关节面和肋骨

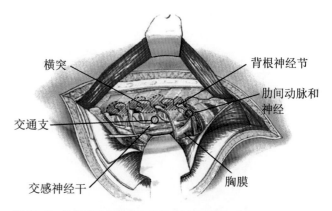

图 29-8 外侧和中间肌肉回缩且肋骨和肋间肌肉组织移开后的脊柱后外侧图，在每一椎体水平，椎间动脉和神经都清晰可见。胸膜的回缩显露出交感干

肋间束和肋间肌腹侧紧邻胸膜。通过使用钝性分离，胸膜可以从这些结构上分离出来以显露椎侧结构。对于所有的脊柱水平，椎间盘间隙都是通过突出的椎体间侧凸确定的。

沿着肋间束中间可以确定神经孔的位置。在神经孔内，背根神经节可随同灰色和白色交通支一起确定，灰色和白色交通支走行于交感神经干和神经节的腹侧。交感干包含在通过肋椎关节的筋膜内。这个分隔的独立空间是由纵隔和椎前筋膜融合后形成的。

肋间神经：第一胸神经腹支的主要部分向头侧穿过第一肋颈部而在臂丛加入肋 C8 神经。小部分的肋间神经分支穿行第 1 肋的下面到达近于肋软骨的第 1 肋间隙。第 2 胸神经的腹支通常也发出一个小分支到臂丛。有时这个分支非常大，在这种情况下，第 2 肋间神经的外侧皮支会较小或缺如。尽管 T1 以下的肋间神经通常可以为促进显露而牺牲，但经常在这个过程中显露的 T1 和 C7 则不能牺牲，以防止引起严重的手功能神经性丧失。因此，在这个显露中有时需要围绕臂丛的下部工作。

胸廓内结构：尽管胸膜和纵隔在这个过程中没有被打开，图 29-9 仍显示肋胸膜和纵隔被移除后的邻近部位解剖结构。可看到肺已经大幅下降，退缩到离开手术入路的位置，从而显露出了主动脉弓、T1、T2、T3 和 T4 的肋间动脉及食管。食管的腹侧可以触及气管。

图 29-9 中，T2、T3 和 T4 的椎弓根和椎板也已被移除。这显露了侧面的硬脊膜囊，而当硬脊膜囊被打开时将展现出脊髓侧面、神经根丝和每根肋间神经的背根神经节。

六、手术步骤——微创外科技术

作者已在近期实施了不同的小皮肤切口和肌肉分离 / 牵拉的肩胛旁侧微创入路手术。采用一种新研制

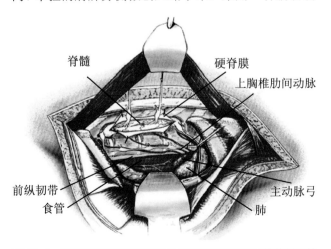

图 29-9　胸膜和纵隔筋膜去除以及硬脊膜侧面打开后椎体侧面结构的显露，可见 T1 ～ 4 肋间动脉从尾端到头端斜行穿越每一椎体结构。打开硬脊膜后显露出脊髓外侧和神经根丝

的管状牵开系统即可完成脊柱手术。

基本技术包括切一条约 30mm 的垂直或水平的旁正中切口（取决于病变的范围和手术医师的个人习惯），切口均垂直，以手术损伤部位水平和肋椎连接处或相隔更远的侧面为中心（5 ～ 10cm），所牵涉到的肋骨确定后，从胸膜和肋间束分离出来并在近肋横突关节处切除（图 29-10）。切除的肋骨可以存留用于移植。

肋骨移除后，可以使用一系列的扩张器扩张入路经过的通道以使其能允许置入一个工作导管（图 29-11，图 29-12）。使用一个标志性的较大的、可扩张的导管（如 X-X-Tube、Quadrant, Medtronic Sofamor-Danek, Memphis, Tennessee）并确保工作套管被安全地正确放置。胸膜定位于手术野的深部并且被工作套管推出手术通路。如果需要更大的手术显露范围，可切除多根肋骨，一般通过单个切口最多只能切除 3 个水平的肋骨。

其余手术操作可以在标准的模式下进行，尽管是在一个更狭小的术野中。前或侧后位手术探查的技术也正在开发研究中。

七、术后管理

术后，谨慎之举是在术后恢复室内对患者行胸部 X 线检查以排除气胸。如果术中有粗暴的胸膜侵扰，可以在术中置入一个胸腔引流管。

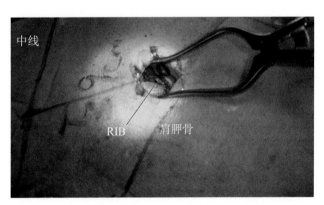

图 29-10　T3 微创肩胛旁入路的初始皮肤切口，皮肤上标记的是中线、肩胛内侧缘和显露的肋骨段

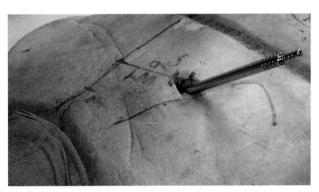

图 29-11　微创肩胛旁入路中管状工作通道的系列扩张，切除肋骨后，胸膜向下方推移就很容易，扩张器就可以以最小的阻力插入，扩张器就停靠于椎体的侧面

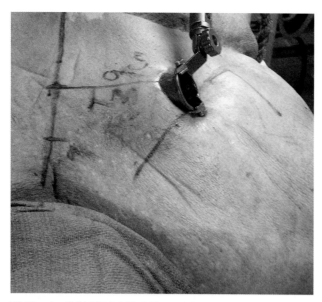

图 29-12　微创肩胛旁入路中置于适当位置的工作套管，注意工作套管是如何邻接肩胛内侧缘的（皮肤标记已标示出）

必须明确指出，一旦发现脑脊液（CSF）漏，就必须立即行硬脊膜修复，纤维蛋白胶对封闭漏口有帮助。对于胸膜侵扰，必须特别注意要密封打开的硬脊膜和胸膜以防止脑脊液流入胸腔中。

神经损伤可能发生于脊髓本身或其他神经结构。大多数胸神经可以切断，但是 C8 或 T1 的损伤可以导致手部残疾。其他神经根的切断或退变可能导致相应支配区的皮肤麻木、感觉异常或疼痛。胸腔的侵扰本身可能造成喉返神经或交感神经干的损伤。延伸到胸椎的交感干上部的损伤可能导致霍纳综合征或心功能异常。

八、结论

经肩胛骨侧方入路是一个解剖引导下的手术入路，通过该入路可以多方位的显露上胸椎。可以完成外周减压和固定，且死亡率低。仔细处理每一细节可以减少并发症且可以得到更好疗效。最近，该入路经过修改后成为更容易操作的手术技术。

（侯　哲　范　涛　译）

第 30 章 经胸膜后方胸腰椎入路

一、概述

胸膜后入路是到达胸椎和腰椎前部最直接的手术入路，同时又可避免进入胸腔，保持脏层胸膜的完整，降低了肺损伤的可能性。采用前外侧入路，可使神经外科医师较早地确认前部椎管，从而减少了神经损伤的可能性。胸膜后入路也能够提供胸腰椎连接部的直接显露，而无须切开和缝合膈肌。

二、患者选择

胸膜后入路适于治疗 T4 以上椎体前方和前外侧的病变，包括胸椎间盘突出及原发肿瘤和转移瘤，最适宜治疗局部性病变（两个或两个以内椎体节段）。

三、术前准备

多种影像学检查，如 MRI 或者 CT 脊髓造影对手术计划的制订是必需的。弄清脊髓和病变的关系，将有助于确定精确的手术入路。在轴位图像上可以清楚显示较大的血管，应当注意这些较大的血管的位置。

神经外科医师在手术前为了确定病变节段而进行的影像学研究是必要的。肋骨可以作为中胸段水平的标记。但是，神经外科医师必须明白，在肋骨水平的判断上必须采取前后一致的标准，即要么前后应用肋骨前端，要么前后应用肋骨尾端来确定相应的水平。一个高质量的胸片有利于确定肋骨和肋骨的角度。

常规的术前血管造影不是十分必需的。医师必须认识到血管造影和血管栓塞带来的好处。像肾细胞癌转移瘤和椎体血管瘤这些血供丰富的病变，术前的血管栓塞将有利于病变的切除。术前确认脊髓重要的供血血管的位置，也有助于手术计划的制订。

四、手术过程

对于 T6 及其以上的病变，应用可以单肺通气的双腔气管导管有利于手术部位的充分显露。放置动脉导管、Foley 导尿管和运动及感觉诱发电位神经电生理监测。围术期应使用对革兰阳性菌敏感的抗生素。脊髓有受压情况的是可以应用类固醇激素的指征。

患者的标准体位是病变侧在上的标准侧卧位，下方垫布袋，并用宽布带经过股骨大转子固定，腋窝下放置圆形柔软或者硅胶的垫子来避免体位性神经损伤。手术侧的上肢放置在折叠的垫子上或者固定的托手架上（图 30-1A）。

手术切口自后正中线外侧大约 4cm 处沿肋骨面延伸至 15cm，在上胸段椎体，取弧形切口，切口沿肩胛骨的下内侧缘（图 30-1B）。可以用单极电凝来解剖分离皮下组织、背阔肌、斜方肌，通过触诊或 X 透视确定需要切除的肋骨。对于胸椎间盘切除术，需切除与相应椎体连接的肋骨背侧端。对于椎体切除术，根据肋骨的斜面和受累节段水平，选择手术平面以上 1 ~ 2 个水平的肋骨切除。采用单极电凝沿肋骨走行切开肋骨骨膜，接着用骨膜剥离器（Doyen）环形从肋骨上剥离骨膜（图 30-2）。在皮肤切口的边缘切断肋骨，并将肋骨断端修理平整并用骨蜡彻底止血。肋骨深部的和骨膜相连的组织是胸内筋膜，锐性分离该层，该层的深部是壁层胸膜，并注意保护该层胸膜的完整（图 30-3）。

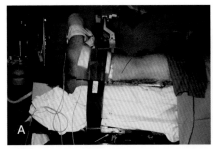
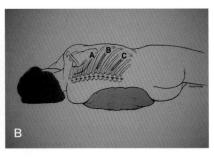

图 30-1 A. L1 以上手术入路的体位和切口；B. 胸椎不同病变胸膜后入路皮肤切口：A. 上胸椎切口；B. 中胸椎切口；C. 下段胸椎切口

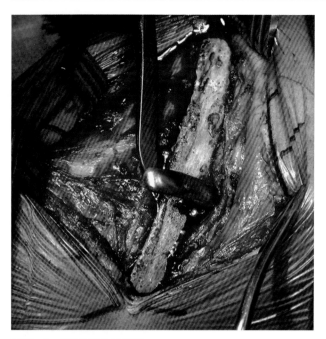

图 30-2　环形切开肋骨骨膜

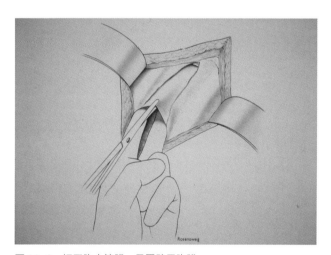

图 30-3　切开胸内筋膜，显露壁层胸膜

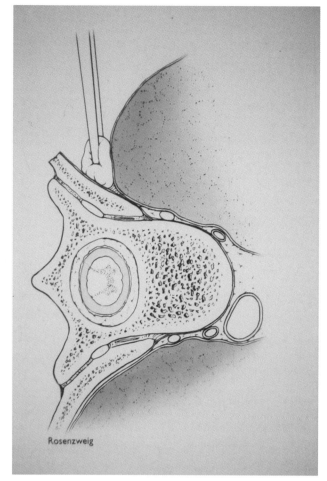

图 30-4　沿胸壁钝性分离壁层胸膜

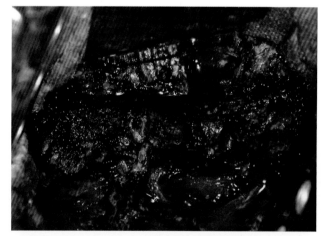

图 30-5　分离节段血管后，显露整个椎体的外侧面

　　应用 Kittner 海绵球、海绵棒或者术者手指钝性从胸壁上分离胸膜（图 30-4）。应用湿润的明胶海绵保护皮缘部位皮肤，安装牵开器底座和自动牵开板。从后方中线将胸膜和脊柱分离，然后向上下分离胸膜和脊柱。丝线修补胸膜的小裂口。用自动牵开器保证有效的显露，可延伸的牵开器放置于脊柱的前面，应用牵开器使肺离开手术野，同时拍摄 X 线片确认脊椎节段。

　　从椎间盘部位的边缘开始电凝并切开覆盖在椎体上的骨膜，并向中线方向分离骨膜，在椎体中点部位解剖并结扎绕过椎体节段动脉，并尽量将其分离使之远离椎体腹侧面（图 30-5）。

　　单极电凝切开肋骨头上的胸内筋膜。分离横突附着体并切除肋骨头，显露椎间盘间隙背侧和椎弓根。在椎弓根基底部找出椎间孔并确认其下缘和后缘。在椎间孔位置不要使用电凝，以免损伤供应脊髓的根动脉。

　　切除肋骨头和确认相应部位的椎间孔后，就可以进行椎间盘切除、椎体切除和重建（图 30-6）。切除腹侧的椎间盘和椎体并使后方的纤维环进入前面已切除的部位，从而达到椎管减压的目的，这种方法是安全的（图 30-7）。根据需要，可以通过胸膜后入路显露椎体外侧面，并进行椎体间置入连接器及前路固定（图 30-8）。

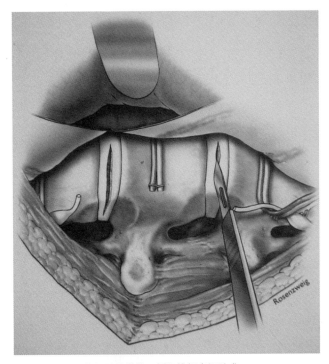

图 30-6　在即将切除的椎体一侧行椎间盘切除术

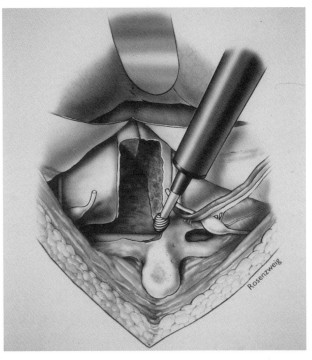

图 30-7　椎间孔和椎体前部确认后可以安全地完成椎间盘切除或者椎体切除术

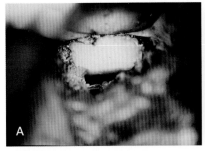

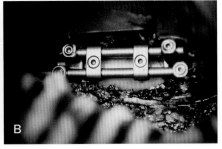

图 30-8　A. 椎体间移植物置入或者支架置入；B. 前路固定术

第二篇　胸　椎

将 28F 的引流管置入胸膜腔后间隙，并从原手术切口部位以下另行皮肤切口引出。必要时，肺复张后应检查胸膜腔是否有破裂，发现破裂后应立即修补。肋骨复位，用可吸收缝线分层缝合肌肉，再用可吸收线连续缝合皮肤。在引流管处用丝线围绕引流管行"U"形缝合，并固定引流管。外科辅助技术的应用使该手术入路（经胸膜后方胸腰椎入路）更为容易而且可更为清楚地显露病变部位。如胸腔镜技术可以用最小的创伤抵达腹外侧的脊柱脊髓。管状牵开系统可以更进一步扩大手术显露范围，术中应用显微镜可更清晰地直视病灶。这些技术的应用使手术操作更容易且在椎体病变治疗中可能带来更好的疗效。

五、术后管理

术后初期给予自控式镇痛，自控式镇痛很少超过 24 小时或 36 小时。如果放置了胸腔引流管，则在术后当天晚上给予持续负压引流。如果没有漏气且术后第 1 天 X 线胸片上没有气胸，则可以将引流管改放置水封瓶引流。引流管一般在术后第 2 天拔除，引流管拔出后则应停用围术期抗生素。

（侯　哲　范　涛　译）

第 31 章　经胸廓的胸椎间盘切除术

一、概述

胸椎间盘突出症（thoracic disc herniation, TDH）是一种常见的脊柱疾病。据报道，影像学患病率为 11%～37%。但是，有临床症状的 TDH 很少见，据报道，发病率在 1/1 000 000。对于手术干预治疗来说，安全有效的手术方法及技术是取得良好效果的关键。因此，在本章，将讨论经胸廓侧前方的胸椎间盘切除术、胸廓切开术以及胸腔镜技术的手术指征、手术之间的差别及术后相关的处理等问题。

二、患者选择

由于大多数 TDH 是没有症状的，因此患者通常都是接受非手术治疗的。手术切除治疗通常有两个因素：①影像学显示有脊髓压迫，伴有脊髓病变的症状或体征；②非手术治疗无效的神经根压迫并伴有明显的神经根放射痛现象。通过经胸廓的前侧方入路或者后侧方的极外侧入路，能够很好地取出压迫的椎间盘。后侧方的入路适合于摘除较小的、软的、朝向外侧方突出的椎间盘，但是经胸廓的前外侧入路主要适合于较大的、伴有钙化或中央型的椎间盘的摘除。

经胸廓的入路包括传统的开放手术及微创的胸腔镜，这两种手术方法各自都有各自的优势和缺点。微创手术方式能够减少手术相关操作的并发症，但是微创手术的操作相对较难，需要长期的经验积累。相反，传统的开放椎间盘切除术能够提供双手操作的空间，因此仍被认为是治疗严重椎间盘突出的首选方式。但是，开放手术可能引起增加的出血量及输血量、长时间的麻醉插管时间、胸壁神经瘤的发生率，以及延长住院时间等。因此，如果想进行传统开放手术的话，应该考虑到退变的程度及患者的一般状况。同样，若考虑微创的胸腔镜手术时，应该考虑患者是否有胸椎手术史、肋骨骨折以及是否有肺炎，因为术前原有的胸膜粘连阻碍胸膜腔有足够的通气。不管是传统的开放胸椎间盘切除术还是胸腔镜手术，都需要单侧肺部通气。否则，不易显示手术视野。术前，需要告知患者，

在术中可能出现微创手术转为开放手术的情况。总之，微创胸腔镜手术适合软的、中等突出的 TDH；而开放的椎间盘切除术适合大的、钙化的 TDH。

三、术前准备

经胸廓入路治疗 TDH 需要足够的术前准备。术前应仔细研究影像学，包括 X 线和 MRI。CT 检查有助于判断椎间盘是否存在钙化。确定病变椎间盘的位置需要详细分析术前和术中的各个影像学信息。手术医师需要评估术前的 MRI 和 CT 来确定病变的椎间盘；而术前的 X 线帮助提示肋骨的情况。术中的检查对于确定手术节段也是很有必要的。术前通过影像学判断病变部位，术中通过直接视野来确认病变的椎间盘。

多模式的术中神经监测现在被认为是复杂脊柱手术中的一项必备环节。而且笔者认为，在经胸廓的胸椎间盘切除术中有条件的话，仍需进行神经监测，这点对于严重的椎间盘病变尤其重要（如巨大的钙化的椎间盘）。考虑到术中需要进行单侧肺叶的通气，患者需要有足够的心肺功能来维持一侧肺叶的长期插管。为了维持有效的血液循环，需要准备血液回收装置及血液制品。特别是对于那些多节段的椎间盘突出的、需要进行多节段切除的患者，或者术前有贫血的患者，输血是很有必要的。此外，还需评估手术入路侧的情况。正常的胸廓解剖结构能够指导手术侧的选择。对于上胸椎的病变，笔者推荐右侧入路，优点在于能提供相对较大的手术操作空间。中段的椎间盘的病变，两侧入路均可。对于下胸椎的椎间盘突出来说，推荐左侧入路，因为左边没有受到肝脏的干扰。但是这些推荐只是指导而已。术前需要完全评估椎间盘突出的部位来确定最合适的手术入路。

四、术中操作

患者首先需接受全身麻醉插管及中心静脉留置。其次，进行神经电生理监测，包括体感诱发电位和运动诱发电位。摆放体位：侧卧位，手术侧在上，通气

的一侧在下（图 31-1A）。下肢屈曲，两腿之间放一个枕头之类的垫子。体位摆放后，确认神经监测。术中需要 C 形臂机辅助节段的定位。术中每 30 ～ 60 分钟对另一侧肺进行重启有助于防止术后肺不张。

（一）胸椎间盘切除术

开放的胸椎间盘切除术的手术切口在病变椎间盘平面的 1 ～ 2 个椎体平面上，与肋骨平行。手术部位做好标记，用碘伏等对手术部位进行消毒，并晾干。切口做好以后，骨膜下剥离肋间肌和血管神经束。切除肋骨、进入胸膜腔。随后，放入肋骨撑开器。放入吸血海绵，保持手术视野的干燥。T11 ～ L1 之间的足够的手术视野需要从膈肌前缘 1cm 进入，到达腹膜后腔。

（二）胸腔镜技术

胸腔镜技术的关键在于入路口位置的选择。对于常规的一个节段的椎间盘切除来说，入路进针口为围绕责任椎间盘的 3 ～ 4 个进针口（图 31-1B）。第一个进针入口为后侧或者腋中线。其他的进针入口靠近中线或者腋前线。这些进针入口散布在胸壁表面，使其能够有最大的手术视野和手术操作空间。手术切口标记，手术部位冲洗、晾干。术者站在患者前方，面对手术节段；助手站在手术床的对侧。显示器摆放的位置使得术者和助手能够最大程度地观察整个手术视野（图 31-1C）。

对于每个进针入口来说，皮肤上的切口需要与肋骨平行。切除组织时需要小心避免损伤血管神经束。用软组织钳穿刺入胸膜壁层，完成第一个进针入路。

运用柔韧性较好的进针装置可以减小胸壁神经瘤的发生率（直径在 15 ～ 20mm）。其他进针入口的建立如同第一个进针入口。通过第一个进针口，在镜头直视下，放入套筒，以减少肺部的损伤，并固定套筒。

在做好进针口，放置好套筒后，将患者向前旋转，使得一侧塌陷的肺叶与脊柱表面分离。可以应用钝的套筒，协助剥离肺叶。30° 的三维镜头可以提供很好的手术视野，包括深度和广度。

特制的胸腔镜及配套的切除装置被发明及改进，使得能够适应长距离的工作环境（图 31-2）。所有装置需放置在标准的卡槽内，包括骨膜剥离器、刮匙、咬骨钳及单极和双极电刀。有时还需配有高速的磨钻。止血钳能起到有效的止血作用。胸腔镜能够用来进行钝性分离。止血海绵也可以在术前备好，用来止住不可控制的出血。

（三）微创椎间盘切除技术

对于胸腔镜切除术和传统的开放椎间盘切除术来说，都有特定的实施步骤。当胸椎显露完全后，C 形臂内镜用来发现拟手术的椎间盘。为了定位，探针可以放进椎间盘内，接着数肋骨来定位。通过触诊来判断第 1 肋骨的位置，但是第 2 肋骨需要通过检查胸椎的顶点来判断。

单极电凝用来凝固肋骨头和邻近椎体表面的胸膜。椎间盘头侧及尾侧椎体的节段性血管需要进行结扎，来扩大手术操作的范围。笔者推荐对节段性的动脉和静脉进行结扎或者使用止血钳。

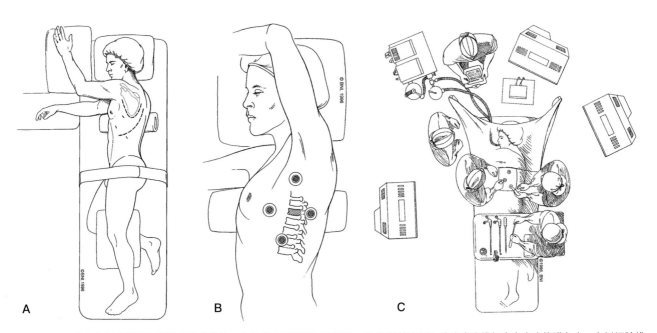

A　　　　　　　　　B　　　　　　　　　C

图 31-1　A. 进行左侧胸椎间盘切除的手术体位。在胸壁上画出切口的部位。B. 胸腔镜左侧入路治疗胸椎间盘突出症的进入点：在拟切除椎间盘的前侧、后侧和中间为进针点；进针点之间需要有一定的空隙来给予足够的手术空间。胸腔镜从后侧进针点进入，牵引器从前侧的进针口进入，而中间的进针口用来放置其他的器械。C. 在进行胸腔镜操作时，手术医师站在患者的面前，面对拟切除椎间盘平面。屏幕上面的显示器能使手术医师和助手全面观察手术中的情况

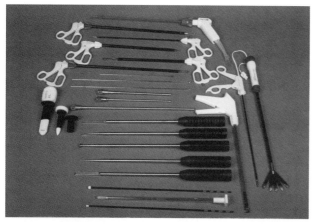

图 31-2 胸腔镜手术装置。从顶部到底部：洗、冲洗装置；右角度夹子；镜头修剪装置；精细组织钳；边缘组织钳；Babcock 钳；长钻头；切削毛刺；钻头柄；骨刀；后路撑开器；骨移植片打入器；刮勺；直骨刀；花生米形剥离器；内镜运输管。左：柔韧的及僵硬的胸腔镜套管。右：右角度的止血夹；双极电凝

在肋骨下的血管神经束可以用刮勺或者骨膜剥离器进行骨膜下松解。双极电凝用来止血。肋椎间韧带、肋横突韧带和肋间肌需要从肋骨上剥离。靠近肋骨头 2cm 处切断，来显露椎弓根（图 31-3）。切除的肋骨需要保存好，用来进行植骨融合。对于常规的、单一的椎间盘切除来说，椎间盘的凸侧可以用自体肋骨组织进行融合。对于那些可能存在术后不稳的患者，需要进行常规的固定和融合，例如那些多节段的椎间盘切除术或者对单个椎体切除的患者。

在切除肋骨头后，可以发现在椎间隙尾侧的椎弓根。用 Kerrison 咬骨钳咬除椎弓根（图 31-4）。这一步是寻找发现神经根和侧方硬脊膜的关键步骤。发现硬脊膜后，才能进行下一步的减压操作。利用止血材料或者双极电凝能够对硬脊膜上的出血点进行止血。利用高速磨钻切出半圆形的骨性凹槽（图 31-5）。椎间盘的碎片可以安全地放在这个凹槽中，这样可以最大限度地减少神经的损伤。手术视野空间要足够能看

到在病变椎间盘上位和下位的正常的硬膜组织。这个空间还要能够显示腹侧硬膜和对侧的椎弓根（图 31-6）。同时，也需要切除后纵韧带，来显露腹侧的硬膜，给减压提供条件。内镜可以提供减压程度的参考。

对于较大的、硬膜内的、钙化的椎间盘，通常需要切除更多的骨组织以及更加充分地减压。但是，切除过多的骨组织会导致脊柱的不稳，这时应考虑融合内固定。重建考虑：侧方的椎弓根螺钉，伴或不伴有融合器或植骨。骨密度的减少或者患有骨质疏松的患者，术后容易出现断棒、椎弓根螺钉的拔出等并发症。对于这些高危的患者，可以考虑后路加强内固定和融合。

在取出硬膜内的椎间盘组织后，需要对硬膜进行修补，防止术后脑脊液漏。如果出现了脑脊液漏的话，术后应放置胸腔引流并持续灌洗，以防止中枢神经系统的感染。术后腰椎引流也可以降低压力梯度和中枢感染的风险。

在关闭伤口之前，应该仔细止血。胸腔需要用抗生素来冲洗以防止残留的组织碎片或者术后胸膜腔的粘连。术后需要对肺叶重新充气，检查是否存在潜在的漏气情况。对于胸腔镜操作后，需要去除各个进针入口的套管。在直视下，需要插入 2 根胸腔管子：一根用来加速肺部的膨胀、一根则用来引流血液或者气体。此外，需要小心放置一个多层的封闭装置。

五、术后管理

仔细的术后管理能够最大程度地减少潜在的术后并发症，同时能够提高术后的舒适度。术后镇痛包括患者自行镇痛和吗啡等药物的应用。对于出现持续的根性放射痛的患者来说，可以给予适当的神经镇痛药物。术后给予抗生素治疗，直到拔出胸腔引流管以后。

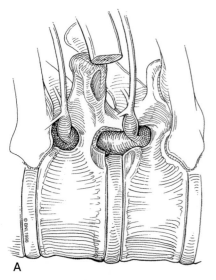
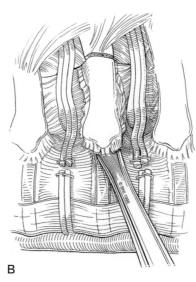

图 31-3 A. 在显露和结扎节段性的血管后，切除肋骨头 2cm 范围。B. 用高速磨钻磨出下面的椎弓根，显露出神经根和侧方的硬脊膜

A   B

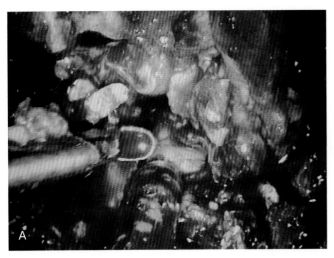
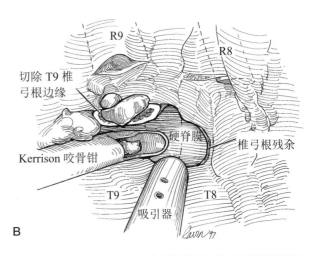

图 31-4 A. 术中照片；B. 右侧胸腔镜切除 T8～9 椎间盘。肋骨头和椎间盘已被切除，来显示硬膜囊。术者能很好地观察余下的结构组织

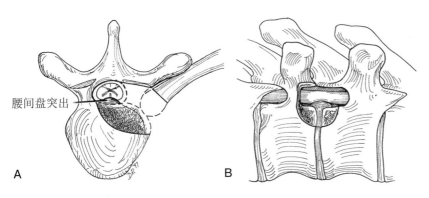

图 31-5 A. 对于小的或者中等程度的椎间盘突出：切除肋骨头和椎弓根来显露腹侧硬脊膜。建立凹槽，来显露整个椎管。B. 侧方显示：这个凹槽能够提供足够的空间操作手术器械。如果开的凹槽很小，那么脊柱稳定性可以保留，就没有必要进行融合

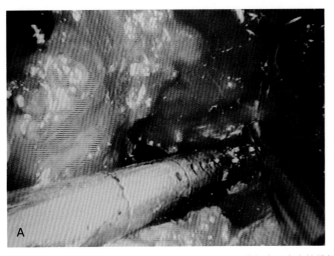
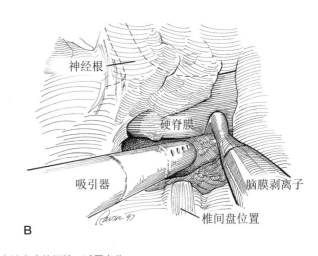

图 31-6 A. 术中照片；B. 左侧胸腔镜切除 T5～6 椎间盘。突出的椎间盘被完全的切除，减压充分

第二篇 胸椎

对于这些患者来说，胸腔引流管的管理更为重要。从术后第 1 天开始，每天需要进行胸部 X 线片的检查来确定肺部的充气情况，直到拔出胸腔引流管。胸腔管放置，直到每天的引流量＜ 100ml。虽然在临床上，血胸和乳糜胸很少见，但是严重的血胸或乳糜胸需要进行二次翻修手术。对于术中出现脑脊液漏的患者，需要放置胸腔引流管来持续灌洗。检测脑脊液是否出现感染的征象。

虽然术后很少出现新的神经损伤，但是术后出现神经损伤通常是由于术中直接造成的脊髓的损伤，且术后神经功能监测可以发现。防止延迟性的术后神经损伤，重点是保持脊髓及神经根有足够的血液灌注。因此，术中监测血压及血氧饱和度就尤其重要。术后进行影像学检查，观察减压是否充分（图 31-7）。

尽早下地行走有助于减少下肢深静脉血栓的发生率，也可术后给予肝素等抗凝药进行预防。术后进行肺活量运动，可有效地减低术后肺不张的发生。

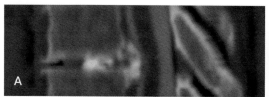
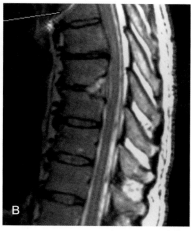
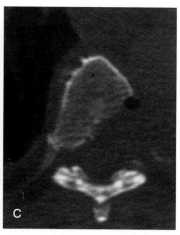

图 31-7 A.CT 矢状面三维重建，患者出现 T8～9 的中央型椎间盘突出。B. 术后磁共振检查。C. 横断面 CT 检查。均显示减压很充分。半圆形凹槽用来显露和切除突出椎间盘

六、结论

经胸廓入路能够直接到达胸椎的前侧，且对于中央型的 TDH 来说是个很好的手术治疗入路。胸腔镜检查能降低手术入路的相关并发症，但是需要特制的手术器械及熟练的手术操作。相反，传统的开放手术椎间盘切除术是有侵袭性的，但是却有足够的手术操作空间。综上所述，胸腔镜技术适用于软的、中等程度突出的 THD。开放的胸椎间盘切除术适用于大的、钙化的胸椎间盘突出。对于符合手术指征的患者，这两种经胸廓的方法是十分安全及有效的。

（何百祥　鲍　刚　译，范　涛　校）

第 32 章　经胸廓的椎体转移瘤的切除

一、概述

切除椎体转移瘤除了能缓解脊髓的压迫外，还能重建胸椎脊柱矢状面的平衡。此外，术前还可以进行肿瘤组织的灭活来协助治疗，这样还可以对那些不明原因的脊柱转移瘤进行诊断。

经胸廓入路具有以下一些优势，包括：直接从脊髓的前方减压、减小肿瘤组织的体积、重建脊柱的矢状面、增加术后融合的概率等。

但是其也存在一些缺点，包括：可能造成主要血管、胸导管及交感神经链的损伤。此外，还有其他风险包括：气胸、血胸、乳糜胸、肺部挫伤及术后胸廓的疼痛等。术后卧床还可能导致下肢静脉血栓并发症。其他少见的并发症还包括：直接的脊髓损伤、由于血供破坏导致的间接脊髓损伤。

后柱结构的肿瘤病变可能造成椎管的狭窄，这时可能需要联合后路 - 后侧路入路。

二、患者选择

手术适应证包括：原发性肿瘤得到很好的控制、患者生存时间至少在 3 ~ 6 个月或以上、胸椎转移瘤只涉及 1 个或 2 个胸椎。严重的脊髓压迫、脊柱不稳及进行性的神经根功能的损害也是手术治疗的适应证。但是，对于那些患有胸椎体转移瘤、难治性脊柱痛且无骨折、畸形的患者来说，术前还要需要影像学或立体定向放射外科来进行治疗方案的评估。

经胸廓的椎体切除术的禁忌证包括：患者有慢性的肺部疾病且肺功能明显降低、涉及一侧或者双侧胸壁肿瘤侵犯、原发性肿瘤进展较快、生存时间小于 3 个月等。

三、术前准备

接受经胸廓的椎体切除术的术前准备包括：向患者及其家属详细了解原发肿瘤的发病史及预期的手术期望。术前应接受详细的影像学检查，包括：MRI、CT（包括冠状面和矢状面的重建）、CT 脊髓造影。此外，术前需要对患者的肺功能进行评估。

对于所有需要进行椎管减压的患者，静脉注射糖皮质激素，还需术前准备及检查术中所需要用到的手术器械。

四、术中操作

（一）麻醉

一般来说，用不到双腔插管。因为一般不需要使肺部塌陷就能很好地进入胸廓后壁达到椎体。如果患者存在术前神经功能受损的话，那么术中建议进行神经功能的监测。

（二）体位摆放

术前的体位摆放是实施手术的一个关键步骤。患者处于侧卧体位，肿瘤侧朝上。如果肿瘤的侵袭是对称性的话，那么建议左侧入路，这样入路较容易，且较易避开主动脉。同时也可以使用 Jackson 手术床。需要反复确认患者处于侧卧体位，这样就可以寻找合适的解剖学标志。前后位及侧位的内镜可以确认要拟实施手术的节段，也可以确认患者是否真正处于侧卧位。患者的上肢需要固定在前方，这样能最大程度地到达侧方胸壁。同时需要在腋下放置靠垫、使髋部或者膝关节屈曲、在膝关节之间放置枕头。

（三）手术技术

通过胸廓切开到达椎体可以由脊柱外科医师独立进行，也可以在胸外科医师的协助下进行。手术医师可以站在患者的前方或后方，但是一般来说前侧较易实施手术。

皮肤切口应当靠近且平行于肋骨，从腋中线的侧方开始，从后弧度向中间线靠近。对皮下出血进行结扎，切除背阔肌和前锯肌来显露肋骨。根据上位及下位的椎弓根来定位肋骨是个很好的方法。必须切除责任节段椎间盘平面的肋骨，但是有时候也需要切除其他的肋骨来获得足够的植骨组织，同时可减小肋骨的缩回（图 32-1）。

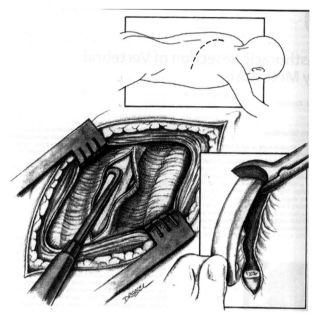

图32-1 从右侧进行胸廓切开术的体位。肋骨切除达到肋椎关节平面。要完整切除肋椎横突及肋椎间韧带

骨膜下剥离肋间肌和胸膜，使得肋骨切除的位置达到横突的内侧。切断肋骨头处的韧带和肋椎间韧带，从而整个切除整个肋骨。这个步骤有助于定位椎弓根、责任节段上下的椎间隙。切除肋骨的另一个好处就是能有助于器械的放置。

切除胸膜壁层，显露出肺部，用海绵对肺部进行保护。通常情况下，这个操作不需要打开胸膜壁层，除非该组织与肿瘤病变之间的粘连较牢固。

在靠近肿瘤一侧的胸膜可能很厚并伴有大量的血管。若是这样的话，建议切除该侧的胸膜。术后建议放置胸腔引流管，然后去探查节段性的椎体血管，一般在椎体的中下部从前到后围绕椎体。这些血管需要在近端进行结扎或者用双极电凝烧灼。

接下来是处理椎间隙，用前后位的内镜再次确认拟操作的平面。用15号刀片切开椎间盘所在的椎间隙。使用咬骨钳、骨刀等工具来切除椎间盘。骨刀等用来去除上下的终板，注意操作需要轻柔。

拟切除节段通常可能存在旋转，这时能够通过这个节段的椎弓根来定位切除椎间盘（图32-2）。

在邻近的椎间盘被切除后，术者可以清楚看到脊柱椎体，从上一位椎体的椎弓根到下一位椎体，然后进行椎体的切除。需要配合使用 Adson 咬骨钳、刮勺、超声吸引器以及高速磨钻。切除同侧的椎弓根来显露该节段的神经根，通过该神经根能够定位硬脊膜的边缘。这个过程可能会引起大量出血，需要进行一系列的止血措施。应用小的镊子取出粘在后纵韧带上的小骨赘（图32-3）。

在椎体切除留下的凹槽中可以清晰地辨认后纵韧

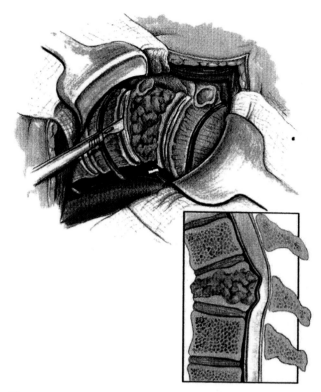

图32-2 切除受到肿瘤侵犯的椎体。注意需要保护从主动脉发出的根动脉的分支及保证邻近椎间盘不受肿瘤的侵犯

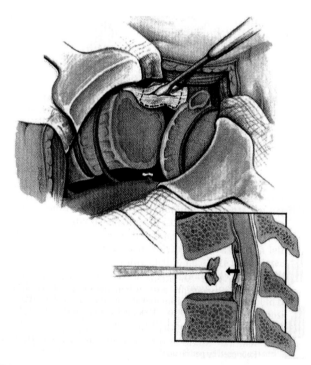

图32-3 切开后纵韧带，从硬脊膜处剥离。前方进行减压

带。从硬脊膜的前方切除后纵韧带。由于肿瘤的存在，后纵韧带经常包裹周围侵蚀的骨组织或者硬膜上面的肿瘤，这时需要对肿瘤进行充分的切除以使得硬膜能够得到足够的减压。在典型的椎体肿瘤中，韧带是不会粘连在硬脊膜上的，且能够很容易地被剥离。在剥离的过程中，硬膜上可能会出现轻度的出血情况，这

时双极电凝和止血的凝胶海绵可以用来止血。需要注意的是，有时候由于肿瘤的侵袭，还需要切除前纵韧带，来为肿瘤的切除和畸形的矫正提供足够的手术操作空间。

在完整地切除后纵韧带后，可以进行脊柱的重建。笔者通常推荐在上下椎体之间使用钛合金的融合器。邻近上下椎体的终板通常被从中心切除 2/3。在头侧和尾侧椎体之间放入钛合金的融合器可起到支撑的作用，并用皮质骨螺钉固定（皮质骨螺钉至少贯穿 2/3 的椎体直径）。对上下椎体之间的间隙进行撑开，放入融合器，融合器中可填满用于植骨的骨组织。取出撑开器，可见融合器被放置在头侧尾侧椎体之间，且固定位置良好。从前后位及侧位的内镜可观察该装置是否被放置良好（图 32-4）。

如前文所述，与减压和稳定相比，融合可能不是手术的最终目的。根据笔者的经验，应用装有或不装有骨组织的融合器可能比同种异体骨或其他自体骨（肋骨等）更容易操作。

还有一种椎体重建的方法是应用聚甲基丙烯酸甲酯（Polymethyl Methacrylate, PMMA）骨水泥，该骨水泥可以与金属固定装置 Steinman 针一起使用。Steinman 针直径为 1 ～ 2mm。右侧角度的咬骨钳能用来清除上下终板。这种针需要符合胸椎的弧度，首先置入头侧的椎体终板下，接着在尾侧椎体的终板以同样的方法置入（图 32-5）。

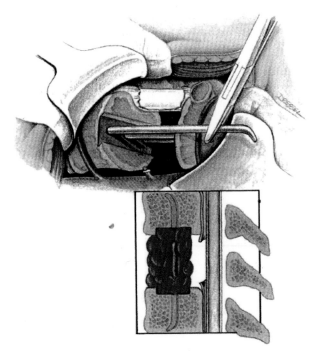

图 32-5　置入 Steinman 针的示意图。将针置入上下邻近的椎体之间。通过孔道，可以灌入聚甲基丙烯酸甲酯骨水泥

最后需要置入 3 ～ 4 枚的针，形成脚手架形势，完成椎体的重建。针置入的位置可通过正侧位的内镜来确定。在针之间填入 PMMA，但是要确保硬脊膜和骨水泥之间有 10 ～ 15mm 的空隙。为了防止骨水泥填入时的热传导损伤，需要在灌注 PMMA 骨水泥时对硬脊膜进行持续的保护。

有学者还报道了其他的一些椎体重建的方法（图 32-6）：在上下终板之间，应用节段性的胸管装置（Chest Tube）悬挂，并配合置入 Steinman 针和注射 PMMA 骨水泥。

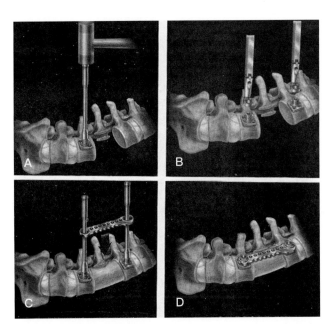

图 32-4　减压后放置融合器及植骨示意图。A. 首先在切除的椎体的头侧及尾侧置入金属杆。B. 撑开器通过置入的金属杆进行椎体间的撑开。切除头侧尾侧的终板以后，放入装有骨组织的融合器。C. 将固定钢板通过金属杆置入。D. 椎体重建完成

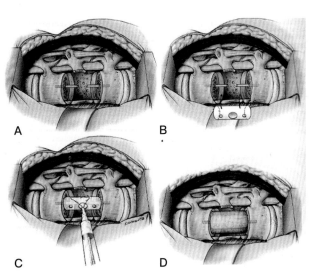

图 32-6　A. 在切除椎体的上下置入 K 线；B. 对胸管进行楔形变处理，置入上下终板之间，并以 K 线固定；C.PMMA 骨水泥注射入胸管中；C. 置入 PMMA 骨水泥后，胸管的示意图

（四）关闭伤口

如果术中打开了胸膜腔或者出现漏气的话，需要术后放置胸腔引流。逐层关闭切口，不能留有空腔。

五、术后管理

那些术前没有接受过放疗的患者，术后应该接受放疗来控制原发肿瘤的进展，但是必须等伤口愈合以后。接受融合内固定的患者术后4周应该制动。

（何百祥　鲍　刚　译，范　涛　校）

第 33 章　前方入路手术治疗原发性胸腰椎爆裂骨折

一、概述

在胸腰椎爆裂骨折的治疗中，已接连取得了诸多技术上的进步，然而手术治疗的目标并未改变，即减压、调整并保持脊柱的稳定，尽可能减少所要移动的爆裂性节段数目。在此介绍的前路固定术已经成为较有价值的手术方式，各种改进、改良的前路手术技术会增加更多的治疗选择。如何选择最好的手术入路，主要决定于患者的病情、病史、骨折的部位，以及手术者的偏好等。本章将综述利用前路技术进行胸腰段爆裂骨折的减压和重建等方面的内容。

二、患者选择

伴随着非手术治疗越来越常见，对于手术治疗与非手术治疗的指征一直存在争议。作为唯一的原则，若无明确的证据证明有神经损伤或脊柱不稳时，则首先考虑非手术治疗。与此相反，大多数脊柱外科专家认为，伴有进展性神经损伤的椎管内实质性的病变则是手术干预的指征。脊柱胸腰段损伤分型和严重度评分系统（TLICS）是基于骨折形态、后方韧带复合体的完整性及患者神经功能状态而形成的一种评分系统。TLICS < 4 分则直接选择非手术治疗，而 TLICS > 4 分则有必要行手术治疗。TLICS = 4 分时选择手术治疗或非手术治疗都可能正确。许多脊柱外科专家认为脊柱后凸畸形 > 30°需要手术干预。但是也有许多专家主张在脊柱后凸畸形角度小于 30°就需采用手术治疗。进行性后凸畸形也可见于非手术治疗的患者，最后这类患者需要手术矫正畸形。在缺乏神经损害和显著性或进行性后凸畸形时，另一个延期手术的指征是难治性或持续性疼痛。此外，更多的争论焦点集中于最佳手术入路的选择方面（如前路、后路或联合入路）。对于脊柱减压和重建而言，前路手术的优势决定于骨折的形式及神经功能状态；这种入路方式可以增加牵张力，移除损坏的椎间盘，对椎管腔进行减压，还能避免潜在的髂骨取骨的风险。理论上讲，前路手术所要融合的节段数量最小，从而避免了对附件较大的干

扰。此外有证据表明前路手术方式并发症率和二次手术的发生率更小。

前路重建的主要适应证包括伴有神经功能缺失症状并需要减压处理的急性骨折，由于脊柱前柱和中柱破损严重，单纯的后路处理已远远不够；而进展性的脊柱后凸则会导致前柱的崩解。对于大多数患者而言，神经压迫和损伤的部位即已指明了手术入路的位点。

三、术前准备

（一）手术方案

术前手术方案的制订对于手术的成功实施具有重要意义。X 线平片等影像学资料对于确认骨折节段水平尤为重要，同时也为确定脊柱高度（或长度）的缺失以及 Cobb 角的测量提供了可靠的技术手段。骨折中 Cobb 角的测量颇具意义，即从骨折处上位椎体的上缘至骨折处下位椎体的下缘连接直线所成角度。借助于 X 线平片资料可有效预防术中对节段水平的错误判断，其常用来确定负肋椎体和游离腰椎节段的数目，以帮助确认椎体水平位置。负屈位和伸展位 X 线片，以及靠垫上的过伸侧位片常用来评估骨折后脊柱的稳定性，并预测畸形可纠正的预期程度。然而在急诊病例中，获取上述资料并不现实。薄层 CT（1.0 ～ 1.5mm）扫描也常用于确认所涉及骨折的程度和状态。此类信息也可转换至 3D 工作台以制订更详尽的术前方案，包括所必需的对置入物和固定装置大小的测定。MRI 检查在确定神经压迫、椎间盘突出、疾病的范围、后柱破损的程度等方面也有帮助。

（二）麻醉技术

麻醉相关内容繁多，术前疼痛控制性评估包括神经根阻滞和硬膜外导管的置入。依据骨折节段水平，可以考虑双腔气管内插管施行单肺通气。由于可能存在着脊髓压迫，整个治疗过程均要保持血压和血容量的稳定。通过动脉插管动态监测血压水平并做相应处理，尤其是在纠正脊柱后凸手术中，若患者耐受良好

145

则应维持血压平稳。如果存在较大的血管损伤，自开始起就要优先开通中心静脉通路。

四、手术过程

（一）体位

施行胸腰椎前路手术时，保持正确的体位非常关键，置入内固定装置时更是如此。患者在可透视手术床上取标准的侧卧位。笔者使用的是 Jackson 手术床（OSI，Union City，California）。标准侧卧位使得术者确认椎管位置，并有助于判断椎弓根钉置入的角度。一般来说，T2～6 节段的胸椎骨折需要行右侧开胸手术（避免损及心脏），T7～L3、L4 节段的骨折最好选择左侧开胸手术或胸腹联合切开术 （避免伤及肝脏）。同时，左侧旁入路也使主动脉相对于腔静脉更接近术者。由于在术中暂时挪移及处理方面动脉比腔静脉更安全，故常优先选择左侧（动脉侧）进行手术。此外，对动脉修补难度小于静脉。患者安置于充气袋上，分离巾绕过肩膀和股骨粗隆以保持体位。应用腋窝软枕使患者体位舒适并保护臂丛和上肢的供血动脉，同侧上肢置臂托以避免拉伤。笔者习惯于对上肢进行神经功能进行监测，以尽早发现由于改变体位而引起的正中神经和尺神经损伤。所有骨性突起和压迫部位都需要使用泡沫垫。尽管可以选择折叠式手术床，笔者通常不这样做，以避免患者在脊柱后凸体位下进行内固定术。保持侧卧位且躯干垂直于手术床，使术者得以徒手修复或改善脊柱形态。对侧的小腿保持伸展，下位小腿固定在大腿和膝盖上以进一步固定体位。小腿间置入枕头以避免压疮。此外，显露背部以备必要时前后联合入路之需，朝向术者的髂嵴也要在术野之内（图 33-1）。

（二）皮肤切口

骨折节段水平决定皮肤切开部位。对于中高位胸椎骨折，常用到右侧胸椎切除术，沿着最高位肋骨切开皮肤并进行固定。沿腋前线至腋后线切开皮肤。一般来说，距骨折部位两肋骨部位作为切开的起点。对于下位胸椎和胸腰椎骨折，常用到左侧胸椎切除术，常规沿第 10 肋切开皮肤直至肋骨与肋软骨交界处，有时需要与腹直肌外侧缘平行。这种入路出血量小，且不会导致后路手术所引起的脊旁肌皮神经损伤。若不考虑体表的解剖标志，也可通过术中 X 线透视提前定位。

（三）术中影像

借助于术中 X 线透视或其他放射影像等方法来确定手术节段水平具有重要意义。此外，术中 X 线透视也可用来核查体位是否正确，并在术中监测移植物或置入物的置入情况，包括螺钉的起点及轨迹。伴随着新技术的出现，如"O"形臂外科手术成像导航系统（Medtronic Sofamor Danek，Memphis，Tennessee），术中导航成为一种可选择的硬件指导。但是，术中导航要求仔细考虑手术室的安排状况及患者的体位。使用术中 X 线透视和术中导航时，可透视手术床是必备的。

（四）其他关键因素

胸腰椎骨折病例需要较长的手术器械，如骨膜剥离器、咬骨钳和刮匙等，以方便手术操作。非肿瘤手术中应常规采用血液回收以尽量减少输血量。血管外科手术器械中，常用到的包括长精细直角钳、丝绒线、中号血管夹、血管牵引器、肾血管牵引器以及骨膜牵引器等。自动回位式牵引器，如 OmniFlex（OmniTract Surgical，St.Paul，Minnesota） 或 者 ThompsonFarley 系 统（Thompson Surgical Instruments Insc.，Traverse City，Michigan）也可能用到。笔者发现一种手持牵引器非常有用。多钻头高速磨钻可去除一般骨质，然而在自体骨移植中大部分要用到咬骨钳来转移骨质。使用 Stagnara 唤醒系统时，常通过带有透明尾部的帷幕来观察脚部活动（从而判断苏醒状态）。

（五）术中监测

对于笔者而言，在所有置入性脊柱外科手术采用神经系统监测已成为规范，尤其是躯体感觉诱发电位和运动诱发电位监测，贯穿手术始终。上、下肢监测不仅用于畸形矫正也用于定位。当然，Stagnara 唤醒系统仍是金标准，但是应用有限。唤醒系统可用于畸形矫正、置入物置入体内术后，或者神经功能监测发生改变。此时，与麻醉队伍的良好交流至关重要，通过监测仪屏幕可以

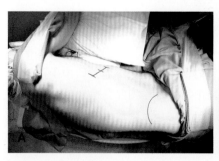
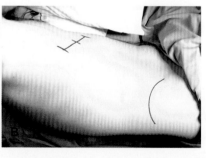

图 33-1　A. 中胸段椎体骨折患者右侧开胸手术的体位；B. 标记显露手术区域包括患者同侧髂嵴及其背部

随时了解各种变化，如患者体温、麻醉用药的改变、平均动脉压及手术过程的即时回顾等。

（六）步骤

1. 入路 切开皮肤后，自前肋骨关节尽可能向后，对已确定的肋骨进行骨膜下切除。肋骨截断器或咬骨钳可用来对切口塑形，应用骨蜡进行止血。保存去除的肋骨用于自体移植。借助于双腔气管内套管，施行单肺通气。切开胸膜进入胸腔，利用肋骨牵引器扩大术野，即可辨认椎体，术中 X 线透视也用于骨折定位。利用 Bovie 电烙术（Bovie Medical Corporation，St.Petersburg，Florida）可上抬胸膜壁层，显露感兴趣区域的上下节段椎体。在椎弓根峡部和椎间盘间隙表面仔细确认相应椎体的节段性供血血管，可用丝线或血管夹结扎节段性血管的一侧。椎体中段水平的节段性血管一侧结扎对神经功能并无大碍。在胸椎中段或胸腰椎结合处，节段性血管常直接从后部起源于下节段动脉，略显倾斜，水平向前。注意仔细操作，避免过于靠后结扎节段性动脉而导致血管阻塞和神经损伤。完整显露椎体侧面，若前路内固定则需用咬骨钳咬除肋骨头。

若需显露至胸腰椎结合部，则要下拉膈肌。进入腹膜后间隙和膈肌下间隙的关键标志是所移除的肋骨肋软骨。在腹膜后间隙脂肪层下，水平剥离软骨。关闭腹膜时肋软骨也可用来作为标志。必要时，可用手指钝性分离膈肌腹侧面确定节段水平。膈肌可沿距离胸壁 1 ~ 2cm 的残留缝隙进行分离。由于膈肌神经分布是由中央至周围，因此可以利用距套囊至少 2cm 处沿其左脚在其周围部分进行锐性分离，以便于再附置。如果显露至 L1 已足够的话，笔者通常并不下拉膈肌而是抬高膈肌脚，在膈肌下利用"隧道"方式达到目的。若需进一步显露 L1 以下部分，可以沿腰大肌进行腹膜后间隙的远端显露。需要确认输尿管并随腹膜一起快速回缩。起至椎间盘的腰大肌从前至后都要抬高，以避免节段性破裂。通常首先在椎间盘分离，然后通过结扎 L3 ~ 4 间隙的节段性血管接近这些区域。通过在后部的分离去确认椎弓根关节至关重要，同样包括前部包绕前纵韧带。需要小心辨认此处保留的神经根及覆盖椎体的交感神经干。牺牲交感神经会导致术后同侧肢体神经功能紊乱，如温暖或干燥，但这些病理过程随着时间变化是可逆的。完全显露后，可调整自动拉钩以达到最佳显露状态。在分离腹膜、肺部时使用湿润的海绵。

位于骨折部位上下节段间的椎间盘组织的清理，一般应用 15 号薄片手术刀去除纤维环，利用垂体咬骨钳移去椎间盘组织。利用大型 Cobb 扩张器（Codman，Raynham，Massachusetts）在椎间盘处扩大操作空间，最终清除椎间盘组织。通过 Chandler 牵引器或粘贴海绵来预先保护最大的血管。急性骨折时，前纵韧带常常分离。慢性骨折或畸形愈合时，由于其长期的紧张，前纵韧带会完全松弛。其后，完整切除椎间盘，确认后纵韧带。

通过咬骨钳咬除所有骨质结构，从而达到对受累椎体施行椎体切除术的目的。急性骨折时，所有移除的骨质保留以备自体植骨所需。椎体皮质的前部和对侧经常是闲置的，故可用来作为保护血管结构的骨质屏障，同时也有助于移植物的置入。由于后部皮质较为接近，探查椎管需格外注意。带有侧面切割钻头的高速磨钻（AM8 for the Midas Red, Medtronic Sofamor Danek, Memphis, Tennessee）用以安全去除后部皮质而无损于硬膜或神经组织。任何回缩型骨折片均可利用长柄前角型刮匙或长的垂体咬骨钳从椎管内刮除干净。可以预见到在进入椎管时会出现明显的活动性硬膜外出血。Powdered Gelfoam（Pfizer, Inc，New York，New York）浸泡凝血酶对于硬膜外出血是一种颇为有效的止血药物。若骨折碎片引起硬膜脑脊液外流，则必须足够显露以确定脑脊液漏的漏口位置，并尽可能进行修补。笔者更习惯运用 4-0 尼龙缝线或 6-0 普里灵线（Ethicon, Inc，Somerville，New Jersey）缝合硬膜。若缝合不佳，也可用 DuraGen（Integra LifeSciences Corporation，Plainsboro，New Jersey）作为嵌体置入物修补。若存在持续脑脊液漏，术后腰椎穿刺引流则提供了一个分流途径，能有效防止脑脊液漏或胸膜瘘的形成。骨质完全移除后，有必要时在椎间盘水平切除后部纤维环。利用 Penfield 4 号或者牙科内固定装置穿过椎管至对侧椎弓根来确保减压效果。若已减压完全，则可以着手重建工作。

2. 前路重建 前路重建包括结构支持以及前路内固定两部分。笔者习惯于在置入物之前首先置入螺钉，这些会在随后有关前路支持的章节进行讨论。前路重建的结构支持中，可供选择的余地很大，包括自体移植，比如皮层髂骨嵴移植，股骨和肱骨颈同种异体移植，或者填充自体移植骨质或骨质替代物的聚醚醚酮类材质钛笼。自体移植的优势不仅在于良好的材料，更由于天然的自体适应性，其不足之处也很明显，虽然在自体肋骨移植中这种发病率很低，但是需要置入物越大，供体部位发病率越高。采用同种异体移植的优点在于，同样是优质的材料，却无供体部位疾病之虑；缺点是可能发生的疾病传播和骨性诱导的缺乏。人造结构中间体的优势在于同样的优质材料，而无传播疾病之虞，并能提供量身定做般的舒适感，能减少自体移植或同种异体移植的并发症，其不足之处是造价昂贵。笔者优先选择包裹破损微粒骨的聚醚醚酮类材质钛笼，这些骨质源于损伤的椎体和肋骨。笔者优先选用聚醚醚酮类材料，是基于其活性分子与骨骼相似，因此可减少在结构上额外的压力。伴随着椎体切除术后钛笼可以在宽度、大小、脊柱前凸角度上进行多方面综合选择，因此置入物可以更好地根据患者的正常解剖结构进行定制。椎体切除缺陷甚为烦扰，需要手术助手从后面用拳头顶至变形椎体的顶端。腰椎扩张器和各种嵌入式坡道也可引发椎体切除缺陷。满载自体植骨的适形钛笼随后放入椎体切除后的缺陷处，稍稍靠前以达到最佳置入状态。这种靠前置入有助于减轻负载以及纠正节段缺损导致的脊柱节段性高度的丢失（图 33-2 A ～ C）。

众所周知，要在置入椎体间支持物前放入椎体螺钉，包括椎间盘和固定柱等各种系统都可供选择使用。所有两钉前固定系统均依赖于螺钉的三角以防止脱离。作者倾向于双棒结构以保持置入和术后的稳定。若螺钉先于置入物之前置入，则可用来分散钛笼置入的压力。在固定力量较弱的骨质或在牵拉过度时可导致螺钉松弛，从而显著降低置入物的张力。双柱结构利用双皮质固定入椎体和双柱重建系统。导槽和锥钻用于建立后路螺钉路径。具有良好尖端的探针可用于触探对侧皮质并测量螺钉的长度。一般来说，利用完整的螺钉达到双皮质固定即可获得完美的效果。所有测量结果均要同术前影像片对比，差异明显时需要再次探查。后置螺钉需要与终板平行并尽可能靠后而切勿侵犯椎管内。通常会咬除肋骨头，以利于后路固定装置

的置入以及触及椎间。前路螺钉在导槽引导下同样置入，轨道可稍微偏后一点。多平面术中 X 线透视也可用于辅助螺钉的置入。其他需要考虑到的因素包括后路固定的可能。如需要后路固定时使用前，两个螺钉需要朝向椎体的前侧面，为的是易于从后路置入螺钉。此外，螺钉也可紧邻切除的椎体的终板置入（防止钛笼过度下陷），后路椎弓根钉后放。棒需要测量并可与固定装置相连。可以考虑给予小的压力来稳住移植物或钛笼，但过大的压力可导致医源性椎体侧凸。可使用术中 X 线透视以反复确定螺钉和钛笼位置是否合适。任何多余的自体网状骨质或肋骨移植物均可填充在椎体切除部位的钛笼周围。需再次确认椎管已得到足够的减压且无任何骨组织的移位。

3. 关闭切口　依次仔细关闭切口。使用 2 号缝线缝合胸膜，并使其覆盖置入物。可用前述缝线缝合膈肌，使膈脚得到保护。28F 或 32F 胸管常规置入。若需置入两条，一条朝向第 2 肋间隙，另一条沿着膈肌后槽置入。较粗的骨膜缝线用来关闭椎体切除后的塌陷。需要格外小心神经血管束，也可使用肋骨牵引器辅助关闭切口。在结束胸椎切除之前，肺叶需要在可视下保持充盈。笔者常规要求肺部活动正常，以保证术后平静呼吸。肋骨、肋软骨需要紧密缝合以保证关闭切口在一个平面之上。剩余的肌肉层可利用 Vicryl 缝线（Ethicon, Inc., Somerville, New Jersey）间断缝合。皮肤可使用器械缝合关闭或可吸收缝线缝合关闭。胸管用丝线固定，切口覆盖无菌方纱。胸管可根据外科医师习惯决定拔除时机（通常来说是当每日引流量＜ 50 ～ 100ml 而且肺膨胀良好）。

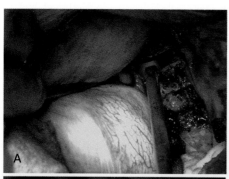
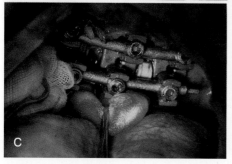
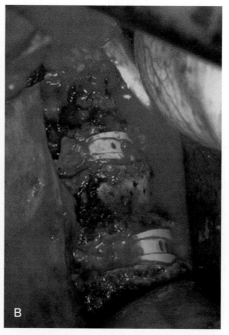

图 33-2　A. 双节段椎间盘切除术以及胸腹侧入路融合术治疗伴有胸骨骨折的双节段性脊髓脊柱损伤，置入聚醚醚酮椎间支撑器前的椎间盘空间（Medtronic Sofamor Danek, Memphis, Tennessee）；B. 双节段椎间支撑器内部结构照片（PEEK）；C. 带有双棒结构的双节段前椎脊柱融合器置入后（Medtronic Sofamor Danek, Memphis, Tennessee）

五、术后管理

术后影像学检查包括胸部 X 线片、以骨折部位为中心的前后位和侧位片。胸部 X 线片主要用于评价术后肺部再膨胀情况，若胸腔引流管仍在，则可判断是否存在渗液。患者应在重症监护病房或留观病房持续监测 24 小时并吸氧。疼痛控制问题一直是胸椎切除后的主要问题。术前早期进行肋骨封闭处理是有效的，必要时可使用镇痛药物。鼓励患者术后第一天尽早下床行走。一旦可以下床活动，所有患者均需行站立位脊柱侧弯平片，记录矢状位和冠状位平衡。此外，除非置入物固定不满意，否则不予考虑支具疗法。

并发症包括入路、围术期及置入物相关问题。围术期并发症包括腹膜后间隙出血、肺膨胀不全或肺炎、深静脉栓塞和（或）肺栓塞、从肋骨扩散的胸椎切除后疼痛综合征、持续渗液、脑脊液胸膜瘘及感染。置入物相关并发症包括螺钉或置入物的错位、松动或下陷。固定螺钉时最好穿透两侧骨皮质。大的血管或节段性动脉均有可能由于置入盲目而受损。术前应准确测量螺钉长度，并与术中触及的长度比较。不恰当的术中显露或不标准的侧卧位等，都可导致螺钉置入不准确。螺钉过度加压可能导致意外的脊柱侧凸，这种情况需要在手术室纠正。置入物可能在骨螺钉表面固定失败或者由于运动过度或假性关节炎而破损。此外，钛笼或进展性脊柱后凸可能需要术后进一步的加强治疗。

免责声明和版权通知：此处所载的观点或主张是作者的私人观点，不应被理解为官方或反映美国陆军、美国海军或国防部的观点。作者是美国政府雇员。这项工作是作为其正式职责的一部分编写的，因此没有版权转让。

（鲍　刚　何百祥　译，范　涛　校）

第二篇　胸　椎

第 34 章　椎体成形术

一、概述

椎体成形术是一种微侵袭技术，它是在放射线引导下将聚甲基丙烯酸甲酯（PMMA），一种丙烯酸（an acrylic）骨水泥注射进椎体，以减轻疼痛和给脊椎提供支撑力和稳定性。首次应用是在 20 世纪 80 年代中期的法国，治疗由椎体血管瘤的侵袭性引起的椎体改变。这种低风险的手术现在还可治疗骨质疏松导致的椎体压缩性骨折和椎体转移性疾病。使用聚甲基丙烯酸甲酯的椎体成形技术已被证明对那些用非手术方法无法消除的不适感有着良好的镇痛作用。通过经皮穿刺经椎弓根进入到病变的椎体，有利于术者微创注入 PMMA。该手术的并发症非常少见，但最常见的有骨水泥渗漏，这可通过提高手术技术来避免。

二、患者选择

（一）手术适应证

由于人口老龄化，越来越多的老年人因骨质减少而患有脊椎压缩性骨折。绝经后妇女、长期应用类固醇治疗的患者，以及长期卧床的患者具有骨质减少和继发性压缩性骨折发生的高风险。脊椎骨折可引起持续几个月的疼痛，并有可能导致残疾和潜在的死亡。经皮椎体成形术最常见的适应证是经 4～6 周的非手术治疗后（外部支撑、麻醉药并观察）疼痛无任何缓解、异常的骨质疏松性骨折。最近的证据显示，经皮椎体成形术并不建议用于日常治疗，而应作为一种对疑难病症的治疗方法。骨折患者的年龄和症状持续的时间是无法预测手术成败的。

如上所述，椎体成形术对于治疗侵袭性、症状性的椎体血管瘤亦有疗效。这些病变在影像上有很多特点，包括逐步侵犯椎体及椎弓根，引起椎体塌陷、软组织肿块增加，以及在 X 线片上可以看到不规则蜂窝状图案。在椎体成形术之前，经椎弓根注射乙醇硬化血管瘤疗效可能会欠佳。

转移瘤是最常见的、涉及椎体的且伴有疼痛的肿瘤病变。经皮椎体成形术对缓解有外科手术禁忌证或有多病灶患者的症状尤其有效，因为椎体成形术的主要目的是缓解疼痛。外科治疗、放射治疗和其他特异性治疗应适时地与椎体成形术结合施行。

为了巩固加强椎弓根螺钉，也可采用在椎体成形术类似的方法来代替经皮穿刺针，这是一种环状的椎弓根螺钉，可以促进 PMMA 注射进入椎体。这种方式常用于严重的骨质疏松症或骨质较差需要增加螺钉把持力的情况。

（二）手术禁忌证

感染、侵犯神经结构并向硬膜外延伸的转移性肿瘤、凝血障碍是绝对禁忌证；应用镇静药对心血管的影响以及手术期间难以耐受的俯卧位（1～2 小时）是相对的禁忌证。经皮椎体成形术绝不能作为唯一的治疗脊柱不稳定的方法。然而，注射聚甲基丙烯酸甲酯可增强椎弓根螺钉固定，并为安装稳定结构提供一个平台。在严重椎体压缩的病例中，技术上很难介入，椎体成形术可能会产生不很乐观的结果，然而这种情况不是手术禁忌。

三、术前准备

体检是为了确定患者的一般健康状况和忍受俯卧位的能力。寻找在影像学上骨折的程度和患者疼痛的位置一致性的证据也很有必要。在老年人群中，背痛和骨质疏松症都是常见的，但二者之间并没有直接因果关系。手术是在一个造影操作间或手术室进行的，患者经过局部麻醉和镇静、镇痛后，在单面或双面透视装置的影像引导下完成的。一般静脉注射芬太尼和咪达唑仑用于镇痛和镇静。在整个手术中，应持续监测患者的血压、心电图、心率和血氧饱和度。必要时，可进行鼻导管供给氧气。在手术开始时即静脉注射 1g 的头孢唑林预防感染。

四、手术过程

对胸、腰椎椎体成形术，患者俯卧位，臀部略微弯曲，垫子置于躯干之下。双臂置于双肩之上，以避免干扰侧位透视成像；压力点下垫上软垫；关节轻轻地弯曲（图 34-1）。适当的消毒胸、腰椎手术部位，铺无菌巾。图 34-2 显示了成功施行 PMMA 椎体成形术所需的设备。

在背部放置一个不透 X 线的参照物，以帮助定位椎体水平。许多患者脊柱后凸或脊柱侧弯非常严重，并伴有严重的骨质疏松，致使定位准确困难。在这种情况下，重要的是与相关的正在接受治疗的椎体保持相同的水平，也就是说，椎弓根和棘突在前后位平片上（AP）呈方形。要治疗椎体的椎弓根在前后位方向和侧位方向被定位。多数外科医师是右利手，在患者左边手术更舒适。用一个 10ml 的注射器，以 25 号针头在前后位平面内查找椎弓根的内 1/3（图 34-3），

以侧位 X 线图像验证合适的轨迹。使用利多卡因与肾上腺素浸润皮肤、软组织和骨膜。然后移除注射器，针被留在椎弓根的位置上。离中线 3.0 ～ 3.5cm 处施行一小切口。用一次性 11 号骨活检针沿着与 25 号针以相同的通路介入。活检针的针尖被嵌入椎弓根里 1 ～ 2mm 的位置。患者会发现手术的这部分是最疼痛的。建议针头进入椎弓根之前，注射镇痛和镇静催眠剂。获得横向 X 线透视图像，11 号骨活检针的 craniocaudal 轨迹被椎弓根的轴导入，以确保轨迹和定位是正确的，频繁在 AP 和横向投影之间切换是有必要的。左椎弓根进针点始于"10 点"的角度，右椎弓根进针点始于"2 点"的角度。当针尖仍然在椎弓根内侧时，应该评估椎体的后皮质边缘（图 34-4）。然后定位于椎体的前 1/3（图 34-5）。随着椎弓根、椎体结被用刀切开时，向前运动的阻力就会减少。如有必要，可在安置针进行骨活检。

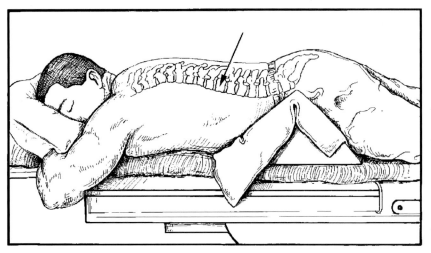

图 34-1　正确的患者体位和针安置的计划轨迹。图中箭头表示椎弓根中空的轨迹。注意：臀部轻微上升，双臂前伸，以避免干扰横向透视（引自 Fessler RD, Guterman LR, Lanzino G. Gibbons KJ.Vertebroplasty. In: Rengachary SS.ed.Operative Atlas of Neurosurgery.New York: American Association of Neurological Surgeons, 2000: 233–240, 经许可引用）

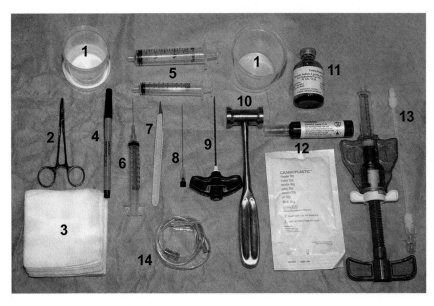

图 34-2　椎体成形术需要配置的典型设备。1. 混合杯；2. 止血钳；3. 纱布；4. 标记笔；5. 注射器 6. 利多卡因带针注射器；7. 刀；8. 脊髓针；9. 骨髓活检针；10. 槌；11. 硫酸钡；12. 甲基丙烯酸甲酯和溶剂；13. 给药注射器和输入管；14. 静脉造影的注射管

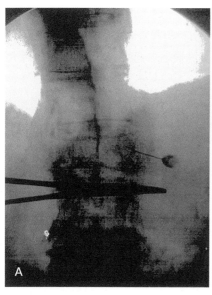
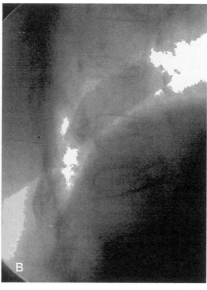

图 34-3　A. 前后方向的荧光检查图像显示，通过放置一个不透射线的标志物和一根 25G 针来定位目标物水平；B. 前后方向和侧向成像中显示针头已经穿到椎弓根的平面，这为骨活检针放置提供了相对轨迹（引自 Fessler RD, Guterman LR, Lanzino G. Gibbons KJ.Vertebroplasty.In: Rengachary SS.ed.Operative Atlas of Neurosurgery.New York: American Association of Neurological Surgeons, 2000: 233-240, 经许可引用）

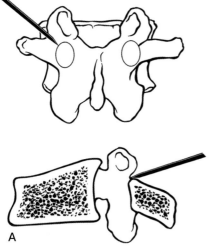
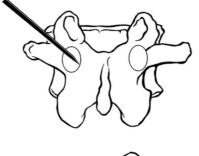
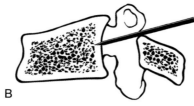

图 34-4　A. 椎弓根切入点，上：前后位的视图；下：侧面视图；B. 椎体切入点，上：前后方向的视图；下：侧面视图

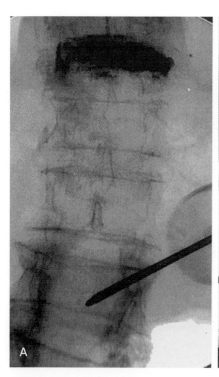
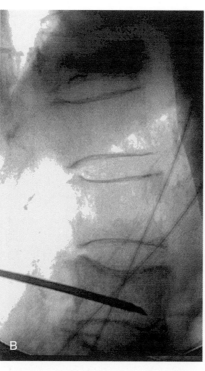

图 34-5　A. 前后位；B. 侧位。骨活检针位置的透视图像，针已经穿过椎弓根进入椎体。三个层面之上，先前施行的单侧椎体成形注射剂几乎完全填补了椎体压缩骨折（引自 Fessler RD, Guterman LR, Lanzino G, Gibbons KJ.Vertebroplasty.In: Rengachary SS, ed.Operative Atlas of Neurosurgery.New York: American Association of Neurological Surgeons, 2000: 233-240, 经许可引用）

在确认针头放入正确位置后，在注射聚甲基丙烯酸甲酯之前，进行静脉造影以确保针头不是直接被放在椎体基底静脉丛内，当造影剂保持在后壁的汇流点里面时，还要确保后壁的连续性。静脉造影术是极其有用的，特别是在确认针头是否放置在骨小梁里，增强了解静脉回流情况，以及增加了解注射聚甲基丙烯酸甲酯预期的填补模式。随着造影剂被注入，每秒放两格数字血管造影，对脊椎骨静脉回流进行评估。理想的结果是，造影剂慢慢积聚，椎体内出现染色，随后通过节段性静脉引流（图 34-6）。有时候，造影剂从椎体直接快速回流进入下腔静脉。在这种情况下，针应稍微退出一些，再进行注射造影。如果反复的静脉造影会出现造影剂持续快速分流。两种方法都可以用来闭合瘘口。浸泡过造影剂的明胶海绵拭子可以通过针管引入，探针可以用来把海绵拭子放入椎体内静脉湖塞闭瘘口，才能安全注射聚甲基丙烯酸甲酯。另外，也可注射增稠的聚甲基丙烯酸甲酯来闭塞瘘口。然后，用一根针穿过侧椎弓根，并注射聚甲基丙烯酸甲酯。

穿刺针成功定位后，准备好聚甲基丙烯酸甲酯。很多神经外科医师熟悉商业甲基丙烯酸甲酯用于许多构造中，包括从颅骨成形术到传统脊柱置入术。通常情况下，聚甲基丙烯酸甲酯由两个部分组成，一个甲基丙烯酸甲酯聚合物（粉状物）和一个甲基丙烯酸甲酯单体（溶剂）。聚合物被分为两个相等的部分放在无菌塑料碗或标本容器中。然后，在每一个放有聚合物的容器加入无菌钨粉（每个装聚合物的容器加 1～2g）或无菌硫酸钡粉（12～15g）混合。混浊剂必须与甲基丙烯酸甲酯粉彻底混合，然后加液体单体。粉末可置于透视，以验证其不透明。添加单体液体到粉末中，混合至浓稠，但能流动（类似于牙膏或蛋糕料）。

一旦达到期望的浓稠度，该物质就被灌入到注射器里。

注射装置连接到经皮放置注射针上，在不间断的透视引导下，注入 PMMA。随着椎体被填充，聚甲基丙烯酸甲酯聚合注入进程将变得更加困难。注射通常是在侧向预测透视成像下进行的，但当给椎体填充 PMMA 时，也应该有 AP 影像。注入聚甲基丙烯酸甲酯的量取决于椎体压缩的程度（图 34-7）。如果观察到聚甲基丙烯酸甲酯栓塞了下腔静脉（此时患者经常伴随着一阵咳嗽），注射应当停止，等待聚甲基丙烯酸甲酯变稠，然后再进行进一步注射。被注入时，如聚甲基丙烯酸甲酯已正确显影，这是能直接观察到的。图 34-8 显示了给椎体填补 PMMA 之前的适当的针位置。在骨质疏松椎体，单向（侧）注射可能会导致完全或几乎完全填补了脊椎骨。在大多数情况下，单向（侧）注射就能满足要求。针可以逐步撤回 1cm，再进行进一步的注入。如果在一侧出现快速静脉径流或如果最初的注射导致外侧椎体不均匀，也许要施行双（向）侧注射。在聚甲基丙烯酸甲酯注入量和患者报告的疼痛缓解程度之间无显著相关性。手术完成后，针被抽出。表皮下缝合一针或用消毒带（3M，St.Paul，Miunesota）粘贴。有时，在完成注射聚甲基丙烯酸甲酯之前，如果有证据表明进入硬膜外静脉或外渗进入邻近的椎间盘部位时，手术就提前终止。

五、术后管理

手术结束后，立即进行神经评估。患者术后保持横卧位 2～3 小时，然后可以坐起，并在搀扶下行走。患者往往是在同一天出院。术后，疼痛缓解很明显。如果经皮下进针没有过多的反复穿刺，椎旁肌肉痉挛

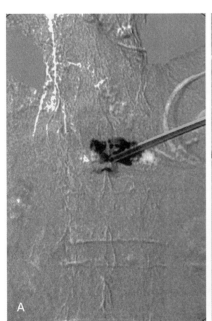
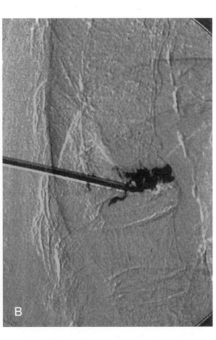

图 34-6　A. 前后位；B. 侧位。显示椎体静脉回流。数字减影血管造影显示椎体缓慢填补。没有任何证据能证明此次快速分流到下腔静脉（引自 Fessler RD, Guterman LR, Lanzino G, Gibbons KJ.Vertebroplasty.In: Rengachary SS, ed.Operative Atlas of Neurosurgery.New York: American Association of Neurological Surgeons, 2000: 233-240, 经许可引用）

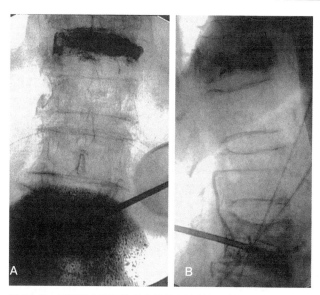

图34-7 缓慢地向清醒的患者椎体内注射聚甲基丙烯酸甲酯，这一过程在正位（A）、侧位（B）透视的监测下进行（引自 Fessler RD, Guterman LR, Lanzino G, Gibbons KJ.Vertebroplasty.In: Rengachary SS, ed.Operative Atlas of Neurosurgery.New York: American Association of Neurological Surgeons, 2000: 233-224, 经许可引用）

可能是微不足道的。应鼓励患者行走，参加日常生活活动来保持活跃。在骨质疏松性骨折的情况下，应进行骨质密度评估和医学处理。

并发症非常罕见，似乎更多见于治疗椎体恶性肿瘤（5%～10%），治疗骨质疏松压缩性骨折的并发症很低（1%～3%）。椎体成形术的大多数并发症是骨水泥渗漏。神经根刺激症状是骨水泥渗漏引起的常见后果。此类并发症通常是短暂的，保守地使用镇痛剂或类固醇药物局部注射就可治疗。由明显骨水泥泄漏所造成的呼吸功能损害引起的死亡及严重的脊髓压迫是罕见的。如果没有相关的泄漏、血肿或机械的原因，

疼痛的短暂加剧或增强是不常见的。用电脑 X 线断层扫描应能排除任何并发症。椎体成形术的并发症参见表 34-1。

表 34-1　椎体成形术的并发症	
水泥泄漏	小：通常不会带来任何后果
	大：局部或脊神经根疼痛、神经功能缺损、肺动脉栓塞、死亡
置针位置	不正确的：神经或脊髓损伤、气胸或血胸
	外伤性：肋骨骨折、椎弓根骨折、腰椎骨折、出血
感染：几乎没有描述	
过敏反应	

引自 Mathis JM, Percutaneous vertebroplasty: complication avoidance and technique optimization.AJNR Am J Neuroradiol, 2003, 24: 1697-1706

结果

椎体成形术缓解疼痛的机制尚不清楚，但可能是由于肿瘤坏死，周围神经末梢被破坏，或椎体微裂缝的机械稳定。

2009 年有两个研究运用椎体成形术治疗骨质疏松引起椎体压缩骨折的疗效的随机临床研究发布。Buchbinder 等通过随机安慰剂对照试验，研究运用椎体成形术在治疗 71 例由骨质疏松引起压缩性骨折导致疼痛的患者，并随访观察了 6 个月的疗效。安慰剂包括运用穿刺针穿刺进入椎板并用钝的套管轻轻地敲击椎体的虚假过程。这种虚假手术尽可能在弥漫着 PMMA 气味的手术室中进行。主要结果指标是整体疼

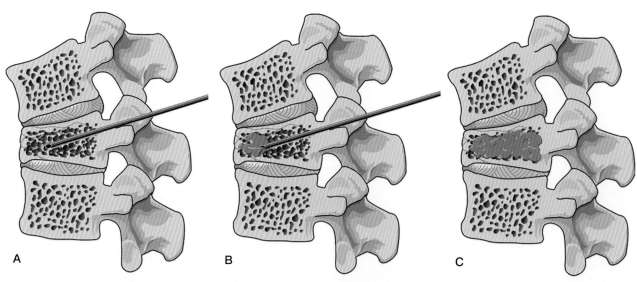

图34-8 A. 椎弓根针放置到位；B. 注入聚甲基丙烯酸甲酯之前；C.注入聚甲基丙烯酸甲酯之后（引自 Fessler RD, Guterman LR, Lanzino G, Gibbons KJ.Vertebroplasty.In: Rengachary SS, ed.Operative Atlas of Neurosurgery.New York: American Association of Neurological Surgeons, 2000: 233-240, 经许可引用）

痛评分，生活质量作为次要指标。但是在整体疼痛及生活质量方面两组之间未见明显差异。这个研究的主要不足在于样本量较小和随访时间较短。鉴于在这一试验患者中椎体成形术的主要目标是消除急性疼痛，随访时间不应成为主要考虑因素。

Kallmes 等报道了 131 例由骨质疏松引起压缩性骨折患者的随机试验的结果。试验中仍随机采用椎体成形术或者模仿类似于 Buchbinder 试验中安慰剂组的操作过程。两组患者在疼痛评分有显著的进步，但是通过 1 个月的时间随访，在疼痛、生活质量或致残等方面无显著差异。在这项研究中，有很高的交叉率，大多数患者能够正确地判断他们是否处于对照组或治疗组。

这些研究结果对于椎体成形术的疗效和继续使用椎体成形术治疗骨质疏松性压缩骨折表示质疑。Kallmes 等确认虽然在安慰剂组和治疗组之间没有明显的差异，但是经历手术的患者，甚至没有 PMMA 的放置的患者，他们的疼痛评分中仍有显著的改善。

由于这些文献的增加，Rosenbaum 等发现相比于随机对照试验发布前后，椎体成形术的应用减少了

27%。椎体成形术和椎体后凸成形术的骨折率也下降了 5%，这一下降有统计学意义。

在 2015 年，Cochrane 通过回顾 Buchbinder 等的试验，表示没有明确的证据表明椎体成形术可作为由于骨质疏松引起的压缩性骨折的常规治疗方法。这些数据不能说明患者使用椎体成形术治疗的获益超过了从虚假手术中的获益。而且这些结果没有根据疼痛持续的时间进行不同亚组的分析（＜6 周和＞6 周相对比）。他们从对文献的分析得出，在开放性试验中运用椎体成形术治疗的获益明显是被高估的。

对于由转移瘤引起的骨折患者，螺钉固定的椎体存在严重骨质疏松的患者，有症状的椎体血管瘤的患者，椎体成形术仍然为一种可供选择的治疗方式。虽然负面消极的证据已经减少了椎体成形术在压缩性骨折中的应用率，但是对于严重的无法控制的通过其他治疗方式无效的疼痛患者，这种治疗方式仍然是一种可以考虑的治疗方式。在使用椎体成形术的治疗过程中，其获益必须与治疗过程的风险相权衡。

（何百祥　鲍　刚　译，范　涛　校）

第 35 章　胸椎的微创入路

一、概述

目前已有多种不同的手术入路用以处理胸椎病变，其中最新进展主要集中在微创入路的选择。直接的开放性后路可以处理单纯的背侧病变，但不适合处理其他类型的胸椎病变；这是因为术中需牵拉胸髓，而不是牵拉马尾神经根。胸髓对最轻微牵拉也非常敏感，目前认为这是传统后路手术处理靠近中央和腹侧病变时患者预后相对较差的原因所在。这些不良预后促使外科医师逐渐放弃开放性的直接后路手术，改行后外侧入路，包括肋骨横突切除入路和经椎弓根入路。这些入路通过更广泛的骨质切除最大限度地减少对神经结构的操作，因此已证实为较直接后路手术更为安全的手术入路。然而，这些后外侧入路需要切除具有支撑作用的骨性结构，常常需要通过融合术防止术后脊柱不稳定，也可能会增加术后疼痛和并发症的风险。有时也会使用开放性前路或外侧入路，这些入路可能会出现与入路经过胸腔有关的一系列并发症，例如造成胸腔重要结构和血管损伤的风险，包括：肺挫伤、血胸、乳糜胸；术中和术后困难通气；肩带功能障碍；伤口愈合不良。

微创入路

微创手术（minimally invasive surgery, MIS）的发展旨在降低如前所述的开放性入路相关的并发症，同时不影响手术减压效果。第一种微创方案是采用如胸外科医师所用的胸廓镜和视频辅助胸腔镜技术（video-assisted thoracoscopic techniques, VMS）通过前路处理病变，从而避免开放性开胸手术。虽然这些入路有实用价值，但仍然有与进入胸腔相关的风险，并且对不熟悉 VATS 的脊柱外科医师而言有陡峭的学习曲线。这些局限性可能影响了该方案的普及。

微创减压方案包括内镜下侧方经胸膜后或胸腔外入路、微创经椎弓根入路以及胸腔显微内镜减压（thoracic microendoscopic decompression, TMED）。TMED 是腰椎显微内镜技术的一种改良方法。该入路

的优点有二：一是能保留大部分椎弓根，后者在经椎弓根入路时必须予以切除；二是无须切除肋骨，后者在侧方经胸膜后入路中需要予以切除。该入路并非必须使用内镜进行观察，也可使用类似于处理各种胸椎病变的管状肌肉牵开器通过放大镜、显微镜或内镜进行观察。根据病变的角度不同，可选择直接后路或偏外侧的经椎弓根入路进行椎板切除，实现腹侧和背侧减压，还可切开硬膜并切除硬膜内病变。Tredway 等采用另一种微创单侧椎板切开术成功切除了颈椎和胸椎髓外硬膜下病变。这种改良使累及一个以上节段胸椎病变的治疗得以进一步发展，也使非内镜微创入路得以普及。Smith 等通过在病变的头尾两端使用微创半椎板切除后方入路处理累及多节段的病变。该作者报道的病变类型较为特殊，均可通过头尾两端的显露进行操作和切除；然而，微创技术的进一步改良表明多种病变均可通过后路手术进行处理。

侧方经胸膜后入路可以更容易地实现椎体减压或处理中线部位的腹侧压迫性病变，还可以使用与侧方腰椎间体融合入路非常相似的有长叶片的同一牵开器系统进行操作。对于创伤或因肿瘤或手术入路造成不稳定的患者，还可通过透视或导航引导经皮螺钉置入实现内固定。各种入路所取的径线总结如图 35-1 所示。

二、术前准备

（一）节段确认

无论使用何种技术，恰当地确认手术节段都是最重要的步骤之一。胸椎手术节段的确认较颈椎或腰椎更加困难，后两者可通过计数脊柱节段进行确认。由于胸椎距离颅骨或骶骨较远，局部解剖和用于计数胸椎节段的肋骨存在个体差异，加之透视对上胸椎节段的穿透性较差，尤其是对皮下脂肪较厚的患者，胸椎节段的确认更加困难。笔者发现，术前仔细检查肋骨和胸椎节段，结合术中仔细的透视下计数节段，能准确地确定胸椎节段。其他方法包括经皮置入射线显影的皮肤标记、经皮于靶椎弓根骨膜处放置不透射线的

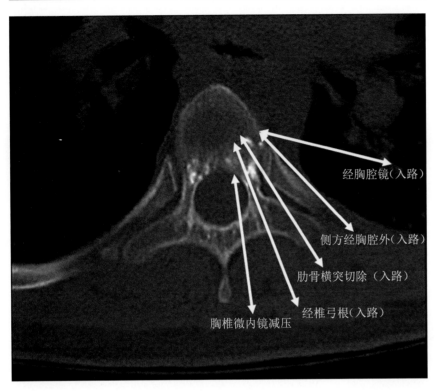

经胸腔镜（入路）

侧方经胸腔外（入路）

肋骨横突切除（入路）

经椎弓根（入路）

胸椎微内镜减压

图 35-1　胸椎 CT 轴位像显示胸椎手术各种入路的径线。肋骨横突切除术入路是一种开放性入路，将其径线与各种微创入路的对比如图中所示

第二篇　胸椎

标记、经皮注射亚甲基蓝染料甚至术前行椎体成形术；然而，这些方法都没有得到广泛使用。根据手术方案所需，可通过术中神经导航辅助辨认胸椎节段，但需要进行术中 CT 扫描，对于无须进行内固定的患者价值不大。在笔者中心，主要通过解剖标志和侧位及前后位透视进行节段计数。术前胸部或胸椎 X 线片有助于确定前后位像上所显示的肋骨数目。

（二）胸髓的灌注

胸段脊髓动脉供血的侧支供应较颈部或腰骶段少，除根动脉分支进入的部位之外，胸髓的大部分区域均存在分水岭区。因此，当血液供应已经受限的胸髓受到压迫或其他损伤时血流量会进一步降低，局部缺血和随后发生梗塞的风险就会相应地增加。胸段脊髓前部的脊髓前动脉主要来自一条根动脉，即所谓的Adamkiewicz 动脉。该动脉约 80% 位于左侧，75% 出现在 T9 和 T12 的神经根之间。该动脉在手术中不易识别，可能无意中遭到牺牲；因此在上述区域进行手术以及有牺牲神经根风险时，进行脊髓血管造影或脊髓血管成像可能有助于确认 Adamkiewicz 动脉的位置。

脊髓灌注压（spinal perfusion pressure, SPP）在概念上与脑灌注压相似，因此等于患者的平均动脉压（mean arterial pressure, MAP）减去鞘内脑脊液压力。在诸如胸椎间盘突出症（thoracic disk herniation, TDH）等胸髓相对受压的患者中，增高的压力传递至受压局部的神经结构，导致组织液静水压升高，作用于局部引起组织灌注下降。在这种情况下，局部的

SPP 等于 MAP 减去胸髓的组织液静水压。实际血流量既与上述计算所得 SPP 有关，也与脊髓的动脉血管阻力有关，得出如下方程式：脊髓血流量 = SPP/脊髓血管阻力。在胸椎间盘突出症和局部受压情况下对上述方程式进行探讨，组织液静水压使 SPP 增加，同时由于血流量减少出现代偿性血管扩张以降低脊髓血管阻力。一般认为这种代偿是通过进入脊髓实质的小穿动脉毛细血管前括约肌水平的平滑肌松弛实现的。这种机制的代偿有限，笔者试图在该机制耗竭前通过升高MAP 缓解相对血流下降，以免发生局部缺血乃至最终形成梗死。

（三）平均动脉压的目标值

由上述分析不难发现，MAP 目标值对于麻醉和手术的协调是至关重要的。Zuckerman 等对术中体感诱发电位（somatosensory evoked potentials, SSEPs）或运动诱发电位（motor evoked potentials, MEPs）（两者均使用）发生变化的胸椎间盘突出症患者在术中 MAP 的目标值进行了研究。由于胸椎间盘突出引起椎管内压力增加，在全身麻醉期间通常需要升高患者的 MAP 以保证充足的脊髓动脉灌注。Zuckerman 等发现有 3 名患者在全身麻醉诱导阶段因 MAP 下降引起所监测的电位下降，随后 MAP 升高使 3 例患者中 2 例的监测电位有所改善。

MAP 增加的目标值是维持脊髓血流量为每分钟10ml/100g 组织，一般认为这是避免发生梗死所需的最低血流量。多项研究显示，脊柱手术的术中低血压

与不良事件的发生具有相关性。这些研究所涉及的手术各不相同，其中包括颈椎手术、畸形矫正术和椎间盘切除术。基于这些文献，MAP 目标值可能最好是以患者的 MAP 基线值为依据，Zuckerman 等建议在脊髓减压前将 MAP 维持在基线值的 110% 或更高水平。以往目标值的范围在 > 70mmHg 和 > 90mmHg 之间。一般认为，有缺血风险的脊髓严重受压的患者，在麻醉诱导前放置动脉管路有助于麻醉诱导的高风险期密切监测 MAP。评估患者的术前容量状态并尽可能优化容量状态也是很有价值的方法。

三、手术操作

（一）经胸腔微创内镜椎间盘切除术

TMED 手术患者取俯卧位，在全身麻醉下进行。能透射线的 Wilson 框架或 Jackson 手术台以及适当的胸垫和髋垫有助于在手术中进行透视。上胸部手术时手臂可用手术单垫起，下胸部手术可放置在手臂板上，同时注意妥善垫起肘部，特别是尺神经，并避免将手臂伸展至 90° 以上。在整个手术操作过程中，有经验的医师常规进行持续 SSEP 和 MEPs 监测。

在确认胸椎节段并按本文所述方法标记后，即可在中线旁 1.5 ～ 2cm 处做手术切口。通过切口将克氏针插入至靶节段尾侧横突的头端，然后在透视引导下将第一个管状扩张器置于克氏针上。在放置其他扩张器前应取下克氏针，以最大限度地确保扩张过程的安全性。在扩张完成后，将管状牵开器置于扩张器上并固定于坚固的牵开臂上，后者固定于手术台上。通过管状牵开器，可以使用显微镜、放大镜和头灯或 30° 的内镜进行观察。使用内镜时，对观察范围的定位十分重要，例如，使内侧位于监视器的顶部，使外侧位于监视器的底部，从而使头 - 尾轴线呈水平方向。

然后使用单极电凝将管状牵开器底部残余的肌肉和软组织切开，也可使用垂体咬骨钳将其从术野中切除。通过切除少量软组织有助于辨认椎板间隙。随后可以使用克氏钳或磨钻进行半椎板切开。外侧显露至去除小关节的内侧半，这样无须牵拉外侧硬膜缘即可进入内侧的硬膜外间隙。然后切开椎间盘纤维环，用刮匙和咬骨钳清理椎间盘碎片。由于采用侧方入路，很少或几乎无须对硬膜囊进行操作即可进入椎间隙。位于外侧椎间盘突出很容易发现，位于内侧的椎间盘碎片需要使用向下压的刮匙在纤维环下方的硬膜囊上分离，将其推入椎间隙，由此安全地将其取出。根据术中需要，还可磨除遮挡椎间盘的部分椎弓根以增加对椎间隙的显露。术中所见如图 35-2 所示。

椎间盘切除后应冲洗术野，仔细地止血，在取出管状牵开器时应特别注意仔细观察肌肉边缘有无出血。使用可吸收的 Vicryl 线分层缝合筋膜和皮下组织。皮肤可以用皮肤胶或连续的单丝线皮下缝合，也可使用皮肤胶带来加强皮下缝合。

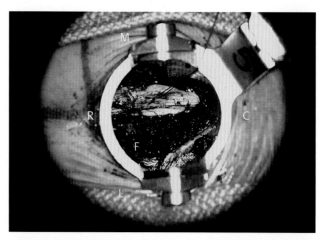

图 35-2　胸椎微内镜减压（thoracic microendoscopic decompression, TMED）入路经管状牵开器显示的手术视野。解剖标识为头侧（C）、尾侧（C）、内侧（M）和外侧（L）方向。在缝线处可见背侧硬膜囊。胸椎关节面外侧残留部分以 F 标记

（二）微创经椎弓根减压

与 TMED 类似，外侧经椎弓根入路手术患者也应取俯卧位，进行全身麻醉。能透射线 Jackson 手术台有助于术中透视。上胸部手术时手臂可用手术单垫起，下胸部手术可放置在手臂板上，同时注意妥善垫起肘部，特别是尺神经，并避免将手臂伸展至 90° 以上。许多医师在整个手术过程中进行持续的 SSEP 监测。也有一些医师建议同时监测 MEPs。

在确认胸椎节段并按本文所述方法标记后，即可在中线旁开 3 ～ 4cm 处做切口。如拟切除胸椎椎体，还需选择更靠外侧的入路，平均距中线 6cm。对于肥胖患者或皮下组织较厚的患者，采取更靠外侧向的入路也有利于手术操作。选择侧方入路的目的是在术中最大限度地减少对硬膜囊和脊髓的操作。通过切口将克氏针插入到靶节段尾侧横突的头端。然后在透视引导下将一系列管状肌肉扩张器依次置于克氏针上。应注意确保在扩张全过程中使克氏针保持在骨质上，以防止其发生移位。在扩张完成后，将管状牵开器置于扩张器上并固定于坚固的牵开臂上，后者固定于手术台上。通过管状牵开器，可以使用显微镜、放大镜和头灯或 30° 的内镜进行观察。当使用内镜时，对观察范围的定位十分重要。例如，可以使内侧位于监视器的顶部，使外侧位于监视器的底部，从而使头 - 尾轴线呈水平方向。

用单极电凝将管状牵开器底部残余的肌肉和软组织切开，还可使用垂体咬骨钳将其从术野中切除。这种切除少量软组织的方法能显露横突的近端及外侧的小关节。可以通过调整管状牵开器使小关节 - 横突接合处于视野中央，以实现最佳的手术显露。然后用高速磨钻去除下位横突的嘴侧部和外侧小关节，直至显露尾侧椎体的椎弓根。随后沿椎弓根向腹侧追踪找到椎间隙；必要时（如椎间盘炎时）可磨除该椎弓根的嘴侧部以获得进入椎间隙的更佳工作通道。由于采用侧方入路，很少甚至无须对硬膜囊进行操作。位于外侧的肿瘤、碎骨片或脓肿均很容易发现，位于内侧的病变需要使用向下压的刮匙在纤维环下方的硬膜囊上分离，将其推入椎间隙或切除后的残腔内，由此安全地将其取出。

在通过后路进行胸椎切除术时需要去除更大范围的骨质，包括从内到外的一段较长范围的肋骨。这样能为经扩张器观察提供扩展空间和观察角度。从单侧入路可以通过交替使用刮匙和磨钻切除上位椎间盘、椎体和下位椎间盘。去除骨质后，置入可膨胀椎间融合器，由对侧残存的骨皮质支撑。如果需要同时行对侧减压，也可采用双侧入路。入路的角度和切除的骨质如图 35-3A 的示意图所示，微创胸椎体切除术的术后 CT 所见如图 35-3B 所示。

减压完成后应冲洗术野，仔细止血，在取出管状牵开器时应特别注意仔细检查肌肉缘是否有出血。使用可吸收的 Vicryl 线分层缝合筋膜和皮下组织。皮肤可以用皮肤胶或连续的单丝线皮下缝合，也可使用皮肤胶带来加强皮下缝合。

（三）侧方经胸膜后入路

在该入路中，需要根据病变的侧别和大血管与脊柱的相对位置确定将患者取左侧抑或右侧朝上的侧卧位。所有受压点均应充分垫起，必要时可进行神经监测。透视 C 形臂置于合适位置并套无菌套，以便在术区进行侧位和前后位 X 线成像。用透视标记切口，以使切口直接位于待处理节段椎体后缘和椎管的上方。在准确定位后，做 2cm 长的皮肤切口，然后用单极电凝切开至肋骨。肋间隙狭小，可使用克氏钳咬除部分肋骨以扩大肋间隙，置入牵开器。牵开器的大致位置如图 35-4 所示。钝性分离胸膜和肋骨，尽可能深达肋骨头。虽然可以完全在胸膜外完成显露，但也时常会进入胸膜腔，只要脏层胸膜保持完整一般并无大碍。肋骨头一般遮盖在椎弓根和椎间盘上，可作为椎管的标志。随后向胸腔插入第一个扩张器，沿肋骨向后到达肋骨头与脊柱交界处。然后顺次插入多个扩张器进一步扩张术野，最后插入工作通道，使其以找到的病变区域（如椎间隙或椎体）为中心。再将扩张器以标准方式固定于手术台，必要时可适当扩张以增加显露范围。随后在手术显微镜下进行操作。找到肋骨头，将其磨除后显露椎弓根。磨除部分椎弓根可以显露硬膜和椎间隙。通过交替使用克氏针、刮匙和垂体钳进行减压，以充分减压硬膜。减压完成后，必要时可进行重建；然后将红色橡胶导管插入胸腔。分层缝合伤口，其中肌肉组织可用 2-0 Vicryl 线间断缝合；在缝合皮下组织时配合 Valsalva 动作使胸腔内的气体和血液排出后即可拔出红色橡胶管。用可吸收线缝合皮下组织，随后在皮肤上涂抹皮肤胶（Dermabond）。无须常规留置胸管。

四、术后处理

（一）并发症预防

术后常规进行胸部 X 线检查以监测术后气胸。如果发生气胸，绝大多数能通过面罩或鼻导管吸入 100% 氧气而自行消退。在麻醉期间，对于脊髓受压的患者保持 MAP 至少在 80mmHg 或更高是明智的，以维持充足的脊髓灌注压，这对于胸髓分水岭区尤为重要。如前所述，找到正确的胸椎节段至关重要，因患者体型不同，其标志和计数可能会非常困难。

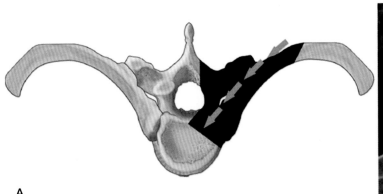
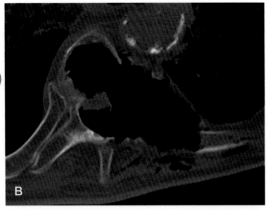

图 35-3　A. 胸椎切除术的微创后路径线（箭头）和骨切除范围（着色）的示意图；B. 尸体模型的 CT 扫描显示左侧微创后路胸椎切除术的术后结果

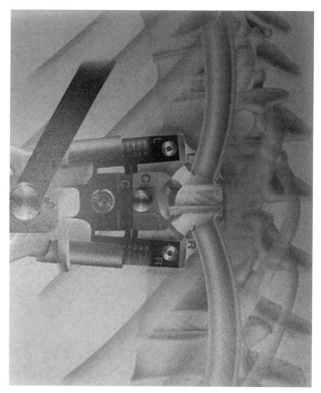

图35-4　微创侧方经胸膜腔外入路处理胸椎病变术中可膨胀式固定管状牵开器径线的示意图，术中已切除部分肋骨

（二）融合的必要

虽然是否进行融合可能每位外科医师的决定各不相同，但采用微创入路进行胸椎间盘切除的情况下通常无须术后融合。胸椎生物力学坚固，因此较颈椎或腰椎更加稳定。肋骨和胸骨以及椎体和椎间盘的组合共同增加了胸椎的稳定性。在疾病状态下，由于骨质下降和可能出现的畸形，发生术后不稳定性的风险可能会增加。开放性手术的外侧和经椎弓根入路需要切除大部分具有支撑作用的骨性结构，特别是需要去除椎弓根和小关节时，有必要通过融合以预防手术后不稳定。Isaacs等在9例尸体标本中评估了TMED入路，发现35.5%在TMED操作中需要切除小关节，大部分小关节和椎间盘保持完整，无须融合。

Broc等进行的尸体生物力学研究证实，标准的开放性经胸廓微创椎间盘切除术对胸椎运动的影响很小，并未破坏胸段运动的稳定性。由此推测，通过微创入路能使大部分组织保持完整，对节段性运动的影响更小，因此术后不稳定性的可能性大幅下降。

（三）结果

如前所述，与传统开放入路相关的致病率成为研究微创手术的动力。文献中报道开放性手术的总体并发症发生率平均为36.7%。胸椎开放性前入路需要进行开胸手术，与开胸术后疼痛等并发症具有显著相关性。这种疼痛可见于高达50%的术后患者，在术后5年仍有高达30%的患者疼痛持续存在。相比之下，与胸腔镜入路相关的并发症发生率要低得多。报道的并发症发生率为15.6%～21%；其中多数并发症程度轻微且仅见于围术期。在绝大多数患者中，胸腔镜入路的神经功能预后优良或良好，满意率很高。

（范存刚　译，阙志生　校）

第 36 章 胸腰椎椎板下金属丝固定技术

一、概述

在 20 世纪 80 年代，随着 Luque 矩形器械设计在脊柱节段畸形矫正术中的引入，金属丝固定术变得流行起来，"钩 - 分 - 棒"（hook-distraction-rod）方法早于 Luque 结构，这种方法允许多节段的畸形矫正，其能够在更大的表面上分布生物力学载荷，从而降低了器械故障的风险。由于降低了神经损伤的风险，螺钉固定法在很大程度上取代了金属丝固定技术，但金属丝固定术在胸腰段脊柱手术中仍然是一种实用的，价格低廉，使用方便的方法。在本章中，笔者叙述与金属丝固定技术有关的患者选择、术前评估、手术技术、术后管理和潜在的并发症。

二、患者选择

金属丝固定术尽管主要用于脊柱畸形矫正，但总的来说，对于任何有胸椎外伤、肿瘤或退行性疾病的患者来说都是一种有效的方法。金属丝允许固定杆结构在多个不同的水平，这有助于矫正矢状面和冠状面上复杂的脊柱畸形，以及减少与脊柱相关的平动损伤。此外，混合结构中可以使用金属丝技术基本器械（即椎弓根螺钉固定），它能使生物力学力量的分布更广泛，尤其适用于不正常或小的椎弓根的患者。

由于需要在硬膜外腔形成一个可操作的空间，且在不产生神经损伤的情况下通过金属丝，因此，有退行性疾病或恶性肿瘤的椎管严重狭窄的患者，应用这种方法并非最佳选择。此外，以前接受过手术的患者可能有严重的粘连或瘢痕，在金属丝通过过程中，有可能会出现硬膜撕裂或神经损伤的风险。另外，由于手术仪器水平造成的先前的椎板切除术缺陷的患者（如造成患者椎板切除术后不稳定或畸形）也不适合用金属丝固定技术，主要是因为线 - 骨界面层表面积的减少。同样，有严重骨质量问题的患者也不适用金属丝固定技术，金属丝固定技术需要强大的线 - 骨联系的保护结构。

三、术前准备

考虑手术的患者应进行详细的病史采集和体格检查，特别是神经压迫的症状和体征，可能会使金属丝通道变得复杂。此外，获取以前完整的脊髓手术过程细节，并通过 CT、MRI、脊髓造影术对椎管的压迫情况进行评估。另外，患者的骨质量也是一种重要的评估，CT 成像将获得关于骨质疏松方面的详细图像，也可通过 DEXA 扫描来评估疾病的程度。

一般来说，术前常规的实验室检查，包括完全血细胞计数、血小板水平、血红蛋白和血细胞比容水平、凝血因子组合检查。手术过程常常需要显露面大，可能会造成失血增多，应为患者准备好血液。特别是在脊椎创伤的手术中，患者始终都存在生命危险，应在术中保证其血流动力学的稳定。

四、手术过程

常规气管内麻醉后，建立术前神经生理学参数。患者置于开放的射线可透过的 JACKSON 手术台上，准备一个较宽的消毒单，手术时需要向头部/尾部延伸，两侧髂骨区也应铺上消毒单，以为获取自体移植物做好准备工作（如果在融合中需要的话）。做中线切口，使用单极电烙术，棘突和椎板就会显露出来；如果需要进行后外侧融合，应该对横向过程进行侧向处理。一旦显露完全,应该进行减压,肿瘤切除或前柱重建（图 36-1）。

这项工作完成后，应将注意力集中在为金属丝通道准备空间上。金属丝下面的棘间韧带将被移走，以显露层间空间。如果环状的金属丝是被中央传递的，并且在椎板棘突下面横向运动，那么椎板也要被移除，以显示更多的可视空间。虽然这通常只在胸椎中被要求，但逼近棘突的过程和相邻椎板覆盖的影响是更重要的。笔者更喜欢通过偏侧椎板切除术通过单根线，其更容易在一侧椎板下放置金属丝，使用高速气钻可更好地满足手术需要（图 36-2）。所有的骨头都应该被保存下来用于关节融合术。随后用 Kerrison 和

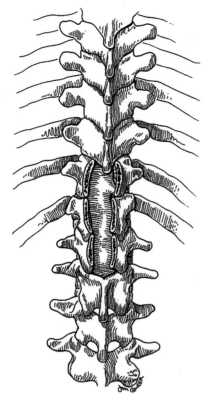

图 36-1　椎体切除术减压后的胸腰椎椎体。在金属丝放置前应进行减压、肿瘤切除和前柱重建

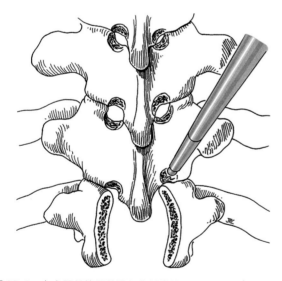

图 36-2　在金属丝放置前进行偏侧椎体切除术。Anteroposterior 的观点，进行半侧椎体切还可以横向引入金属丝

Leksell 结合咬骨钳将黄韧带从层间移除（图 36-3）。特别注意不要损伤硬脊膜和周围的神经。然而，外科医师应该注意的是，由于过度的椎板切除术会削弱金属丝 - 椎板 - 杆界面。一旦硬膜外腔被看到，可用解剖器在黄韧带下小心地创造一个平面以使金属丝通过。这部分操作可能会引起硬膜外出血，应在进行下一层之前用骨蜡、双极电凝和止血剂细致止血。进入每个结构时都应这样。如果需要，髂嵴自体移植物应该在这个时候获取。

椎板下空间一旦准备好，用一个附着粗线的缝合针倒着从椎板下穿过（图 36-4），然后将导线中做成曲线状，以便在板下通行。将导线打一个小环，固定在缝合线的一端。金属丝在薄板下面轻轻的传递，穿过邻近的椎板层间空间（图 36-5）。手术的这一部分特别危险，因为在未充分显露的范围内，线路可能陷入困境，椎板下空间内可能引起神经的撕裂或损伤。这个阶段遇到任何阻力都应重新调整线缆并重新评估情况，应根据需要进一步扩展椎板下空间，促进线缆顺利通过。

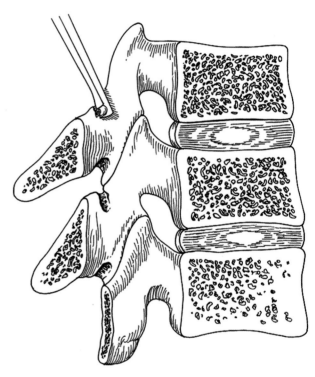

图 36-3　用手术器械将椎板和黄韧带移除，为金属丝置入做准备。侧面观切除过多的椎板可能会削弱线－椎板－杆平面

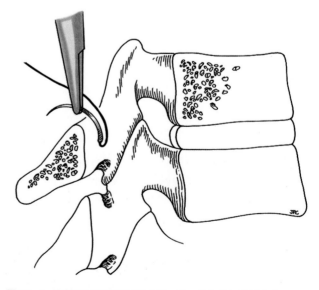

图 36-4　在椎板下反向穿过缝合针。这一步有助于金属丝的通过。侧面观

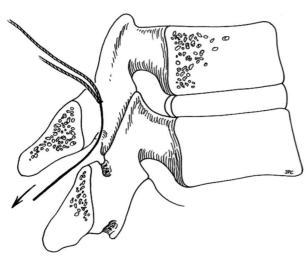

图 36-5　利用缝合线附着金属丝，将线缆穿过椎板下面，并牵拉通过邻近的板层间空间。侧面观。线轻柔地通过是至关重要的，遇到任何阻力都应停止用力，移动线，调整。用力过度会导致硬脊膜或神经损伤

　　一旦线缆成功通过每一个期望水平，杆结构应该被测量、选择、成形。尽管横向连接的独体杆可以作为一种替代结构，但 Luque 矩形仍是传统的方法。杆构造定位在手术台上，用金属丝固定（图 36-6）。分次逐步紧缩线缆，以达到想要的畸形矫正。当其余的线都绷紧时，临时钳可以用来维持把线固定在杆上。在这一阶段，应用神经生理监测，神经损伤会发生神经生理信号的显著变化。这时需停止手术。一旦杆结构固定，并且获得所需的矫正，线缆应被永久固定并绷紧（图 36-7，图 36-8），多余的线被修剪和反向折叠起来。这时骨关节固定术应该通过骨移植材料的放置和修饰来完成，随后进行伤口填塞、止血、放置筋膜下引流管、缝合伤口。畸形矫正可以通过金属丝的

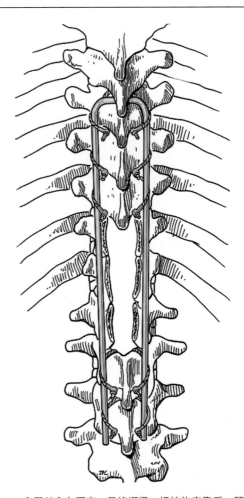

图 36-7　金属丝永久固定，最终绷紧，杆结构牢靠后，预期的矫正完成。侧面观

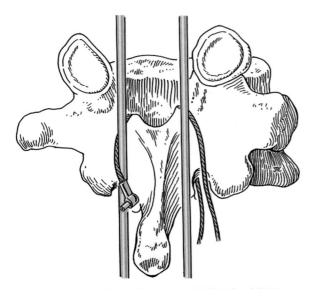

图 36-6　杆结构在手术床的定位和在金属丝的固定。侧面观

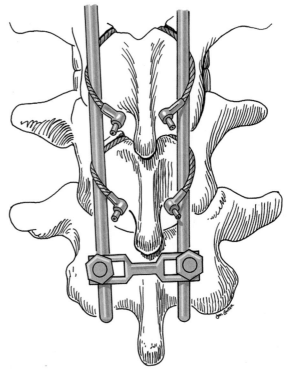

图 36-8　横向连接器可用于完整的可扩充的结构。横向视图

收紧来实现，当其余的线都绷紧了，临时钳可以用来维持把线固定在杆上。

五、术后管理

通常来说，金属丝固定技术同其他脊柱手术相似，并发症包括失血、感染、仪器融合失败、脑脊液渗漏、神经损伤等。然而笔者这里讲的是金属丝固定技术特有的并发症：金属丝通过时和通过后对神经元的直接损伤是可能的。术中神经生理监测有助于发现后一种情况，并及时做出调整。线缆通道进入椎板下空间可引起硬膜外出血或导致隐匿性硬膜瘘、脑脊液瘘、延迟假脑膜形成，对脊髓和尾椎产生较大影响。患者应在术后 24～48 小时频繁进行神经生理监测，并对神经损伤进行评估，任何改变都应做出相应的解决方案，并施行进一步的影像学检查或二次手术探查。

对于骨质量较差的骨质疏松患者来说，线缆通过椎板，在固定杆和矩形时会导致线缆固定失败。这往往发生在最极端的结构情况下。补救的方法包括扩展结构或增加附加仪器如螺钉或椎板挂钩。也有少数情况下，固定结构用力过大会导致线缆断裂。这种情况常常发生在杆或 Luque 的矩形没有足够变曲来匹配脊柱的轮廓，这种情况可以通过术前周密的计划来避免。

六、结论

金属丝固定技术是一种用途广泛、价格低廉的胸椎固定仪器（材料），适用于严重的脊髓畸形、退行性疾病、创伤、脊髓转移瘤。有良好的骨质量，没有明显的神经压迫感，先前的椎板切除术或硬膜外瘢痕的患者，适用于这种技术。外科手术的成功取决于为线缆安全通过所建立的椎板下平面的质量和固定杆结构时骨 - 杆连接的牢固。

（惠 磊 孙 鹏 译，范 涛 校）

第37章 后路胸椎椎弓根螺钉、椎板钩、金属线内固定技术

一、患者选择

在结构不稳定的情况下，脊柱内固定技术用于强化创伤性、肿瘤性、先天性和退行性胸椎疾病的治疗。内固定技术提供即时稳定，允许患者提早活动，并被证明能够改善创伤性和退行性疾病的融合率。在关节融合术中，内固定技术的置入和稳定的骨融合形成之间架起了愈合过程的桥梁。常用的脊柱内固定技术系统，如椎板钩和椎弓根螺钉，被单独或联合用于单柱或多柱固定。

胸椎内固定技术使用指征如下：在创伤后胸椎不稳定的患者中，通常建议使用内固定技术及时保护神经组织。内固定技术其他常见用途包括管理脊柱手术后的医源性不稳定性，畸形矫正，以及感染的治疗或肿瘤后增强胸椎的稳定性。

每种形式的内固定技术各具优缺点。椎板钩和金属线固定需要置入椎管内的移植物，后面的基础结构是完整无损的。这些结构禁止用于椎管狭窄；然而，钩子非常适合用作三点弯曲结构中的末端部件，作为避免螺丝拔出的优良辅助部件。椎弓根螺钉能够避开脊柱，并可以为脊椎的所有三柱提供牢固的固定，因此越来越多地用于替代钩和金属线结构。然而，由于比较小的椎弓根宽度及不同节段椎弓根角度的多变性，使得螺钉固定更困难并且易于发生并发症。因此，应该根据患者的解剖和病理学来学习和应用多种内固定技术。表37-1中详细列出了使用金属线、钩和椎弓根螺钉的相关禁忌证、优缺点。

表 37-1 应用金属线、钩和椎弓根螺钉的相关禁忌证、优缺点

	椎弓根螺钉	钩	金属线
相对禁忌证	严重的骨质疏松	后结构紊乱	后结构紊乱
		椎管狭窄	椎管狭窄
优点	三柱固定	操作简单	操作简单
	椎管内无须置入移植	价廉	价廉
缺点	技术要求	只能固定后柱	只能固定后柱
	螺钉移位可损伤神经	为增加稳定性 需多节段固定	为增加稳定性 需多节段固定
	螺钉移位可损伤神经和血管	置入椎管内的钩 可能损伤神经	置入椎管内的金属线 可能损伤神经
	费用高	钩移位	特定指征
	增加影像伪影		不能抵抗轴线的重力

二、术前准备

进入手术室前，患者应完成外科医师以及初级保健医师系统的病史采集和体格检查，以达成并发症的围术期优化。术前实验室检查和心肺检查应按指示进行。放射学检查应包括 X 线平片或 CT 扫描或两者都进行以评估放置内固定技术装置（椎弓根螺钉的狭窄椎弓根）的任何解剖学限制。术前平片也可用于术中定位的比较。应进行 MRI 以评估椎管损伤或狭窄。应保留术中 C 形臂透视检查，如有可能，可将神经导航用于术前规划和术中指导。

三、手术过程

在进行全身麻醉与气管内插管后，应对患者侧向进行手术。通过腹部自由悬挂来减轻腹内压，这有助于减少中心静脉压力和失血。这可以使患者俯卧于胸部和臀部下方垫着枕头的标准床或通过使用将患者悬在框架上的桌子来悬挂其上胸部，臀部和腿部［例如，Jackson 手术床（OSI，Union City，加利福尼亚）］。应注意将患者定位在所需的对齐位置。

在高胸段手术时应将手臂置于侧面，以便于外科医师操作和成像定位。所有受压点被适当地垫衬以避免压迫性神经病变，置入 Foley 导管用于血流状态监测，来预防深静脉血栓形成。笔者不会在正常情况下监测动脉系统除非出现失血或心脏并发症；或者笔者进行常规电生理监测，除非出现脊髓损伤或脊髓不稳定性的可能。

手术切口之前，影像学检查定位适当手术水平。在身材较高的患者中，标准 X 线片可能不足。成像选项包括长盒式脊柱侧弯片或透视以定位中段胸椎病变。使用透视计算视差效果时，必须注意，这通常需要使用连续透视来计算脊柱节段。高胸位定位（T1～4）很困难。成像选项包括平面 X 线或透视，其中包含覆盖患者侧颈部的盐水袋。这旨在模拟肩部的组织密度，使得 X 射线束被衰减，同样地减小了肩部和颈部之间的密度变化。另一种技术是沿着患者椎板的轴线使用倾斜的透视图，这种所谓的椎间孔视图能够计数 C2 到上胸椎的椎弓根及旁边肩部。最后，如果可行，术中锥束 CT 成像（例如，Medtronic D- 臂）是对上胸椎成像的一种选择，在这些情况下，重要的是仔细评估术前成像以排除可能导致定位误差（如腰椎，颈椎）的解剖变异。如有疑问，请在术前或术中咨询放射科以协助定位。最后，围术期应用抗生素，按照常规无菌方式进行铺巾。

（一）相关解剖

胸椎由 12 个椎骨组成，脊椎正中，正常成年人的平均曲线为 42°（图 37-1）。从 T1～12 胸椎椎体逐渐增大，两头的胸椎椎体（T1～2 和 T11～12）的前缘更圆，分别与相邻区域即颈椎和腰椎非常相似。中部的胸椎（T3～9）是心形的，前侧缘很像三角形。胸椎椎体呈轻度的楔形，后壁有深深的凹陷。

胸椎的小面关节由上面的上关节和下面的下关节组成。在上位和中部胸椎，关节面是冠状方向，就像屋顶木板的朝向。在腰椎结合部，关节面越来越朝向矢状位，并与腰椎关节面位于一条线上。胸椎肋骨头与胸椎椎体的上、下半关节面组成关节。

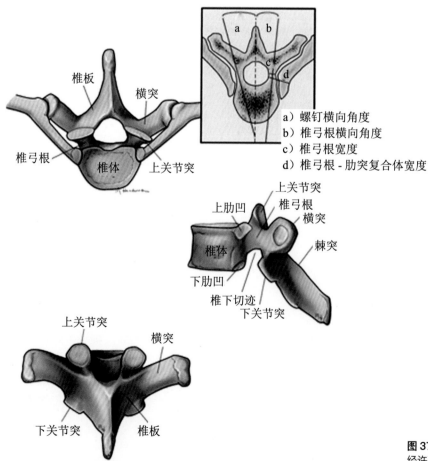

a）螺钉横向角度
b）椎弓根横向角度
c）椎弓根宽度
d）椎弓根 - 肋突复合体宽度

图 37-1　胸椎简要解剖（来自 Mayfield Clinic，经许可引用）

在整个胸椎，椎弓根的宽度、高度及水平角度不同（图 37-2）；在 T1 和 T2，较宽的椎弓根与较大的椎弓根水平角度相结合；从 T3 ～ 9，较窄的椎弓根与较小的椎弓根水平角度相结合；从 T10 ～ 12，较宽的椎弓根与较小的椎弓根水平角度相结合。相比之下，中部的椎弓根（T3 ～ 9）、椎弓根肋骨联合为在胸椎任何平面放置椎弓根螺钉提供了足够的空间。

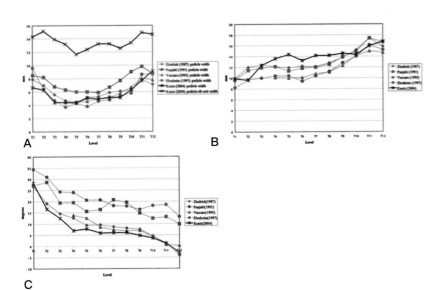

图 37-2　椎弓根解剖。A. 以前的研究显示从 T1 ～ 12 椎弓根和椎弓根 – 肋突复合体的平均宽度。在所有的研究中没有测量椎弓根 – 肋突复合体的宽度。B. 以前的研究显示从 T1 ～ 12 椎弓根的平均高度。C. 以前的研究显示从 T1 ～ 12 平均椎弓根的水平角度（来自 Mayfield Clinic，经许可引用）

上部和中部胸椎的棘突长且薄，明显与相邻的胸椎重叠。在胸腰结合部，棘突逐渐过渡为与腰椎棘突非常相似。胸椎横突起自上关节突和椎弓根的联合部的下方。T1 的横突相对较平，冠状朝向。尾侧的胸椎横突突向后成角，越来越呈矢状朝向。在胸腰结合部（T10 ～ 12），横突小而且接近于完全的矢状朝向。横突的前外侧面有凹陷与肋骨形成关节。胸椎椎板宽而厚，并有一小的椎板内间隙。

（二）金属线－棒技术

金属线 - 棒技术最初用于 Harrington 棒系统的补充，由连接到椎板、棘突或横向金属线的棒组成。采用标准中线显露，显露达拟置内固定技术平面的上下一个平面。最常用的线技术是椎板下线的置入（图 37-3），但也可以应用棘突线来提供稳定性。除了椎板下线外，棘突线可以提供良好的侧弯矫正和固定，但对驼背或脊柱前凸症评估效果不良。

为了椎板下线的置入，要标识将要置入内固定技术的上下椎板。在置入内固定技术的每一个节段，从椎板的上面和下面打开黄韧带，显露潜在的硬膜外脂肪及硬脊膜。为了安全穿过金属线，在所有要置入内固定技术的平面，允许切除大部分黄韧带和做椎板切除；用 Kerrison 咬骨钳咬除椎板的上、下缘以扩大椎板间隙。除此之外，为了线的安全通过，上关节突的中间缘也需要咬除。常用 1.2mm（16 号）的金属线或麻花状的缆。线或缆越粗切除的软骨就越少。线应从尾侧向头侧方向向下穿过椎板，线衺绕着椎板，两头

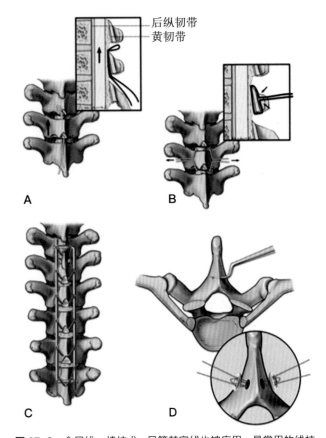

后纵韧带
黄韧带

图 37-3　金属线－棒技术　尽管棘突线也被应用，最常用的线技术是采用置入椎板下金属线。A. 椎板下金属线被以从尾侧到头侧的方向穿过椎板下。B. 一旦穿过，线衺就被剪成够用的两半，置于中线的两侧。压紧椎板上的线，以便无意间碰撞金属线时不会导致金属线凸向腹侧的椎管。C. 围绕棒拧紧线，排列成波浪状。一侧的线在尾侧拧紧，而对侧的棒在头侧用线拧紧。通过依次拧紧金属线或缆，棒渐渐地就被固定牢固了。随着金属线被拧紧，脊柱韧带也就渐渐地复原了。D. 棘突线从棘突根部的小孔穿过，注意不要穿透椎管。这个孔应该恰好位于骨皮质内侧的上方。线穿过孔用孔扣子来防止线对骨的切割（来自 Mayfield Clinic，经许可引用）

轻轻向上弯曲，将线慢慢地向前移动，以便在椎板下面抓住线的尖端。当线到达椎板的头侧时，就会自然进入椎板间隙。可以借助于持针器使线的穿过更便利。在椎板间隙，用持针器夹住线慢慢地向前移动，从脊柱向上拉，同时保持线两头的张力以防线向椎管移动。一旦穿过，线就被剪成够用的两半，各置于中线的两侧。拧夹椎板上的线，以便无意间碰撞金属线时不会导致金属线凸向腹侧的椎管。当该节段的线置放完毕后，截取合适长度的棒，沿着椎板置放于中线的两侧。一侧的线在尾侧被拉紧，而另一侧的棒在头侧被拧紧。用 L 形的棒可以防止棒的旋转。

（三）钩－棒技术

钩－棒结构非常适合用作三点弯曲结构中的末端组成，并能充当避免螺旋移位的良好附件。常用标准的中线入路，显露要达置入内固定技术平面的上下各一平面。提供用于钩棒重建的一整套钩（图 37-4）。

椎板钩是最常用的，但与椎板下线相似，禁忌用于椎管狭窄。它们可以沿脊柱或尾部（上椎板或下椎板）插入，但必须注意防止损伤椎管。在放置椎板钩的平面部分切除黄韧带，也应该做椎板部分切除。为嵌入钩所做的椎板切除应做到尽可能小，以降低在棒置入或操作的过程中钩凸向腹侧椎管的危险性（在大范围切除椎板的病例中，在操作时要高度注意）。做椎板切除应与椎体轴面平行，切除骨的程度应与良好的骨的显露与允许椎板合适的位置相适应。将椎板探子仔细地放在椎板周围以确定椎板下切除的恰当程度及确保钩最合适的空间。应尽可能用最大的钩来增加移植骨的面积而不压迫神经组织。钩应该紧贴椎板的下面，避免占据椎管的空间，仔细地将配有持钩器的合适的钩嵌入椎板的周围。一个小的椎板扩子可能对钩的放置更有利。一旦置入，对着椎板压迫钩有助于防止向椎板移位。在同一节段或相邻节段放置多个椎板钩时，应高度注意以免产生有神经压迫症状的椎管狭窄。

椎弓根钩不同于椎板钩，因其是两半的，两半的钩以头侧的方向置于对着椎弓根基底部的下胸椎面关节的下方，并且椎弓根钩被置于椎管的外侧。这可以使椎弓根钩放置在脊柱狭窄的位置，降低潜在神经压迫损伤风险。另一方面，椎弓根钩可能禁忌用于上下关节突相对较短的解剖学变异，因为其增加了骨折的风险。在上关节突骨折的这个事件中，钩和移位的骨折片应该被去除（椎弓根钩不应该再插到这个平面）以预防进一步的不稳定或椎间孔狭窄。

椎弓根钩的理想位置位于与椎弓根基部相邻的下关节突的下方。因此，椎弓根钩不应放置在尾侧，以避免平面的不稳定性。恰当地切除骨组织对允许在椎

弓根上适当放置两裂钩是非常必要的。如果切除过多的骨组织，钩就可能切入椎弓根。相反地，不适当的骨的切除可能阻碍钩对椎弓根的钩挂，可能产生钩向中间或侧方的移位。如前所述，用椎弓根探子通过关节面接触椎弓根。再进一步切除骨组织对确保两侧椎弓根钩位于椎弓根周围是很有必要的。用持钩器将椎弓根钩插入预期的位置，方向朝向前上方。如果没有遭受移动，椎弓根钩可以被轻轻地敲进椎弓根的位置，也可以用皮层螺钉把椎弓根钩固定于椎弓根上。

横突钩通常置放于椎体上端的横突的凸面。横突钩以尾侧的方向放置，与椎板和椎弓根钩相比较，横突钩提供的稳定性较差，通常与椎弓根钩联合放置。不幸的是，由于解剖学限制（小而脆弱的横突），横

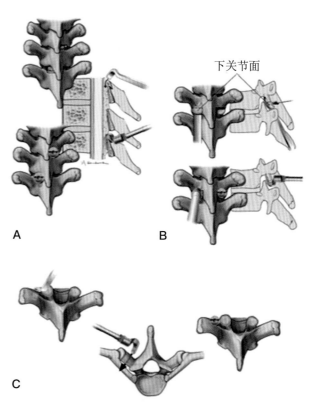

图 37-4　钩－棒技术。提供用于钩棒重建的一整套钩，包括椎板、椎弓根和横突钩。A. 椎板钩的置入。设计椎板钩无论从头侧方向或尾侧方向嵌入椎板的上方或下方。为嵌入钩所做的椎板切除应做到尽可能小，以降低在棒置入或操作的过程中钩凸向腹侧椎管的危险性。将椎板探子仔细地放在椎板周围以确定椎板下切除的恰当程度及确保钩最合适的空间。然后，认真地将配有持钩器的合适的钩嵌入椎板的周围，钩应该紧贴椎板的下面，避免占据椎管的空间。B. 椎弓根钩的置入。椎弓根钩是两半的，以向头侧的方向置于对着椎弓根底部的下胸椎面关节的下方。用骨凿打孔或直接去除下关节突的尾侧部分。恰当切除骨组织对允许恰当放置椎弓根两裂钩是非常必要的。用刮匙清除上肋面的软骨，确定关节面的平面。用椎弓根探子通过关节面接触椎弓根。进一步切除骨组织对确保两侧椎弓根钩位于椎弓根周围是很有必要的。用持钩器将椎弓根钩插入预期的位置，方向朝向前上方。在关节面的平面放置椎弓根钩一定要注意避免在插入的过程中将上或下关节突弄骨折。C. 横突钩的放置。横突钩以尾侧的方向置入到横突的突面，与椎板和椎弓根钩比较，横突钩提供的稳定性较差。将横突抬起越过横突的基底部切除肋横韧带，为钩创造一个通道。适当型号的椎板钩配上持钩器穿过横突的缘面（来自 Mayfield Clinic，经许可引用）

突钩通常禁忌应用于胸腰结合部。清除横突的软组织，将横突撬越过横突的基底部，切除肋横韧带，为钩创造一个通道。适当型号的椎板钩配上持钩器穿过横突的喙面。然后应在横突钩和喙面或椎弓根钩之间进行加压。不要过度加压，因为这样容易使横突断裂。

（四）三柱固定技术（椎弓根螺钉）

三柱固定是通过椎弓根螺钉来完成的。使用椎弓根螺钉的适应证包括重要的承重、抗旋转部位已不稳定，以及如果椎板及横突已不存在而不能用钩-棒系统时。

采用标准的中线入路，显露棘突和椎板达拟置内固定技术平面的上下一个平面。仔细显露脊柱可以通过显露解剖标志帮助螺钉放置。在螺钉置入前做椎板切除减压，优点是在插入的过程中能够辨认椎弓根的内侧；然而，这种技术的危险是增加了内固定技术放置过程中对硬脑膜及脊髓的损伤。

根据术前 CT 或 MRI 影像、解剖标志和术中影像放置 T1～12 的胸椎椎弓根螺钉（图 37-5）。胸椎椎弓根螺钉置入技术包括徒手、透视和计算机立体定向引导程序。程序的基本步骤是规划螺钉技术、确定进钉点、判断矢状面和冠状面进钉角度、针探椎弓根、确认先导孔不突破椎弓根和放置适当长度螺钉。

1.Freehand Technique 徒手技术　徒手技术是胸椎椎弓根螺钉置入的基本技术，应该被所有外科医师掌握，以便有计划的放置椎弓根螺钉。虽然影像引导已变得更为普遍，并有助于准确放置椎弓根螺钉，但仍然至关重要的是：外科医师要了解进入点和解剖路径，以便验证任何辅助图像引导装置的准确性。

T1～2 胸椎横椎弓根水平角逐渐减小。椎弓根矢状角自头侧逐渐降低，而在 T10～12 变化较小。由于中胸段 T4～8 的椎弓根体积小且凹陷，因此该段是螺钉置入术最困难的部分。值得注意的是，在不同患者的相同胸椎段，椎弓根角度和尺寸有着显著的变异性。

有两种螺钉技术：椎弓根直向技术和经椎弓根轴向技术。直向技术是使螺钉平行于椎体上终板。经椎弓根轴向技术是是螺钉平行于椎弓根矢状角轴线。直向技术提供了最理想的螺钉放置，同时因为它不侵犯小平面关节也较常用于结构末端。

直向技术的进针点在整个胸椎是变化的，同时也根据螺钉的轨迹进行改变。在上段胸椎（T1～9）进钉点是指横突根部上缘的水平线与上关节突外缘 1/4～1/3 垂直线的交点。从 T10～12，确定椎弓根螺钉进钉点的水平线接近于横突中线。椎弓根的骨松质出血表明椎弓根入口点的正确定位。这就是所谓的"椎弓根出血变红"。

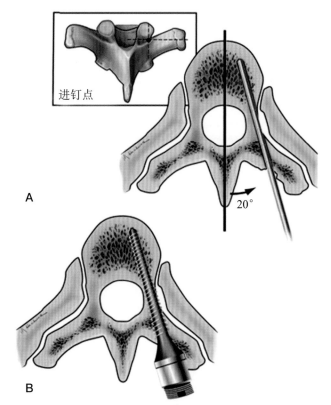

进钉点

图 37-5　胸椎椎弓根螺钉置入。通常根据术前 CT 成像、解剖标志、术中透视成像或无框架立体定向术来放置 T1～12 的胸椎椎弓根螺钉。A. 在进入点去除骨皮质后，用钻孔机做一个先导孔。用前端为球形的探针探触该孔。椎弓根探针先进行前内侧的探触。依次用较大的丝锥攻丝，直至达到所需的直径为止。每次攻丝后都应该检查椎弓根壁的完整性。再用球头探针探触，并且测量深度选择适当长度的螺钉。在徒手，透视，立体定向引导下，将 5mm 钛螺钉置入椎体的 2/3，并达到透视预定的位置。B. 椎弓根螺钉可以安全地通过邻近肋骨头的椎弓根外侧壁。侧面的螺钉进针点不太可能穿破内侧壁。如果内侧壁确实破坏，它可能会发生在椎弓根椎体交界处，这对脊髓的危害不大（从 Mayfield Clinic 获得转载许可）

轴向技术的螺钉进钉点是上关节突的正中央。这可以通过移除下关节突至一定的椎弓根水平来确定。然后用高速钻去除进入点的骨皮质。再次用椎弓根出血变红来验证进入点选择正确。下一个阶段是椎弓根置管。这是用手持式套管针完成的。大多数胸椎椎弓根套管有一个锥形头，可以是稍弯曲的也可以是直的。椎弓根置管的原则是相对较软的骨松质将为套管针提供一个阻力最小的路径。因此，医师只需要选择正确的轨迹然后用套管针穿过椎弓根相对容易的路径。医师需要用到双手。做主导的那一只手以适当的力量抽插和来回旋转套管针，另一只手辅助稳定套管针防止倾斜。由于胸椎椎弓根内侧壁往往比外侧壁厚，因此阻止了套管针穿破椎管。医师在实施这项技术时应该保持平稳。这可以通过把重量均匀地分布在双足上，并在需要时稍微靠着患者完成。医师最好是站在被置管椎弓根的一侧。当套管针到椎体远端骨皮质时会遇到阻力。如果在置管过程中遇到阻力，医师应停止操作并重新评估进钉点和轨迹。增加力量往往是错误的，

第二篇　胸椎

因为这样可能破坏椎弓根侧壁。椎弓根越小，置管越困难。

然后末端带球的椎弓根探针检查椎弓根的完整性。探触椎弓根的内侧、外侧、上壁和下壁确定未被穿破。此外，应检查椎体前壁的完整性以及测量穿刺深度。

依次用较大的丝锥攻丝，直到达到所需的直径为止。每次进入丝锥后都应检查椎弓根侧壁骨皮质的完整性。再次用末端带球的探针探孔，测量深度并选择适当长度的螺钉。这种方法对先天性胸椎椎弓根偏小者特别适用。

接下来就可以放置适当长度的螺钉。螺钉的直径应以术前 CT 影像为依据。通常需要去除横突内侧一部分，使螺钉头平齐于进钉点。这在瘦小的患者中尤其重要，这样置入物就可以有最佳的软组织覆盖率。

值得注意的是，螺钉可以安全地穿过邻近肋骨头的椎弓根外侧壁，而不太可能穿破内侧壁。如果椎弓根内侧壁出现裂口，它可能发生在椎弓根与椎体交界处，这对脊髓的风险较小。

如果穿破了椎弓根侧壁可以改变套管针的穿刺路径。当遵循沿阻力最小路径穿刺时就有助于正确的放置克氏针。

操作结束后要利用前后位和侧位 X 线或透视来确认螺钉在恰当的位置。应注意确保避免螺钉太偏向内侧、外侧或进入太深。

2.透视导向　可以在透视的帮助下放置螺钉。透视可以用来确认的矢状面和冠状面的轨迹以及实时验证螺钉的放置位置。选择螺钉的长度应该至少咬合住椎体的 1/2 ~ 2/3。穿透椎体腹侧的骨皮质不能提供显著的抗拔力。采用这种技术是基于外科医师的偏好和能力。使用透视法的好处是它在大多数医疗机构都很容易做到，并且可以实时检查椎弓根螺钉的放置情况。必须注意遵循透视成像原理优化的椎体图像。医师应该致力于将辐射显露限制于患者、自己以及外科手术组的其他成员身上。

3.计算机立体定向导航　立体定向将椎弓根螺钉置入的精度提高到了 92% ~ 98%。虽然无框架立体定向系统不是实时的，在很大程度上依赖于初始成像，但是多层成像的使用可以实现精确和高效的螺钉置入；然而，没有证据表明无框架立体定向置入螺钉置入能提高临床受益。因此，手术医师应选择自己得心应手的手术方式，无论是徒手，透视放置或椎弓根螺钉立体定向放置。

（五）棒的置入

在放置钩或螺钉之后，再安装棒才能完成悬臂结构。棒本身提供对抗来自自上而下的压力和脊柱旋转

的力。用弯棒钳将棒弯曲成设计的形状（图 37-6）。然后将棒固定连接于钩和螺钉。

在棒略高于螺钉连接处的情况下，复位钳可用于快速还原。在每一水平面上依次将棒固定到钩和螺钉上。

双棒置入后，横向连接杆被安放到棒的上下两端。交叉固定通过增加抗拔力、限制旋转和平移来增加结构的稳定性。

关节融合术　对于置入器械的患者，实现关节融合是必要的。因此，应特别注意骨皮质表面，同时为了获得足够的融合可以移植骨颗粒。

（六）经皮椎弓根螺钉置入

经皮椎弓根螺钉置入的优点包括减少出血、术后感染和术后疼痛；然而，经皮螺钉固定的缺点是无法移植骨以融合、不够直接可视化以及无法切除椎板减压。近年来，经皮固定在不需要减压的胸段骨折固定中得到了广泛的应用。

该技术首先是在前后位投影下，棘突位于正中线。然后在皮肤上画出与椎弓根侧面相对应的标记。皮肤切口应该在标记稍外侧，对于肥胖患者更应如此。插入 Jamshidi 针，使其位于椎弓根外侧缘，并利用与术中透视或立体定向导航进行确认。用 Jamshidi 针先进入椎弓根 15 ~ 20mm，避免穿破椎弓根内侧壁。然后

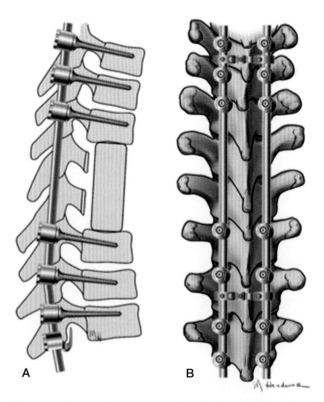

图 37-6　棒的置入。置入棒采用 A. 矢状面和 B. 冠状面示意图，棒与钩或者钉进行连接。当棒短于钩或螺钉之间的距离时，可以利用复位钳牵拉棒至钩或螺钉。用椎弓根螺钉偏向中线的角所形成的三角结构进行交联

侧位透视以确定针位置。然后，沿 Jamshidi 针置入克氏针，用自攻钉沿克氏针轨迹进入椎弓根。最后沿克氏针置入椎弓根螺钉，最后用透视图像确定螺钉最终的位置。值得注意的是，当考虑在胸椎应用经皮椎弓根螺钉置入时，外科医师必须认识到椎弓根＜ 3 ～ 4mm 可能不能用 pedicle tap 针。

（七）经皮置棒

经皮椎弓根螺钉放置后，可以考虑用经皮置棒技术进行多节段固定。一些细节必须被考虑：首先，棒长通常取决于收缩套之间的长度。在置入之前棒的弯曲度应事先做好，因为从初始置入棒的位置移除棒是非常麻烦的。在棒置入时，医师应该从椎弓根最末端开始置入，以便螺丝头靠近表皮。

（八）关闭切口

最先缝合肌肉，然后是筋膜、皮下脂肪和真皮。皮肤可以用尼龙线、U 形钉或者 Monocryl 缝合。通常放置两个筋膜下引流条预防皮下积液及术后血肿。

四、术后处理

当术后＞ 8 小时的引流量＜ 30ml 就可以拔出引流管。术后持续用抗生素 24 小时或直至拔除引流管。如果骨质量较好和内固定牢固，外部固定是不必要的。如果术中有硬膜漏，通常让患者左侧平卧位 24 小时。临床随访是拍摄胸部立位 X 线平片来观察是否有新的畸形，评估骨融合情况。术后 3 ～ 6 个月限制体力活动。胸椎后路内固定术后并发症见表 37-2。

表 37-2　胸椎后路内固定术后并发症

时期	脊髓损伤
早期	神经根损伤
	内脏 / 血管损伤
	位置不当
	早期置入失败
	血肿形成
	假性脊膜膨出 / 脑脊液漏
	伤口感染 / 皮下积液
	深静脉血栓形成 / 肺栓塞
晚期	假关节
	手术内固定技术故障
	连接松动
	后期感染

（惠　磊　孙　鹏　译，范　涛　校）

第二篇　胸椎

第 38 章　前路胸腰椎固定技术

一、概述

学者 White 和 Punjabi 对脊柱稳定性的经典定义为生理条件下脊柱各结构能够维持其相互间的正常位置关系，不会引起脊髓或者脊神经根的压迫和损害。Denis 提出了脊柱的三柱理论来对胸腰段的脊柱损伤进行分类。前柱包括前纵韧带和椎体的前 1/2，中柱包括椎体的后 1/2 和后纵韧带。胸腰段前中柱的破坏往往会导致脊柱畸形。

二、患者选择

外伤、感染、肿瘤和骨质疏松通常是造成脊柱不稳定的原因。浸润性生长的脊髓肿瘤可以导致病理性脊柱不稳定。通常情况下，切除脊髓肿瘤也可以导致脊柱的稳定性降低。目前发现，脊柱不稳的患者临床症状可以表现为慢性钝痛，也可以表现出不稳定部位以下的神经功能紊乱。所以，笔者对脊柱不稳的患者需要用一系列放射检查进行诊断，包括 MRI、CT 以及动态影像。

由于前柱承重结构的破坏导致脊柱的不稳定性，尤其是后柱的骨性结构及韧带没有破坏，这是前路脊柱重建和稳定的适应证。通常骨折脱位是导致后柱功能障碍的原因，同时也是后路脊柱固定和融合术的适应证。如果三柱都不稳定，应从前方和后方同时行固定术。因为用器械固定只是暂时的稳定，需要进行植骨融合，而且应该选择健康的骨质，劣质骨会导致骨融合困难，甚至固定术失败。

三、术前准备

在行胸腰椎前路手术前必须要考虑一些因素。回顾相关的病史、体格检查和影像结果将有助于这方面的工作。硬脊膜受压部位为手术入路提供最佳的选择。当病变部位及压迫部位是对称的，还需要考虑腹主动脉及上腔静脉这些因素。典型的结构是腹主动脉是沿着椎体的左侧延伸走行的，而腔静脉是沿着椎体的右侧缘走行的。比较常见的是椎体两侧的结构通常是沿着椎体两侧呈直线式走行，这并不需要解剖周围血管可以直接进入脊柱。通常，主动脉被认为比腔静脉更易于修复。在上述因素不能决定最佳方法的情况下，采用左侧的方法以避免损伤肝脏及其血管结构。

各种各样的脊柱固定物也可以应用，如同种异体移植物、融合器、甲基异丁烯酸盐、自体骨移植等。选择移植物要充分考虑潜在的耐用性，促进骨融合的有效性以及相应的费用。自体骨移植是不需要费用的而且是利于骨融合的材料（会额外增加手术时间），但是对于病变太长需要移植的骨量多以及患者自身生长代偿能力限制了自体骨的使用。人工融合器是最好用的一种材料，它使用方便，可以作为一个独立的椎体使用，但是其不具备骨传导性且价格昂贵。金属融合器易于与椎体及椎间盘组织相融合，但其相对于骨皮质而言易于下沉。新型的合成材料，如碳合成物或者聚醚醚酮的可塑性融合器与椎体结构相似且无下沉的缺点。目前有各种类型的肽骨结构或者肽骨头结构的人工材料，以较低的成本获得比融合器更高的融合性。这两种材料内充满自体或异体的材料而更易于与显露的椎体相融合。甲基丙烯酸甲酯是价格低廉的置入物，由于价格低廉而很少使用，可能在有限的预期寿命内提供即时的稳定。但特殊的病变就可能需要这种材料，比如肿瘤组织破坏椎体及其关节结构后，就需要用这种材料作为粘接材料来应用，其可在 MRI 上观察到融合的情况。感染通常不是该种材料移植的禁忌证。一般外科医师按照手术步骤完成，并根据自己的习惯选择不同的材料。一般胸椎前外侧的螺钉及钉棒固定系统都是按照脊柱的稳定性进行设计的，最大化地增加了脊柱的稳定性并可以根据椎体间的压力关系对脊柱畸形进行矫正。缺点：①为了最大程度的显露而造成血管的损伤；②潜在的风险就是迟发的血管及软组织损伤，主要是由于脊柱侧方的压力和破坏（图 38-1）；③价格昂贵，术中电生理监测是有必要的，尤其是涉及严重硬膜外压迫时。运动诱发电位是最佳监测脊髓前柱功能的方法，因为体感诱发电位监测的是脊髓后柱的电生理变化，所以对于该手术其帮助不大。

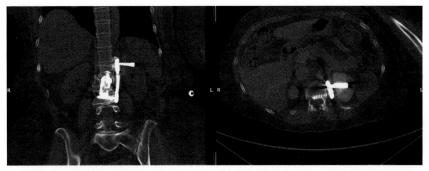

图 38-1 前螺钉置入术的并发症：螺钉置入肾当中

四、手术过程

（一）患者体位

通常气管插管要选择双腔的气管插管或者用一根管子进行选择性的通气。因为只有少数的肺部显露，所以通常并不需要与 T10 的远端接触。患者取侧卧位，这样有利于术中进行 X 线透视或进行透视（图 38-2A，B）。手术床通常选用射线可以透过的床，如 Jackson 床（OS. 美国加利福尼亚州生产），而且需要把手术床的物品摆放规整，以便在透视中有参照物可以选择。患者用侧支撑、带子和肩带固定在侧位。有时会用一个真空袋，但它可能是不透亮的。患者的体位需要用真空袋进行固定，腋前线的位置尽量避免受压以免造成对臂丛神经的损伤。上肢需要进行悬吊或平放于荧光透视的范围之外。患者腹部可以垫一柔软的小枕这样既可以减少腹部受压，而且可以增加手术显露范围。

（二）手术显露

胸腰椎交界处的入路通常是以第 11 肋肋间隙为中心的后外侧横切口（图 38-2A，B）。另一种技术是利用透视法定位适当的椎间盘或椎体；皮肤、皮下脂肪和肌肉应该被分离在病理脊柱水平之上 1～2 个椎体水平（图 38-3A，B）。在排空肺内气体后切除

第 10～11 肋，这样就可以增加显露范围。第 11 肋的一部分可能会用于自体骨的移植。用牵开器将肋骨牵开，肺脏组织与胸膜粘连紧密，需要进行钝性分离，再将膈肌分离，然后需要将胸腔内的脏器进行保护，需要选用汤姆森公司生产的牵开器（Thompson Surgical Instruments，lnc.，Traverse city，Michigan）或 Omni-Tract 牵开系统（Omni-Tract Surgical，St Paul，Minnesota）（图 38-4A）。最明显的是其背侧及牵开器的嘴部面向手术野有嘴的一侧叶柄将肺组织进行牵拉，在手术侧的对面，另外一个牵拉器将肝脏推向下方，显露脊髓就此完成。显露充分的标志就是在减压的过程中可清楚地看见同侧的椎弓根和形成椎管腹侧的椎间神经孔，利用骨凿或者高速磨钻将突出的肋骨头磨掉，使其从手术视野里消失。当显露神经孔时，那么神经孔就是椎管前方的标志，减压应到此为止。

（三）内固定置入物位置的准备

内固定置入物位置的准备为了完成胸椎前方入路的固定，其固定点的位置应能有足够的空间容纳内固定器材。在多数病例中，患者经过减压术后其骨质都是存在缺陷的，给内固定带来困难，导致椎间盘等受损，其中椎间盘组织应当予以切除。通过特殊的器械和方法将环状物置入后纵韧带前方，以保护人工椎间

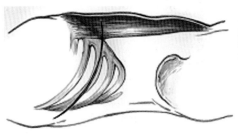

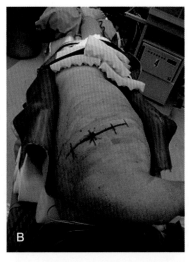

图 38-2 用于后外侧胸部显露的后外侧切口的示意图和术中照片。虽然这里没有展示，但是胸腰部显露的切口中心在第 11 肋间隙中心偏上，照片显示了术中的定位

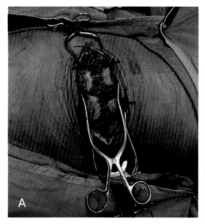
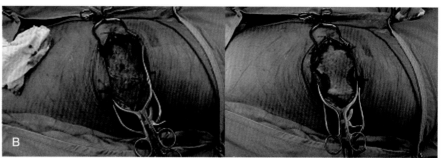

图 38-3 A.第一层肌肉是斜方肌和背阔肌；B.第二层为菱形肌和锯状肌

盘组织。可以用骨刀将环状物切开，直接进入终板表面，开骨凿应是平行的，应该能够将纤维环切开后将髓核等内容物切除，椎间盘的切除可以采用咬骨钳。一般在终板都会有残余的椎间盘组织，可以用一个杯状刮匙或者咬骨钳进行摘除，而直线形刮匙是用于刮除终板及残余的间盘组织及软骨组织的，但是，椎体的骨皮质应保持完好，不能进行破坏，否则置入物会因外力作用而逐渐下陷进入椎体的网状骨之间（图 38-4A，C）。

（四）椎体间的融合术

降低腿部床的高度或者应用肾脏旷置可以最大限度地显露减压术中范围，且能减轻脊柱弯曲的程度。可从头侧至尾侧测量出椎体间的骨缺损范围。假如在减压前存在脊柱后凸畸形，应行椎体前方融合，以分散作用力，从而进行畸形的矫正。可以通过选择一些可以延展的材料在椎体和终板之间或者螺钉和螺钉头之间（图 38-4，图 38-5 改良的胸椎前方入路）。来自背部的压力在椎体水平的同一平面可以被分散开。此外另一种选择是选择一个可扩张的融合器，可以沿前

柱撑开，进行诱发电位的监测来防止过度撑开。合成的融合器可以使椎体的后凸曲线吻合。这些嵌合端的缺点是，它们减少了椎体终板和融合内容物之间的骨-骨界面。

如果要置入人工融合器或异体骨，那么要根据显露终板的范围选择合适的融合器（前后深度及左右宽度），且连接杆需要最远到达移植物的终点且不能接触硬脊膜。连接杆是装满异体或自体骨的置入前的颗粒。自体骨必须是健康的骨质且来源丰富，比如棘突、椎板、肋骨或者远处的髂骨。应用椎间撑开器置入支撑体，如果用一个可扩张的融合器，置入完毕后可以进行两个方位的透视，以确定置入物位置准确，以便更好地进行畸形修复。

（五）改良胸椎前方入路

对椎体的前外侧压缩后置入内固定物需要在 X 线（AP）引导下进行。这套系统融入了前方和后方的螺钉。后方螺钉应平行向终板方向前进，在冠状平面上应在轴位上偏 10°左右以避开硬膜囊。前方螺钉应平行于冠状位，并与轴位垂直面向硬膜囊方向。这种三角形

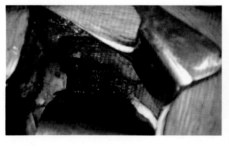
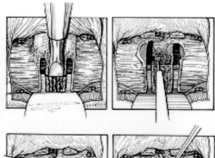
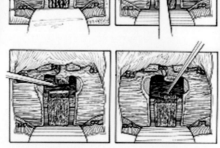
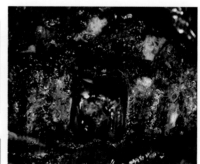

图 38-4 椎体切除步骤解析。A.通过左后外侧经胸腔入路显露椎体的横突；B.分段摘除椎体，椎间盘切除术应放在椎体切除之后；C.术中评估缺损程度，选择合适的内固定器材准备置入

的螺钉系统比平行四边形的固定系统要更具有抗拔除力,从而增加了内固定的稳定性。要在荧光透视下确定螺钉的位置。

用一个锋利的有刻度的探子在椎体上打孔,直到遇到后方的骨皮质时停止。需要指出的是当使用荧光透视来观察椎体时,必须牢记在心:确定对侧椎体的范围时,其不像 AP 系统下得那么深。最后几毫米的对侧椎体的骨皮质需要用探子进行探测,这样可以确定螺钉所能到达的距离。评估术前影像对于了解对侧皮质,包括血管结构的解剖是非常重要的。螺钉的长度需根据圆头探子所探测的长度来决定,其距离应为双侧骨皮质之间的距离。

当螺钉系统固定好后,需要将连接装置安装上去,其应与椎管方向平行,并且要注意后方是否突入到椎管内(图 38-5A ～ F),置入螺钉后,需要通过中间的连接装置将作用力分散掉。连接杆需要合适的长度或者进行截断,要求长短大约为两个螺钉之间的距离,

并将连接杆用螺母紧紧固定,这样内固定系统之间就有了相应的压力。为了更牢固的固定,需要在内固定上加装横梁并将其勒紧。

如果使用了钉板系统固定后,板子就可以阻止继发的分离或者压缩。因此,使用钉板系统要优于单纯使用螺钉,而且螺钉不能用于阻止分离和压缩。在固定系统中,螺钉的置入要优于板的置入,从某种意义上讲,螺钉头的分散作用力要优于移植物,但是板的压缩是不存在的。螺钉固定的方法在早期就有描述,现在更好的办法就是将板子固定在螺钉头上,将两者进行固定。

(六)缝合

止血可采用双极电凝或使用明胶海绵(Pfizer, lnc., New York,New York)。在缝合之前,明胶海绵需从硬膜外腔取出,以免对硬脊膜产生压迫。对伤口进行冲洗,以减少术后移植物与骨质之间的反应。

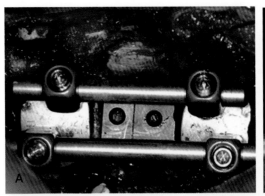
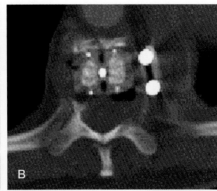
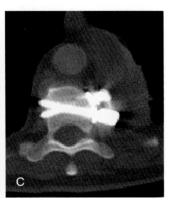
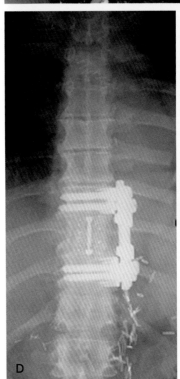
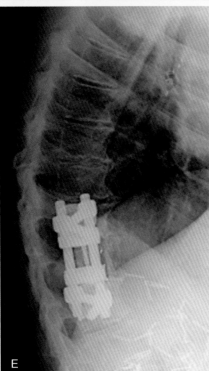
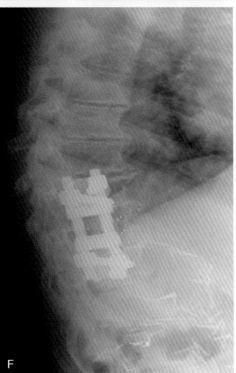

图 38-5　A ～ F:置入螺钉系统

置胸腔引流管，逐层缝合，可根据情况选择性放置膈下腹膜后的引流管。

五、术后并发症及处理

术后胸腔引流管应放置在很低的位置，以防止发生脑脊液漏的情况。如果手术中看见脑脊液流出，应对硬脊膜进行修补。当修复脑脊液漏效果不明显时，可以应用胸腔血管皮瓣（胸部）或者网膜瓣（腹膜后腔）封堵脑脊液漏处。

神经功能损害通常在术后发现，多由于胸腰段脊髓减压或者术中操作所致，如硬膜外血肿、移植物移位。由于髂腰肌的解剖通常会造成髋关节屈曲无力，大概需要 6～10 周进行恢复。当使用金属置入物时，术后 MRI 不能确定由于金属伪影而导致硬膜外压迫的存在。CT 或 X 线平片是合适的成像方式。

脊髓造影 CT 可以准确评估硬膜外压缩。术后镇痛采用患者可自控泵。硬膜外导管可用于提高患者镇痛麻醉耐受力。术后即可鼓励患者进行呼吸运动练习，并要预防深静脉血栓形成。

佩戴外部矫形器（如 TLSO），术后常常需要佩戴 3 个月，直到证实骨融合为止。应鼓励患者尽早活动，并通过站位或坐位 X 线透视来确定活动中内固定的情况。

迟发型的胸腔积液比较少见，甚至术后几个月的也很少见。需要进行胸腔穿刺或者临时应用一根胸腔引流管。单纯的胸腔积液需要与隐匿性脑脊液漏需要根据症状及实验室检查来区别。精神状态的改变、体位性头痛、假性脑膜炎都是脑脊液漏的症状特点。放射性核素扫描脑池造影也可以用来排除脑脊液漏。其他的迟发并发症可能有固定失败、假关节形成或者移植物下陷。

六、结论

前路胸段内固定技术仍然是治疗前柱的完整性缺失造成脊柱不稳定性的有用选择。关注解剖学，置入物的适当选择以及细致的手术技术均有助于在适当的情况下提高疗效。

（李永宁　高　俊译，范　涛　校）

第 39 章　脊髓脊柱穿通伤的手术治疗

一、概述

穿透性脊髓损伤是脊髓损伤（SCIs）的第三大原因，排在车祸伤和坠落伤之后。在美国，每年脊髓创伤中脊髓穿通伤的发病率不低于15%。穿通伤多由枪弹伤和锐器伤导致，大部分发生在美国暴力犯罪率高发的地区。

大部分神经外科处理脊髓穿通伤的早期经验是战争时积累下来的。第一次世界大战期间，由枪弹导致脊髓损伤的总死亡率是71.8%。就像其他原因引起的完全脊髓损伤一样，完全脊髓损伤的穿通伤患者很少能存活。治疗方法有复苏术、手术治疗、术后护理，但最佳的治疗方法目前还不知道。手术死亡率为62%，这阻碍了外科手术的开展，不完全脊髓损伤的治疗方法主要是椎板切除术，完全脊髓损伤包括伤道入口和出口的清创术。

医学的飞速发展大大延长了脊髓损伤患者的寿命，在第二次世界大战中（简称二战）或之后，主要的突破包括抗生素治疗和创伤生命支持治疗。脊髓穿通伤的死亡率在二战期间降到7.4% ~ 14.5%。然而，外科医师直到朝鲜战争仍保持悲观情绪。战争期间，大多数脊髓穿通伤患者经历了手术探查，据报道，在某些情况下手术技术取得了进展。

在伊拉克战争中，创伤复苏和手术管理得到进一步改善，其在战争相关的脊髓穿通伤达到了历史最高。在这些冲突中的美国军队，有38%的穿透性脊柱损伤伴有SCIs。

过去几十年来，脊髓穿通伤在平民中的数量中不断上升，其在战争期间的治疗进展已经不能用于普通人的治疗。在发达国家美国枪弹伤更普遍，而穿刺伤少见。而在南部非洲穿刺伤更常见，占所有脊髓损伤的1/4。

虽然对脊髓穿通伤的治疗方法有限，但对其病理生理的认识却得到了持续发展。

二、患者选择

（一）体格检查

患者一旦稳定下来，必须详尽询问病史并进行详细的神经系统查体，寻找与创伤相关的枪弹口径及类型等受伤机制的信息，这对治疗和预后很重要。军事上高速飞行的子弹经常在脊髓附近穿过，这会产生破坏性的冲击波。这些子弹可能通过振荡的影响，直接进入椎管或合并血管损伤而损伤脊髓。一些明显由冲击波造成振荡性损伤的病例可以逐渐好转。低速飞行的子弹造成的损伤在日常生活中常见，对脊髓的损伤常是直接的。这些武器引起的损伤通常产生以下后果：大多脊髓损伤经常是完全性的，由低速子弹引起的脊髓损伤预后很差。

经过病史检查后，必须进行详细的神经学检查。伤后立即记录脊髓损伤的平面和美国脊柱损伤协会的损伤分级（ASIA）。50%穿通伤发生在胸段，20%在颈段，30%在胸腰段。50%以上枪弹引起的脊髓损伤是完全性的，这在胸段损伤中比例会更高。必须检查伤口的入口和出口，同时要特别注意伤口的污染程度及由伤口漏出的液体。

（二）放射学检查

检查标准的脊柱前后位和侧位 X 线片，才可能得到完整的结果。子弹或其他致伤物的部位应当做标记。同时，对脊柱的排列和骨折的存在与否做评估，对于大多数患者损伤部位应该做 CT 扫描。如果损伤平面和功能障碍的平面不相符，扫描的层面不仅包括损伤平面，还包括出现功能障碍的层面，这项检查对于评估椎管损伤程度很有效（图 39-1）。CT 脊髓造影也可用于评估神经压迫或脑脊液（CSF）漏。

在有子弹滞留在脊髓附近的病例中应用 MRI 存在争议。尽管存在金属伪影，但仍有可能存在造成硬膜外血肿或脊髓挫伤的物质，而且要去衡量弹片碎片移动的风险，这对于脊髓没有损伤的患者来说可能是一件灾难性的事情。穿通伤引起的脊髓损伤一般是由血肿压迫引起，可用外科手术治疗。在其他检查中尽管脊髓造影可应用，但因受血肿压迫显影十分困难。如果怀疑患者有脑脊液漏，应该查 MRI 和脊髓造影。

通常，对于那些碎片残留在脊髓附近而神经系统

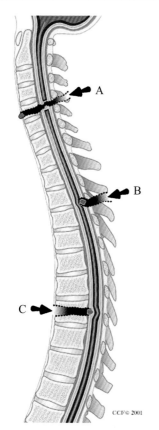

图 39-1　A.完全贯穿脊髓；B.进入椎管停留在脊髓内；C.完全避开脊髓损伤椎骨或硬膜

没有损伤的患者，应当避免 MRI 检查。对脊髓急性完全损伤的患者，早期发现并清除血肿对患者有利。如果没有其他禁忌，对于这些患者应该考虑做 MRI 检查。对于一个有不完全性脊髓损伤的患者必须通过评估碎片迁移造成损害的风险来决定是否进行 MRI 检查，因为该检查的后果是严重的。大多数不完全性脊髓损伤的患者不需行 MRI 检查，脊髓损伤的病因通过其他检查就可以确定。

（三）手术适应证

穿通伤后需要手术的原因包括：神经系统功能恢复、感染的预防或治疗、一枚弹片的迁移或者脊柱不稳定的矫正、脑脊液漏的预防或治疗。在紧急情况下，更重要的是要想到 2/3 的穿通伤患者合并有内脏损伤，对其他脏器的关注程度通常要超过脊柱损伤，穿通伤后的急诊脊柱手术会增加感染和并发症的发生率，1 周后手术风险会下降。因此，在可能的情况下谨慎地推迟手术时间。脊髓不完全损伤并且不断恶化时需要急诊手术去除压迫性的损害。脊柱不稳定性在穿通伤后很少出现，但必须考虑到这些患者经常伴有暴力打击或车祸伤，这可以带来更多的脊柱损伤。对于脊柱不稳定性的治疗，外科手术治疗的重要性比治疗穿通伤重要，此外，脊柱穿通伤不是闭合性颈椎牵引的禁忌证。

穿通伤后引起的马尾神经功能损害的预后功能恢复较好，在适当的情况下，可以紧急减压。孤立神经根损伤如果引起长期症状，不适合急诊手术。

三、术前准备

对脊髓损伤的患者尽可能在急救中心治疗，因为患者可能存在其他危及生命的创伤而需要有经验的团队马上评估。为保持气道通畅，有必要行气管插管。必须迅速评估呼吸、血氧饱和度、心率、动脉血压，并给予治疗。所有这些都是影响脊髓灌注的因素，对保留神经功能有重要作用。低血压在脊髓损伤中很常见，机制不明，在颈段和高胸段脊髓损伤中，由于交感神经作用血压可能会更低。因枪弹伤死亡的患者也常伴有低血压，可能是因为失血或心脏受损，一般低血压因血容量丢失将会导致心动过速，而脊髓损伤引起的低血压将导致心动过缓。脊髓损伤引起的低血压最初应当用升压药，有必要使用血液制品，并立即行 Swan-Ganz 导管插入术和其他类型的血流动力学监测。此外，应该放置一个导尿管，以便于膀胱减压和监测容积状态。

现有资料显示，皮质类固醇激素治疗对脊髓损伤是相对禁忌的，全国急性脊髓损伤研究协会的试验显示，对于所有类型的穿通伤不考虑应用。其他研究也表明激素对于脊髓穿通伤是无益的。这种缺乏疗效的证据，加上类固醇的潜在伤害，使得类固醇治疗 SCI 成为相对的禁忌证。

应预防性应用抗生素，疗程不确定，大多数外科医师谨慎地持续应用 1 周。剂量的选择基于身体其他部位的损伤程度和当地医院的敏感性。在入院时应记录破伤风的免疫状态，如果怀疑有异物残留，应预防性注射破伤风抗毒素。

最后，穿通物体在组织内的走行无法预测，所以要保持对相关损伤的高度怀疑，以及与其他创伤团队成员的密切合作，高度警觉合并伤的重要性不能忽视。

四、手术过程

（一）枪弹伤的手术

枪弹伤的手术要努力寻找脊髓损伤确切的原因，对于有不完全性损伤的患者，应尽快清除产生压迫的血肿，因为如果增大会影响功能恢复。清除髓内血肿的益处还不明确，但可在外科医师慎重考虑下执行（图 39-2）。急诊手术清除造成压迫的碎骨片的手术指征还不明确。动物模型显示了急诊清除血肿，可以有较好的恢复神经功能，但是没有临床试验评估对人类的影响。如果没有执行急诊手术，对于不完全性脊髓损

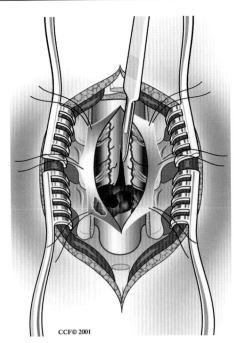

图 39-2　髓内血肿的清除

伤的患者后期可尝试做骨或椎间盘的减压术。后期的骨减压术对于完全性脊髓损伤的患者神经功能的恢复没有帮助，但有人认为这可以防止伤口瘘管的进一步发展。任何类型的手术对枪弹直接贯穿脊髓的损伤都没有作用。硬膜及脊髓切开术都不能增加脊髓损伤恢复的可能性。

子弹很少产生污染，取出子弹对降低感染率的作用也不大，来源于铅或铜等重金属子弹的中毒也很少见。但是，外科手术取出子弹不单是为了降低感染率，更是为了防止弹片的移动。

（二）刀械和其他穿刺伤的手术

穿刺伤感的风险比枪弹伤更大，因此，伤口应进行冲洗和清创术，并要仔细探查窦道并清除异物。刀械经常进入椎管棘突和关节面之间的椎板间隙，这个解剖结构有利于防止刀械横过中线。典型功能障碍是 Brown- Sequard 综合征，预后比枪弹伤好，据统计，67% 的患者可恢复行走能力。

（三）手术入路和术后处理

一旦决定手术，手术入路取决于受伤部位和术者的习惯。麻醉剂的选择应避免脊髓低灌注，特别是在急性脊髓损伤的情况下。在多数情况下采用后正中入路（图 39-3）。手术前应先给予抗生素。椎板切除术适用于减压手术（图 39-4）。硬膜切开术常在手术中决定是否进行，在有髓内血肿的情况下，如果必须显露脊髓，硬膜可以在中线切开，并用固定线固定，保持硬膜敞开（图 39-5，图 39-6）。在一些情况下，硬

膜可能已经被撕裂，必要时可以延长裂口。因脊髓可能肿胀，外科医师必须非常谨慎地打开硬脊膜。必要时，可以在脊髓最薄处行脊髓切开术。

可以从背侧、腹侧入路，但是通常不需要采用这两种方法。若可行，根据不稳定性和医师的习惯，可用融合术或器械固定术。脊柱稳定性的生物机械原理可以指导治疗策略选择。脊髓穿通伤很少造成环状韧带撕裂或脊柱三维损伤。

对于这类损伤，为避免假性硬脊膜膨出和脑脊液漏等常见并发症，硬膜缝合是至关重要的。对于肿胀

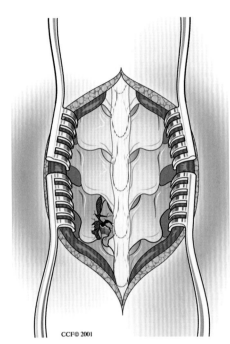

图 39-3　显露脊柱背侧

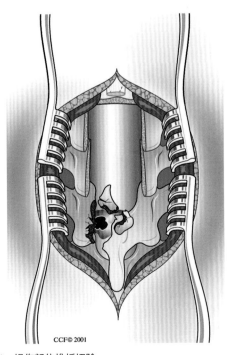

图 39-4　损伤部位椎板切除

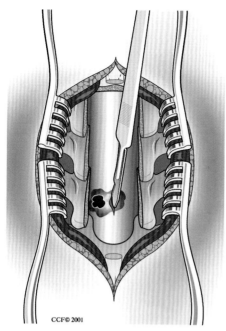

图 39-5　中线部位硬脊膜切开

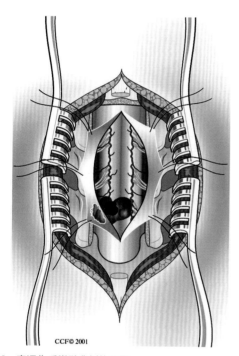

图 39-6　穿通伤后脊髓背侧的显露

的脊髓硬膜不要求严密缝合，而且，可以用合适的置入材料扩大硬膜袖套的空间（图 39-7）。腹侧的裂隙很难完全修复，若出现裂隙，需要用肌肉、合成硬膜、纤维蛋白胶或其他材料进行修补，脑脊液分流也有助于治疗腹侧的裂隙。在缝合伤口前必须认真清洗，除非有明显的感染，否则伤口要逐层缝合。如果可能的话，应避免伤口引流。

对于不明原因的发热有必要行腰椎穿刺。脑脊液漏也可以通过腰穿引流进行控制。若非手术治疗无效，可能需要手术治疗。

五、术后处理

1.常规护理　脊髓外伤后的长期护理降低了患者的死亡率和致残率。观察并勤翻身以保护皮肤、预防肺内炎症和下肢静脉血栓，这些措施在患者到达医院即应开始并永久保持。亦应尽快采取胃肠道支持和肠道营养。

2.碎片移位　晚期碎骨片移位很少发生，若患者出现症状，需要行手术将碎骨片取出。

3.慢性痛　脊髓穿通伤后由于脊髓可能发生不同类型的损伤，可能存在慢性痛。通过药物、物理疗法或其他的慢性痛治疗方法进行处理。对于严重的难治性疼痛，可以采取手术治疗，如脊髓后索刺激。

4.偏瘫的治疗　长期护理和术后管理可以明显延长脊髓损伤患者的生存期。定时翻身等精心的皮肤护理、康复训练、深静脉血栓的预防和常规肠道营养及膀胱冲洗可以极大提高患者的生存质量。

六、结论

脊髓穿通伤较钝性创伤少见，但近几十年其发病率升高。曾经仅在战场上见到的损伤现在已成为国家外伤中心的常见病。

对于这类患者的处理主要包括复苏、医师治疗和护士护理。大多数患者不需要脊柱手术，需要急诊手术的患者更少。必要时，医师可能采取特殊的手术来确定存在的病变。

总之，对于这类患者，紧急救治和长期的护理是与其他类型脊髓外伤一致的。尽管这些患者晚期神经功能的恢复希望较小，但术后处理和并发症的预防可为其改善预后提供希望。

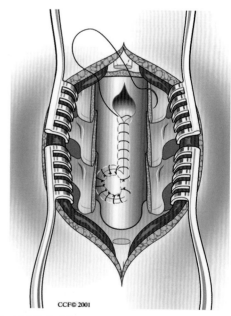

图 39-7　严密缝合硬脊膜

（李永宁　高　俊译，范涛校）

第 40 章　胸椎立体定向放射治疗

一、概述

胸椎管肿瘤治疗的主要进展之一是高剂量适形光子放射治疗的发展。在成像技术的改进和计算机制订治疗计划方面使该区域放射治疗（包括影像引导调强放射治疗和脊柱放射治疗）的安全实施成为可能，甚至可将其用于脊髓周围或椎旁存在放射敏感器官的区域。这种放射治疗方式即立体定向放射治疗（stereotactic radiosurgery，SRS），在进行单次大剂量照射的同时，可以将脊髓和周围正常结构的放射剂量限制在安全水平。SRS 主要适用于对常规放射治疗（conventional external beam radiotherapy，cEBRT）烧蚀剂量无效的肿瘤。SRS 是胸椎良性肿瘤和恶性脊柱肿瘤在局部肿瘤控制和疼痛控制方面的最主要进展，甚至在某些情况下可以完全避免开放性手术。相比 cEBRT，其优点还包括更短的治疗时间，更少的软组织毒性等。

二、患者选择

脊柱立体定向放射治疗主要适应证包括：既往 cEBRT 失败后，作为主要治疗方式行再次放射治疗；作为一种术后辅助治疗手段，或某些肿瘤的新辅助治疗。最重要的是，即使经过常规脊柱放射治疗，SRS 的安全性也是有据可查的。虽然目前认为外科手术是大多数良性肿瘤的最佳治疗手段，但包括 10 年随访经验在内的研究证实，脊柱 SRS 有长期的临床和影像学效益。

SRS 可作为一种非常有效的姑息治疗手段，尤其对于脊柱抗辐射肿瘤，无论是初始治疗还是用于 cEBRT 治疗失败后。大量的研究报告显示：SRS 具有良好的局部控制率（85%～98%），快速持久的症状缓解率（疼痛减轻了 65%～90%，中位疼痛缓解期为 2 周）和更少的软组织毒性。包括一些循证医学文献证据在内的大量的数据表明相对 cEBRT，SRS 存在诸多优势。目前脊柱 SRS 的适应证可分为以下三类：①进展期肿瘤的初始治疗；②作为补救手段，用于 cEBRT 治疗失败的复发性/进展期肿瘤；③手术干预

后（有/无脊柱固定）的辅助治疗。

相比 cEBRT，SRS 的优点包括：更短的治疗时间（可以最大限度地减少系统治疗中断的可能），更大的放射剂量（克服了在某些组织中因 cEBRT 放射剂量限制而引起的辐射抵抗，如黑素瘤、肾细胞癌），提高肿瘤局部控制率和症状缓解率。应用 SRS 治疗未经放射治疗的脊柱转移瘤，肿瘤控制率为 100%。此外，长期影像学肿瘤控制（90% 长期肿瘤控制率）已被证明是独立于原发组织学。患者选择 SRS 作为初始治疗手段逐渐增多。根据初诊时间（> 30 个月）和体力状态（Karnofsky 性能状态 > 70），以递归分析分层将患者分为三级。这一分级方法已开发并作为一种指南，用于选择更长期生存的患者，更有可能受益于与初始放射治疗相关的肿瘤和症状控制。

相对 cEBRT，SRS 带来的安全照射剂量增加不仅使疼痛控制率增加，而且还会使疼痛控制更持久（中位疼痛控制时间超过 1 年）。改善疼痛症状进而改善了患者的生活质量。与脑转移的情况类似，对于胸椎转移患者来说，更有效的局部放射治疗带来更长的生存期。

胸椎管肿瘤立体定向放射治疗的适应证：①原发性肿瘤的主要治疗方式；②放疗后复发或进展期肿瘤的补救治疗；③开放手术的术后放射治疗；④临床上不能手术的患者；⑤作为外科治疗的辅助治疗；⑥用于不能接受开放手术的病变。

三、术前准备

接受立体定向放射治疗时，所有胸椎肿瘤的患者均处于仰卧位。在笔者的诊疗中心，当治疗部位在 T6 以下时，患者以 "bodyfix"（total body bag，Medical Intelligence）进行全身包裹固定；当治疗部位高于 T6 时，应用头颈肩面罩与 S 型板（CIVCO，Kalona，Iowa）固定（图 40-1）。为预防某些病例因 SRS 放射引起肿瘤区域组织肿胀导致神经受压产生症状，在围术期可应用类固醇激素。对于胸下段脊柱应用 SRS 的

病例，常规给予止吐药，避免术后出现恶心症状，原因可能是因为外部放射影响了胃肠功能。

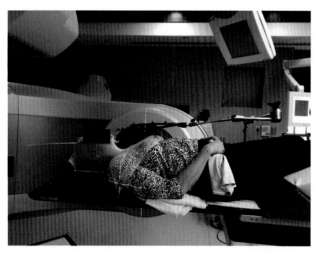

图 40-1　患者处于仰卧位，并固定于治疗床上。上胸段靶区应用塑形面罩进行固定，下胸段靶区应用固定袋进行全身包裹固定

四、手术流程

脊柱 SRS 过程包括：精确识别目标区域和周围正常组织，放射治疗计划的制订，可靠的固定，影像引导验证，靶向递送（亚毫米精度）。与开放性手术相同，仔细勾画靶放射区域和肿瘤轮廓是 SRS 治疗成功的关键。SRS 需要精确识别肿瘤组织及正常的组织结构，尤其是正常的脊髓组织（图 40-2）。如果未能精准勾画肿瘤组织或辨别正常脊髓组织，可能会导致肿瘤进展或脊髓损伤。

（一）靶区规划

利用 MRI 对肿瘤进行最理想的可视化，但目前的治疗模式基于 CT。现代商业放射外科系统基于 CT 的成像技术进行规划和投射。许多系统都有 MRI 和 CT 融合算法来更好地识别靶点和关键结构。同时，目前大多数系统也允许 MRI 和 CT 图像之间进行图像融合。在某些情况下，F- 氟脱氧葡萄糖正电子发射断层摄影

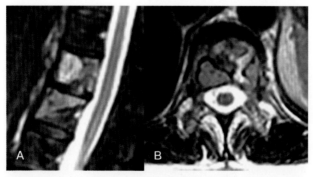

图 40-2　图为 1 例 T11 ～ 12 乳腺癌转移的病例。矢状（A）和轴向（B）磁共振成像用于更好地描绘正常和异常的解剖，尤其是脊髓。该图像融合计算机断层图像，为目标轮廓勾画和治疗计划制订提供依据

术可用于更精确地确定目标肿瘤的体积（图 40-3），这样的图像融合可以改善脊柱肿瘤的识别率，特别是当肿瘤出现异质的对比增强时。对于脊髓器械置入的病例，CT 有助于更好地描绘脊柱。

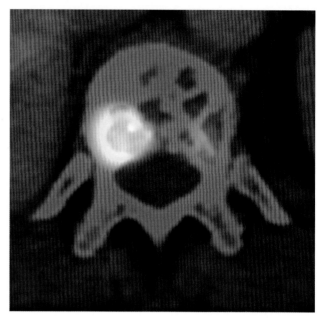

图 40-3　正电子层析成像和计算机层析成像技术也可用于更好地描绘椎体内的肿瘤

在脊柱放射治疗中，MRI、CT 图像融合通常比在颅内进行更有挑战性，由于脊柱的灵活性，它更依赖于图像采集和图像采集过程中的患者定位。MRI 脊柱图像融合的质量通常要求患者的成像位置与预期的治疗位置密切匹配。如果 MRI 直接用于规划，则需要考虑空间扭曲的问题。由于 MRI 成像的信号强度与电子密度没有直接关系，除非将衰减系数手动分配到感兴趣的区域上，空间畸变将限制直接在放射外科规划中使用 MRI 的准确性。CT 上识别肿瘤的能力及与 MRI 生成足够的图像融合，是定位放射治疗目标的关键。

国际辐射单位和测量委员会通过定义三个病灶区域正式发布定位过程：大体病灶（gross tumor volume，GTV）表示目标肿瘤明确的放射范围；临床靶区（clinical treatment volume，CTV）涵盖附近的解剖区域，包括微观上肿瘤可能侵犯的椎体；计划靶区（planned treatment volume，PTV）是一种基于 CTV 基础的扩展，纠正放射治疗的动作和准确性。

对于肿瘤的勾画，GTV 可以精确地识别在 MRI 和 CT 成像中可见的肿瘤（图 40-4）。识别骨肿瘤的最佳图像是 T1 加权和 T2 短时间反转恢复序列。肿瘤 T2 加权像的信号强度多种多样，但这对肿瘤的勾画没有作用；然而，T2 加权轴位图像为评估椎管侵犯或脊髓压迫，以及追踪脊髓剂量提供了最好的评估。在 GTV 的轮廓线上，一个 CTV 被绘制出来，用于描述在定义

GTV 之外的微小疾病。

与脑转移不同，椎体肿瘤被认为是在整个椎体骨髓空间中一种渗透的占位效应。如果 GTV 涉及椎体的一小部分，那么 CTV 将整个椎体作为治疗范围。相对于部分椎体覆盖，将整个椎体作为治疗区域可以降低复发的风险，并改善症状或减小复发率。

然后将 CTV 进行扩展，进而定义 PTV 范围，以勾画出 CTV 设置和传输中的不确定因素，并且确定接受放射治疗的实际区域。PTV 通常是在 CTV 基础上的 2 ～ 4mm 的扩展，同时要小心避免将正常脊髓或其他正常的器官置于危险之中。PTV 是治疗的区域，通过使用剂量划分，也可以在 GTV 或 CTV 基础上拓展。建议使用 CTV 扩展，包括整个椎体（用于前部病变）或整个脊柱棘突和双侧椎板（用于后部病变），以最大限度地减少边缘遗漏的风险。

在胸椎区域，食管、肺和心脏被定义为有风险的器官（organs at risk，OAR），而这些结构辐射剂量将受到限制。对于一些位于胸部较低的肿瘤，胃也属于 OAR。脊髓被小心地划定以防止辐射引起的伤害。脊髓准确的最大放射剂量目前未知，然而，如果硬膜囊放射剂量保持在单次小于 12.4 Gy 或 20.3 Gy/3f，放射性脊髓炎的风险是 5%，如果单次小于 9.2Gy 或 14.8Gy/3f，则放射性脊髓炎的风险是 1%。Ryu 等报道，采用中位 9.8Gy 放射剂量照射 10% 的脊髓，在 230 个病例中只遇到了一例放射性脊髓炎。在笔者的研究机构中，限制脊柱最大放射剂量为 10Gy（尾椎的最大剂量为 11Gy），并得到了一个安全的临床结果。Schipani 等定义了与脊椎的放射目标相邻的 OAR 安全耐受剂量，尤其在单次放射治疗剂量为 18Gy 的 SRS 同时，他们确定了脊髓 Dmax（最大放射治疗效量）为 14Gy 这一安全的剂量限制。

（二）剂量和放射

尽管脊椎放射治疗通常采用一种单辐射分数技术来完成的，但正式的定义还包括了低剂量的分配计划，

最多可以进行 5 次治疗。肿瘤在脊髓上的侵犯程度可能会阻碍一个合适的放射治疗计划的产生。与颅内肿瘤的放射手术剂量相似，脊柱放射手术剂量一般从 12 ～ 24Gy 不等（图 40-5，图 40-6）。当治疗在 5 个疗程中被分配时，剂量可高达 30Gy。

放射剂量的增加不仅导致疼痛控制的比率高于 cEBRT，而且还会产生更持久的效果，持续时间超过 1 年。另外有研究表明，改善疼痛控制的结果也改善了生活质量。最后，针对脊椎病灶的有效的局部治疗，可能会转化为有脊柱转移性肿瘤患者的更长的存活时间，这与脑转移瘤的情况类似。然而，迄今为止，放射外科的成本效益还没有得到充分的研究，是否更好的局部控制率可转化为治疗成本的降低。

Yamada 等发表了一篇包括 103 名接受放射治疗的放射性抵抗脊柱转移肿瘤患者的前瞻性研究。这项研究是对 18 ～ 24Gy 的剂量递增试验。中位随访时间为 16 个月，局部控制为 92%，其中 7 次治疗失败发生在治疗后平均 9 个月的时间点。亚组分析显示了剂量反应关系。接受 24Gy 放射治疗的 PTV 患者，局部控制明显优于接受少于 24Gy 放射治疗的患者。Chao 等发表了一项研究，目的是通过对接受 SRS 的患者进行递归分划分析来生成一个预后指数。Chang 等实施的一期 / 二期临床研究中，包含 63 个脊柱转移患者，共 74 个病灶，1 年无肿瘤进展率为 84%。对 17 例失败病例进行仔细分析，并揭示主要机制：①邻近部位的椎骨的肿瘤复发，尤其是在椎弓根和后柱部位；②在脊髓附近的硬膜外腔内的肿瘤复发。同样的研究小组报道了最近对 55 例肾细胞癌脊髓转移的前瞻性队列分析，其中部分患者按 27Gy/3f 进行，部分患者按 30Gy/5f（其中有 8 例单次行 24Gy 放射）进行。1 年的脊柱肿瘤无进展性存活率为 82%。Wowra 等报道了 102 名患者中 134 例脊髓转移瘤接受 SRS 放射治疗，中位随访时间为 15 个月，以无间隔生长为标准，98% 的肿瘤获得影像学控制（独立于组织学）。

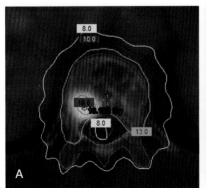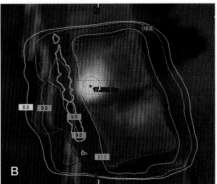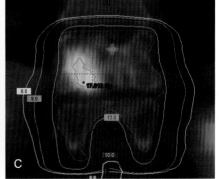

图 40-4　轴位（A）、矢状位（B）和冠状位（C）图像中，目标肿瘤大体病灶（红线），2mm 拓展的计划肿瘤靶区（绿线）。PET 中高亮区域正在接受大剂量的辐射。周围的正常结构，辐射剂量（黄色线）的快速衰减，如肺动脉、主动脉和脊髓

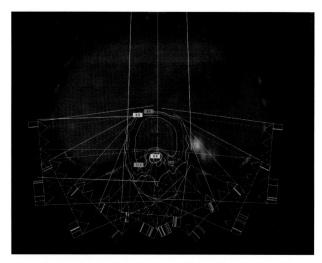

图 40-5　放射外科治疗采用 9 种强度调制的放射治疗辐射束，在保护正常的关键结构的同时，可以对肿瘤的剂量进行覆盖

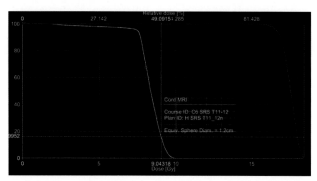

图 40-6　同一病例的剂量 – 体积直方图表明，磁共振成像确定脊髓的任何部分（MRI，粉红线）接收剂量均小于 10Gy；整个大体肿瘤区域（红线）已接收较大的剂量，而规定的剂量是 15 Gy

五、术后管理

Lo 等发表了一篇关于 SRS 严重并发症的概述以及降低并发症风险的策略。一个多中心研究，包括 1075 个病例，其中只有 6 例患者在接受脊柱 SRS 之后出现了延迟的放射诱导脊髓炎。Sahgal 等对其中 5 个辐射诱导的脊髓炎的数据进行了评估，并提出了脊髓肿瘤对立体定向放射治疗的建议。这项研究的结论是，对于脊髓的任何部分，行单次辐射 SRS，最大剂量的

10Gy 是安全的。

Daly 等基于他们的脊柱血管细胞瘤的经验，报道了脊髓相关的耐受性。结论是，在人类脊髓中存在一定体积的容差效应：脊髓的一小部分可以耐受的剂量明显高于通常被采用的剂量限制。Kirkpatrick 等还报道了脊髓的辐射剂量效应，并得出结论，当脊髓耐受的最大辐射剂量为 13Gy/1f 或 20Gy/3f 时，放射性脊髓炎的发病率低于 1%。最近，Sahgal 等重新评估了人类对脊椎的脊髓的耐受力，文献纳入了 5 例运动神经缺陷的临床病例，涉及再次照射及脊柱 SRS。产生放射相关脊髓炎的患者可能需要接受类固醇、维生素 E、加巴喷丁和高压氧疗等治疗。

在接受脊柱 SRS 之后，人们担心会有更高的椎体压缩性骨折的风险。Kyphotic 畸形的出现和溶骨性肿瘤的存在是压缩性骨折的可预测因素。另一项分析则表明：放射剂量高于 20Gy/ 单次、溶骨性疾病、Kyphotic 畸形、原发于肺和肝的病变、椎体骨折风险明显增高。因此，应密切随访患者，关注可能出现的压迫骨折的可能性，并考虑在使用放射治疗前进行脊柱后凸成形手术。

六、结论

放射外科是治疗胸椎肿瘤的一个重大进展。给予肿瘤细胞毒性剂量，同时保留正常的组织耐受性，为显著缓解症状和持久的肿瘤控制率提供了更好的条件。放射外科手术安全有效，可产生持久的症状缓解和局部控制率，即使是传统放射剂量无效的肿瘤或前期接受过放射治疗的患者同样适用。显著改善的局部控制率及良好的症状反应，正逐渐改变胸椎疾病的治疗模式。随着放射外科手术作为术后辅助治疗的信心和经验的增加，外科手术已经变得不那么大范围进行切除转移性疾病了，因为期望放射治疗能控制残余疾病。这种模式的转变，使更多的微创手术治疗成为可能。

（李永宁　高　俊 译，范　涛 校）

第三篇　腰骶脊柱

第 41 章　后正中入路单侧椎板开窗椎间
　　　　　盘切除术　　　　　　　　　186
第 42 章　微创腰椎间盘切除术　　　　190
第 43 章　微创切除腰椎滑膜囊肿和椎间盘　193
第 44 章　远外侧椎间盘突出的外科治疗　198
第 45 章　峡部型脊柱滑脱的外科治疗　203
第 46 章　腰椎经椎弓根椎体（扩大）
　　　　　截骨术　　　　　　　　　　207
第 47 章　并发多平面畸形的腰椎退变性
　　　　　疾病的手术治疗　　　　　　211
第 48 章　全骶骨切除术　　　　　　　217
第 49 章　后外侧入路腰椎融合术　　　224
第 50 章　前方入路腰椎体间融合术　　227
第 51 章　后路腰椎融合术　　　　　　232
第 52 章　经椎弓根腰椎固定／融合术　236
第 53 章　腰椎间盘成形术　　　　　　239
第 54 章　腰骶髂骨固定技术　　　　　245
第 55 章　骶髂关节融合的适应证与技术　249
第 56 章　腰大池腹腔分流术　　　　　253
第 57 章　影像导航下微创脊柱手术　　256
第 58 章　微创腹膜后经腰大肌入路　　260

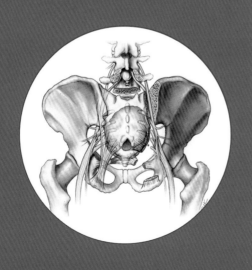

第41章　后正中入路单侧椎板开窗椎间盘切除术

一、概述

腰背痛是人群中最常见的症状之一。2000～2007年，美国患有腰背痛的人数增加了29%，约800万人。其中慢性腰背痛人数增加了64%，约500万人。由此造成的医疗支出由2000年的156亿美元增加到2007年的357亿美元。其中仅有少数患者有神经根受压症状。因此，在腰椎病治疗时，首先应对患者进行详细的病史询问和体格检查。

腰背痛是由于椎间盘突出导致的疾病。腰椎间盘突出的患者在咳嗽、打喷嚏或做任何一种增加椎管压力的动作时均会引起腰腿疼痛加剧。疼痛有时起源于髋部而不是腰背部，而后放射至其他部位。通常，患者会回忆起出现症状前曾有举起或俯身捡起重物的过程。患者表现为不同程度的腰背痛和轻微的腿痛，年轻患者甚至可能没有症状。

产生疼痛和感觉障碍的部位有助于鉴别哪一水平的椎间盘突出。发生于椎管内的中央型或周围型腰椎间盘突出将压迫下一水平节段的神经根（图41-1，图41-2），例如，L3～4水平的中央型或周围型腰椎间盘突出将压迫L4神经根。另一方面，椎间孔或远侧端的椎间盘突出将影响这一水平节段的神经根，例如，L3～4水平的椎间盘突出将压迫L3神经根。

必要的体格检查在诊断腰椎间盘突出时非常有用，直腿抬高试验对判断椎间盘突出的侧别有积极意义，某些严重的椎间盘向对侧突出也有一定意义。还要排除与椎间盘突出症状相似的一些疾病，比如髋部疾病、大转子滑囊炎、椎管肿瘤、椎管感染、骨折、滑液囊肿、赘生物和外周血管疾病等，应该通过病史和体检逐一排除。

二、患者选择

Weinstein JN关于脊柱患者治疗结果研究（SPORT）表明，非手术治疗和外科治疗对腰椎间盘突出都非常有效。某些特定的病例，在外科干预下能更快地缓解疼痛并恢复至发病前的状态。在外科干预前，4～6

周的非手术治疗是非常有必要的。当出现进行性肌无力或难以忍受的疼痛时，应考虑及早行减压术。当出现大小便功能障碍时，意味着出现了马尾神经综合征，应急诊手术治疗。5年内，腰椎间盘突出患者需要再次手术的概率是11%；8年内，则增加到15%。其中有一半的腰椎间盘突出复发于同一水平节段。

影像学检查中，MRI可以显示细致的解剖结构，并且在复发患者手术治疗过程中，行MRI增强扫描可以区分瘢痕组织与椎间盘。不是每一个椎间盘突出或复发患者都会出现临床症状，需要外科医师根据病史及相关影像学检查来判定患者是否适合外科手术。当

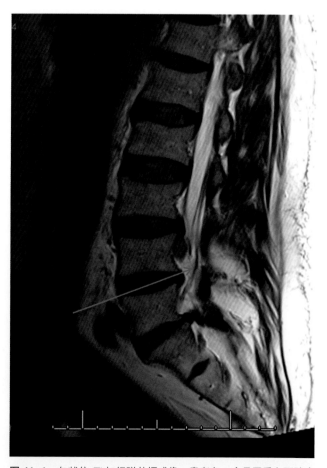

图41-1　矢状位 T1 加权磁共振成像。患者有1个月严重左下肢疼痛并放射至左足背病史。直腿抬高试验阳性及伸膝受阻。在L4水平可见明显腰椎间盘突出（箭头所示）

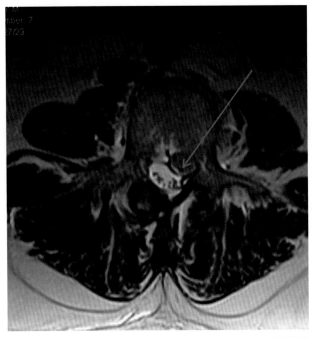

图 41-2　水平位 T2 加权磁共振成像。提示椎管内突至硬膜外的椎间盘碎片（箭头所示）

患者体内有非钛金属，如安置脊髓刺激器或心脏起搏器时，不适用于 MRI 检查，可以选择脊髓造影。

三、术前准备

所有的患者均需明确既往病史，必要时由专业内科医师评估，或者内外科共同评估。抗凝剂（如阿司匹林、华法林），抗炎药，波立维至少在术前 1 周停用。手术前 30 天内应检查血常规、基础代谢功能、凝血系列等。手术当天，应对患者症状再次检查确认，当出现任何重要的变化时，应对治疗方案作出相应改动。外科手术的部位应该是已被检测到的病变部位，并且应标记清楚位置。术前应用 X 线片对病变处准确定位。术前 30 分钟预防性给予抗生素。通常情况下行气管内插管全身麻醉，但近期研究表明局部麻醉亦可使用。

四、手术过程

进入手术室后将患者抬上手术床，麻醉成功后根据手术需要摆出相应体位，肥胖的患者可以选择侧卧位。因取侧卧位时，术者和助手站在两侧比站在同一侧更便于操作，而且取侧卧位时术中行影像学定位过程更为烦琐。

外科医师要根据需要选择手术床，手术体位要求充分显露手术部位，保持正常脊柱生理曲度，不挤压腹部，有利于术中静脉压力降低和减少出血，也不会对身体任何特定部位产生不必要的压迫。笔者推荐 OSI Jackson 手术床，Wilson 脊柱架和凝胶椎板滚是很实用的。但是，与常规手术床相比，患者术中不能随

意升降，需术者或助手根据需要用脚控制。

术前要对手术时间、患者身份、切口等级和手术部位进行确认。预防使用抗生素。精确的手术切口应直达突出的椎间盘，切口大小为 2～3 英寸长，经验丰富的医师可以选择更小的切口（图 41-3）。用含有 1/200 000 肾上腺素的 1% 利多卡因溶液浸润切口有利于止血。迅速切开皮肤、皮下脂肪到胸腰椎筋膜。用双极电凝止血。用牵开器显露术野，用电刀把椎间盘突出侧的筋膜剥开。Allis 夹标记棘突，并根据术中透视确认病变水平（图 41-4）。利用预先画在皮肤上的标志或术前注射在皮内的标志物定位并不完全可靠，如果手术过程中出现任何关于定位的问题，应当术中重复透视定位。

使用电刀将骨膜剥离，用 Cobb 牵开器将椎旁肌牵开，显露上下椎板，切除外侧关节突，充分显露椎管。应用单极电凝时应紧贴骨面并且减小电流量，以免热传导至椎管内灼伤硬脊膜，同样电刀不要损伤椎体关节，以免出现关节功能障碍。

使用 Williams 牵开器（图 41-5）（Codman and Shurleff Inc, Raynham, Massachusetts） 或 Taylor 牵开器（图 41-6）（Cardinal Health Medical Products,

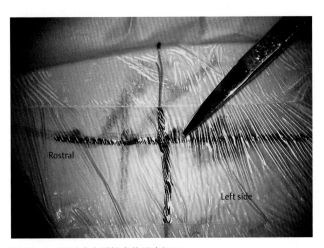

图 41-3　通过术中透视定位正中切口

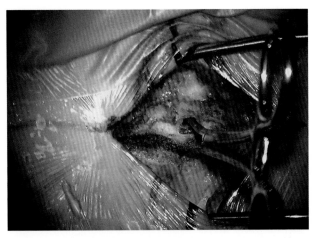

图 41-4　术中透视定位 Allis 夹标记棘突

McGaw Park，Illinois）能充分显露术野。Taylor 牵开器能显露一侧到关节突的范围并且能承受 1kg 重量。Williams 牵开器能伴随分离棘突和切开棘突间韧带进程，锐性分离 0.5～1 英寸宽度并向两侧牵开防止肌肉回缩。用较窄的牵开器，能提供更大的显露范围。

余下的手术操作需要在显微镜下进行。椎板切除前要用直的 Scoville 剥离器（Codman and Shurleff Inc. Raynham，Massachusetts），将附着在椎板边缘的韧带游离并切除。用 Kerrison 咬骨钳或气钻切除椎板。对于一些较大的间隙，比如 L5～S1 椎间盘突出，不需要切除椎板。在一些病例中，一侧的小关节突与突出的椎间盘接壤，切除椎板时不应将关节突包括在内，以减少术后关节的不稳定。

扩大椎管的空间，用 4 号 Penfield（Cardinal Health Medical Products，Mc Gaw Park，Illinois）剥离器游离深层的韧带进入硬膜外腔。用 Scoville 剥离器或

Kerrison 咬骨钳将黄韧带切除并在硬膜外放置棉片保护硬膜。保留部分黄韧带可以减少硬膜外的损伤。骨缘出血用骨蜡控制。

黄韧带切除后，仔细辨别神经根，如吸引器吸力过大可导致硬膜外静脉丛出血。可用低电流双极电凝止血。切除突出的椎间盘后，内侧的神经根回位（图41-7，图 41-8）将神经根内侧的突出椎间盘切除。硬膜外腔出血用局部止血剂，如浸有凝血酶的明胶海绵（Pfizer，inc.New York，New York）或棉片控制。如有游离的椎间盘碎片用 4 号 Penfield 钳与刮匙取出（图41-9）。

如果有后纵韧带下的椎间盘突出或椎间盘膨出，要切开椎间盘纤维环使之显露。用 15 号刀片进一步切除椎间盘。在此过程中刀片应远离硬脊膜。锥环刮匙由中型到大型逐渐将突出椎间盘组织刮除，并探查周围的椎间盘。使用刮匙顺序为从内侧向外侧、

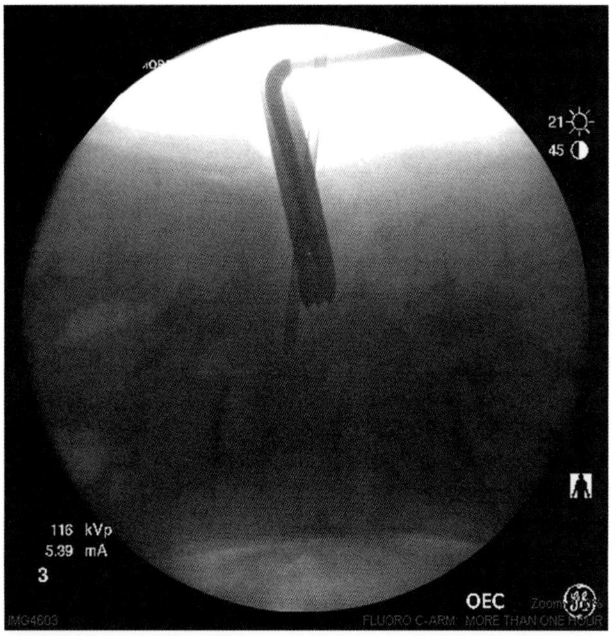

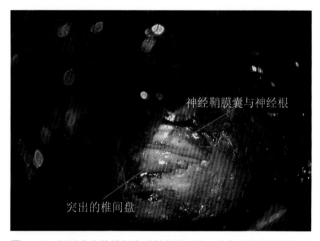

图 41-7 切除突出的椎间盘后神经根回位，在急性期这是很容易做到的，在慢性期由于粘连，有必要切除以有利于回位

图中标注：神经鞘膜囊与神经根；突出的椎间盘

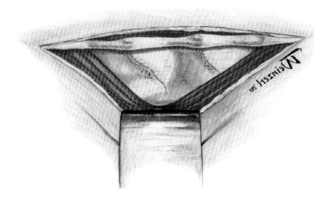

图 41-5 Williams 牵开器，术中透视准确定位

图 41-6 Taylor 牵开器可以将椎旁肌肉横向牵开，图示牵开显露术野

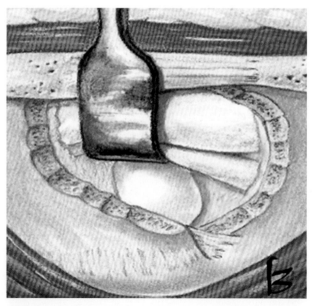

图 41-8 神经拉钩牵拉神经以显露腹侧突出的椎间盘

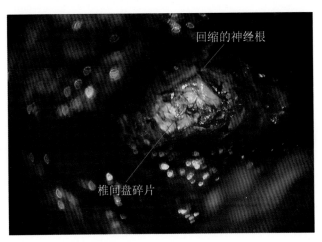

图 41-9　游离的椎间盘碎片，可以分块切除

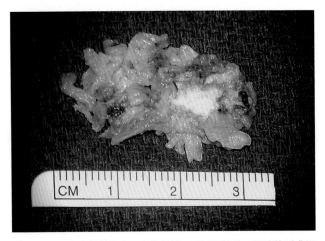

图 41-10　突出的椎间盘，在急性期，可以行简单、迅速的手术切除，这是神经外科效果最好的手术之一

从腹侧到背侧。不需要过分刮除，这样操作有可能引起大量出血等不可控制的风险。然后用髓核钳来咬除残留的椎间盘。小心腹侧的纤维环，任何髂动脉的损伤都有可能造成大出血乃至死亡。椎间盘不应过度切除，这会导致过度操作和不稳定因素。清除残留的椎间盘可能会减少术后复发概率，最大限度地清除椎间盘并不确定能提高疗效，大量的冲洗有助于清除残留椎间盘。

在完成椎间盘切除后，用弯曲的神经钩检查神经根腹侧和背侧，并沿神经根的走向检查，确认椎间孔的神经充分减压。突出的椎间盘可能很大，但是切除的椎间盘不一定与之相当（图 41-10）。

彻底冲洗伤口并充分止血，从肌肉到硬膜要充分利用双极电凝止血，神经根处可以用蘸有 40mg 甲泼尼龙的脂肪或明胶海绵覆盖，尽管还没有证据证明这有助于减少术后疼痛或瘢痕的形成。

移除牵开器，将肌肉按解剖逐层缝合，筋膜用 0 号可吸收缝线缝合，皮下和皮肤用 2-0 和 3-0 的线间断缝合，亦可用 4-0 可吸收缝线。用抗杆菌肽或碘软膏涂于创面并覆盖敷料。

五、术后管理

术前疼痛的患者术后会立即减轻，在手术同一天应鼓励患者适当活动，通常术后疼痛可以口服镇痛药物控制。患者通常可以在术后当天下午或第 2 天出院。术后患者可以洗浴，但应避免伤口浸水，缝线在术后 7 ～ 10 天拆除。

六、结论

尽管微创椎间盘切除术经过时间证明取得了良好的效果，但是通过开放手术来了解椎间盘解剖结构对于微创椎间盘切除术的发展进步是有意义的。

（刘晓东　译，范　涛　校）

第三篇　腰骶脊柱

第 42 章　微创腰椎间盘切除术

一、概述

微创技术已经在各种外科疾病处理方面掀起了一场革命。最近，这一技术已经应用于脊柱外科。其中微创显微镜下椎间盘切除术是最常用的技术之一。通过肌肉扩张入路，减少了因常规脊柱手术显露而引起的医源性软组织损伤。本章详细介绍微创显微镜下椎间盘切除术的过程，包括患者选择、手术技术、并发症处理及术后管理。

二、患者选择

与脊柱外科手术一样，通过详细询问病史和体格检查以及准确的 X 线检查选择合适的患者。当患者有椎间盘突出引起的症状时，就应该考虑治疗方案。多数由急性椎间盘突出产生的疼痛可以通过非手术治疗获得满意效果。应用非甾体抗炎药、肌松药、口服类固醇或联合用药可使患者症状得以明显改善。物理治疗也有助于缓解疼痛，特别是在亚急性期。应用上述措施无效的患者，硬膜外注射类固醇通常可以明显改善疼痛，一般需注射 3 次。对于非手术治疗 6 ～ 12 周无效的患者，或是因椎间盘突出产生明显运动障碍的患者，应选择外科治疗。手术的潜在风险及并发症应向患者解释清楚，包括神经根损伤、瘫痪、腰背痛、腿痛、症状无法缓解、神经症状恶化、脑脊液漏、脊柱稳定性破坏、复发、感染、二次手术以及麻醉风险等。

三、术前准备

微创显微镜下椎间盘切除术可以在硬膜外麻醉下完成，但多数外科医师倾向于让患者处于全身麻醉下来进行手术。通常有必要建立一个大口径的静脉通道，动脉通道一般不应用于身体状况良好的患者。术前应静脉输注抗生素：青霉素过敏者可用头孢唑林 1g 或万古霉素 1g。将患者摆为俯卧位之前，应使用弹力袜和（或）防止血栓栓塞性疾病的长筒袜。手术时间很短，故不使用 Foley 导尿管。随后小心地将患者摆成俯卧位并抬到 Wilson 架上。调节 Wilson 架上的曲柄以使脊柱屈曲和椎间隙增宽。身体所有的受压点应给予保护，特别是耻侧区和眼睛。麻醉医师应每隔 15 分钟检查一次患者的面部，以防受压。C 形臂荧光屏放置于患者旁边并与手术显微镜相对。随后对患者切口进行常规消毒、铺巾，C 形臂荧光屏和手术显微镜也需要有无菌保护。

四、手术过程

将万能托手架安装在手术床上，再把可屈曲的牵引器连接于托手架上。在 C 形臂引导下将一个 22 号脊柱穿刺针插入到脊柱软组织旁以进行术中定位。这一步很关键，因为它将决定管状牵开器的位置。以定位点为中心，中线旁开 15mm 做一个 18mm 的皮肤切口。使用单极电刀止血并逐层切开皮肤。将一枚克氏针通过手术切口放于突出椎间盘的中央（图 42-1）。克氏针插入后，将初始扩张器顺着克氏针插入并留在椎板 - 关节突连接处（图 42-2A）。克氏针不宜停留在脊柱上，因为它可以在不注意时穿过椎间隙引起脑脊液漏或神经根损伤。通过 X 线透视确定扩张器的位置后，将克氏针从术区移开。随后利用扩张器的尖端在前后左右方向剥离并分开棘突旁的肌肉软组织（图 42-2B）。在初始扩张器的引导下依次置入后续的扩张器，直至椎板 - 关节突连接处（图 42-3，图 42-4）。查看末端扩张器旁的数值确定适合患者的管状牵开器的长度，长度范围 3 ～ 10cm。尽管 16mm 或 18mm 的牵开器常用于显微镜下椎间盘切除术，但管状牵开器指征直径范围为 14 ～ 26mm。随后通过末端扩张器将尺寸适当的牵开器置入。许多医疗器械公司提供不同型号的牵开器，其功能都是相同的。管状牵开器应位于椎板 - 关节突连接处，目的是使部分椎间隙得以显露。在 X 线透视下确定了管状牵开器的合适位置后，利用可调节的牵开器伸缩臂将管状牵开器固定住，再将扩张器移除（图 42-5）。其余的手术操作可以借助放大镜、内镜或手术显微镜来完成，无论选择什么手段，

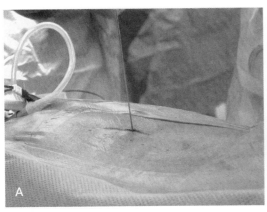
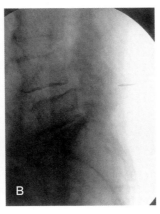

图 42-1 A. 使用 22 号脊柱穿刺针定位皮肤切口后，将克氏针通过手术切口插入到椎间盘的中央；B.X 线透视像显示了刺入筋膜的克氏针

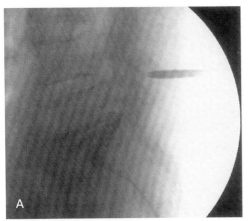
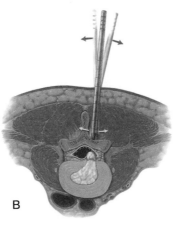

图 42-2 A.X 线透视像显示初始扩张器位于椎间盘上方的椎板 – 关节突连接处；B. 使用扩张器清除椎板上的软组织，明确骨性标志

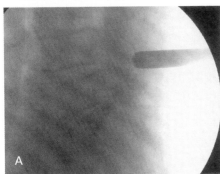
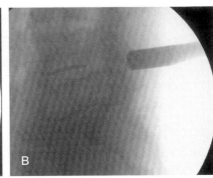
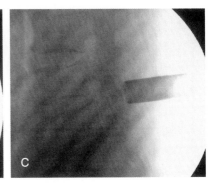

图 42-3 连续的 X 线透视像显示：肌肉和筋膜的逐一扩张是为放置管状牵开器。A. 一个直径 14mm 的扩张器位于 L4～5 椎间隙中央；B. 一个直径 16mm 的扩张器位于切口内；C. 最后一个扩张器已经放入，下一步将管状牵开器置入

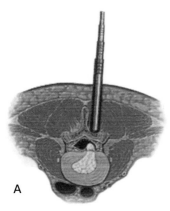
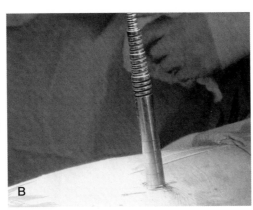

图 42-4 A. 原理图；B. 手术室照片，显示位于恰当位置的连续扩张器

第三篇 腰骶脊柱

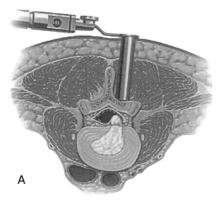

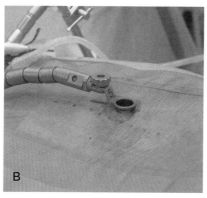

图 42-5　A. 原理图；B. 手术室照片，显示通过可调节的牵开器伸缩臂（与万能托手架连接）将 5cm 长的管状牵开器固定到合适位置

手术技术都是相同的。

　　此时将显微镜和内镜放置到手术区域并适当定位和聚焦。使用加长的单极电凝分离位于椎板和小关节面上的薄层软组织。使用直形或弧形刮匙显露椎板的下缘，根据显露的情况重新调整管道的位置。随后使用 Kerrison 咬骨钳（KMedic，Northvale，New Jersey）或磨钻切除椎板和小关节面的内侧部。在椎板切除过程中保持黄韧带的完好可减少硬脊膜被无意切开的可能。使用弧形刮匙可以安全有效地进行黄韧带的钝性剥离。触摸到椎弓根后进行标记，目的是确定所切侧方骨质的范围（图 42-6），使用直角刮匙或钝头神经剥离子分离黄韧带的附着点。之后，黄韧带便从硬脊膜上分离出来，并将其轻柔向下牵拉，使用椎板咬骨钳分块去除黄韧带，应用神经拉钩将神经根轻轻拉回中线，以显露椎间隙和所有游离的椎间盘碎片。尽可能保留硬膜外静脉，尽量减少双极电凝的使用，目的是减少术后硬膜外的瘢痕。注射用止血剂通常可以有效止血。使用显微刀切开纤维环，并联合使用小型垂体镊和吸引器切除椎间盘。理论上，椎间盘应整块切除，而不是分块进行，目的是避免剩余的椎间盘碎片掉入到硬膜囊下。使用刮匙有助于切除质韧或钙化的椎间盘。切除椎间盘后，使用 Woodson 器械或球形拉钩探查神经管和椎间孔以寻找神经根受压的其他原因。

　　随后，使用抗生素生理盐水冲洗创腔，并用双极电凝完善止血。之后，松开牵开器，直视下撤走通道，再次检查组织上的每个出血点进行充分止血。使用 1-0 或 2-0 可吸收线间断缝合筋膜，用 3-0 可吸收线缝合真皮层，用 4-0 可吸收线缝合皮下。最后，用敷料覆盖切口皮肤，并包扎。

五、术后管理

　　术后，患者于恢复室行全身麻醉恢复，进行详细的神经系统检查并记录。术后最初 2 小时，患者应卧床休息，随后可以下床轻度活动。术后 3 小时，患者能慢慢行走，具有空间感并能进流食后便可出院。嘱

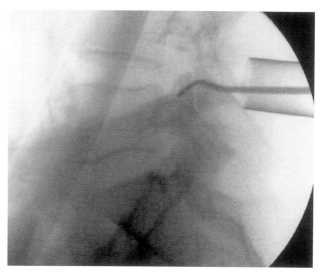

图 42-6　使用 Woodson 器械探查椎弓根，以此作为切除骨质外侧范围的标志

咐患者出院后继续服用大便软化剂、肌松药、温和的麻醉镇痛药或非甾体抗炎药。术后第 2 天鼓励患者步行锻炼，术后 1 ～ 2 周应避免弯曲和扭曲腰部，不要抬起或举起超过 10 磅（约 5.4kg）的物体。4 ～ 6 周后，便可以逐渐恢复正常的日常活动。

　　外科医师初期学习阶段，微创椎间盘切除术的并发症相当高，但有了足够的临床经验后，这种手术的并发症概率和传统显微外科椎间盘切除术是一样的。尽管技术上有难度，但位于背侧的硬膜撕裂还是可以通过管道缝合的。小的硬膜撕裂也可覆盖明胶海绵，并用纤维蛋白胶黏合，患者需要卧床休息 1 ～ 2 天。对于大的硬膜撕裂，可能需要充分开放切口以治疗脑脊液漏。其他的并发症，如切口感染、神经系统症状、椎间盘突出复发的处理手段与传统椎间盘显微切除术相同。

六、结论

　　微创腰椎间盘切除术可以减少软组织的破坏并产生与传统开放式手术相同的疗效。

（刘晓东　译，范　涛　校）

第43章　微创切除腰椎滑膜囊肿和椎间盘

一、对侧微创入路处理腰椎滑膜囊肿

（一）概述

文献中一般将腰椎滑膜囊肿描述为下腰痛和根性疼痛的罕见病因。此类滑膜囊肿一般位于腰椎小关节，在颈椎相对少见，胸椎更加罕见。滑膜囊肿与脊柱不稳定性密切相关，后者主要是由于脊柱可活动节段发生退行性变和过度运动所致。有报道显示，脊柱滑脱伴滑膜囊肿的发生率高达50%。滑膜囊肿通常表现为下腰痛，根性疼痛更为常见。男女患者比例相当，发生于L4～5节段的患者男女更加均等（图43-1，图43-2）。除个别报道外，一般认为本病难以自行缓解。影像引导的囊肿抽吸或注药也未能取得理想的长期疗效。因此，更确切的治疗方法是外科手术，可以通过包括小关节切除术在内的开放性手术切除囊肿，也可通过微创的同侧或对侧入路进行处理。在本章中，笔者将阐述对侧入路切除滑膜囊肿。该入路能保留小关节，有助于降低医源性术后不稳定性的风险，而后者很可能需要后期融合。

（二）患者选择

因下腰痛或根性疼痛或二者同时存在出现活动受限，在包括物理治疗、镇痛药物和影像引导的囊肿抽吸或破裂、类固醇注射在内的各种非手术治疗后仍无效的患者能通过微创切除腰椎滑膜囊肿获益。

（三）术前准备

应对所有患者的用药史和手术史进行回顾。有高危合并症（如心脏或肺部疾病）的患者应由专家进行评估。有其他用药问题的患者应由内科医师、初级医师进行详细沟通并优化用药方案。所有血液稀释剂，如阿司匹林、康玛丁（Coumadin）（Bristol-Myers Squibb，New York，New York）、抗炎药物和Plavix（Sanofi-Aventis，Bridgewater，New Jersey）均应在手术前至少1周停药。基本的血液化验，如全血细胞计数、基本代谢情况和凝血情况等应在手术之前30天内进行检查。

在手术当天，应重新评估患者的症状是否发生明

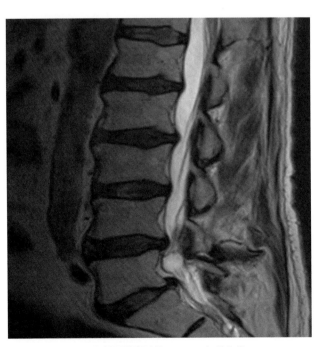

图43-1　L4～5左侧滑膜囊肿的MRI T2矢状位像

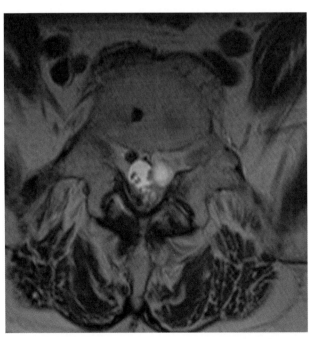

图43-2　MRI T2轴位像显示L4～5左侧充满液体的滑膜囊肿

第三篇　腰骶脊柱

显改变，必要时需更改治疗方案。应检查计划手术的部位是否有可能影响手术的病变，还应清晰标记腰椎节段和侧别。应再次核实影像片以确认病变。在切皮前 30 分钟内静脉注射预防性抗生素。手术操作通常在气管插管全身麻醉下进行。

（四）手术操作

在全身麻醉和预防性抗生素给药后，将患者轻轻地轴线翻身，俯卧于手术台上。手术台的选择可根据外科医师的偏好而定；然而，Jackson 框架或 OSI 台（Union City, California）最为常用。应使腹部自然下垂以降低腹内压，从而减少静脉出血。可通过髋关节屈曲减少腰椎前凸，以便使椎间隙增宽。所有骨性突起部位均应垫以软垫。标记中线非常重要，这是因为时常会发生中线位置辨认不清，需要在铺单后重新标记的情况。然后对腰部区域进行消毒和铺单，以保持无菌。通过透视屏幕确认定位准确。皮肤切口设计在囊肿所在脊柱节段水平对侧的中线旁 15～30mm 处，可取纵向切口或垂直切口。通常优先选择纵向切口，因为该切口可以很容易地进行延长，以用于当时或将来的脊柱手术。在切口投影下方的皮肤和肌内注射利多卡因和肾上腺素。切开皮肤，用剪刀钝性分离皮下脂肪，切开筋膜。先使用最窄的扩张器，通过触摸确定受累节段的棘突并在透视屏幕下确认。在第一个扩张器之后，顺次使用多个同心性扩张器，将椎旁肌肉从其附着处的棘突和椎板剥离，最终选择 18mm 或 22mm 的工作通道。对于体重较大的患者通常选择 22mm 通道，这类患者需要较长的管道（80～100mm）。然后通过固定在手术台上的手臂将工作通道固定在适当的位置，用显微镜进行操作。手术显微镜能提供更好的放大和照明，还能避免术者与助手的放大镜和头灯相互碰撞。

使用刺刀状单极去除覆盖在椎板上的肌肉。使用 3mm 电钻和骨凿去除椎板下缘以扩大椎板间隙。然后切除黄韧带，显露硬膜囊（图 43-3）。大部分骨质切除是通过钻头磨除完成的，黄韧带保持完整。以钝头或柔软的剥离子保护腹侧的硬脑膜，切除棘突的腹侧基底部和对侧黄韧带，显露椎管的对侧面（图 43-4）。然后可以见到滑膜囊肿附着于对侧小关节。对于慢性囊肿，有时很难在囊肿和硬膜之间分离出明确的解剖界面，二者常相互粘连（图 43-5）。值得注意的是，从硬膜上分离囊肿时应非常仔细，以免撕裂硬膜。使用剥离子将囊肿与周围结构游离，最终完全切除囊肿（图 43-6，图 43-7）。有时不能将囊肿完整取出，可能需要打开囊壁使其部分塌陷后方能取出。然后以含有抗生素的盐水进行冲洗，还可配合 Valsalva 动作

以检查是否有脑脊液漏。最后取出管道，以可吸收缝线单纯简单缝合筋膜，用 4-0 可吸收缝线缝合皮肤，以 Dermabond 胶封闭。

（五）术后管理

手术后患者立即可以活动，无须进行过多限制。可使用一般性口服镇痛药治疗疼痛。 患者可以在手术当天或术后第 2 天早晨出院。术后 6 周内负重上限为 15 磅，之后可以逐步增加负重。术后 2 周检查伤口。根据患者的工作类型不同，可在 7～10 天恢复工作。

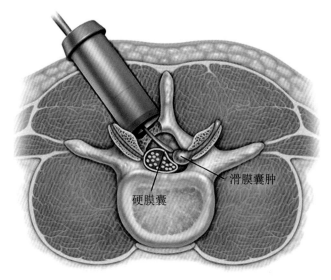

图 43-3 对侧管状通道的示意图

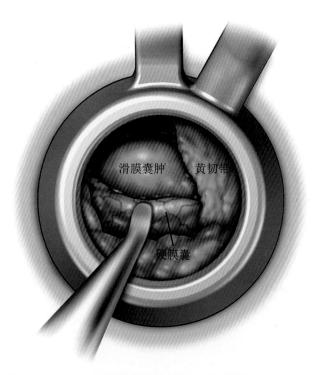

图 43-4 通过手术显微镜观察的示意图。压住硬膜囊以到达对侧的囊肿

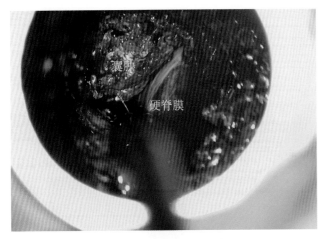

图 43-5 术中直接观察显示囊肿与硬膜之间的界面

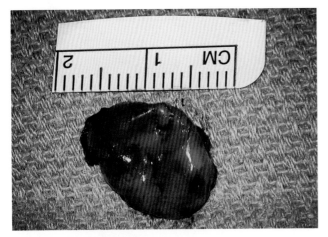

图 43-6 切除后的囊肿照片

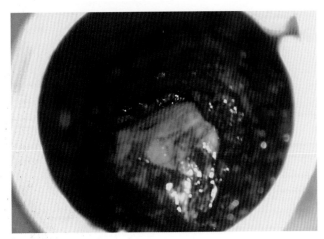

图 43-7 去除囊肿后，硬膜囊充分减压

（六）结论

通过对侧入路微创切除滑膜囊肿是一种不影响小关节的手术技术，在 14 例患者中均获得成功，疗效满意，无并发症。

二、微创峡部入路处理椎间孔型椎间盘突出

（一）概述

椎间孔型椎间盘突出症发生在椎弓根的侧面。因此，常导致椎间孔狭窄和由此穿出的神经根受压（图 43-8，图 43-9）。此型突出约占椎间盘突出症的 12%。椎间孔型椎间盘的传统手术治疗一般采用后正中入路，切开椎板，并将骨质去除范围扩大至椎间神经孔。该入路需要去除下方的小关节，会引起关节病，且有造成脊柱不稳定的风险。另一种方法是通过峡部入路处理椎间盘突出。由于神经孔的后部由峡部构成，从侧方切除峡部能实现神经孔去顶，显露受压的神经根和突出的椎间盘。最近，随着微创脊柱手术的进步，已能通过使用管状工作通道处理椎间孔型椎间盘，取得了很好的疗效。

（二）患者选择

椎间孔型椎间盘突出症患者的典型表现是穿出神经根受压的体征和症状。在这些患者中，神经根痛较背痛更为突出。疼痛性放射沿皮节分布，常伴有肌力

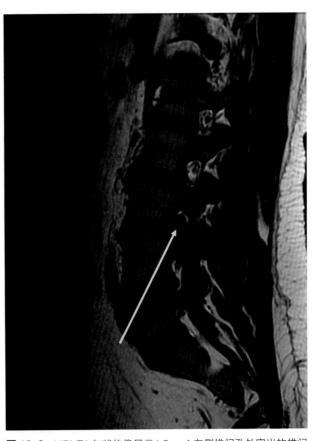

图 43-8 MRI T1 矢状位像显示 L3 ~ 4 左侧椎间孔处突出的椎间盘（箭头）

第三篇 腰骶脊柱

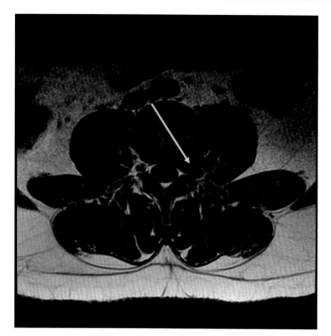

图 43-9　MRI T1 轴位像显示椎间孔处突出的椎间盘（箭头）和神经受压向后移位

下降。有根性疼痛表现，伴或不伴肌力下降，经过包括镇痛药物和抗炎药物、物理治疗以及硬膜外或椎间孔内类固醇激素注射在内的非手术治疗均无效的患者能从椎间盘切除术中获益。

（三）术前准备

微创椎间孔型椎间盘切除的术前考虑和患者准备与前述腰椎滑膜囊肿切除术类似。

（四）手术操作

全身麻醉和定位与前述腰椎滑膜囊肿切除术相似。通过透视屏幕确认定位节段正确。根据患者的体重，通过中线旁开 15～30mm、长约 2.5cm 的切口顺次插入一系列扩张器。在透视屏幕引导下，扩张器穿过椎旁肌群，建立一个 18mm 或 22mm 的工作通道。工作通道的末端为关节间的峡部，该处构成神经孔的后缘。如果小关节因退行性变继发增生，可能难以置入 22mm 的工作通道。在这些情况下，将通道更换为 18mm 以便于操作，通道并非越大越好，然后在手术显微镜下进行操作。

然后使用电凝切除肌肉。使用刺刀状球头探针感知峡部，再将探针插入峡部的腹侧，进入神经孔中（图43-10，图43-11）。一旦通过探测证实神经孔，即可通过透视屏幕检查在视觉上进行再次确认。将神经孔外侧 1/4～1/3 切除以实现神经孔去顶（图43-12，图43-13），无须切掉或分离下关节面。在低位腰椎水平，例如 L4～5 和 L5～S1，因峡部通常较小，可能需要部分切除上关节面。切除峡部后，可以见到神经根和突出的椎间盘。突出／膨出的椎间盘通常位于穿出神

经根的腹侧或腋部。根据椎间盘的大小，可能需要轻轻抬起神经根以便去除松动的椎间盘碎片或进行环切。去除所有椎间盘碎片后，探查椎间孔以确保减压充分。然后以含有抗生素的溶液冲洗术区。可以在神经根表面局部应用类固醇激素以减轻神经根炎性反应。然后去除工作通道，以可吸收缝线单纯间断缝合筋膜，4-0可吸收缝合线缝合皮肤和皮胶封闭。

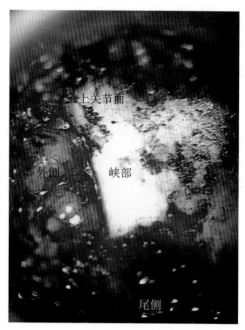

图 43-10　工作通道的术中照片显示切除前的峡部

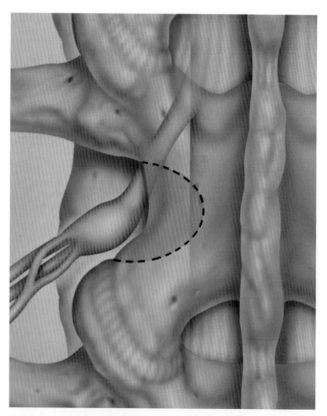

图 43-11　峡部和建议切除的范围（绿色）的示意图，切除范围不超过峡部的 1/3。神经根和背神经节位于腹侧

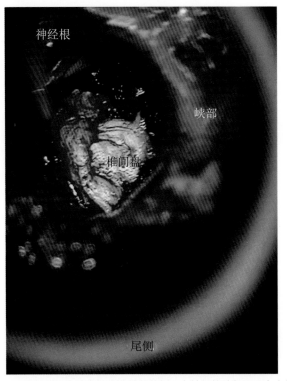

神经根

峡部

椎间盘

尾侧

图 43-12　使用高速磨钻去除峡部外侧。在神经的腋部可见突出的椎间盘

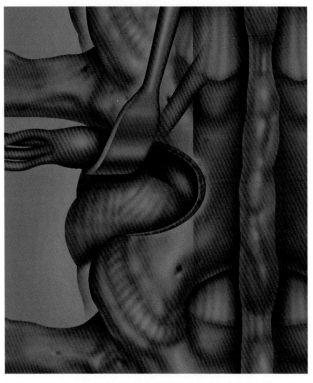

图 43-13　有时需向嘴侧轻轻牵拉神经以确认突出的椎间盘

（五）术后管理

术后患者立即可以活动，无须进行过多限制。可使用一般性口服镇痛药治疗疼痛。患者可以在手术当天或术后第 2 天早晨出院。术后 6 周内负重上限为 15磅，以防再次突出；此后可以逐步增加负重。6 周内应避免扭转和转动腰椎，也应避免前弯和仰卧起坐等活动。术后 2 周检查伤口。根据患者的工作类型不同，可以在 7 ～ 10 天恢复工作。

（六）结论

微创峡部切除是一种有效的椎间孔型椎间盘切除术。在治疗的 42 例患者中仅有一例发生感染，另有一例复发。

（范存刚　译，阙志生　校）

第三篇　腰骶脊柱

第 44 章 远外侧椎间盘突出的外科治疗

一、概述

1932 年 Schmorl 在一篇文章中报道了一种在尸检中常见的椎间盘病变，38% 的尸体中发现了椎间盘髓核突破相邻椎体的终板疝入椎体内，现在这种现象被称为 Schmorl 结节。他还描述了在 15% 的尸体中发现髓核向后突入后纵韧带的下方。尽管 Schmorl 认为这种髓核后凸很少造成症状，但是 Mixter 和 Barr 发表一篇 19 例患者的临床报道，指出这种病变是现实中常见的造成神经根受压和坐骨神经痛的原因。这些早期的经典文献提示旁中心型的椎间盘突出具有重要的临床意义，但直到20 世纪 70 年代以前，椎间孔内以及椎间孔外（远外侧型）椎间盘突出还只是一种推测性的诊断，因为这些病变不能在常规的脊髓造影中显示出来。1974 年，Abdullah 等发表了一篇 24 例患者的病例报道，这些患者患有远外侧椎间盘突出，椎间盘突出到小关节下方或关节外。Abdullah 报道这类患者临床表现与旁中央型椎间盘突出类似，包括单侧神经根性疼痛或感觉缺失，不同程度的膝反射减退，而没有低背部疼痛以及腰神经根牵拉症状，如直腿抬高试验阳性。他还指出在 83% 的患者中，向患侧弯腰可以导致症状出现。接下来在 20 世纪 80 年代，随着高分辨率 CT 扫描的出现，文献中出现了越来越多的关于椎间孔内及椎间孔外侧椎间盘突出的病例报道。这些报道中远外侧椎间盘突出占椎间盘突出患者的 1% ～ 11.7%。

如果椎间盘突出导致的症状通过非手术治疗不能缓解，则患者需要手术治疗切除突出的椎间盘。文献中报道了许多种手术入路，在这一章中，将介绍一些被广泛采用的外科技术，如介绍标准的中线切口经椎板间入路，可以同时切除小关节和椎弓峡部；直接椎间孔外经椎旁肌肉入路；以及微创的经皮内镜下手术。根据患者的症状，解剖结构以及合并症情况不同，可以选择不同手术技术或者联合采用。例如，如果患者合并椎管狭窄和神经根受压，可以采用联合入路同时显露中线和侧方结构。另外，保护小关节对存在退行性脊柱滑脱的患者尤其重要，避免造成医源性的脊柱

不稳（图 44-1）。这些问题将在下文进行详细讨论。

二、解剖和名词

在以往的文献中，远外侧椎间盘突出的命名并不统一，容易造成混淆。笔者将椎间盘突出按照从中线向外侧的顺序分为四类：中心型、旁中心型、椎间孔内型和椎间孔外型。旁中心型最常见，椎间孔外型也称远外侧型。突出的椎间盘较大可能累及多个区域，可能对手术入路选择造成影响。这个分类系统的重要标志是小关节。这是因为它事关脊柱稳定性。椎弓根的存在使椎间孔型和椎间孔外型突出的椎间盘不能向尾侧移位。

远外侧型椎间盘突出多发生在年老一些的患者中，发病年龄为 44 ～ 57 岁。与旁中型椎间盘突出相比，较多累及靠上节段，75% 累及 L3 ～ 4 或 L4 ～ 5 节段，只有 17% 累及腰骶结合部。远外侧椎间盘突出常常由游离碎片引起，发病与椎间盘退行性变有关，合并较严重的小关节不对称（图 44-2）。

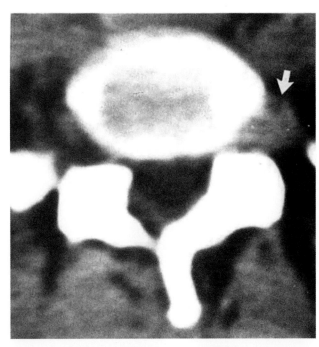

图 44-1 轴位高清 CT 显示 L5 ～ S1 水平椎间孔远外侧椎间盘突出，由于椎间盘突出居于远外侧，该患者脊髓椎管造影正常

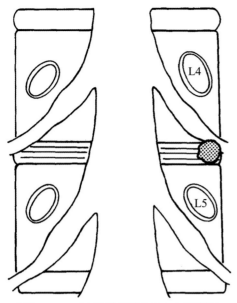

图 44-2　图示 L4 ~ 5 水平远外侧椎间盘突出硬膜囊与 L4 神经根的关系

三、患者选择

和其他类型椎间盘突出治疗类似，远外侧型也需要在手术前接受至少 6 周的非手术治疗，除非患者有严重的神经功能缺失。非手术治疗包括抗感染药物、镇痛药物、肌肉松弛剂、神经根注射和物理治疗。但是远外侧型椎间盘突出的手术治疗和非手术治疗的成功率都较旁中心型低。原因可能与远外侧型直接压迫敏感的脊神经背根神经节有关。一篇文献报道远外侧型椎间盘突出非手术治疗的成功率为 71%，Epstain 报道 68% ~ 79% 的患者预后好或较好。

四、术前准备和手术操作

（一）标准椎板间入路，联合内侧关节面切除，关节切除，或峡部切除

许多远外侧椎间盘突出同时累及椎间孔内外。一些学者认为与旁中心型类似，可以通过标准的外侧椎板切除，联合切除内侧关节面达到病变。尽管这种入路不能直接显露远外侧结构，但是可以看见突入椎间孔的部分椎间盘碎片，通过小心牵拉这一部分，可以将突出的椎间盘全部切除。而且通过这一入路，可以经过纤维环的腹侧在椎间盘内进行减压，这样能保证神经的安全。还可以使用咬骨钳在椎间孔背侧减压，避免损伤经过椎间孔的神经根。在病变对侧使用咬骨钳进行操作可以避免损伤小关节的完整性。这一入路采用开放手术较易完成，因为如果使用小切口套管牵开可能还需要在对侧再切口（图 44-3）。

在一些患者中，单独切除内侧关节面不能达到足够的显露范围切除疝出的椎间盘。在这些患者中可能

需要切除整个小关节来显露突出的椎间盘。切除完整关节面可能导致医源性的脊柱不稳定。文献报道在部分或完全切除单侧小关节后，1.67% ~ 2.4% 的患者因为脊柱不稳需要融合手术。一些学者坚持在所有完全切除单侧关节面的患者中行融合手术。例如，1993 年 Bridwell 报道了 44 例合并椎管狭窄和脊柱滑脱的患者，没有进行融合手术的患者 44% 脊柱滑脱加重，而进行器械固定融合手术的患者只有 4% 出现滑脱加重，而且出现脊柱滑脱加重的患者预后不良。尽管 Bridwell 报道的患者手术中保留了部分关节面，他的结果显示维持脊柱后柱的完整性对保持退行性脊柱滑脱患者的脊柱稳定性具有重要作用（图 44-4）。

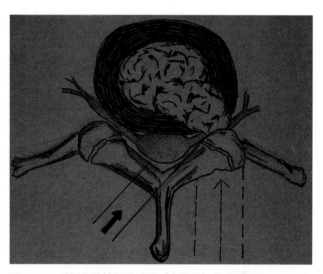

图 44-3　对侧入路神经孔减压（实箭头）与关节面切除减压的对比

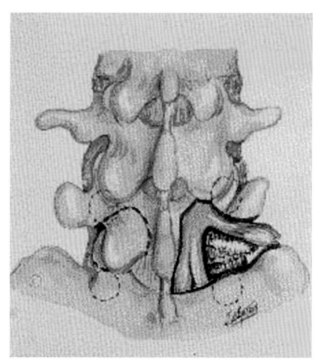

图 44-4　右侧半椎切除及 L5 ~ S1 全关节面切除切除右侧 L5 ~ S1 远外侧缘骨折

一些学者选择通过切除峡部外侧面达到开放椎间孔的目的。这需要采用中线皮切口，分离椎旁肌肉直到小关节。使用一个向上的刮匙确认椎间孔的外缘，使用磨钻磨除峡部的外侧面。如果同时需要切除椎板，需要小心保留一个骨桥来链接椎板和下关节突。椎间孔上方的椎弓根需要切除，触摸椎弓根内侧缘有助于判断椎管的位置。然后使用咬骨钳咬除黄韧带的外侧部，显露神经根、背根神经节和远外侧突出的椎间盘。保护好神经根后，切开后纵韧带，常规使用神经钩、刮匙和垂体瘤标本钳等器械切除椎间盘。减压满意后常规缝合切口（图44-5）。

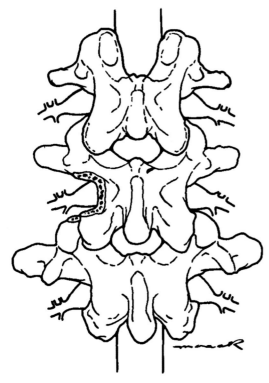

图44-5 关节间峡部骨赘切除需要显露的远外侧空间

（二）经椎旁肌肉入路

远外侧突出的椎间盘可以通过更直接地分离髂嵴肌肌群，经多裂肌和最长肌之间的平面而达到，这一入路于1968年由Wiltse首先报道。患者取俯卧位，使用支具避免腹部受压。对同时需要中心减压的患者，最好使用Wilson框架，有利于打开椎板间隙。不需要中心减压的患者，Jackson开放框架同样有效。消毒铺巾后，以突出椎间盘为中心，中线旁开2cm做一3cm长直切口。出于美观的需要，也可以使用中线切口，特别是既往脊柱手术已经有中线切口的患者。这些患者中，皮肤切口外直达胸腰筋膜以上，将皮肤向患侧牵开，在中线旁2cm位置切开筋膜。剪开筋膜后显露多裂肌和最长肌之间的分隔。在L4～5间隙位置这一分隔较容易辨认，往下多裂肌纤维向外侧生长，与最长肌

和髂腰肌联合筋膜连续，辨认困难。使用手指钝性分离这一间隙，感受突出椎间盘上下位置的小关节和横突。使用牵开器牵开，如果使用颈前路牵开器，短臂置于小关节上方，长臂置于横突间韧带和最长肌之间的平面。也可以使用固定于手术台的管状牵开器。使用时应将最小的牵开器置于横突和峡部交界部位。如果使用管状牵开器，需要使用手术显微镜或内镜辅助手术。对L4～5节段椎间盘突出，使用单极电凝显露上关节突的外侧缘，横突的内侧缘及L4的峡部，离断多裂肌的附着点。需要注意避免损伤小关节囊，单极只能在横突背侧使用，避免对神经根造成医源性损伤。手术野腹侧可能显露腰后动脉及伴行静脉。这些血管可以使用双极电凝后离断。此时需要拍摄定位像确认节段正确。使用向前弯曲的刮匙确认椎间孔背侧的位置以及下方椎弓根的位置。使用高速磨钻磨除峡部外侧骨质2～3mm。由于产热较少，小圆头钻比金刚砂钻更安全。如果患者存在关节面增生，需要磨除L5的上关节突，才能显露峡部。峡部外侧磨除数毫米后，可以显露黄韧带的外侧部，也叫镰状韧带。使用咬骨钳咬除该韧带，游离背侧神经节、神经根，必要时可以向后方和外侧方移动。上一节段的椎弓根，可以使用神经钩触及，以利于术中定位，同时将神经根和软组织进行分离。这样就显露了突出椎间盘远端的神经根。椎间孔内神经根并不一定需要显露，因为神经根受压部位位于椎间孔外侧。如果术中无法定位神经根，从关节面向突出的椎间盘进行分离将非常困难，过度的移动背根神经节可能造成术后痛觉过敏。因此在神经根出椎间孔处辨认神经根除了能增加手术安全性，还能加快手术速度。另一种辨认神经根的方法是在横突间筋膜外辨认神经根的背支，再向近端寻找神经根和背根神经节。突出椎间盘显露后，使用常规方法切除。如果突出椎间盘范围较广泛，可能需要切除部分椎板，在椎弓根两侧切除突出的椎间盘。打开椎管还可以检查椎间孔，确保切除所有的突出椎间盘。止血后，再按照常规逐层缝合筋膜、皮下和皮肤。

这一手术入路在L5～S1节段难度更高。首先病变位置更深，其次肌肉走行方向更加垂直于脊柱，而不是与脊柱平行。而且，在多数情况下需要切除髂骨翼来显露病变。幸运的是，腰骶交界部位的远外侧型椎间盘突出较少见（图44-6，图44-7）。

（三）联合入路

对合并椎管狭窄或侧隐窝神经受压的远外侧型椎间盘突出患者，可以联合使用上述经中线椎板切除加内侧关节面切除入路和经椎旁肌肉入路。这些患者中，笔者建议采用一个中线皮切口，在不同位置切开筋膜。

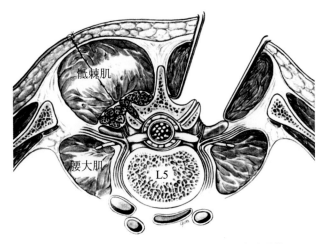

图 44-6　经椎旁入路切除远外侧椎间盘突出症。在这种情况下。用 Gelpie 牵开器将多裂肌内侧和最长肌横向牵开

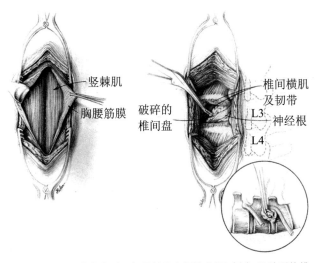

图 44-7　图示术中多裂肌与最长肌之间的分隔（左）及破裂的椎间盘与其相关的神经根（右）

（四）经皮内镜手术

1. 自动经皮椎间盘切除　1990 年，Onik 报道了苏醒状态下自动经皮椎间盘切除治疗远外侧型椎间盘突出。这一手术之前被用于治疗无并发症的旁中央型椎间盘突出。作者认为这一手术方式可以用于治疗远外侧型椎间盘突出，因为中线入路需要切除椎板及部分关节面，可能导致术后脊柱不稳定，而许多神经外科医师不熟悉椎旁入路。采用这一手术时，患者镇静后取侧卧位。进入点位于突出椎间盘水平，中线旁开 10cm。在前后位及侧位 X 线引导下，使用带针芯的 18 号针头从进入点穿刺直到突出椎间盘位置。在穿刺突破纤维环之前，进行前后位 X 线照相确保针头未进入椎管。穿刺过程中，需要监测患者有无神经根性疼痛。将针头置于椎间盘中心位置，正侧位拍片确认。经针管插入 2.8mm 导管至纤维环的位置，再置入环钻以切开纤维环。移开环钻和针头，经导管置入 2mm 直径吸引器，直到椎间盘中心。正侧位拍片确认吸引器位置后，

吸引椎间盘约 20 分钟。

这一技术只能用于椎间盘完整的患者，不幸的是 95% 的远外侧型椎间盘突出患者都是由椎间盘的碎片造成的，所以选择这一治疗手段前应特别谨慎。笔者不建议将这一手术作为首选，只能用于特定的病例中。

2. 经皮后外侧内镜手术　经皮后外侧内镜手术与椎板间入路和椎旁入路相比有一些优势。这一手术对皮肤切口及对肌肉的损伤较小。患者术后疼痛较少，住院时间短，而且由于这一入路不需要切除骨质，对脊柱稳定性没有影响。与自动经皮椎间盘切除相比，这一入路可直接显露突出的椎间盘，可用于椎间盘完整或不完整的患者。

患者镇静后取俯卧位。由于患者处于清醒状态，可以在术中向医师反映神经根痛症状，有利于保护神经根免受损伤。基于正侧位 X 线片上可见的几个骨性标志可以计皮肤切口位置，包括椎间盘的解剖中心，椎间孔环形窗（前后位片椎弓根之间），椎间盘斜线（侧位像上二等分椎间盘的直线）。在侧位像上，测量椎间盘中心沿椎间盘斜线到皮肤的距离，这一距离就是皮肤切口离中线的距离。皮肤切口的上下位置与椎间盘斜线穿过皮肤的位置相同（图 44-8，图 44-9）。

皮肤切口位置确定后，消毒铺巾。使用长针从皮肤入口向椎间孔环形骨窗穿刺，穿刺过程中使用 C 形臂前后位监测针头位置，位于椎弓根外侧，避免针头进入椎管。当遇到阻力后，行侧位 X 线确认针头位于环形骨窗位置。继续进针后注入靛蓝染料将病变髓核和纤维环染成蓝色。经针管置入导丝至椎间盘中心位置，拔出针管。顺着导丝置入套筒，穿过筋膜直到椎间孔环形骨窗的位置。去除导丝，将钝性套筒穿过纤维环。此时可插入内镜，使用吸引器或电动切除装置进行中心减压，然后将套筒向外撤至纤维环外，这样可以通过内镜观察硬膜外腔、纤维环和椎间盘。将内镜撤到椎间孔内，使用多种工具切除脱出的椎间盘，

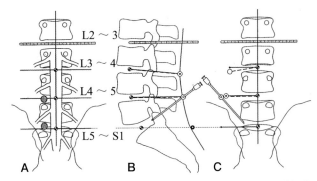

图 44-8　术中透视下经皮内镜后外侧入路手术治疗远外侧椎间盘突出症。A. 前后位观椎间盘解剖中心标记为象限圆，椎间孔环形窗以虚线圆标记；B. 侧位观椎间盘解剖中心再次以象限圆标记，在 L3～4 和 L4～5 水平，自椎间盘解剖中心到后方的皮肤切口绘制倾斜线；C. 头尾方向皮肤进入点的位置为圆盘倾斜线穿过皮肤的部位

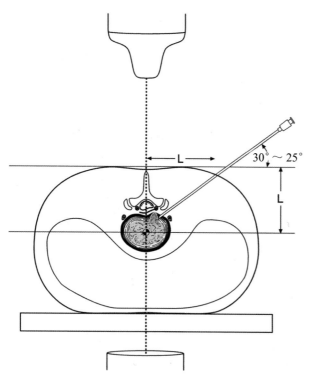

图 44-9 从侧向透视图上观察到的从椎间盘的解剖中心到椎间盘边缘的解剖中心的距离，是从侧向透视图上看到的皮肤入口点的距离，以此用来确定中点的皮肤入口点的距离

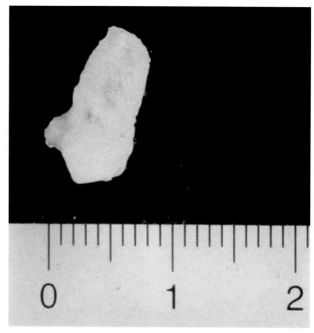

图 44-10 照片为应用经皮椎间孔内镜入路切除的椎间盘碎片，显示即使较大的椎间盘碎片也可用该技术取出

确保神经根充分减压。减压完成后，撤出套筒和内镜，缝合并覆盖伤口。

这一手术在治疗 L5～S1 远外侧椎间盘突出时比较困难。因为髂嵴、髂骨翼和 L5 横突可能阻挡套筒的路径。由于工作通道狭窄、显露不足，医师内镜手术经验不足时可能造成手术困难，或者神经根减压不充分（图 44-10）。

五、结论

需要根据病变的位置和医师的经验选择手术入路。椎板切除及关节面的部分切除是大多数医师最熟悉的手术入路。但是这一入路可能对椎间孔和椎间孔外侧结构显露不足。医师站在患者病变对侧可能有助于切除下关节面，扩大椎间孔，减压神经根。这一操作需要大范围切除椎板，对椎间隙内的结构造成不必要的损伤。完全切除关节面可以充分显露神经根、背根神经节和远外侧突出的椎间盘。但是这可能造成脊柱不稳定而需要内固定融合手术，特别是合并退行性脊柱滑脱的患者。椎旁经肌肉入路可以直接显露远外侧突出的椎间盘，保护关节面的完整性，但是这一入路不利于进行中心减压，而且对手术经验少的医师可能造成术中解剖结构不清，方向错误。经皮和内镜手术已经被用来治疗远外侧椎间盘突出，但狭窄的手术通道和显露范围限制了它的应用。

通过术前仔细研究影像学检查，医师可以更好地了解患者的病理解剖特点，确定减压范围，只有这样才能更好地选择手术入路，在获得足够显露的同时减少患者损伤，维持脊柱稳定性。

（侯晋生 邱 军 译，范 涛 校）

第 45 章　峡部型脊柱滑脱的外科治疗

一、概述

脊柱滑脱是指脊柱峡部断裂或延长导致的椎体、椎弓根、横突及上关节突向前移动。常发生在腰骶部。多种病因可导致限制脊柱向前运动的结构破坏或减弱，这些结构包括关节面、后弓和椎间盘。

脊柱滑脱根据严重程度可导致多种临床表现。许多病例发病时无症状，随着年龄增长，脊柱退化逐渐加重而出现症状。最常见的首发症状是单独背痛。当出现半脱位时可能导致中心性椎管狭窄而出现神经系统症状。关节面增生可能导致椎间孔狭窄而出现神经根症状（图 45-1）。上述症状可能单独或同时存在。从事过伸或承重运动，包括体操、足球或举重等运动的儿童或青年也常发生脊柱滑脱。这些运动可能造成峡部骨折从而导致脊柱滑脱。成人患者中，主要症状是腿部活动受限、背痛，特点是脊柱过伸或过屈时加重；不同程度的间歇性跛行或神经功能障碍。

Wiltse-Newman 分型将脊柱滑脱分为发育不良型、峡部型、退行变型、外伤型和病理性。峡部型脊柱滑脱进一步分为：①慢性，由于峡部小骨折愈合导致峡部逐渐延长造成；②急性，由峡部急性骨折造成。Meyerding 将脊柱滑脱分为 1 ～ 5 级（图 45-2A）。多数学者认为 3 ～ 4 级为高级别滑脱，常常逐渐加重导致患者残疾。高级别滑脱可能导致成角畸形，测量滑脱角（图 45-2B）可判断疾病严重程度。这种腰骶部脊柱畸形可以严重影响腰椎，常常需要其他节段前凸畸形进行代偿，导致关节病变，椎管狭窄，近端脊椎后滑脱。最常见于 L5 ～ S1 节段。

二、患者选择

患者评估需要从详细的病史采集和查体开始。成人患者多数没有明确外伤史，常见主诉包括背痛、神经性跛行、神经根症状。背痛多为机械性，即与位置和活动相关。导致背痛的原因包括峡部缺损、椎间盘退化和关节面损伤。神经性跛行多由中心性椎管狭窄引起，表现为双侧臀部和大腿疼痛，弯腰或者休息可缓解。峡部型脊柱滑脱患者常常由于椎间孔狭窄导致神经根症状。由于脊柱向前滑脱，后弓同时向前滑动，导致椎管和椎间孔狭窄。神经根受压多由于上关节面增生导致侧隐窝部位椎间孔狭窄造成压迫。

影像学评估包括正侧位和过屈过伸位 X 线。斜位 X 线与峡部垂直，比较容易显示峡部骨折。患者须在站立位拍片，因为卧位时脊柱脱位会减轻。全脊柱站立位 X 线可以用于局部及全面测量脊柱矢状位参数和

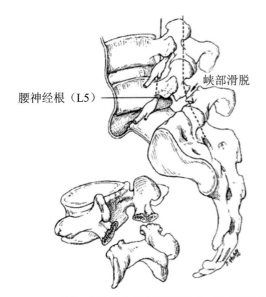

腰神经根（L5）
峡部滑脱

图 45-1　峡部裂性腰椎滑脱症的病理特点，双侧关节间韧带缺损

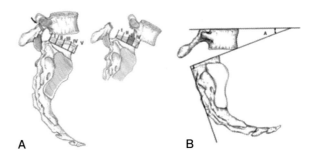

A　　　　　　B

图 45-2　A. 测量头侧椎体与尾测椎体后边界的距离，并除以下位终板的长度，可计算出滑脱的百分比；B. 成角的程度可以用滑移角或腰骶后凸畸形来表示，这可以通过从 L5 和 S1 的上端板上画出一条线来测量，并确定这些线所形成的角度

骨盆参数。CT 扫描有助于显示峡部骨折。轴位像和冠矢重建均需要仔细观察才能发现小的病变。MRI 检查有助于显示神经受压、滑膜囊肿及关节囊渗出，以及用于判断椎间盘退变的程度（图 45-3）。在影像学检查中如果发现脊柱滑脱，关节面扩大，终板退行性变关节面矢状位转向或关节面硬化均提示脊柱不稳定。

脊柱脱位是选择外科治疗或非手术治疗还没有广泛接受的共识。非手术治疗手段包括制动、物理治疗、镇痛药物、抗感染药物、肌肉松弛药物和疼痛的介入治疗等。核心肌肉锻炼和理疗，如腿部韧带拉伸等可以缓解症状。手术治疗的绝对适应证包括神经功能缺失、进行性的滑脱或滑脱 >50% 儿童中的高级别滑脱和严重的腰骶部畸形（图 45-4）。相对适应证包括持续性的背痛，伴或不伴有神经根症状，非手术治疗无效的以及姿势、步态异常，或患者对体型美观有要求。在成人患者中，手术的主要目的是减压，在儿童患者中需要重建脊柱形态。

和其他脊柱手术相同，脊柱滑脱手术的风险包括出血、感染、硬膜损伤、置入物失效或骨质融合失败，以及麻醉并发症。此外，滑脱手术还可能导致神经功能恶化和功能障碍。神经功能恶化包括 L5 神经根麻痹以及神经源性结肠和膀胱。功能障碍包括脊柱平衡异常及扁平背综合征，引起慢性下背部疼痛和运动功能障碍。

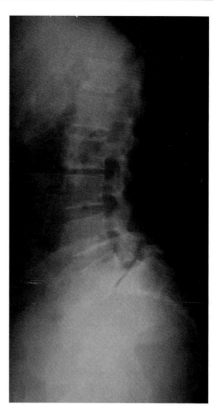

图 45-4　侧位平片显示 48 岁女性 L5～S1 水平高级别滑脱，这种 3 度前滑脱并发了 L5～S1 椎间盘塌陷，患者是一位活跃的长距离马拉松运动员

三、术前准备

峡部型脊柱滑脱的手术治疗方式有：①直接修复峡部；②仅行神经组织减压；③神经组织减压，原位后外侧融合；④椎弓根钉辅助下减压，后外侧融合；⑤神经减压，器械辅助下的滑脱修复和椎体间融合。在成人轻中度滑脱患者中，笔者常规采用器械辅助下的后外侧融合和椎体间融合。笔者的经验表明椎间盘切除和内侧关节面切除可以确保神经组织的充分直接减压。人工椎间盘置入恢复椎间盘高度可以间接减压。而且，后路减压联合椎间盘切除可以松解韧带，有助于减少相对运动，利于融合。腰骶椎的低级别滑脱（1，2级）可以通过 L5～S1 节段的器械置入和融合治疗。高级别滑脱（3，4级）则需要仅将融合范围扩大到 L4 水平。一般来说 L5～S1 融合就能达到目的，有时 L4～5 关节面退化明显需要将融合范围扩大到 L4 水平。

四、手术操作

患者置于骨科手术床，使用透 X 线支架将髋关节外展以改善脊柱前凸。透 X 线支架可用于术中前后位及侧位 X 线检查。骨性突起以软垫覆盖，避免腹部受压，注意保护眼睛。后正中直切口至皮下，使用电凝止血。分离显露脊柱后部结构，避免烧灼关节面。L5 节段的

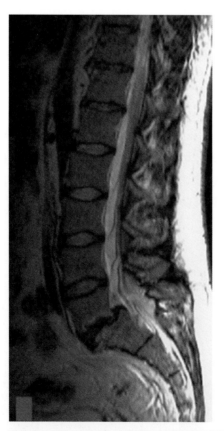

图 45-3　磁共振矢状位 T2 显示 42 岁男性低级别脊柱滑脱，注意 L5～S1 显著的退行性改变以及此水平的相关椎管扩大

减压包括切除棘突、双侧椎板和双侧下关节面。黄韧带常常增生，需要切除。下一步需要检查椎管和各神经根，在小关节下方区域和椎间孔内使用咬骨钳和刮匙进行神经根减压。由于椎弓根靠近髂骨，L5 神经根常常受压严重。切下的骨质需分离软组织，和术前获取的自体髂骨一起用于骨质融合（图 45-5）。黄韧带和其他增生软组织需要同时切除。至此，L5 和 S1 神经根减压完成，并且完全显露。在手术过程中，每 60 分钟需要松开牵开器，并使用生理盐水冲洗手术切口。

减压后，在 L4～5，S1 节段双侧置入椎弓根螺钉。单轴螺钉比多轴螺钉更有助于减少相对运动。在高级别滑脱患者中，尽管比较困难，但只要没有完全滑脱，就可以置入 L5 椎弓根螺钉，必要时可以使用加长的螺钉。螺钉置入后，拍片确定位置满意。然后切除 L5～S1 椎间盘，切除终板上下的关节软骨，注意避免损伤前纤维环。在双侧依次置入 8～13mm 的扩张器，获得足够空间进行人工椎间盘置入。然后通常采用（21～25）mm×（10～12）mm 的人工椎间盘，置入 L5～S1 双侧椎间隙，恢复脊柱前柱的支撑功能。这一步完成后，L5 神经根将会完全松解，并可移动。椎间盘切除往往能改善脊柱前滑脱（图 45-6）。如果 S1 椎体上终板出现上凸畸形，可以部分切除恢复表面平整。

如果患者骨质正常，大多数脊柱滑脱将得到改善。低级别滑脱可以完全修复，而高级别滑脱则部分改善。L4 和 S1 椎弓根螺钉需要使用钛板或钛棒固定，再使用螺帽逐步固定 L5 椎弓根螺钉。通过反复在双侧固定 L5 椎弓根螺钉，L5 椎体逐渐被拉向背侧，在这个过程中，需要随时观察 L5 神经根状态，如果 L5 椎体向后整复过程中发现 L5 神经根受到牵拉，需要停止整复，脊柱前凸也只能获得部分改善。此后可将 L4～5 的椎弓根螺钉向髂骨方向牵拉改善成角畸形。笔者常常在 L5～S1 间隙置入椎间扩张器，只要将滑脱范围缩减到 25% 以内就可以成功置入扩张器。然后将事先准备的移植骨植入椎间盘缺损的腹侧。然后再在椎间隙置入可透 X 线的碳纤维扩张器。扩张器的置入可能需要松解同侧的椎弓根螺钉和钛板或钛棒，置入后再另行固定。在对侧置入扩张器需要重复上述过程。如果脊柱滑脱不能缩减到 25% 以内，笔者只在椎间盘腹侧部位置入自体骨，而不置入椎间扩张器。

在扩张器置入以后，可以选择将 L4 节段椎弓根螺钉去除。去除过程需要松解同侧的固定装置，取下 L4 螺钉，并固定 L5 和 S1 螺钉。在此过程中，对侧固定装置可以确保脊柱滑脱修复效果。一侧完成后，可以在对侧重复上述过程（图 45-7）。是否需要去除 L4 椎弓根螺钉需要针对患者具体情况判断，也可以保留 L4 椎弓根螺钉。

X 线检查确认脊柱滑脱已得到修复，螺钉和扩张器置入位置满意后，再在双侧进行侧位骨融合。该操作需要磨除 L4、5 横突以及髂骨翼骨皮质，再将大量自体骨置入双侧相应位置。止血，如有必要可在双侧置入引流管，另戳皮孔引出。最后分层缝合伤口。

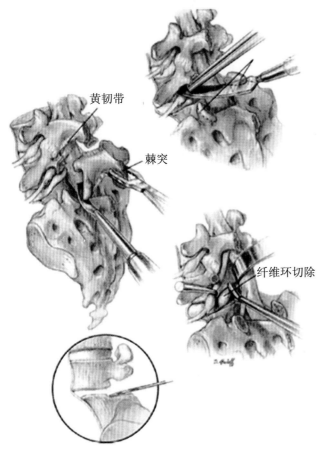

图 45-5 手术步骤包括充分切除背侧的骨性压迫因素，进而切除对应椎间盘并在此为放置椎体间置入物准备空间

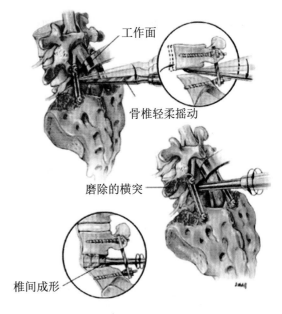

图 45-6 图示在很多情况下如何进行椎间盘切除以减少滑脱的概率

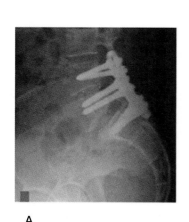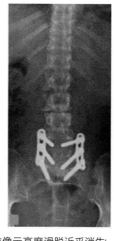

图45-7 图45-4患者的术后平片。A.侧位像示高度滑脱近乎消失; B.前后位平片显示钉棒结构明显内倾

五、术后管理

术后将患者送入恢复室，进行X线平片检查以及细致的神经系统查体。如果发现任何异常，可以立刻送回手术室进行修复或进行CT扫描进一步评估。引流量少于50ml/24h时拔出引流管。拔管之前静脉使用抗生素。在CT扫描完成之后，患者戴定制的腰骶部支具站立，仅行X线检查。

术后几天内，需要使用弹力袜以及序贯压迫装置预防深静脉血栓形成。术后常规使用患者自控镇痛（PCA）装置，条件许可后使用口服药物镇痛。术后第2天开始物理治疗，术后第1天开始口服缓泻药。

术后需要严密监测并发症的发生。除了其他脊柱手术需要注意的问题外，脊柱滑脱手术还需要特别注意神经功能，主要是L5神经根症状和肠道以及膀胱功能。因为患者需要在术后几天内使用PCA，肠道和膀胱功能可能需要2~3天才能恢复正常。通常术后4天患者出院回家或前往康复机构。术后需要随访患者的临床症状和影像学表现，随访时间为术后6周，12周，26周，52周和104周。骨质融合情况通常在3个月或6个月随访时加以判断。通常患者3~4个月后可以重返工作岗位。3个月后可以停止使用支具。

六、结论

上述手术操作是笔者的标准做法，患者预后良好。也可以采用其他手术方式，例如器械置入后的原位融合而不进行脊柱滑脱整复，侧位融合而不置入椎体间扩张器，或者无器械置入的原位融合等。笔者认为在可能的情况下最好的做法是将脊柱滑脱整复后置入椎体间扩张器并进行螺钉固定。

（侯晋生　邱　军　译，范　涛　校）

第46章 腰椎经椎弓根椎体（扩大）截骨术

一、概述

腰椎经椎弓根椎体截骨术（pedical subtraction osteotomy，PSO）是矫正脊柱矢状面畸形的一种有效方法，主要用于治疗退变性或医源性的脊柱后凸和侧弯畸形。此种手术能够通过去除脊柱后部的结构——椎弓根和呈楔形的椎体来缩短后柱，并消除椎体截骨术造成的缺损。扩大PSO除了切除椎体中部楔形的部分外，还要去除其上方的终板和间盘。为了避免神经损伤和矢状面矫形最大化，应在脊髓圆锥以下的节段行PSO。腰部PSO的主要目的是恢复脊柱前凸或逆转病理性的脊柱后凸。

从后路矫形矢状面失衡，不严重的（矢状面垂直轴，sagittal vertical axis，SVA < 10cm）、平滑、非融合的畸形可以通过多节段Smith-Petersen截骨术（SPO）来治疗；对于严重的（SVA > 10cm），锐角和或融合的畸形就需要PSO治疗，它能提供矢状面上高达30°的节段矫形（角度更大则需要扩大PSO），而且能通过两侧不对称手术解决伴随的冠状面畸形。

尽管手术技术、麻醉和神经电生理检测均有较大进步，腰椎PSO仍然具有相当大的风险，尤其易伴发神经损伤、大量失血和假关节等并发症，要谨慎选择实施此种手术。

二、患者选择

明确的矢状面失衡经常导致进展性疼痛、残疾和生活质量下降。恢复脊柱平衡可以在这些方面有显著改善。PSO的典型适应证是重度、融合畸形，治疗时需要在矢状面上进行大幅度矫形的患者。PSO也适用于在冠状面和矢状面均有畸形的患者。由于风险大，技术要求高，PSO通常只适用于那些需要腰椎前凸 ≥ 30°或SVA>10cm且不能被其他损伤较小的手术矫形的患者。通常，这些患者已经进行了融合手术或患有能够导致自发融合的退变性或炎性疾病。

PSO能在下列情况下发挥有效作用：①哈氏棒固定后平背畸形的患者；②特发性脊柱侧弯畸形需要融合的患者；③在治疗退变性疾病过程中医源性丢失腰椎前凸的患者；④强直性脊柱炎；⑤进展性成人腰椎特发性侧弯畸形；⑥退变性脊柱侧弯畸形；⑦感染后畸形；⑧骨折后进展性脊柱后凸畸形。对于以前经历过前路手术，为避免经前路翻修手术增加并发症的患者，PSO也是较好的选择。

体格检查经常发现向前弯腰伴骨盆后倾，这会导致臀部和髂关节变平，膝部屈曲。患者经常会主诉机械性疼痛（在站立或行走时加重，休息时部分缓解）。如果考虑行腰椎PSO，必须进行全面的医学评估，手术并发症会使一些老年患者或其他患有严重并发疾病的患者不宜行PSO。

全长后前位和侧位X线摄片对于评估脊柱畸形是必要的检查。脊柱矢状面平衡通过SVA（从C7几何中心做一垂直线测量其到S1后上缘的距离）来测定。骨盆指数（pelvic incidence，PI）决定了腰椎前凸（需要顺畅的脊柱骨盆排列）的程度。骨盆倾斜角（pelvic tilt，PT）表明骨盆后倾的程度，骨盆倾斜角大于20°，应当列入手术计划避免矫形不足。测定上述数值对量化畸形严重程度、确定是否需要行PSO以及总体手术策略的制订，包括：入路，融合节段，是否使用其他截骨和椎间植骨融合均是非常必要的。

除了X线平片，CT脊髓造影也非常有用的，而且经常是X线平片的必要补充。CT脊髓造影能够确定脊柱的骨性解剖结构，包括确定是否存在需要使用截骨术进行松动和功能矫形的融合节段。CT脊髓造影也能确定手术中应当解决的椎管狭窄区域。脊柱磁共振成像（MRI）能够提供脊髓、马尾神经和神经根的细节，为手术计划提供帮助。畸形的严重程度和活动度是正确选择患者行腰椎PSO的关键X线平片特征。要注意仰卧全长侧位X线平片或CT定位片矢状位失衡幅度减少的问题，因为这会导致是行PSO还是行一个或更多SPO的不同抉择。

三、术前准备

如上所述，X 线平片确定了是否需要 PSO 和所需矫形的幅度。总之，PSO 在腰椎的实施节段越低，矢状位失衡矫形的幅度越大，骨盆后倾的改善也越好。为减少脊髓损伤的风险，最好在脊髓圆锥以下的节段实施 PSO。这样能够较大幅度牵拉硬脊膜，安全地完成截骨术。最常选择的节段是 L2，L3 或 L4，因为在矢状位平衡的脊柱，这些节段最接近腰椎前凸的顶点（L3～4 椎间隙）。在 L2、L3 或 L4 行 PSO，允许在截骨以下节段多点固定（理想状态下最少 4 个固定点，例如，在 L3 行 PSO，行 L4 和 L5 的双侧椎弓根螺钉固定）。截骨闭合术中楔形切除的顶点越靠前或楔形切除的后面越宽，矫形的幅度就越大。

因为存在牵拉神经根和脊髓的风险，神经电生理监测在脊柱矫形手术中是必需的。要使用多种方法使敏感性和特异性达到最大值。神经损伤风险最高的是截骨闭合。因此这一阶段应在频繁电生理监测下逐步完成。

四、手术操作

将患者放置在手术台上，所有受压点均用垫子垫好。笔者使用的电生理监测包括体感诱发电位、经颅运动诱发电位和自由运行肌电图。PSO 手术过程中会大量失血。使用抗纤维蛋白溶解药，如氨甲环酸能减少失血和相关并发症。

患者俯卧位时肩部和肘部的外展不要超过 90°，双臂置于扶手上放在头部两侧。胯部的垫子尽可能低，要垫于髂前上棘使腰椎伸展良好并能够在截骨闭合时进一步降低。

首先仔细显露骨性解剖结构。显露范围至少要达到截骨节段上下的各两个节段。除了行 PSO 节段外，有融合指征的节段均放置椎弓根螺钉固定。椎弓根螺钉的放置要协调，便于安装矫形棒。对于伴有冠状面畸形的患者或者那些融合物干扰正常解剖标志的患者要特别注意椎弓根的定位。用术中透视或导航帮助放置椎弓根螺钉。在截骨节段行广泛椎板切除。在预定截骨节段的上下节段也做部分椎板切除。切除椎弓根上下的关节突关节，显露上方和下方的神经根走行。使用窄的咬骨钳从椎弓根的侧面切断横突，分别从截骨节段的椎弓根上、下，由后路彻底切除骨质。

在分离出椎弓根后，使用骨膜剥离子从骨膜下将腰肌和软组织从椎弓根及椎体的外侧面剥离，避免损伤血管和神经根。显露椎弓根的内侧壁，使用神经根牵开器保护硬脊膜。如果截骨的节段位于圆锥以下，

可以使用牵开器轻轻牵拉硬脊膜。使用牵开器或 4 号黏膜剥离子保护椎弓根上方的神经根。

残余的椎弓根基底部可以使用咬骨钳咬除，直至与椎体齐平（图 46-1）。使用直的或弯曲的骨凿通过残余的椎弓根基底部切除椎弓根处的骨松质（图 46-2）。骨切除以楔形方式扩展到椎体，顶点在前方的骨皮质（图 46-2）。接着使用骨凿或咬骨钳切除外侧的骨壁，不损伤前方的骨皮质（图 46-3）。或者行三个连续的截骨术来切除椎弓根：①将直角骨凿的直角放置于椎弓根的下内侧面；②直骨凿放置于椎弓根之上；③直骨凿放置于椎弓根的内侧。前两个截骨术要不断调整位置，以便能够在椎体的前面会师，这样就可以将连同椎弓根在内的骨质楔形切除。

在切除椎弓根后，使用刮匙和咬骨钳继续向内切除骨质，扩展楔形切除的范围。当上面的椎间盘能活动时，就可以将椎间盘同楔形骨质和截骨水平的头侧终板一起切除，从而获得更大的矫形并有助于融合。此时可以使用骨膜剥离子从上位椎体下面的终板松解椎间盘，使用咬骨钳切除。

放置临时钉棒防止截骨过早闭合。同样的方法切除对侧椎弓根。此节段在畸形的凸侧不对称地切除增多的骨质可以纠正冠状面的畸形。使用高速磨钻，刮匙进一步切除中线两侧的骨质完成楔形切除。尽可能地切除椎体后部的骨松质。出血较多时可以使用止血药物和填塞脑棉。截骨闭合是最有效的止血方法，因此要尽快完成截骨闭合。

使用 Woodson 黏膜剥离子在硬脊膜前方和椎体后方皮质之间扩展硬脊膜外间隙。使用反向角度的刮匙或特制的冲压器将椎体后壁压向截骨缺损区（图 46-4）。对称地切除椎体后方皮质，仔细清除所有残留的骨性碎片。

在截骨闭合前，使用椎板咬骨钳扩大椎管，去除

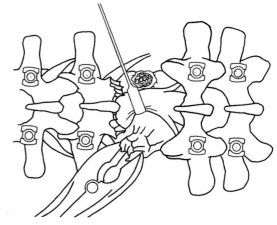

图 46-1 在腰椎水平切除椎弓根，使用神经根牵开器保护硬脊膜。注意在切除椎弓根以前应彻底切除两侧峡部之间的骨质

时固定棒。沿一侧椎弓根螺钉的头端放置加压器，在截骨缺损区轻轻加压（图 46-7）。在加压时，椎弓根螺钉的头端被压紧，将固定棒的螺丝紧固。完成骨性复位可能需要多次连续加压操作。如果截骨无法完全闭合，应当查找是否有碎骨片残留、固定棒塑形是否合适或是否有邻近结构的半脱位。最后使用 Woodson 黏膜剥离子探查硬脊膜和神经根，确保不存在骨性压迫或任何神经结构损害（图 46-8）。截骨术后硬脊膜中线屈曲是一个预期的特征。

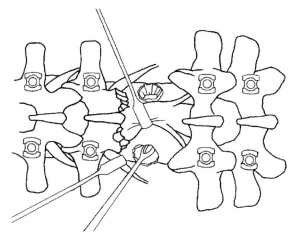

图 46-2　经过椎弓根，使用刮匙或磨钻完成椎体去骨松质截骨术。要保留椎体的外侧和后壁直到椎体间截骨术完成

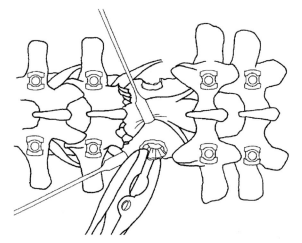

图 46-3　骨膜下剥离椎体外侧的软组织后切除椎体外侧壁。注意和保护外侧的结构，包括上方的神经根和交感神经链

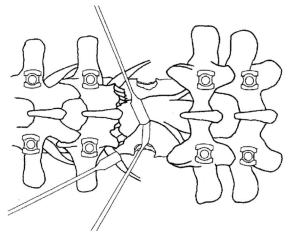

图 46-4　使菲薄的椎体后壁骨折压到去骨松质的椎体中，完成经椎弓根椎体截骨术

任何可能压迫神经根的骨性结构（图 46-5）。如果行扩大 PSO，要将与切除间盘大小相匹配（还要综合考虑骨切除的范围和预期的矫形程度）的椎间融合器向前放置，维持前柱的高度。将大小合适的固定棒塑形，形成腰椎前凸，放置于椎弓根螺钉上，轻轻锁紧（图 46-6）。使用永久固定棒替换放置在最先截骨侧的临

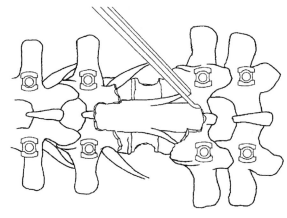

图 46-5　在截骨闭合前，进一步切除上位和下位椎板，确认神经根减压充分

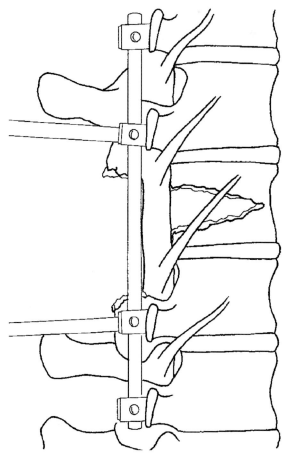

图 46-6　放置固定棒，紧固远端的螺丝将其固定。近端的螺丝略松，使固定棒能够在截骨闭合时移动

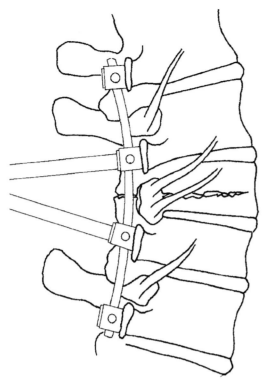

图 46-7 要施以压缩力闭合截骨。注意硬脊膜的屈曲和通过扩大椎间孔的两侧神经根

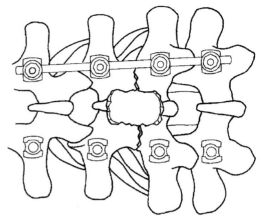

图 46-8 将骨质边缘对合良好，远端和近端的椎弓根螺钉紧固于前凸塑形的固定棒上，完成手术

五、术后治疗

建议术后 24 小时在 ICU 监护。术后给予镇痛药镇痛。密切观察引流量、血红蛋白和血细胞比容，这对减轻心脏负荷是非常重要的。警惕长时间手术造成肺栓塞的可能。拔出引流后再停用抗生素。仔细全面检查术后出现的神经功能障碍。行 CT 扫描帮助定位压迫神经的骨性结构或椎弓根螺钉错位。及时的手术探查可能挽救神经功能。

六、结论

PSO 在技术上要求较高，但如果手术，可以显著恢复脊柱整体稳定性，减轻疼痛，减少残疾和提高生活质量。

由于 PSO 节段假关节的风险增加，笔者常常使用侧 - 侧连接器摆放两个附加的副固定棒，跨过截骨区 2 ~ 3 个节段（图 46-9）。最后进行横突间植骨（自体骨或同种异体骨）。筋膜下放置引流，分层闭合手术切口。如果已经行传统的 PSO 且邻近节段有未融合的椎间盘，放置椎体间融合器对减少假关节是非常有帮助的。

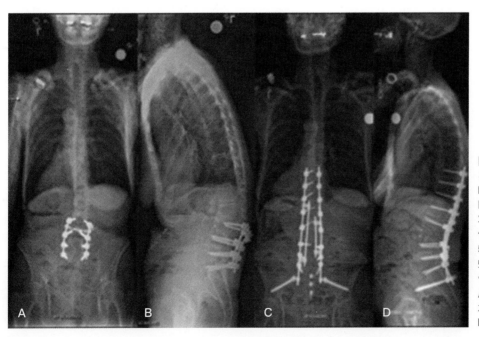

图 46-9 行 L3 ~ S1 融合的 77 岁女患者的 X 线片。A. 后前位像；B. 侧位像，她患有近端交界性后凸畸形，造成严重的矢状面失衡，矢状面垂直轴（SVA）110mm，骨盆倾斜角（PT）40°，脊柱骨盆错位53°（PI-LL）（C，D）在双侧髂骨螺钉固定、L3 经椎弓根椎体切除截骨术和 T10 和 S1 关节融合固定术后的 X 线片，恢复了矢状面平衡，术后参数 SVA35mm，PT20°，PI-LL4°

（李力仙　译，范　涛　校）

第 47 章　并发多平面畸形的腰椎退变性疾病的手术治疗

一、概述

腰椎退变性疾病是腰椎间盘和关节的进行性退化过程。随着此种病理过程的延续，腰椎会发生畸形。由于多平面的外力作用于腰椎，退变性疾病可以导致轴位、冠状位和矢状位的多平面畸形。不对称的进行性恶化的关节突关节退变，腰椎前凸丢失和终板硬化是此类患者共同的特征。进展性的畸形可以在任何解剖结构改变的节段表现出症状。最常见的症状是腰痛和神经根病。腰痛会在某一时间点影响到 80% 的人群，是美国和世界范围内致残的主要原因。腰痛是多因素的，但却是脊柱侧弯和驼背患者最常见症状，而且经过治疗后常常获得改善。神经根病可能是由于腰椎间盘突出或椎管狭窄造成的。通常继发于多平面畸形导致的椎体旋转造成的侧隐窝或椎间孔狭窄（图 47-1）。

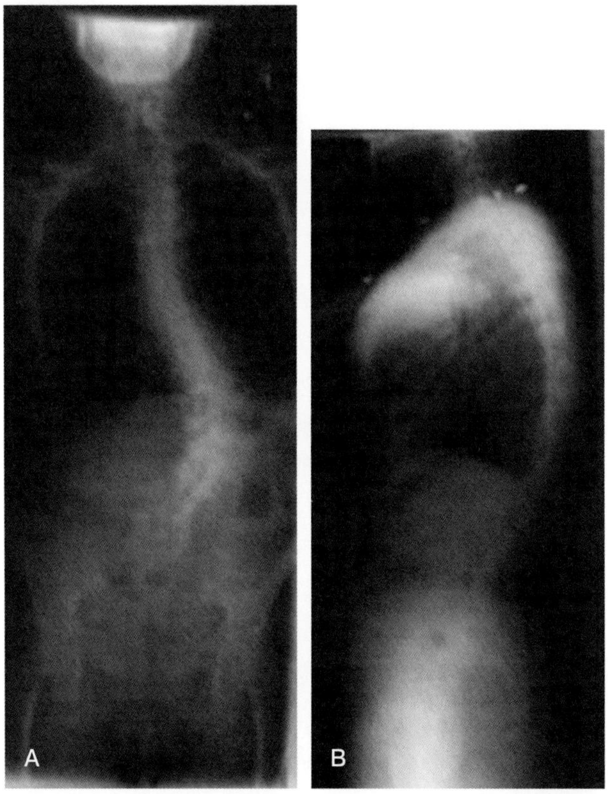

脊柱畸形的原因包括：退变性疾病，青少年原发性脊柱侧弯，Sche uer manr 驼背症脊柱后凸，先天性脊柱侧弯，神经肌肉型脊柱侧弯，创伤后畸形，感染后畸形和医源性畸形。特发性脊柱侧弯常见于儿童或青少年，通常累及胸椎。特发性脊柱侧弯可能随着腰曲退变出现晚期进展。成人症状性畸形源自退变性病变，常局限于胸腰椎，导致脊柱侧弯和后凸。成人脊柱侧弯（广义上指冠状面曲度 ≥ 10°）文献报道的发病率高达 68%（图 47-2）。以前的研究发现：年龄在 50 ～ 84 岁，没有脊柱侧弯畸形的志愿者在平均 12 年的随访过程中有超过 1/3 的人出现新的脊柱侧弯。发生脊柱侧弯的危险因素包括：不对称的椎间盘退变、

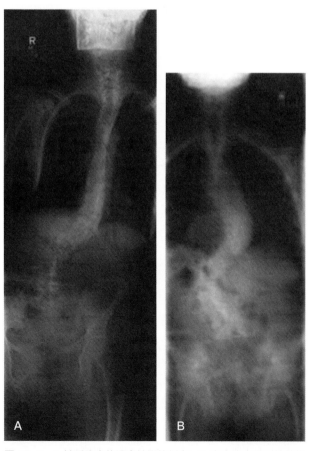

图 47-1 A. 进展性的冠状面成人退变性脊柱侧弯；B.矢状面畸形。注意没有胸椎畸形。扭曲会导致椎间孔狭窄并能够造成神经根病

图 47-2 A. 缺乏胸弯的退变性脊柱侧弯；B. 有主胸弯和刚性结构腰弯的青少年脊柱侧弯。这个弯曲以前是活动的代偿弯。现在是刚性的，是退变的结果

211

旋转性半脱位和 L3 椎体侧方滑脱。本章仅讨论新发生的退变性腰椎多平面畸形。

就退变性腰椎畸形而言，矢状面畸形（脊柱后凸）是最重要和症状最多见的畸形。伴随着旋转半脱位，矢状面失衡会降低退变性脊柱畸形患者的生活质量。为了更好地站立和行走，患者的重心必须位于股骨轴的正上方，这意味着 C7 垂直线必须落在骶骨上。当患者患有腰椎退变性疾病造成不能代偿的重度后凸畸形时，从头到骨盆和脚的重力线向前移动，导致矢状面失衡，作为退变过程的一部分，最初仅表现为椎间盘高度丢失。为了代偿，患者会伸展腰椎重建平衡，这会造成对关节突关节的冲击，产生更严重的疼痛和强直性改变，这进一步加重了椎间孔狭窄，加重了神经性跛行的症状。

过伸也会导致腰肌劳损，造成疼痛和疲劳。随着病情的恶化，腰部伸展不足以恢复平衡。此时机体可以通过旋转骨盆、膝部和臀部屈曲来维持平衡。剧烈的疼痛可能会限制患者站立和行走。理解矢状面平衡在腰椎畸形中的作用和矢状面矫形的方法是治疗此种患者至关重要的一步。

除了腰椎曲度和绝对强度之外，滑脱在腰椎退变和畸形中起重要作用。滑脱通常发生在矢状面上，也可以发生在冠状面上。冠状面的侧方滑脱能导致冠状面畸形，而且能够导致椎间孔压迫和神经根病。冠状面矫形的目标是稳定疼痛节段同时对神经根进行减压。在完成这些操作的同时，脊柱在冠状面上保持平衡。通过此种办法臀部和肩部保持水平，骶正中线通过 C7。为避免医源性的冠状面失代偿，术后可残留部分弯曲或有限矫形。

轴向旋转会导致椎间孔狭窄，增强关节突关节和椎间盘的剪切力。纠正轴位旋转意义不大。因为轴位矫形是最难完成的，尤其是退变畸形常发生于骨质差的老年人。骨质差限制了通过脊柱置入物对骨 - 金属界面的施力。

二、患者选择

与其他任何手术一样，腰椎多平面畸形手术成功的一个重要因素是患者的选择和评估。退变性腰椎畸形手术的指征包括：背痛、神经根病、脊柱失稳造成的功能受限和神经功能进行性恶化。如前所述，腰椎多平面畸形继发于退变性椎间盘疾病和关节突关节的退化。关节囊和韧带的劳损以及肌肉疲劳和脊柱失稳也有很大作用。在非手术治疗的同时，患者有持续不能忍受的疼痛也是手术指征。手术的目的是稳定所有退变的关节和椎间盘，恢复脊柱在矢状面和冠状面的平衡。

在行腰椎退变性畸形手术以前，所有患者应接受综合性非手术治疗。功能状态良好和有轻微疼痛的患者可以行冠状面和矢状面的非手术治疗。理疗、核心肌群训练和非类固醇抗炎药物是主要的非手术治疗手段。放射影像指导下的硬膜外类固醇注射，关节突关节注射和选择性的神经根阻滞可能使部分神经根病的患者受益。非手术治疗失败的中、重度症状的患者，神经功能障碍的患者，严重影响生活质量的伤残性疼痛的患者应当考虑手术治疗。由于手术损伤大，术前患者需要大量咨询。患者和医师均应对手术结果有现实的目标。在手术治疗成人脊柱侧弯和后凸畸形的过程中，一个最容易犯的错误是患者有不切实际的期望值。在术前讨论过程中，患者应当被告知手术本身也有可能造成术后腰痛，随着患者的康复也需要一些时间改善疼痛。神经功能障碍（例如肌力减弱和感觉紊乱）有可能改善，也可能无改善。手术的目的之一就是要防止神经功能障碍的进行性恶化，但术后原有的神经功能障碍可能没有改善。

了解详细病史，包括表现最重和痛苦的症状，是非常重要的。体格检查也能帮助确定病灶部位。伤残性疼痛使患者在就诊时有明显的防痛步态。脊柱后凸的患者会有明显的驼背姿势。脊柱侧弯的患者会有明显的不对称的肩部或臀部倾斜。脊柱后侧凸的患者则兼有这两种特征。颈椎后凸或侧弯的患者除了本体感觉丧失或感觉过敏外，还可以有上肢或下肢的所有或任一肌群肌力减弱。胸椎或腰椎脊柱后凸或侧弯的患者除了下肢本体感觉、轻触觉或针刺觉丧失外，还可以有下肢所有或任一肌群的肌力减弱。反射亢进是颈髓或胸髓病变的反应，而反射减弱则是神经根受累的征象。

站立位前后和侧位 36 寸全脊柱片是评估脊柱需要固定区域的最好检查方式。患者站立时应当臀部和膝部伸直，减少矢状面失稳补偿，片子向上包括枕骨、侧方的肩部和下方的股骨头。在这样的片子上可以测量 Cobb 角、矢状面平衡以及其他脊柱骨盆参数，能够提供有关脊柱排列、退变造成的椎间盘和椎间孔高度丢失的区域和脊柱滑脱的最关键信息。通过比较腰椎站立位、直立位和仰卧位片，过屈和过伸位片以及侧屈位片可以进行动态不稳定的评估。CT 能够提供最佳的骨性结构图像。磁共振能够较好地判断椎管狭窄和椎间盘退变的区域。磁共振的价值在于证实临床诊断的神经压迫和确定需要减压的椎管狭窄的区域。

当临床表现和影像学检查不能明确是受压神经根引起的症状时，电生理检查会发挥关键性作用。神经根分离允许手术医师为充分减压而调整手术方式。手术有时局限于解决症状而不是完全纠正畸形。

医学评估应当包括患者耐受大手术能力的常规评估，这包括心肺评估和全身体检。许多成年脊柱退变畸形的患者是老年人，他们缺乏活动而身体条件较差并伴有一定程度的营养不良。常规实验室检查应当包括全血计数、基本生化检查和凝血检查。在手术前评估有风险的患者并尽可能改善营养状态。血清蛋白，包括白蛋白、转铁蛋白、前白蛋白和视黄醇结合蛋白是评估营养状态最常用的血液检测项目。优化营养状态能提高恢复速度，增加融合率，降低围手术期风险（如感染）。缺乏活动而身体条件较差的患者应当在术前接受理疗康复，提高身体耐力。尤其应当注意缓解髂关节屈肌挛缩。髂关节屈肌挛缩常见于矢状面平衡处于代偿期的患者。患者由于疼痛而不能从事地面健身训练时，应当考虑行水中运动治疗，能够降低体重和维持姿势对脊柱产生的压力，允许患者进行良好的锻炼，伸展躯体和健身训练。骨质疏松症对手术治疗影响极大，因此所有患有骨质疏松症或怀疑有骨质疏松症的患者均应行双能 X 线骨密度仪全身扫描。骨质能够通过补充维生素 D 和钙得到改善。由于吸烟的患者会并发较高比例的假关节和融合翻修，术前禁烟也是非常必要的。

三、术前准备

腰椎退变畸形的复杂性要求进行全面的术前准备。反复考虑病变的生物力学特征、重建后的生物力学情况以及是否需要减压。着眼于治疗的短期和长期结果来分析手术的目标和力学要求，这是本章的焦点。

非手术治疗无效的神经根病需要手术减压。当症状继发于神经根压迫且轴性疼痛较轻时，可以做有限的手术治疗。对于没有明显不稳定和没有严重矢状面失衡的患者可以单纯减压而不融合。微创减压手术对老年人有特殊优势，能够减少失血和住院时间。减压术的主要缺陷是不能恢复矢状面平衡和缓解轴性疼痛。因此在一定程度上存在减压后继发性不稳定的风险。因此减压区域不能破坏所在节段的关节突关节，在动态影像上是坚硬畸形并有放射性的骨质增生，能够提供一定的稳定性，并且不能在交界区或弯曲的顶点减压。如果弯曲整体上是稳定的，手术只是造成一个节段不稳定，那么局部融合就是合理的选择。如果是僵硬的弯曲，在局部融合节段之上或之下均没有滑脱，那么就不能在过渡区或弯曲的顶点手术。通过过屈和过伸位 X 线片可以了解弯曲的柔韧性。侧屈全脊柱 X 线片也有同样的价值。MRI 能够帮助确定减压的准确区域。结合这些信息可以清楚地了解疾病和治疗的生物力学意义。

冠状面畸形可以根据弯曲顶点的位置被定义为胸段、胸腰段或腰段畸形。胸段畸形的弯曲顶点在 T2 和 T11 ～ 12 椎间盘之间，胸腰段畸形的弯曲顶点在 T12 和 L1 之间，腰段畸形的弯曲顶点在 L1 ～ 2 椎间隙的远侧。冠状面畸形根据最大弯或主弯凸面的位置定义为右侧凸侧弯或左侧凸侧弯。这些患者通过代偿性的弯曲来维持平衡，在侧屈像上，这些代偿性的弯曲可以矫形或不可以矫形。Cobb 角测量椎体间的最大弯曲程度，可以用来衡量冠状面和矢状面畸形的程度。从头侧涉及椎体的上终板和尾侧涉及椎体的下终板分别画平行线。再画每个终板线的垂直线，两垂直线交叉所形成的角就定义为 Cobb 角。为了确定融合的最适合节段，要识别出没有轴位旋转的椎骨和中心位于骶骨上的椎骨。冠状面平衡通过骶中心垂直线和 C7 铅垂线（前后位 X 线片上通过 C7 中心的垂直线）之间的距离来定量。矢状面平衡通过骶骨背侧角和 C7 铅垂线（侧位 X 线片上通过 C7 中心的垂直线）之间的距离定量。轴位旋转可以通过三维 CT 扫描重建更好地显示。

矢状面失衡的补偿常通过脊柱骨盆的关系变化来实现。丧失腰椎前凸的患者通常后屈骨盆并伸展臀部，使头部在骨盆中心线上。因此如果将融合扩展到骶骨或骨盆，必须确定脊柱骨盆参数。因为不考虑代偿的问题，所以不考虑对矢状面失衡的矫形不足。骨盆倾斜角或骨盆后屈角是用通过股骨头轴（即两个股骨头的中心点）的垂直线与从股骨头轴到骶骨终板中点连线的夹角来测定的。骶骨倾斜角是通过骶骨终板延长线与水平线的交角来测定的。骨盆入射角是垂直于骶骨终板中点的直线与骶骨终板中点和双侧股骨头轴的连线之间的夹角。骨盆倾斜角＋骶骨倾斜角＝骨盆入射角。理想的腰椎前凸角近似骨盆入射角 +9°，这对确定平背畸形患者矫形所需角度是非常有用的。

治疗成人多平面脊柱畸形成功的关键是校正脊柱平衡。重建冠状面平衡必须使 C7 铅垂线通过骶正中线，至少在骶髂关节区域。如果不能如此，身体重心落于稳定区之外，将增加臀部和膝部的张力，从长期看会导致关节退化，短期会造成功能障碍。检查冠状面偏移矫形如何影响肩部和臀部是非常必要的。从优化功能和美容的角度出发，应当使肩部和臀部保持水平。融合的节段越长，上述考虑就越有价值，因为随着更多的运动节段被固定，患者代偿（医源性的或残余的）失衡的能力逐步降低。如果融合包括胸腰段和腰骶关节，患者的代偿能力就非常有限了。

矢状面矫形是成人退变性畸形矫形的最重要部分。不适当的矢状面矫形会造成持续疼痛和功能丧失。当 C7 铅垂线移位超过骶骨背侧角 5cm 以上时正平衡（positive balance）就会表现出症状。融合节段越长，患者的平衡代偿就越重要。融合节段长意味着代偿能力有限。

患者选择的一个重要方面是确定融合和矫形的节段。医师必须首先理解要解决患者的症状需要什么样的手术（包括：有症状的神经根病需要减压的区域）。对无症状的狭窄区域进行减压不会使患者获益。医师可以通过病史和查体明确患者的症状。MRI 能证实病史和查体的结果并进一步精细评估。在明确减压需求后，也要有稳定退变区域的计划。36 寸站立位脊柱侧弯 X 线片是确定融合节段最重要的检查。它能够展示冠状面和矢状面的序列和平衡，椎间盘高度，椎间孔狭窄和滑脱的区域。过屈和过伸位 X 线片，侧屈 X 线片也能够展现出弯曲的柔韧性。如果患者的问题局限于退变区域且弯曲稳定，可以考虑局部减压和融合。可以通过神经根和关节突关节阻断来确定导致疼痛的局部节段。如果不能确定产生症状的节段，或疼痛的区域位于弯曲的顶点，或是非僵硬弯曲或存在严重的脊柱序列问题，就应当进行整个退变畸形的矫形。

如果必须解决全部的退变畸形，需要评估头侧和尾侧的融合范围。总之，全部畸形应当包括 Cobb levels，融合应当建立在稳定椎体上（椎体中心在骶骨中心线上）。如有可能，融合的头端应当在有完整关节突关节和最小退变的区域。理想情况下，保持后张力带完整，避免过度的邻近节段应力，在畸形交界区结束。在融合区域以上的椎间盘高度应当保留完好，在 X 线和 MRI 上仅可看到轻微的退变征象。如果畸形涉及 L1，就要考虑扩展到胸段脊柱结构的矫形。应当没有交界性后凸和极少的骨质疏松。如果融合必须扩展到胸段脊椎结构，应当思考是否融合应当局限于生理性后凸顶点以下的下位胸椎，或是否应当行上位胸椎的融合。这取决于骨的质量、胸弯和矢状面矫形的要求。对于胸椎过度后凸，骨质疏松或神经功能紊乱的患者，从笔者的经验看移行综合征是由于融合终止于下胸椎。如果患者有可预期的残留的矢状面失衡，融合通常应当扩展到上胸椎。必须权衡结构效益和扩大融合增加的手术风险。骨质量好，矢状面平衡恢复及正常胸椎的患者融合应局限于下胸椎。

融合的尾侧应当包括弯曲的 Cobb levels 和一个稳定的椎体。尾侧融合应当在一个高度正常的椎间盘和关节退变极小的节段结束。在下腰椎水平应当有极小的倾斜并且后张力带在手术结束时保持完整。如果满足了这些条件就有可能在 L5 结束融合。这可以避免将融合扩展到骶骨，保留患者的骶骨活动度，从而发挥正常功能和代偿作用，并且可以减小脊柱手术规模，降低最大的不融合风险：L5～S1 不融合。不幸的是，多数退变性腰椎畸形的患者也有 L5～S1 的退变，需要融合骶骨和骨盆。

如果需要融合到骶骨，必须使易于形成假关节和不融合的区域保持稳定。骶骨螺钉应当是皮质螺钉，理想情况下应当进入 S1 前皮质的前上面，此处骨皮质最厚。单皮质螺钉是非常弱的融合点，仅能提供很小的悬臂梁应力抵抗。前方椎体间移植能够很大程度上减少 L5～S1 融合的张力。这种加压的移植术（前路腰椎椎间融合术、后路腰椎椎间融合术 / 经椎间孔腰椎椎间融合术）能够较好地促进融合。髂骨固定能够在 L5、S1 提供最强有力的抵抗力对抗张力和悬臂力。如果将融合从骶骨扩展到 L2 或其以上节段则应当仔细考虑此种固定是否非常必要。因退变性腰椎疾病的长节段融合能够在手术区域的底部或 S1 螺钉产生非常大的应力，造成骶骨融合失败、骨折、矫形失败或假关节。

前路手术包括 ALIF 和侧方腰椎椎间融合术（LLIF）。这两种手术入路的优点包括通过扩展椎间孔的高度间接减压和避免损伤腰椎后部肌肉。LLIF 手术也能改善 L1～4 节段冠状面的脊柱序列（L5～S1 节段被髂嵴阻挡），但可能需要联合后路手术。ALIF 手术有逆行射精或血管损伤等并发症。LLIF 也有损伤腰丛的风险以及更少见的血管和肠管损伤的风险。总之，前路脊柱手术能够在恢复腰椎前凸、间接神经根减压的同时完成椎间融合，但通常需要联合后路手术来使脊柱骨盆参数恢复正常或接近正常。

大多数脊柱畸形是通过后路手术使用器械固定和骨性融合（可以联合或不联合前路手术）来治疗。后路手术允许直接减压狭窄的椎管和椎间孔。后路手术的优点包括：直接减压，使用 PLIF 或 TLIF 手术完成椎间融合术，能够完成纠正冠状面和矢状面失衡的脊柱截骨术。

减压和融合的节段和手术方式确定后，应当进一步考虑如何重建脊柱序列和平衡（通常需要通过一系列的松解和截骨术）。整个手术过程中要使用神经电生理监测，在截骨闭合时使用运动诱发电位和体感诱发电位进行监测。

截骨术常用于冠状面和矢状面畸形的矫形，尤其适用于僵硬畸形（图 47-3）。可以根据需要恢复矢状面平衡的矫形程度来选择截骨手术。Smith-Ptersen 截骨术（SPO）包括切除涉及节段邻近的关节突关节面、椎板和韧带。SPO 能够在多节段实施，能减压椎间孔，纠正每个节段 5°～10°的脊柱前凸。经椎弓根椎体截骨术（PSO）切除关节突关节、椎板、椎弓根和楔形切除部分椎体。PSO 闭合后能够纠正 30°～40°的腰椎前凸并显著改善矢状面失衡，这对严重的、固定的或僵硬畸形尤其有帮助。与 SPO 相比，PSO 具有更高的并发症发生率（尤其是失血和神经功能缺失）。

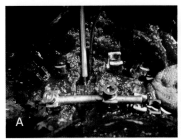
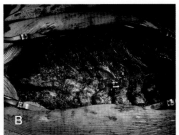
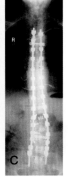

图 47-3　截骨术可以达到特殊目的。A. 经椎弓根椎体截骨术可以大幅度纠正多平面固定性畸形；B.Smith-Petersen 截骨术可以通过后路手术完成有限的矫形；C. 环形截骨术可以完成两平面矫形并提供前方椎体间支撑和融合。环形截骨术也增加了并发症

僵硬的冠状面和矢状面畸形的患者可以行椎体切除（VCR），切除受累节段的椎体，邻近的椎间盘和所有后部结构，是所有截骨术中矫形率最高的术式。VCR 手术发生新的神经功能缺失和大失血的风险非常大。在三级医院有经验的矫形医师仅选择僵硬畸形的患者行 VCR 手术。

四、手术操作

在完成前述的手术计划后，患者就可以接受手术治疗，手术可以是分阶段的，取决于临床条件和工作量。

通常选择椎弓根螺钉固定这种退变的多平面畸形的矫形。椎弓根螺钉能够提供三柱固定和多个接触点。开放徒手技术依赖于解剖标志点和 X 线透视。椎弓根螺钉的直径和长度可以在术前通过 CT 扫描资料确定。在术中可以根据椎弓根穿刺获得的信息最终确定使用何种椎弓根螺钉。

手术的目标是实现融合，如何避免假关节在手术中有举足轻重的地位。接受这种手术的患者通常是老年人，骨质差，常伴有合并症和需要多节段固定。这些均是假关节的危险因素，因此关节融合术是至关重要的。骨质疏松的患者使用骨水泥增强的椎弓根螺钉能够通过增加拔出抵抗力来降低失败率。在行关节融合术前对术区行脉冲灌洗，要保留磨除的骨沫。使用磨钻在所有骨性结构的表面磨除骨皮质直到能看到出血点，然后放置骨沫。由于异位骨形成和其他并发症的原因，是否使用骨形成蛋白仍存争议。使用髂骨移植能够提高关节融合的概率但易伴发严重的并发症。另外，接受手术的患者经常是以前取过髂骨的翻修手术或需要髂骨固定，这两种情况均限制了髂骨移植。局部获得的自体骨、磷酸钙盐和脱钙骨基质可以替代髂骨，骨传导材料的混合使用有助于实现牢固的关节融合术。直流电刺激对骨融合有促进作用，有助于关节融合。

相当大比例的多平面退变性畸形的患者患有骨质疏松症。没有必要将患有骨质疏松症但能够耐受手术的患者排除出去。术前与内分泌医师一道共同努力优化药物治疗方案，使他们在接受手术时处于最佳状态。表现为拔钉的器械固定失败是骨质疏松症患者的现实威胁。另一项对骨质疏松症患者有帮助的技术是更长节段融合和锚定融合节段的髂骨固定。椎体间融合既卸载了椎弓根螺钉的负荷也促进了融合。如上所述，必须细致认真地行关节融合术。

五、术后治疗

融合手术的预后取决于很多因素，但最重要的是融合节段的数量。例如，在微创单节段融合术后 2 天，患者即可出院。接受大范围融合的患者（例如 T4 至髂骨融合）要在重症监护室至少观察一晚，住院 1 周或更长的时间。恢复较好或能够正常日常活动的患者可以出院后回家，而对于老年人或接受大范围手术的患者可能需要急性或亚急性康复治疗。骨性融合的过程，也就是患者的恢复过程，至少需要 3 个月甚至长达 1 年。虽然主要取决于医师，但是佩戴胸腰椎脊柱融合矫形器 6 个月是常规。

需要长节段融合到骶骨和高度矢状面不平衡的矫形患者会有更多的围术期并发症。感染是手术的常见并发症，尤其是间隔时间较短的分期手术的患者（更易发生）。术前认真准备，手术后使用抗生素（第二阶段增加厌氧菌抗生素），细致的备皮，提高团队的警惕性和注重无菌操作均对防止感染有帮助。另外，在关节融合术前使用灌注抗生素的脉冲灌洗是重要步骤。防止感染不能只停留在手术室。手术后所有的引流管拔出后再停用抗生素，手术切口保持清洁和干燥。

如果发生感染，冲洗伤口和长期静脉应用抗生素是主流的治疗方法。除非已经骨性融合，否则没有必要去除内固定。为获得最佳效果，有时需要联合整形科医师进行伤口清创或闭合伤口。在畸形矫形术后感染的患者需相当长的时间恢复。在感染发生后使用皮肤破溃预防技术（包括早期活动、专业用床和护理意识）是非常重要的。

假关节是一个可怕的并发症。CT 扫描可以发现椎体间或关节突的不融合，是评估假关节最好的检查方法。影像检查发现的假关节如果没有症状是不用处置的，因此必须明确假关节是否有症状。形成假关节的因素是多方面的，关节融合技术、吸烟、骨质、药物使用（类固醇）和并发疾病（骨质疏松症、糖尿病、肥胖）是常见致病因素。可以通过术前计划和患者的行为矫正来降低或根除这些风险。在手术过程中使用良好的自体骨、细致准备融合区域以及应用新进展（如骨形成蛋白）能够降低假关节风险。术后鼓励活动和不使用抗炎药物也是降低假关节风险的方法。高风险的患者可以使用骨生长刺激器。

邻近节段疾病也可能发生，尤其在有长力臂固定的退变脊柱。为了降低邻近节段的应力，应当遵循以前讨论过的头端和尾端固定节段的确定原则（图 47-4）。在正常椎间盘且有轻微退变的节段下方停止固定。不要在弯曲顶点的下方结束固定并且要使固定能够恢复矢状面平衡。术中不要在切除的过程中破坏固定节段以上或以下的关节突。

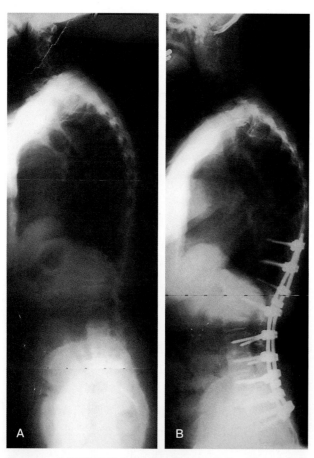

图 47-4 此例退变性脊柱侧弯需要融合到下胸椎，避开了生理性后凸的顶点

手术过程中意外切开硬膜是常见的并发症，在翻修手术中它的发生比例更高。瘢痕切除会伴随着风险，而在截骨节段瘢痕切除范围广泛。一期闭合，贴敷硬膜移植材料和纤维蛋白胶的联合使用可以解决硬脊膜意外切开的问题。如果术后患者有持续的脑脊液漏，就需要腰大池引流术或更少应用的脑室引流术来实现暂时的脑脊液分流。

术后并发症包括：心肌梗死、血栓栓塞、肺炎、凝血功能障碍、定位障碍和输血反应等可以通过预防、监测和支持护理来治疗。治疗这些患者的团队需要接受预防、监测和支持等全方位的培训。再次强调，经过大量失血的长时间手术和可能长期住院治疗的老年人容易发生上述并发症。要尤其注意手术台上患者的体位和垫子的使用。血栓栓塞并发症可以通过使用连续加压装置，术后使用静脉血栓预防药物（笔者在术后 1 天开始应用）和早期活动来预防。

最后一个需要提及的并发症是术后缺血性视神经病变，虽然少见但可能发生。这种急性视神经病变可能是非动脉炎性的或动脉炎性的，常见于老年患者。动脉炎性视神经病变伴随着巨细胞性动脉炎，以视觉丧失和视盘水肿为特征，通常是永久性的，有些患者可能在几周或几个月内恢复，发生率是（1~10）10 000，是由循环紊乱造成的，与直接压迫无关。

六、结论

腰椎退变性疾病是一种进展性的椎间盘和关节退变，能够导致脊柱在各个平面的畸形。最常见的症状是背部疼痛和神经根病。在处理退变性腰椎畸形时，矢状面畸形经常是最重要的和引起症状的考量。在使用最大药物剂量仍无法镇痛，严重影响生活质量的患者应当接受手术治疗。

手术治疗的目的是稳定引起症状的退变关节和椎间盘，恢复脊柱在矢状面和冠状面的平衡。评估需要稳定的脊柱节段最的好检查是 36 寸脊柱侧弯 X 线片。由于此种手术范围广泛，因此需要全面的术前评估，包括：医疗、营养和治疗咨询。成功手术矫形的关键是前期规划、减压、选择适当的头侧和尾侧固定节段、恢复脊柱平衡。通常，在必要时行截骨术来实现合适的矫形。关节融合是此类手术的理想结果。

手术治疗腰椎退变性疾病引起的多平面畸形有很多并发症，但只要遵循手术原则和注意细节，患者和医师就能够获得相当积极的结果。

（李力仙 译，范 涛 校）

第 48 章　全骶骨切除术

一、概述

成功完整地切除骶骨和脊柱骨盆重建手术要求医师对局部区域解剖、术后功能及生物力学的改变都要有透彻的了解。骶骨的血供主要为骶骨腹侧血管结构，包括源自腹主动脉的骶正中动脉，以及来自髂内血管分支的骶外侧动脉。此外，直肠、膀胱和输尿管、髂血管也都位于骶骨腹侧。在背部，骶管内硬膜囊终止于 S2 水平。全骶骨切除术需要切除 L5 以下所有骶神经根，因此，要求做到确保硬膜囊严密闭合，防止脑脊液漏发生或假性脊膜膨出形成。

笔者常把骶部病变的切除归为中线切除和侧方切除，在处理骶关节软骨肉瘤等病变时，对侧方的病灶进行保留。中线切除基于神经根牺牲水平进一步分为四组，包括低位骶骨切除（S4 及以下）、中位骶骨切除（S3 及以下）、高位骶骨切除（双侧 S2 及以下）和全骶骨切除术（双侧 S1 及以下）。保护双侧 L5 神经根对于以后步行是必要的。根据笔者的统计，进行的高位或全骶骨切除的患者，有 66.7% 离床活动没有困难，33.3% 在外部支持的帮助下能够行走；而所有中低骶骨切除术后的患者无运动障碍，由于保留了双侧的 S2 及以上神经根，获得了满意的排便排尿控制和性功能。高位以及全骶骨切除术会引起肠道 / 膀胱以及性功能障碍（不能获得勃起）。在笔者治疗的病例中，术后一年统计，62.5% 中位骶骨切除的患者保留有完整的膀胱功能，71.4% 有完整的肠道功能，低位骶部切除患者 91.7% 有完整的膀胱功能和肠道功能。当然在大多数患者中，肠道功能障碍可以通过排便训练得到圆满解决，包括保持粪便成形以及定期使用泻药和灌肠，而膀胱功能障碍需要间歇导尿。

骶骨本身没有内在的稳定性。后部韧带结构，特别是骶髂韧带，对维持骨盆环的稳定提供了主要的支撑作用。切除 S1 远端的骶骨同时保留骶髂韧带，不需要给术后行走提供额外的稳定保护。而全骶骨切除术导致腰椎与骨盆结构分离，破坏骨盆环稳定性。因此，骶骨全切除术后脊柱 - 骨盆的重建不仅应该提供一个腰椎和两侧髂骨翼之间的结合，而且应该重建骨盆环，亦即骨盆重建。

二、患者选择

全骶骨切除手术最适合患有局部侵袭性骶骨肿瘤的患者，如肉瘤、软骨肉瘤或脊索瘤。也适用于没有远处转移且有良好的治疗条件局部浸润性直肠癌或者宫颈癌患者。全骶骨切除术是一个涉及范围广泛的外科手术，往往伴有大量的失血。因此，它通常被建议用于年轻的或者其他方面健康的患者。应谨慎用于那些老年人和有严重疾病的患者，比如呼吸系统疾病、冠状动脉疾病或心脏衰竭。当考虑用手术治疗涉及这一区域的某些肿瘤时，也应考虑一些患者在到癌症中心之前已经做过放疗或者有限的骶骨手术。对于一部分患者来说，这些方式可能在一定的时间内阻止肿瘤进展，但对于大多数患者，疾病必将最终复发，并伴随神经系统功能减退。

对于可能需要进行全骶骨切除手术的患者，都应该在 CT 引导下穿刺活检。活检部位和针道要涵盖在根治性切除手术的区域内。对大多数患者而言，X 线平片、血管成像、CT 扫描和 MRI 都应在手术前进行，以便得到完整的影像学资料。普通 X 线平片显示脊柱的排列和骶骨的骨破坏程度；MRI 是显示软组织受累程度的最佳方法，也可以显示与直肠和神经结构等邻近结构的关系（图 48-1）。CT 扫描最能显示骨质量改变和骨质的破坏程度。

确定哪种手术入路是恰当的，也就是说是选择单纯后侧入路，还是前后联合分期入路，前述的术前评估应考虑在内（图 48-1）。前后联合分期入路是显露直肠和髂血管的安全通道，但其中的缺点是额外的并发症风险，比如剖腹手术以及两阶段手术间隔更长的住院时间。因此，笔者适当扩大后方入路的适应证或者选择后方入路的病例。选择前后联合分期入路指征包括：患者在过去进行过大剂量的放射治疗，有直肠受累或者需要一个肌皮瓣来闭合软组织缺损。

手术潜在风险主要与外科手术的程度、出血量，以及对周围组织的损伤有关。结肠离肿瘤很近，容易与肿瘤紧密粘连，在手术中常处于易受损伤的危险之中。髂内、髂外血管，主动脉和下腔静脉也易受到损伤。术中髂内血管被结扎，而髂外血管的损伤可能造成潜在的肢体功能丧失。伤口裂开或存在影响愈合的并发症也应该关注，尤其是在那些接受放射治疗或以前有过腹部手术的患者。因此，在骶骨全切除术前咨询整形外科医师非常重要，而且用带血管蒂皮瓣还是游离皮瓣应事先计划安排好。

三、术前准备

因为在手术中结肠和直肠有损伤的风险，患者术前都要有充分的肠道准备。笔者通常在术前和术后立即预防性使用抗生素，如第二代头孢菌素类抗生素。不需要任何特定的抗生素方案，也不需要其他特殊的药物。

四、手术过程

1. 麻醉技术　建立良好的血管通路及中心静脉压监测是必需的，因为手术中可能发生大量失血。同时需要准备大口径静脉导管来随时输入大量的液体和血液。麻醉药应是标准型的。椎管内阻滞通常不予考虑，因为在骶骨切除后骶管的下端将是开放的，因此，麻醉药不会持续保留在硬膜外间隙，也不会特意诱发低血压。如果考虑到术后出现脑脊液漏的风险，应使用腰大池外引流，但它不是常规应用的。

2. 监测　常规进行连续肌电图监测，保证手术过程中脊髓运动功能的正常，尤其是 L4 和 L5 神经根和计划保留的骶神经根。

3. 覆盖　在手术的任何阶段，均不使用任何特殊

的覆盖。单纯后方入路或者分阶段手术的后方入路在覆盖之前，用一般浓度指征碘伏（普渡制药公司，斯坦福，康涅狄格）冲洗直肠，而肛门通常是缝合的。尾骨包括在覆盖的范围之内，因为手术的范围向下延伸到尾骨附近的结构。

4. 单纯后方入路　患者俯卧，保持 Kraske 姿势，注意预防面部压疮（图 48-2A），头部使用 Mayfield 头架固定（图 48-2B）。手术切口选择后正中，从 L2～3 棘突延伸到尾骨的顶端，确定腰骶筋膜，解剖腰骶筋膜外侧至髂嵴。放置自动牵开器，避免牵拉臀大肌和臀中肌使其得以保留，以便随后可以用作带蒂皮瓣。骶骨完全显露，随后显露骶尾部侧壁到双侧坐骨切迹，除 L3～5 的小关节、棘突和横突外，双侧髂后嵴也完全显露（图 48-3A）。随后，切除 L5 椎板，解剖双侧 L5～S1 椎间孔并切开，显露两侧 L5 和 S1 神经根。通常在这个部位，可以发现肿瘤延伸到骶骨椎体。使用一个高速金刚砂切割钻、行髂骨截骨（图 48-3B），从硬膜囊到坐骨切迹整个范围内显露 L5 神经根的走行。切断 L5 神经根下面的硬膜囊并用 5-0 缝线双层严密缝合闭合硬膜囊（萨默维尔公司，新泽西）或使用 0-silk 双层连续缝合来封闭硬脊膜囊，保持水密封状态。关闭硬膜囊后，可以看到 L5～S1 的椎间盘的整个背面，此时很容易进行椎间盘切除。用 Penfield 剥离器保护髂血管和骶正中动静脉，骶骨近端的断面就从腰椎分离开来。在 L5～S1 椎间隙放置椎间盘牵开器，骶骨用骨钩整齐的撑起，获得充足的腹侧手术的空间，这是保持腹侧血管和直肠的关键。找到并确认骶前动脉和骶外侧动脉和静脉，然后予以结扎。髂内动脉和静脉是术中大出血的潜在来源，予以结扎和切断（图 48-4）。随后，将直肠系膜从骶骨腹壁表面和肿瘤表面游离，通常使用基特纳解剖器来进行。

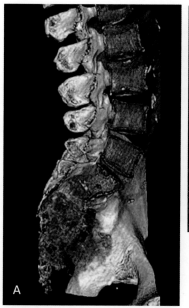

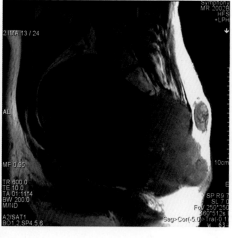

图 48-1　A. 术前三维增强 CT 显示腰骶部区域的肿瘤血供丰富，肿瘤从 S1 延伸到 S5，主要的血管未受侵袭，适合单纯后路入路（Reproduced with permission from Neurosurgery, 2008, 63 [ONS Suppl 1]: ONS117—ONS122.）；B. 术前 MRI 显示脊索瘤侵袭骶骨从 S2 到 S3 节段，患者主诉顽固性局部疼痛和双侧坐骨神经痛以及逐渐加重的肠道和膀胱功能障碍。决定实施两阶段手术入路（Reproduced with permission from Neurosurgical Operative Atlas, 2007, 7: 11-20.）

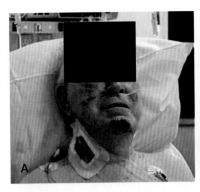
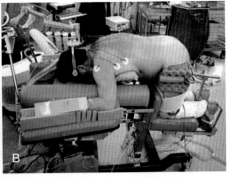

图 48-2 A. 术中俯卧位由于头枕出现面部压疮，可见面骨突出部位的下巴处出现瘀斑；B. 患者置 Kraske 位，接受全骶骨切除术与梅菲尔头架固定（引自：JNeurosurg Spine, 2011, 14：85-87.）

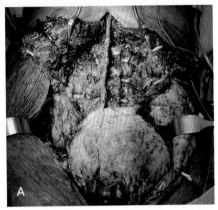
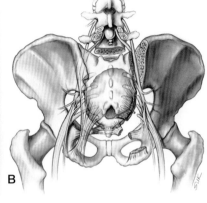

图 48-3 A. 单纯后方入路和两阶段入路的第 2 阶段。术中照片显示 L3 ～ 5 小关节突、棘突、横突、髂后嵴、骶骨和肿瘤。B. 单纯后方入路和两阶段入路的第 2 阶段。模式图显示 L5 椎板切除和双侧 L5 ～ S1 椎间孔切开术完成后的腰骶部地背面观。还表明了 L5 ～ S1 椎间盘切除术，右侧背部骶髂关节截骨术。在 L5 神经根的远端进行硬膜囊结扎（引自：JNeurosurg, 1997, 87：781-787.）

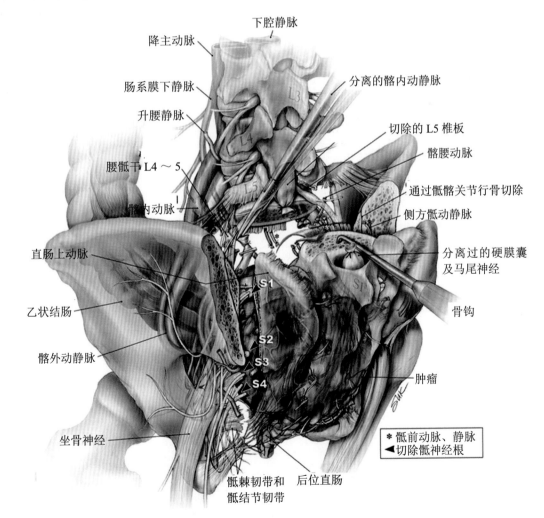

图 48-4 单纯后方入路。模式图显示游离骶骨后控制、分离、结扎腹侧血管（Neurosurgery 2008；63 [ONS Suppl 1]：ONS117—ONS122.）

第三篇 · 腰骶脊柱

下一步，确定双侧腰骶干和坐骨切迹，横断双侧S1～5神经根，但是双侧L4和L5神经根均应精心保留，这对手术后患者的行走是至关重要的。最后，横断骶髂关节、骶骨棘突，以及把骶骨与其他盆腔结构连接上的使骶骨可以运动的骶结节韧带。离断骶髂关节会导致盆腔相关事件的发生概率增加，但这种变化对矢状面平衡，疼痛和行走的长期影响仍有待调查。

在切除骶骨之前，轻柔分离直肠，使其尽量远离尾骨的顶端。特别注意避免造成直肠穿孔，因为这将带来由直肠内容物污染手术区域的感染风险。整个骶骨和肿瘤现在完全游离，予以整块切除。切除骶骨后，检查直肠以确保直肠腔没有损失。此时，结扎的髂动脉和静脉都清晰可见。因此，这些血管边缘以2-0丝线加强缝扎，防止术后出血。重建和缝合的内容将在后面章节讨论。

5. 前后两阶段入路

（1）第一阶段前方入路：首先进行正中剖腹探查，将直肠乙状结肠和血管结构（下腔静脉和主动脉）从脊椎前面牵开，使它们从L5～S1椎间盘前缘处移动相当的距离，以利于施行L5～S1椎间盘切除术。局部血管也被牵开，以便能看清楚L4和L5神经根（图48-5）。

双重结扎并切断髂内动脉和静脉，辨明骶骨前、外侧血管给予结扎并切断（图48-5A，B）。一旦骶骨的血管被阻断，骶前静脉丛也要给予电凝。将骶骨翼向两侧分离，以便识别腰骶干和L4及L5神经根。在手术的这个阶段，还要弄清楚双侧S1裂孔及S1神经根。在完成骶骨全切除之前，应进行L5～S1椎间盘切除（图48-6）。在完成椎间盘切除以及把肠管从骶骨腹侧和（或）肿瘤分离后，把一个硅橡胶板（Bentec Medical, Inc., Woodland, CA）放在这些结构的背侧，以防止它们与肿瘤以及骶骨本身在二期手术进行之前发生粘连。

第一阶段的最后部分是取得一个带蒂的垂直腹直肌皮瓣（基于下腹壁的动脉和静脉之上），这个肌皮瓣随后被放置在腹腔中（图48-7）。关闭腹壁，送患者到重症监护病房。

（2）第二阶段后路：第二阶段通常是在48小时内进行，为了减少肠梗阻，肠管与肌皮瓣和硅橡胶板之间潜在的粘连。患者俯卧位，头部固定在梅菲尔德头架，事先清洁灌肠。后正中切口，从L2～3棘突向下，延伸至尾骨尖。接下来的步骤是辨别在第一阶段（即前方入路）过程指征血管结扎和大部分的直肠解剖情况。

将骶髂关节完全离断，此时会发生大量的出血，因为在第一阶段骶骨血流阻断时不好辨认位于腹侧的静脉开始出血。然后全部切除骶骨，同时保留两侧的L4和L5神经根。然后用手压迫和双极电凝烧灼的方法来控制手术保留下来的血管的出血。骶骨切除后，再次检查直肠，确保直肠腔没有侵犯。

6. 脊柱骨盆重建 经充分止血之后，开始重建。这个过程可用许多不同的技术来重建脊柱-骨盆连接。目前，笔者使用的方法说明如下：使用标准的参照，L3～5椎弓根螺钉被放置在双侧。

安置椎弓钉后，除了髂骨间棒外，先放置6mm横向螺纹杆，两端朝向髂骨皮质表面的外面，并安置髂骨螺钉。椎弓根螺钉相互连接，髂骨螺钉通过6mm的单独螺纹杆进行连接。通过T形连接器，连接髂骨间棒与6mm的单独螺纹杆，T形连接器跨接在椎弓根钉棒上。然后用抗生素溶液冲洗整个术区。

此时，应用切割钻头磨除L3～L5椎小关节、横突、椎板皮质，然后植骨，从L3椎体横突双侧向下延伸到髂骨的中后部，使用脱钙骨基质，同种异体移植物、自体骨等进行融合。由于大部分髂骨必须保留以备重建，能够实现融合的自体骨数量可能相当有限。将股骨头成形后平行置入，钛丝固定，从一个髂骨延伸到另一个，骨片都放置到这个区域，使整个缺陷最终被填充（图48-8）。

7. 软组织重建 在单纯后方入路中，要为直肠建立一个屏障，这是防止直肠疝入骶骨缺损区的唯一办法，臀大肌皮瓣通常被用来覆盖这个缺损，由脱细胞真皮基质生成的假体直肠吊索，亦即人造皮肤（LifeCell

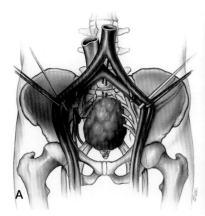

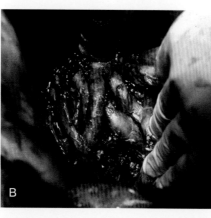

图48-5 A. 手术第一阶段示意图：剖腹术之后腰骶部区域的腹面观。下腔静脉、主动脉，以及它们的主要分支，被牵开以便可看到L5～S1椎间盘，以及允许放回这些结构以识别腰干（L4及L5神经根）。结扎下腹部以及骶正中、两侧血管，亦能看到双侧S1孔及S1神经根。S2～5神经根通常由于肿瘤粘连而不好辨认（Reproduced with permission from J Neurosurg, 1997, 87: 781-787.）。B. 剖腹手术中的手术照片。显示主动脉分叉、髂总静脉和输尿管，以及更下方L5～S1椎间盘空间和骶骨（Reproduced with permission from Neurosurgical Operative Atlas, 2007, 7: 11-20.）

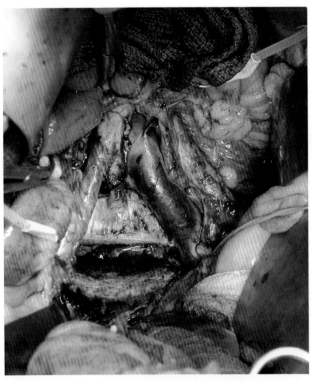

图 48-6　中位剖腹手术中的手术照片。显示主动脉分叉、髂总静脉和输尿管，以及 L5 ～ S1 椎间盘切除（Reproduced with permission from Neurosurgical Operative Atlas, 2007, 7: 11-20.）

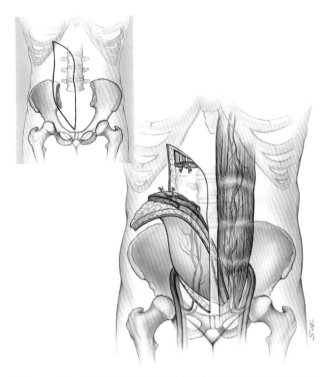

图 48-7　第一阶段腹侧观。取下一个带有皮肤、皮下脂肪组织及血管的腹直肌皮瓣。仔细保护腹壁内侧血管，然后放置皮瓣在腹腔内，缝合切口（Reproduced with permission from J Neurosurg, 1997, 87: 781-787.）

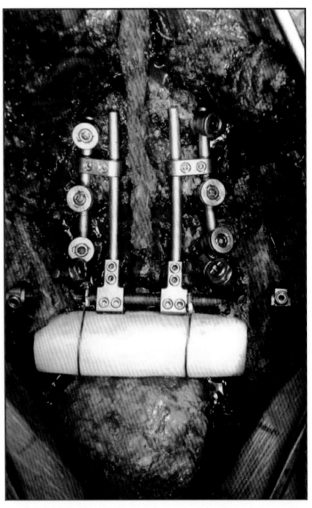

图 48-8　单纯后方入路和两阶段入路的第 2 阶段。脊柱骨盆重建的术中照片，使用 L3 ～ 5 椎弓根螺钉，T 型连接器，6mm 螺纹髂骨间棒和双侧髂骨螺钉。股骨头移植被认为是弥合髂骨间缺损，确认并固定在髂骨间的连杆和用钛丝连接髂骨螺钉的连杆上（Reproduced with permission from Neurosurgery , 2008, 63 [ONS Suppl 1]：ONS117—ONS122.）

C.，Branchburg，New Jersey），SurgiMend（TEI biosciences，Boston，Massachusetts），或 Veritas（Baxter，Chicago，Illinois），用聚丙烯缝线缝合到位（Ethicon，Inc.，Someville，NJ）。除此之外，如果需要的话，其余广泛的手术缺陷应进一步用骶棘肌（PSM）皮瓣，带蒂背阔肌（LD）或者游离皮瓣来进行修复。

　　在这前后两阶段的入路中，脊柱骨盆重建后，需要用在第一阶段操作的取得的垂直带蒂腹直肌皮瓣（VRAM）来覆盖骶骨缺损，来修复骨质缺损。成形皮瓣，以便以前保存的皮岛置入在它的背面。

　　VRAM 皮瓣是金标准，但它只在两阶段入路时是可行的。因此，应建立更系统的后入路软组织重建方法。笔者的软组织重建方法如图所示（图 48-9B）。

　　8. 关闭切口　伤口缝合采用可吸收缝线，通常使用 0 或 2-0 薇乔缝线（Ethicon，Inc.）来关闭肌肉和皮下组织层，皮肤用 3-0 尼龙缝线连续缝合。留置术腔

第三篇　腰骶脊柱

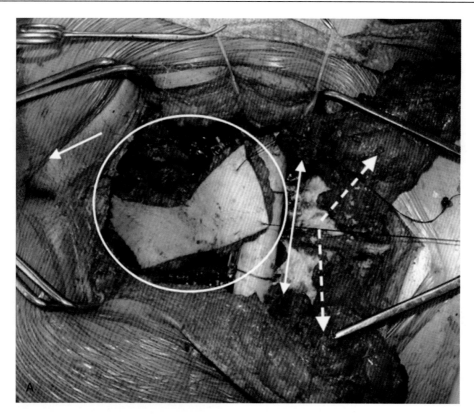

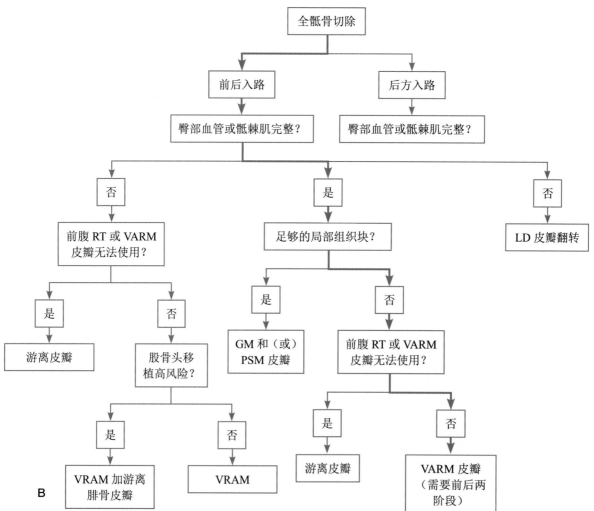

图 48-9 A. 术中照片，显示腹直肌皮瓣放置 (Reproduced with permission from J Neurosurg Spine，2015，22：571-581.)；B. 软组织重建的方法，以粗体显示笔者采取垂直 VARM 皮瓣的标准入路。LD flap. 带蒂背阔肌皮瓣；GM flap. 臀大肌皮瓣；PSM flap. 骶棘肌皮瓣

引流，引流管通常放置在手术床上，适当延长留置时间通常为 10 天到 2 周，直到引流不少于 30ml/d。术后，患者持续使用第二代头孢菌素直至拔除引流管。

五、术后管理

在手术后的第 1 和第 2 阶段之间 7～10 天，由于支配远端胃肠道的神经被切断，预计会出现长时间的肠梗阻。患者通常会失去大量的血液，必须接受大量的体液和血液制品以补充血容量。患者术后可能保持气管插管数天，直到喉水肿消退为止。患者在术后卧床时间长短不一，这取决于整形外科医师根据皮肤缝合类型所提出的建议。

手术后，患者的活动是应该逐步进行的。首先，患者可以在病床上变换体位；然后，患者在刚开始活动时可以应用双侧大腿部展开的 thoracolumbosacral 矫形器。手术后 6 个月患者下地时，建议最好佩戴支架。患者开始行走时，通常借助双杠练习，然后应用助行器，逐渐用四点着地拐杖，最后过渡到独立行走。

手术后，应该仔细观察切口以防感染，因为这个手术时间过长。手术区域造成的缺损非常大，因此该区域出现血肿或形成积液的情况不是没有的，这就增加了感染的概率。为了避免上述这些情况的发生，软组织重建应充分讨论计划，留置引流管，一旦引流量明显减少，应尽早去除引流管。

肠道损伤是一个严重的问题。如果手术区域出现粪便污染，患者应该做近端回肠造瘘术。这样，远端消化道就保持了较长时间的清洁，直到切口完全愈合。

第二阶段手术之后，患者在相当长的一段时间内，通过胃饲管或者静脉注射得到营养支持，因为术后肠梗阻往往会持续很长一段时间。手术后患者下肢易出现常见神经性疼痛，常常通过口服镇痛药、消炎药或者神经性药物如加巴喷丁和普瑞巴林等予以治疗。

术前同患者详细地讨论手术过程很重要。这是一个高风险的、操作范围非常广泛的手术。术后功能缺失非常大。患者应当与康复医师，如果可能，与其他接受过相同类型的手术患者面谈，充分认识手术范围，在心理上为手术和康复阶段做好准备。

术后影像学

术后影像学复查通常是使用 MRI，尽管术区由于金属置入物的存在导致图像质量明显的降低。在术后早期，由于手术的改变，X 线的判读可能相当困难。术后 3 个月时，脊柱腰骶部 X 线平片可以判读脊柱序列及骨融合状态（图 48-10）。

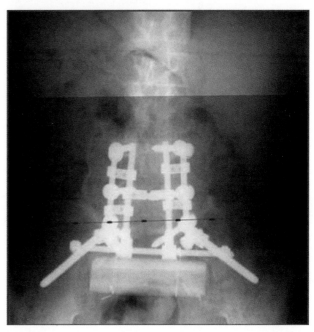

图 48-10 术后 9 个月患者的前后腰骶部 X 线显示髂腰重建，以及新形成的融合骨块（Reproduced with permission from Neurosurgery，2008，63 [ONS Suppl 1]：ONS117—ONS122.）

六、结论

全骶骨切除术是一个技术要求很高的手术，并需要多个外科领域专业技术的结合（如外科肿瘤学、神经外科学、骨科手术学、血管外科学），才能顺利进行。术中及术后并发症的发生，特别是开腹手术的并发症，可能相当严重，因此，应尽可能选择单纯后方入路。脊柱骨盆重建或融合是复杂的，需要一个有经验的脊柱外科医师和先进的脊柱器械技术。

（刘乃杰 译，范 涛 校）

第三篇 腰骶脊柱

第 49 章　后外侧入路腰椎融合术

一、概述

后外侧入路腰椎融合术是一种广泛使用的技术，用于治疗大量的脊柱病变。彻底了解其解剖、适应证、手术技巧及术后管理，是手术成功的关键。

二、患者选择

患者的选择是腰椎融合成功的关键因素。后外侧腰椎融合术的适应证包括创伤、肿瘤、感染和脊椎滑脱等继发的脊柱不稳定。此外，椎板减压术后的医源性不稳定也不少见。更具争议的是没有表现出不稳定的退行性椎间盘疾病融合，然而，在某些选择的病例中，进行融合效果是非常有效的。如果术前存在不稳，动态 X 线评估应该包括站立、俯卧位以及全脊柱静息位。这些对于术前了解不稳定和需要考虑的任何相关畸形都是必要的。

除椎间融合外，后外侧融合可用作椎弓根螺钉内固定的原位融合。只有建立在对生物力学理解的基础上，才能判定选用何种技术对患者有益。腰骶关节通常使用椎间植骨融合和椎弓根螺钉获得稳定的结构。

就像其他所有手术过程一样，手术适应证除了与患者自身因素有关外，还包括社会心理因素。出血性疾病、代谢性骨异常、免疫抑制和癌症等有更大的风险和更差的结果。肥胖和糖尿病是常见的，可能的话，应该鼓励术前减肥。吸烟者需要戒烟。如果决定使用椎弓根螺钉或椎体间融合器时，高龄和心血管患者高风险也是很重要的参考因素。

社会心理因素可能阻碍良好的结果，包括工人的赔偿案件、未决诉讼、心理疾病，以及药物依赖或药物寻求行为。

三、术前准备

术前进行常规实验室检查和诊断性放射学检查，并根据患者病情进行深入的医疗评估。如果合并肿瘤，应有完整的肿瘤诊疗计划，包括全套的转移性指标，了解患者的预期寿命和疾病严重程度。如果怀疑感染，应化验红细胞沉降率和 C 反应蛋白。除了血和尿的培养外，血库也应该有充足的血液储备。

手术室应配备杰克逊脊柱组合式手术床或装备，透视和术中神经电生理监测。如果需要，计算机导航和三维透视也可以配备。术前影像学应该清晰显示，并在手术过程很容易看到。

留置两个大口径外周静脉通路和 Foley 导尿管。对某些其他脏器合并症患者或者失血较多的情况，留置动脉通路和中心静脉通路。这些情况可以适用多级融合、截骨以及血供丰富的肿瘤，此时，应该预先放置监测体感诱发电位和肌电图的电极。

患者俯卧在杰克逊脊柱组合式手术床上。压力点应均匀分布于上胸部、髂前上棘和大腿近侧，手臂伸展到最大 90°，并用软垫防止压迫臂丛神经和尺神经，膝盖也应垫好，脚抬离床面，腹部保持放松，避免下肢静脉充血和脊髓硬脊膜外静脉性出血。垫高臀部使其处于伸展位，达到生理性脊柱前凸。

采用机械方法预防深静脉血栓形成（DVT），比如通过连续压迫装置或弹力长袜。放置暖毯防止发生意外体温过低。皮肤切开前应给予预防性抗生素治疗。

四、手术过程

定位后，笔者把 18 号针头刺入棘突内，透视获得荧光图像（图 49-1）。然后注射少量的亚甲蓝，拔出针头（图 49-2）。注入亚甲蓝前，应注意确保针尖位置不过深过浅，并于棘突上注射。透视定位注射部位，标记确定皮肤切口。

患者体位摆好，消毒，铺无菌巾。背部中线纵切口，切开皮肤，用单极电刀切开皮下组织、脂肪、筋膜，显露棘突。根据术前注射的亚甲蓝明确解剖部位（图 49-3）。使用单极电刀或者 Cobb 拉钩从骨膜下进行剥离肌肉，然后沿棘突根部，椎板分离显露椎板，关节突及横突两侧。术中使用美敦力的 Aquamantys 电凝进行烧灼可以获得迅速的止血效果。

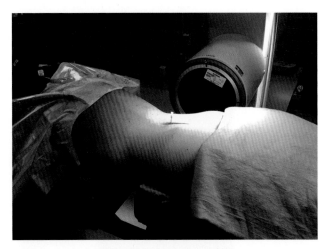

图 49-1　一枚 18 号针头插入到棘突内进行定位

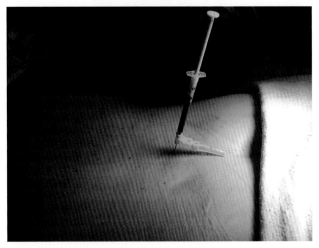

图 49-2　利用 X 射线透视定位，清晰显示针头位置，注入 0.3 ～ 0.5ml 亚甲蓝

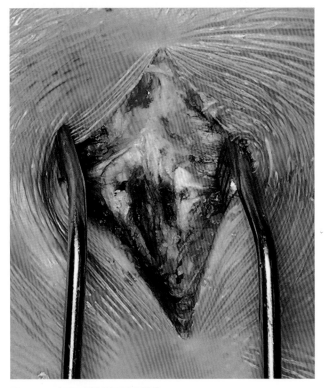

图 49-3　切开后棘突可见亚甲蓝

分离过程中使用自动牵开器逐渐显露，在此过程中，麻醉性神经肌肉阻断（麻痹）有助于椎旁肌肉的回缩。

使用单极电刀应始终在骨膜下进行，避免不慎进入椎间隙。接着解剖下关节突关节时，还应注意保护不计划融合关节突的关节囊。所有的肌肉和结缔组织应该从椎弓根峡部和侧面进行分离，保证清晰的解剖层次，这对于放置椎弓根螺钉是特别重要的。预处理并凝固椎弓根峡部动脉和横突动脉以减少出血。血压一般应维持在正常范围。一旦关节和椎弓根峡部得以显露，就可以向横突的侧方及深面进一步分离。横突位于关节的腹外侧，恰位于顶端，在用单极来清除所有的肌肉前使用窄的 Cobb 拉钩牵开，并用手进行横突触摸确定。在分离显露横突时，避免向深处过度用力，以免导致骨折。将所有附着的肌肉包括横突间肌肉一并清除，显露横突间膜（图 49-4）。更换较大的 Gelpi 拉钩横向撑开，保持进行移植部分操作所需要的良好的侧方和深度显露。一旦解剖分离完成，应进行透视进一步验证位置，虽然亚甲蓝技术不需要进一步定位，但是显露后验证定位仍然是很好的做法。如果计划减压，则验证定位后就可以进行了。如果需要置入固定器械时，可以在利用解剖标志徒手放置也可以在透视和计算机导航技术的指导下放置。

对其余骨性结构，比如横突面、峡部、关节面部分和椎板用高速磨钻磨到出血为止。如果需行椎板切除术，可将切除骨块上的软组织去除后制成易于融合的基质。自体骨可以用于扩充现阶段异体移植材料的种类。此外，笔者可以从髂嵴获得骨髓，当为腰段手术时则可从手术切口获取，若切口过于靠近头侧则采用穿刺获取。将骨块骨松质部分（骨髓）向下旋转，从其内的红细胞中分离间充质干细胞。间充质干细胞在置入前是与自体骨混合在一起的，移植前应该用含抗生素的生理盐水冲洗，移植材料应首先置于横突上，随后放置在横突间隙中（图 49-5）。堆积要紧密，且紧紧地与骨面接触。随后沿着侧面和峡部放置移植材料。重复上述操作，保证移植材料与骨质充分接触。如果放置了椎弓根螺钉，那么现在可以连接螺杆。剩下的移植物充填在螺钉和杆的底部（图 49-6）。

缝合要细致。最后拍照确认移植物的位置，减压范围和水平，并清除一切异物。留置一个或多个闭合抽吸引流管，分层缝合伤口。筋膜层缝合有关重要，必须严密封闭。除了术中持续监测外，在缝合前进一步行神经电生理监测。笔者咨询了整形外科医师关于大伤口的缝合，尤其是由于虚弱、营养不良、癌症、感染和反复手术等原因导致肌肉组织发育不良的患者。对于使用移植物的患者这一点至关重要。

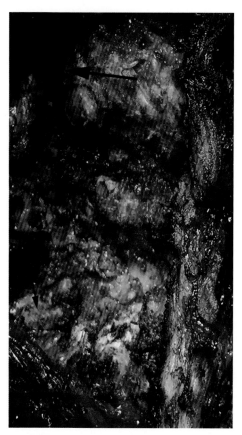

图 49-4　解剖侧方，包括横突（小箭头）和小面关节外侧缘（大箭头），注意棘突顶端的亚甲蓝染色

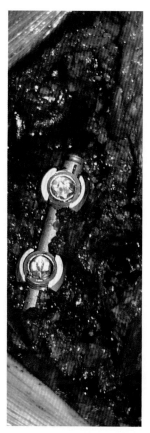

图 49-6　固定完成后，移植材料放置于椎弓根螺钉周围

引流量减少时，引流管通常在 24 ～ 48 小时拔除。听到肠鸣音或者排气时即可进食。同时鼓励使用诱发性肺容量测定。

最初用镇痛泵控制疼痛，1 ～ 2 天过渡到口服镇痛药物，肌肉松弛药也至关重要。非甾体抗炎药和类固醇应避免使用，因为它们有减少融合的可能。软弹性紧身衣或矫形支架可以让患者得到舒服的体验。

术后应鼓励患者尽早下床走动（通常是术后 1 天）。物理治疗和对物理治疗评估，可以确定患者是否受益于康复以及辅助设施的配置是否有帮助。术后一般 2 ～ 3 天出院。

六、结论

后外侧入路腰椎融合术是一种最常见的脊柱外科手术中使用的新方法，它是必须掌握的基础操作。使用这种方法，椎体后柱和神经组织可以轻易显露，联合减压技术，可以达到前、中柱结构。

成功的临床结果来源于有器械固定的后外侧融合术或无器械的原位固定的后侧融合术。后外侧入路的解剖，细致的外科操作以及生物力学原理的应用将最大限度地提高临床治疗效果。

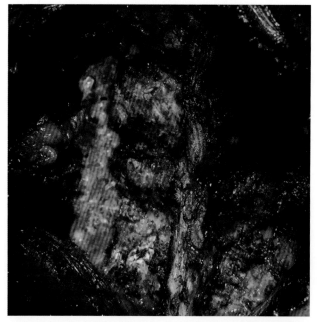

图 49-5　移植材料被放置在侧沟中。图像已数字化增强清晰度

五、术后管理

术后患者继续服用预防性抗生素 24 小时。药物预防 DVT 是手术后 1 天开始，而机械预防 DVT，通过连续压迫装置或弹力袜在手术中即已实施。中心静脉置管、动脉穿刺和导尿管在 24 ～ 48 小时都会拔除。

（刘乃杰　译，范　涛　校）

第 50 章　前方入路腰椎体间融合术

一、概述

腰椎前路的椎体间融合术（ALIF）已经成为当代脊柱外科医师进行治疗的一把利刃。在过去的 20 年中，腰背痛引发机制的研究以及腰部入路的微创手术技术不断取得发展。技术的进步导致生产出更多的新型椎体置入装置，同时生物的骨促进生长因子也增加了笔者对腰椎疾病甚至是更复杂腰椎畸形的治疗能力。本章综述了前方入路腰椎间融合术的适应证；微创方法治疗的建议和手术操作中最大限度减少并发症的技巧。本章也对使用生物制品如骨形成蛋白（BMP-2）置入给予了重点关注。ALIF 技术既可以用于大的腰椎畸形手术的辅助治疗也可以成为短节段退变的首要治疗选择。本章的重点放在应用 ALIF 技术治疗短节段疾病上。

二、患者选择

在特定的患者中采用经腰椎前路手术及融合椎间隙可以优于其他（后路）技术。适应证包括一个或者两个节段的椎间盘退行性病变、轻度的滑脱、化脓性椎间盘炎和非感染性脊椎关节病、后外侧融合术后形成的后方假关节，甚至包括经侧后方入路（PLIF）及经椎间孔入路（TLIF）以及侧方椎体间融合术所导致的假关节。

当需要采取更有挑战性的手术方法时，比如处理高活动度的脊椎滑脱或困难的假关节，那么 ALIF 可以和后路操作及关节融合术联合应用（即所谓 360°，从前到后，或者说环绕手术技术）。椎弓根螺钉（开放或经皮）、关节突螺钉或皮质骨螺钉等装置可供后路选择。

术前要充分询问采集腹腔及盆腔手术史，同时也要关注有无性及排尿功能的异常（尤其对于男性患者）这类病史可以成为相对禁忌证，一定要和相关手术科室的医师进行探讨。对于有泌尿系统病史的患者术前一定要请泌尿科医师会诊。男性患者要考虑术后勃起功能减退的风险。

患者术前应该摄 X 线平片（包括过屈及过伸位）及行磁共振检查以确定是一个还是两个节段的椎间盘退变，是否合并椎间管狭窄或者其他的压迫脊髓硬膜囊的病变（例如大的疝出的椎间盘或者滑膜囊）及有无失稳。应在获得标准的 36 英寸平片从而能够计算脊柱及骨盆参数（尤其是腰椎前凸及骨盆入射角）的情况下做出决定，同时要在相关患者身上进行总体的矢状角的大体评估。

三、术前准备

全身麻醉气管插管后进行手术。建议术前插胃管，推荐常规术前应用抗生素可以改善预后。笔者推荐单次静脉给予不超过 5000U 的肝素来防止盆腔深静脉血栓（髂静脉或腔静脉）。在切皮前应用肝素已经被证实是安全的并且没有证据表明会提高手术后出血的风险。

四、手术过程

（一）L5 至 S1 的手术操作

患者取高特伦博格仰卧位。可以使用反方向的常规手术床。笔者发现平的杰克逊手术床很适合用在这里。因为它可以进行辐射测量而且可以被透视轻易穿透。在患者臀部和下腰部应放置体位垫，以形成一个脊柱前凸角，这个夹角接近或者轻微超过站立体位时的夹角（图 50-1）。双臂与躯干成 90° 放在臂板上。医师可以选择站在患者两腿之间或者站在患者任意一侧（双腿贴紧时）。耻骨上区严格消毒。无菌巾应从脐以上开始铺放，两侧要达到想要的足够长度（比如需要采集自体髂骨移植时）。

（二）腹膜后区显露

透视定位后采用左侧脐下旁正中直切口。切皮后，用单极电刀显露腹直肌前鞘。腹直肌前鞘沿其纤维走行纵形分开，这样分开将有利于术后的切口愈合。将腹直肌从中间牵开后鞘及腹横肌筋膜在必要时也可打开。辨认及保护好输尿管。要仔细辨认并防止损伤位于腹内侧肌及腹横肌之间的髂腹下神经及髂腹股沟神经。

腹膜及其内部组织经钝性游离后牵向中间用来显露髂腰肌以及前纵韧带。即使小的腹膜损伤也要马上修复以降低疝出的可能性。在手术床上固定一环形架并且腹腔内组织要轻柔的由钝头牵开器拉开。左侧的髂动脉及静脉要游离到分叉处并且髂腰静脉（L4，L5引流）、骶中血管（L5～S1），以及节段血管（近端显露）要在必要时结扎并分离。最大的血管包括主动脉、下腔静脉以及髂静脉等被手持拉钩牵至右侧。至少每小时松开一次以降低静脉压力。

（三）经腹膜入路

在 L5 至 S1 投影间行垂直的中线切口（图 50-2）。在切口前骶骨岬在全身麻醉诱导后因肌肉松弛经常可以被触摸到。此时也可以用侧位 X 线透视检查来确定 L5～S1 椎间隙位置。此间隙通常定位于脐与耻骨联合之间中下 1/3 处。皮肤切口后单极电刀或者尖刀经正中间的腹白线进入腹膜（图 50-3）。打开腹膜后显露腹腔脏器（图 50-4）。放置自动牵开器，用湿纱布把回肠及其系膜牵向右上象限，用湿纱布将乙状结肠固定在左侧，一个台式固定牵开器放在中线岬部以上向头侧牵拉横结肠（图 50-5），两侧准备肾静脉拉钩。

垂直定位后用剪刀打开后腹膜，使其正好位于右髂总动脉旁靠中线位置。虽然不是显而易见，但打开腹膜后的脂肪组织仍然可以遇到骶前神经丛。用带棉球的剥离拭子分离脂肪组织把脂肪组织从右到左擦除。应该避免使用单极电刀，特别是男性患者应该避免损伤这一可能导致勃起功能障碍的交感神经丛。通

过 L5～S1 椎间隙识别骶中动脉或动脉丛（或许可能还有很多分支）（图 50-6）。结扎这些分支，然后用 Kitner 法松解左侧髂总静脉。应警惕可能由于长期的椎间盘退行性或感染造成静脉壁与纤维环发生粘连，游离此静脉时应该十分小心。自动肾静脉拉钩放在右侧以防右髂总动脉内侧壁的回位，左边放置另一个牵开器来防止左髂总静脉的回位。两边牵开器拉紧以显露椎间隙前部的周围空间。在湿纱布保护下，用 Cobb 牵开器显露位于骨膜下的椎间盘的前下部分（图 50-7）。

（四）椎间盘切除及置换

手术做到此时推荐用前后位（AP）视野。在正中线椎间盘上或者 L5 椎体下部放置用作标记的小螺钉或者别的金属物，此时将空腔内注满盐水可以在透视

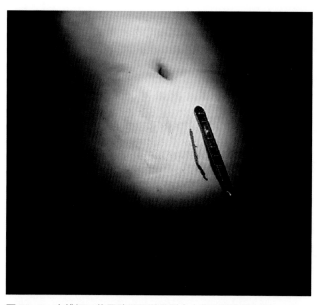

图 50-2　中线切口位于脐下及耻骨联合上用于经腹腔入路

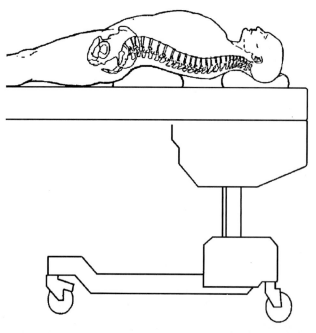

图 50-1　仰卧位垫至腰椎前凸体位（在患者上杰克逊手术床前放置）

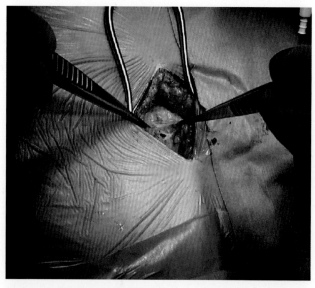

图 50-3　分离白线下的脂肪组织

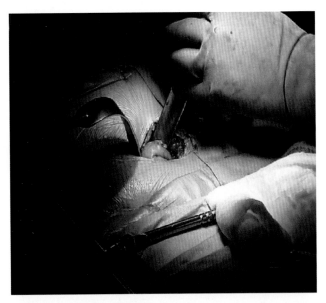

图 50-4　打开腹膜及显露脏器

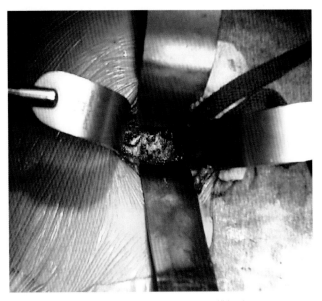

图 50-7　在牵开髂静脉后充分显露 L5 ～ S1 椎间隙

时增强对比效果减少因气体充满腔隙造成的白化。椎弓和棘突（如果没有在以前的椎板切除中去掉）用来确定中线。用适当的咬骨钳咬掉前面的骨赘。用长柄骨刀切开椎间隙，用 Cobb 牵开器牵开骨化终板，分离纤维囊和髓核的粘连。侧面切开椎间隙，用髓核钳咬除大部分椎间盘，剩余的椎间盘用刮匙刮除至后纵韧带（图 50-8）。

此时该撑开椎间隙了，采用序贯指征撑开器相继插入椎间隙直至获得预想的高度。这个高度可以根据

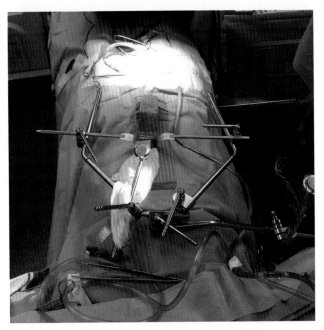

图 50-5　放置台式固定牵开器，视野来自头侧麻醉幕帘后

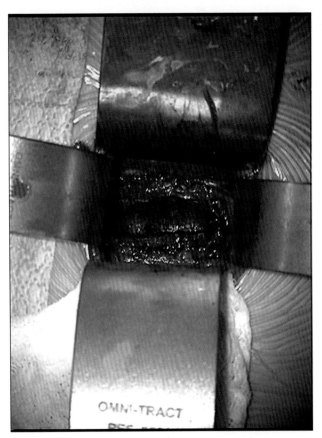

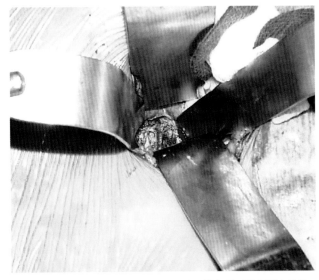

图 50-6　在钝性分离腹膜后脂肪及上腹下神经丛后显露骶中动脉

图 50-8　L5 ～ S1 椎间盘摘除至后纵韧带后显露的椎间隙

术前影像通过测量比目标椎体高一节的正常的椎间隙来估算。将终板皮质进一步去除后可以准备置入选择好的椎间融合装置了（图50-9）。在后文中会讨论各种不同的Cage及假体选择。在整个操作过程中要间断检查牵开器确保节段内的静脉或者动脉没有滑到牵开器的下面或者中间（会导致意外损伤）。当移开牵开器时，要准备好纱布以防无意中损伤髂动、静脉造成出血。

最后用前后位及侧位透视确定置入物放置满意（图50-10）。后腹膜以单层可吸收线连续缝合。取走开腹用湿纱布，连续缝合以关闭腹膜和腹白线。皮肤用可吸收缝线连续皮下缝合配合生物胶关闭（图50-11）。

（五）L4～5外科技巧

L4～5的前路腰椎融合术在腹膜后入路显露大血管以及经腹腔入路切开后腹膜是同样的步骤。然后手术医师要继续分离左髂总动脉近端，术中显露L4～5最重要部分是早期识别髂腰静脉。髂腰静脉可以直接从腔静脉上面发出或者起自左髂总静脉上侧方。如果没能被识别并结扎该静脉，在以后的显露可能会因为损伤造成严重的失血。一旦结扎该静脉，就可以从右向左清扫腹膜后脂肪。远侧的主动脉及近端的腔静脉可以用台式固定拉钩一起牵向患者右侧。剩余椎间盘

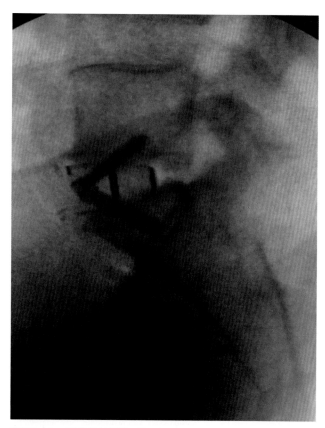

图50-10　手术室行侧位透视时观察到的L5～S1椎体间的自锁紧螺钉系统

的显露、正中线的定位、椎间盘的摘除，以及移植物的放置与以前手术原则相同。如果要完成两个水平的ALIF手术，外科医师要在完成L4～5操作后松开动、静脉牵开器，如已描述的显露L5～S1那样重新放置。

（六）置入物的建议及思考

过去10年间技术及生物学的进步已经使置入材料的质量大大改善，同时可选择的种类也大大增加了。增加生物因子如BMP-2的使用剂量及应用范围已经大大提高了骨融合率并使之远高于之前前路手术采用自体髂前上棘移植的所谓金标准。

在合并椎间盘感染的患者中，前凸的钛笼被认为有足够的强度并且有能力阻止移植物被感染，之前的来自异体大腿骨或胫骨的移植物通常存在这个问题。金属Cage要慎用于骨质明显疏松或椎体终板破坏明显的患者，否则金属移植物有进入周围骨质的可能。

对于典型的非感染性脊柱关节病的患者，笔者采用前凸的有很大中空的聚醚醚酮（PEEK）笼来作为移植材料。当然来自不同制造商的产品会有不同的特性。最一般的类型为零切迹的PEEK，以及有钛涂层的PEEK，或带通道及自锁紧螺钉可以穿入上下椎体的自固定PEEK。PEEK移植物透视可见，利于观察融合的情况。同时PEEK的活动度也接近人体的骨皮质及骨松质从而好于金属材质。在患者选择时，在经前

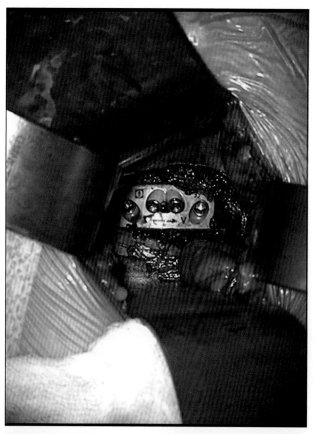

图50-9　一个加入BMP-2的聚醚醚酮椎间融合器被放置在L5～S1的椎间隙中，同时自锁紧螺钉被置入L5椎体下部及S1椎体上部

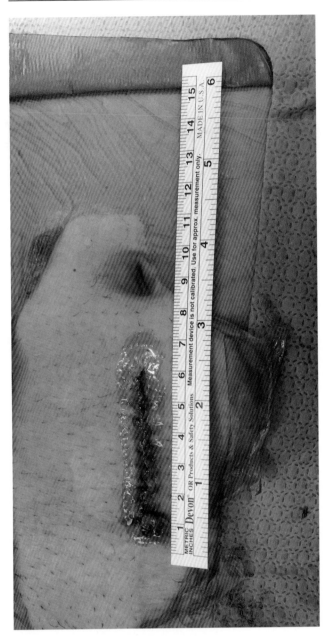

图 50-11　脐下切口用皮下缝合及皮肤胶粘合

路时应考虑置入零切迹的前凸 PEEK，而如果经后路放置零切迹则完全没有必要。

股环的同种异体骨仍然可以使用，尤其在需要它比大多数人工合成置入物便宜时。带三面骨皮质的髂骨块在患者体位固定合适时很方便取得。但是许多并发症也与自体髂骨块移植有关，包括术后股外侧皮神经瘫、髂骨翼骨折、长期术后疼痛、切口感染，以及血肿等。如果认为术前考虑必须取髂骨，要充分向患者交代并使其充分认识到这种取骨术的风险性。

BMP-2 的使用已经经过了广泛的研究，并且将它应用于 ALIF 手术已经通过了食品药品监督局的批注。大量的研究以及新闻报道表明在 ALIF 男性患者中同时应用 BMP-2 可能导致逆行性射精。然而也应注意到一些队列研究表明没有应用 BMP-2 的 ALIF 患者也发生了逆行性射精并且与应用 BMP-2 的患者相比发生率并不低，甚至更高。交感神经丛不论后期是否应用 BMP-2 都可能在术中损伤。笔者目前常规加入适当剂量的 BMP-2 在 PEEK 置入物中。另一方面笔者观察到因为骨融合率的提高而使得患者预后得以改善，这个结果也在其他临床团队中得以证实。

五、术后处理

如果术前已经经鼻插胃管要在气管插管拔除前拔出。术后要应用两次预防性抗生素。对患者要采取促进肠道恢复的措施包括应用胃复安，一旦肠鸣音出现，就可以进食流质饮食并随耐受程度有规律地过渡到普通饮食。笔者在术后当天让患者制动。应用柔软的或半硬性的腹带来保持患者腰部稳定、避免各个方向过度运动。常规的放射学检查在术后 6 周，3 个月，6 个月，以及 1 年进行。如果发现任何可疑的融合失败迹象，推荐进行高分辨率的脊柱 CT 扫描。

六、结论

腰椎前部的椎间融合术是治疗因椎间盘退行性变、轻度的腰椎滑脱、前路或后路融合术后假关节形成所引起的慢性背痛和腿痛的一种非常有效的策略。

在此，笔者描述了经腹膜入路及腹膜后入路到达 L5～S1 和 L4～5 的方法。侧方的腹膜后入路对 L4～5 以上的上腰椎手术有帮助。应该十分小心钝性分离男性的上（交感）腹下神经丛以免引起射精障碍。谨慎精确的大血管分离是最重要的，左侧髂总静脉中部最危险，因为它恰好在 L5～S1 椎间隙水平跨越左髂总动脉中部。L4～5 手术时及早识别和结扎髂腰静脉非常重要。在使用适当剂量的 BMP-2 时可以产生好的影像学结果及患者症状的改善。以团队为基础方式，包括一名技术精湛的术者可以进行最有效的及准确的显露，以及能够处理术中的一切血管并发症就可以避免高风险的患者发病率及死亡率。

（贾文清　译，范　涛　校）

第51章　后路腰椎融合术

一、概述

早在 1953 年，Dr.Robert Cloward 就向许多外科学者介绍了腰椎后路固定融合术（PLIF），当时该手术包括自体骨移植、不需内固定，这对需要行后入路棘突间和横突间融合的患者来说是一种切实可行的方式。但是该手术方式的效果因手术医师的技巧不同也有所差异。直到 20 世纪 90 年代，随着柱状和螺纹钛笼等非固定装置的使用该技术又开始流行，最初的器械豁免研究（IDE）证实并发症低并且融合率相近。然而在随访中发现了非常有差异性的结果，因此这类装置就被弃用了。

在之后的那些年里，PLIF 技术也不断发展及被重新定义。当前，PLIF 技术被广泛应用，已经有大量有效及安全的办法来治疗脊柱失稳。目前，也有各种各样的变化，包括各种扩展及方向的手术入路、移植骨的置入位置、使用单侧还是双侧入路等，此外，移植骨也存在许多选择：自体骨或非自体骨，用不用椎体间置入物，外科医师选用的后路器械也可不同，这些都在手术全过程中得以体现。

本章主要介绍腰椎后路固定融合术的一些手术方法，试图尽量全面地介绍这些技术中最常用的部分。因此，需强调对外科解剖的了解，而特殊置入物的技术细节则放在其他章节介绍。

二、患者选择

PLIF 手术适用于腰椎关节需行固定的患者，这只是相对适应证而不是绝对适应证。一般来说，后入路腰椎椎体融合术适用于需行双侧背根减压（特别是需行腰椎间盘切除术）和关节固定的情况。这些情况包括椎间盘突出合并椎体不稳、畸形或伤残性腰骶痛；椎间盘侧突或向椎间孔突出需行椎骨关节面切除术治疗；重度椎间盘突出需行双侧椎骨关节面切除以获得彻底减压及复发的椎间盘突出尤其对伴有伤残性腰背痛的患者更为适用。大部分患者并没有达到以上的标准，只要手术不会对硬膜囊腔产生较大的破坏，选择手术治疗是比较有利的。当然，大多数患者都应该在术前经过规范的非手术治疗无效后再考虑手术。

只要患者病情适合行腰椎关节外固定术，很少有禁忌证。在行腰椎后路固定融合术过程中有时会使硬膜囊及神经根受牵拉，所以在患有可能限制和妨碍这种牵拉的病变时应仔细考虑。标准的后侧入路腰椎椎体融合术不应在脊髓圆锥节段以上的层面进行。即使要在上腰椎节段行该手术也要提前在影像上证实脊髓圆锥的水平。如果患者患有脊髓拴系或类似脊髓先天性畸形，通常应避免在相应节段行后侧入路腰椎椎体融合术。与此情况相似，如果拟融合平面有神经根粘连不宜行 PLIF 手术，至少在畸形的一侧。

三、术前准备

术前常规行标准外科手术前检查及术前告知。术前应向患者讲述更多的细节，如术后因节段不同导致的各种不适，术后流程，以及术后马上需要制动等，这些都能给患者带来好的效果。基本所有的患者术前都要禁烟，这有利于提高手术的耐受性。术前 1 周及术后 1 个月停用非甾体抗炎药。除了血常规检查，还要查血型和平片。对于常规患者笔者很少做交叉配血。

术前常规诱导麻醉后插 Foley 导尿管，常规准备血液机。使用常规麻醉技术，通常把血压控制在正常偏低状态。麻醉前预防性使用抗生素。除非麻醉特殊需要，否则不使用肌松药；同样如没有并发需要使用皮质激素药的疾病，术前禁用此药。

手术体位：患者取俯卧位，腰椎前凸，腹部应尽量减少压力。在肩部和腰处可垫一横卷或其他能达此要求的支架也行。双臂位于外展状可减少对摄侧位 X 线片的干扰，但外展程度不应超过 90°。身体所有受力点应垫软垫，生殖器和胸部应避免受压。如果术中需要使用其他手术辅助设备，如透视机和导航系统，所有设备都应兼容。

四、手术过程

如前所述，腰椎后入路固定融合术有多种手术方式。本章所描述的方法是一种针对单一节段、普遍使用并创伤最大的方法，会精确到患者的病情、个人经验、置入物的选择、术中辅助设备等而这一切都是由外科医师的判断力来权衡的。

以需融合椎体节段的上位椎体棘突为中心（如行L4～5融合，以L4为中心），做包括上下三个棘突的后正中切口。用0.5%的利多卡因溶液与肾上腺素配成1∶200 000的药物，小号注射器行切口浸润注射。做好术前准备并铺巾后，核对患者，用手术刀切至胸腰筋膜，尽量少用电刀。打开筋膜后，在拟融合处沿棘突、椎板、关节突关节骨膜下行双侧横向分离。尽管因要在融合节段上位的椎体椎弓根处放置固定装置而需显露关节突关节，但一定要小心避免损伤关节囊。

右侧为头侧，左侧为尾侧。常规不必显露横突。注意螺帽偏外侧，是因为避免螺帽撞上头侧的关节突关节。同样的，融合节段的关节突关节在没有侧位影像证实在此层面时，不要破坏关节囊。一般来说，没有必要显露横突，因为目前不主张同时行横突融合。

运用第52章所描述的方法，在融合节段的双侧上、下椎弓根前缘及近尾侧处上好螺钉，在选取合适的连接装置及上好棒后，所用金属件要在直视下锁紧（图51-1）。如果需要，在拟融合处拧紧螺钉前可以行轻度的牵张。笔者推荐当椎间隙存在部分压缩时进行此操作。

这时，可以开始行手术减压了。笔者偏爱进行比较积极的减压，包括拟融合上位椎体的双侧椎板切除、完全的双侧关节突关节切除、并且，最少要切除前下的一半椎板。在L4～5节段要充分显露整个硬膜囊，双侧L4神经根要从L4椎弓中点开始显露至出椎间孔处、双侧L5的神经根要从袖鞘处显露到L5椎弓的中点（图51-2）。

用双极电凝行硬膜外静脉止血，确定好硬膜囊和下位双侧神经根后，行椎间盘切除。大量的静脉出血通常来自三个部位：上位神经根袖鞘处、下位神经根及其椎弓间或者硬膜囊的中线部位。通常先从椎间盘左半开始切除（对右利手的医师来说是较难做的一侧），在显露椎间盘时，要先牵开硬膜囊及下位神经根，进入椎间盘后切除纤维环，尽量清除所有间盘组织。然后行对侧半的椎间盘切除。最后检查是否有椎间盘碎片残留或中线附近韧带下因疝出遗漏的部分（图51-3）。

椎板和关节突关节切除后，很好地显露出硬膜囊和头侧的神经根（从头侧椎弓根发出进入椎间孔）及尾侧的神经根（从中间发出到尾侧椎弓根）。同样可

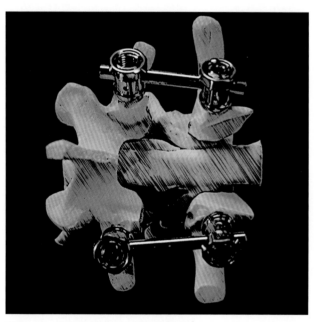

图51-2　去除骨后的融合节段的背面观

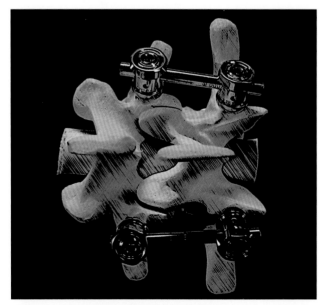

图51-1　上好后路固定器械后融合节段的背面观

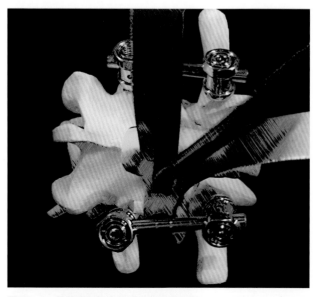

图51-3　椎间盘切除中的融合节段背面观

以观察到椎体至上位终板之间的椎间盘间隙。

　　牵开器保护好硬膜囊和尾侧的神经根。虽然骨切除后，很容易使硬膜囊牵拉过中线、侧隐窝和椎间孔，但牵开过中线的操作要绝对避免。

　　在仔细准备显露好终板后开始行融合术。这一操作的主要目的是去除所有残留的椎间盘和终板的软骨，刮除少量的椎体骨皮质，显露有少量出血的椎体骨松质，有些时候要进行椎间隙塑形来接纳骨移植或和人工置入物。许多现代设计的工具能使笔者很好地达到这个目的，尽管，在大多数情况下，有技巧地使用刮匙就可很好地达到这一目的。在不破坏椎间盘前环的条件下，尽量多地准备骨松质界面的椎体终板缘很重要。

　　椎间隙的前部通常用打磨成微粒的局部骨移植物来填充并压紧，通常使用 offset 压缩器来进行。切除下来的骨质放在移植骨或人工置入物的周边，对促进骨的融合起重要作用。

　　自体移植骨或人工骨移植物的置入很大程度上取决于所用的器材。本方法所描述的是一种近似长方形的同种异体骨或置入物。选择合适高度的自体和人工置入物很重要，要使之足够大才能够牢固地撑在两侧的终板间。

　　从患者的左侧开始，牵开左侧的硬膜囊和下一节段的神经根显露椎间隙，通常当椎间盘切除后，硬膜囊和神经根更易被牵拉，但无论何种情况牵拉不能超过中线。另外一个牵开器保护上一节段的神经根，应谨防神经根被压到椎弓的下极（图51-4）。把自体移植物或异体移植物压入椎间盘间隙并钻孔（图51-5）。根据笔者的经验在不损害腹侧纤维环的前提下将自体或异体置入物越向腹侧放置越好，这样可以减少受压后的置入物后移位及促进脊柱前凸。

　　在将第二根固定棒置入后将金属固定装置略松开，通过对节段加压后再最终将金属装置锁紧。拍摄侧位片最终确定置入物及固定装置的位置。

　　在对单节段融合来说，不需要使用连杆。彻底清理及清洗伤口，按标准方式分层缝合。留置引流管24小时，用可吸收材料的敷料包扎切口。

　　第一个牵开器通过牵开硬膜囊和尾侧神经根而显露出椎间隙，第二个牵开器保护好头侧神经根，但不能将神经根压至椎弓。分离头侧脊神经袖鞘、切除椎间盘后，可很容易地牵开并显露硬膜外间隙。

　　关节突关节完全切除后仅需轻轻地牵拉硬膜囊就可很好地置入骨或放置人工材料。在脊柱融合术中保护头侧的脊神经根非常重要，以防术后的脊柱前移，在这个区域头侧的脊神经根易移位到植骨及人工材料的三角间隙中，侧方的固定装置并不能防止移位。

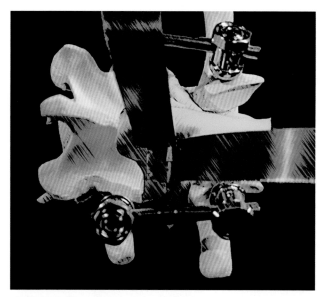

图51-4　椎间盘切除后融合节段背面观

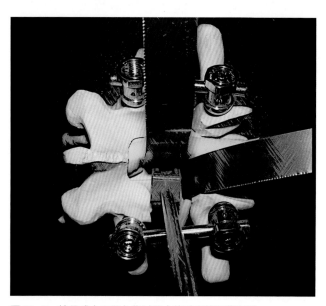

图51-5　植骨或人工置入物过程中的融合节段背面观

五、术后处理

　　PLIF 术后可以暂时束缚患者待其意识恢复以及感觉不适后停止一般不超过术后 24 小时。是否使用支具取决于手术医师，尽管通常一节段的融合不需固定。如果伤口清洁、干燥患者即可出院。患者的不适症状可通过口服药物、行走、控制体温、饮食以及排便来控制。患者进行定期随访，行全身体查、影像学静态和动态扫描检查，直到看到融合征象（图51-6，图51-7）。如移植骨吸收、透亮线的形成、有征象表明固定器械的松动或脱落、以前的症状无改善或复发等情况，应及时重新评估患者的病情。

六、结论

　　PLIF 手术已经成为腰椎固定融合的一种成熟、有

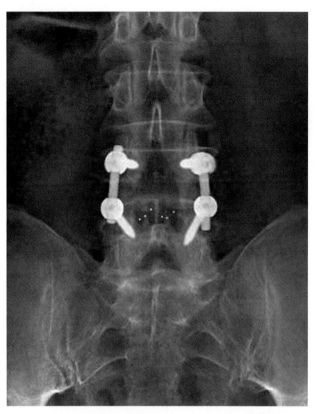

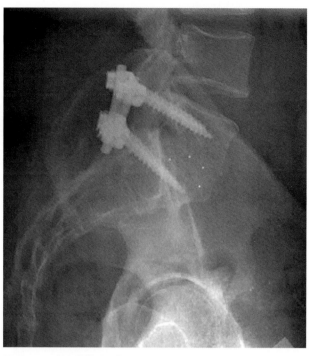

图51-7　成功实施后路椎体间融合术后一年患者的侧位透视片。请注意椎间隙已完全融合同时没有植骨吸收的迹象

图51-6　成功实施后路椎体间融合术后一年患者的前后位透视片。可以看到椎弓根钉周围没有骨吸收迹象及可见充分的双侧减压窗

效的手术方式。现在及未来基本技术的改变使得这个手术过程充满灵活性。目前 PLIF 手术显示了很高的融合率，同时有当前标准化及精练的手术模式，可取得可复制的极好的患者预后。

（贾文清　译，范　涛　校）

第 52 章　经椎弓根腰椎固定/融合术

一、概述及患者选择

椎弓根的固定是治疗创伤、肿瘤、先天性或者退行性病变所致脊柱失稳的常用技术之一。腰椎弓根钉的置入技术已经介绍过多种，如徒手置入、影像引导置入、经皮置入。除了技术之外，安全置入椎弓根钉还需要对腰椎椎弓根局部解剖结构了然于胸。本章阐述了几种椎弓根钉置入技术，并重点论述其并发症的预防。

二、术前准备

一般情况下，后路经椎弓根螺钉的置入术前至少需要准备一套高质量的 X 线照片。通常还需要轴位图像，最好是 CT 扫描图片，用以评估椎弓根的大小和形态。对于特殊的置钉技术，如 CT 引导下的无框定向或机器人辅助置入技术，还需要其他相应的影像学资料。

三、手术过程

经椎弓根螺钉的置入技术需要术者确定合适的椎弓根入点，以及在矢状位和轴位上正确的置钉角度。腰椎椎弓根的背面方位可以通过两条线的交点加以确定。第一条线是经过上关节突关节面外侧缘一条竖直的轴线，第二条是通过横突中心的水平线（图 52-1）。将拉钩置于横突上缘可以显露椎弓根的外侧面。在实际操作中，可以通过切开或者切除椎板来显露椎弓根的内侧面。使用钻头或咬骨钳去除进钉点（通常位于上关节面的下 1/3 处）处的骨皮质，直至显露椎弓根的骨松质（椎弓根的"红眼"）。在轴位上椎弓根自外侧至内侧成角，即椎弓根横向角，在 L1 椎体上接近于 0°（径直向前），而至 L5 椎体则增加为接近 30°（自背外侧向腹内侧）。椎弓根在矢状位的角度也有一些变化，只是范围小一些，在 L1 为头尾 5°，在 L5 为15°（图 52-2）。这些角度变化多样，病理情况下更是可能偏离常规。因此，仔细研究术前和术中的影像，对于经椎弓根螺钉的安全置入尤为重要。

采用徒手技术操作时，要运用椎弓根探针（或者

小的刮匙）自椎弓根向椎体形成一个隧道，椎弓根的骨皮质壁能导引相对钝性的探针（图 52-3）。该技术可导致相当数量的椎弓根破裂，而且对于较小的或者硬化的椎弓根，该技术将操作困难，甚至不可行。鉴于此，许多医师运用钻头形成椎弓根隧道。一些学者建议使用计算机引导下的无框立体定向技术，后者能够将外科解剖与术前的轴位影像进行比较（图 52-4）。使用这类系统需要注意的是，显示的图像不是实时的。因此，为医师提供信息的质量完全依赖于对相关椎体配准的精确度。作为备选，定向透视或基于 X

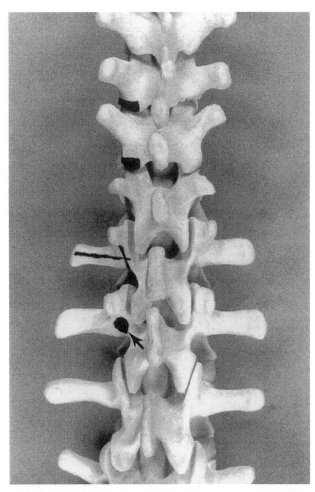

图 52-1　沿着关节面的上关节突外侧缘的头尾轴线，与经过横突中心的横向线，两条线的交叉点即为椎弓根入点。图中黑色的点显示为椎弓根的入点

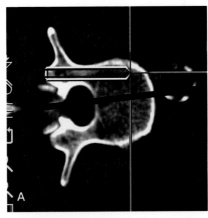
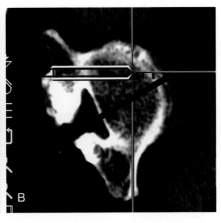

图 52-2　A. L2 椎体的轴位 CT 图像，黑色粗线代表通过椎体的垂线。显示在该水平上椎弓根相对"径直向前"。B.L5 椎体的轴位 CT 图像，黑色代表通过椎体的垂线。显示在该水平椎弓根自外侧向内侧的成角情况

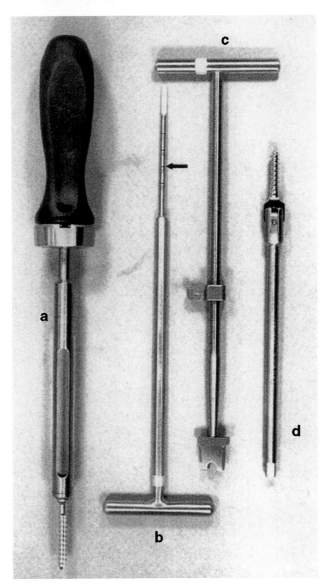

图 52-3　为置入椎弓根螺钉，用于制备椎弓根通道的丝攻、探针和锥子。椎弓根探针在进行钝性打孔中非常有用，因为在手动钻入探针时，椎弓根的骨皮质壁能导引探针。a. 椎弓根丝攻；b. 椎弓根探针；c. 持杆手柄；d. 置钉手柄

线图像信息，事实上和实时透视相比，可能会提供更好的反馈信息，因为它能够多平面展示图像。最近进展包括运用术中 CT 以匹配影像导航系统得到术中多平面图像。该系统具有可获得近乎实时多平面成像的优势。不断的技术进步为医师提供了更多的选择，但所有系统均有一定的局限和不足，迫切要求医师要非常熟悉每个个体的解剖。

　　在术中 X 线透视或者虚拟 X 线透视来引导椎弓根钻孔时，其中的导航技术与用于经皮椎弓根钉置入或者椎体成形的导航技术相同。椎弓根的入点位于椎弓根的上外侧象限，其轨迹应和椎弓根 - 椎体连接处腹侧椎弓根的内侧壁相交（图 52-5）。置钉时，应使得外侧至内侧的角度尽可能符合实际，特别是使用横连连接的多节段重建时，这样可以使得作用于螺钉尾帽的三角形效应最大化（无论采用何种技术在椎弓根上钻孔，均建议对置于椎弓根孔中的标志物进行照相，用以评估钻孔的准确度）应用开放技术时，使用球头探针来感触椎弓根孔的侧壁，以证实没有椎弓根破裂。术中，在椎弓根内采用带电探针进行电生理刺激，以便在突破椎弓根侧壁时提供可靠的信息。然而，这类监测的应用并没有能预防椎弓根破裂和神经损伤。

　　一旦标志的位置满意了（经过感触、放射学检查和可能的电刺激）就开始攻丝。笔者偏好运用直径比要置入的螺钉直径小 1mm 的丝攻做"不全攻丝"，这样椎弓根钉对骨质嵌入得更紧。在攻丝后还没有置入螺钉之前，要检查一下椎弓根，最后确定一下骨皮质侧壁的完整性。依据术前影像中椎弓根的横径来确定螺钉的直径。螺钉的长度也可以术前估计，但是，术中的影像对螺钉长度的估计也有帮助，由于钉道在矢状位和轴位成角的变化，可能要使用比原来估计的更长或者更短的螺钉（特别是置入骶椎椎弓根钉时）。笔者使用 3cm 长的椎弓根标志。在术中图像中，要求螺钉的长度能够进入腰椎椎体的 1/2 ～ 2/3，或者啮合骶椎的腹侧骨皮质（图 52-6）。在连接固定杆或板之前，再做最后一次影像学检查。

线透视的计算机导航系统，可为医师反馈隐匿的解剖信息。这类无框立体定向透视系统的主要局限是原始图像的质量。据报道，无框立体定向技术可提高腰椎椎弓根钉置入的准确性。运用该系统不但不会弱化 X

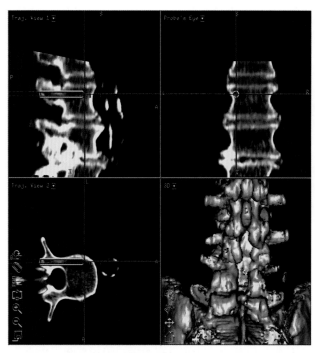

图 52-4　无框立体定向导航可以虚拟展示不能直接看到的结构。对解剖认识的提高可允许在形成椎弓根隧道中使用钻头。该技术尤其适用于解剖结构变形或者椎弓根硬化的患者（多见于长期畸形）

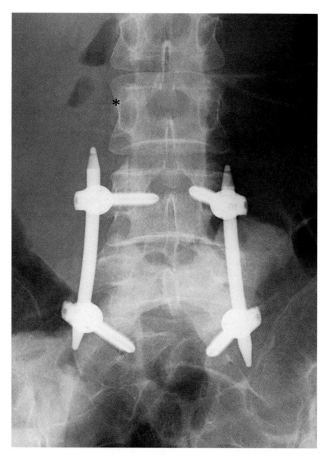

图 52-5　星号代表前后位图像上椎弓根影像的上 / 外侧边缘。该患者因为 L5 的不稳定型爆裂性骨折进行 L4～S1 的经皮固定

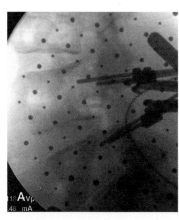
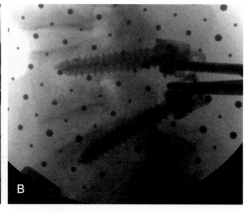

图 52-6　A. 将标志钉置入已经钻孔的椎弓根内，从毂至尖端的长度为 3cm。这样辅以术前影像测量，可精确确定螺钉的长度。螺钉深度应置入椎体的腹侧半或腹侧 1/3。B. 该病例中，螺钉长度选择 45mm 较为合适

四、术后处理及并发症的处理

经椎弓根置入螺钉的术后处理没有明显变化，是否使用支具由医师自行决定。术后对意外出现的新症状进行鉴别诊断时，要充分考虑到螺钉并发症的可能。

笔者特别强调医师要掌握几种螺钉置入技术，并非每个患者都需要计算机辅助导航，在患者过于肥胖时透视影像也将可能失效。而且，所有技术密集型设备常常会失灵；在遭遇到创伤、肿瘤和医源性不稳定因素时，当等待设备维修不可行时，医师必须能够在不使用这些设备的情况下实施手术。总之，椎弓根钉置入技术需要掌握：如何正确选择入钉点、相应椎弓根在轴位和矢状位上精确轨迹的评估、细心感触以发现椎弓根侧壁破裂，以及在最后置钉前对钉道的术中影像进行评估。

五、结论

经椎弓根腰椎固定仍是融合前解决腰椎不稳定的主要技术，具有良好的生物力学性能和通用性的优点，对患者解剖的深入了解是该技术成功的先决条件。

（赵宗茂　译，范　涛　校）

第53章　腰椎间盘成形术

一、概述

腰椎间盘成形术用于治疗退行性椎间盘疾病，该术式能够保留脊柱的运动功能。置入物的设计主要是考虑重建接近正常生理性脊柱的脊柱节段运动，通过重建旋转、侧向移动以及类似正常髓核在椎间隙的转动来重建生理功能。由于适当的置入物大小和位置以及部分性脊柱前凸是十分重要的，所以髓核高度、终板大小和终板角度的选择要慎重考虑（图53-1）。固定中线放置的置入物有助于手术的理想完成。当置入物的大小和位置比较理想的时候，置入人工腰椎间盘的目的是：①保存手术脊椎节段接近正常的生理运动，这将减少或者降低邻近脊髓节段的退行性变（图53-2）；②保持节段性的稳定；③重建合理的椎间盘高度和恢复节段性脊柱前凸；④减少椎间盘性疼痛。

要想成功治疗退行性腰椎间盘疾病不是依赖于置入物，功能锻炼和患者选择也很重要。

二、患者选择

（一）应用指征

美国食品和药品监督管理局（FDA）第一个批准的人工椎间盘置入物是2004年10月获批的CHARITE 人 工 椎 间 盘（DePuy Spine，Raynham Massachusetts）。直到2010年CHARITE人工椎间盘更新为INMOTION时，置入物设计一直未改变。新变动包括固定针的改变及置入设备的微小变动。2012年，强 生 公 司（New Brunswick，NJ）收购了Synthes及其ProDisc-L。作为两个公司大量脊椎固定产品的一部分，强生公司保留了ProDisc-L，更换了CHARITE和INMOTION的腰椎椎间盘置换（TDR）的产品生产线。下面讨论的腰椎间盘关节成形术就是基于CHARITE人工椎间盘的应用。尽管其他的类似置入物在置入技术和应用指征上可能有所不同，但之前放置CHARITE器械的一般原则仍是后续腰椎TDR设计的外科技术指导。

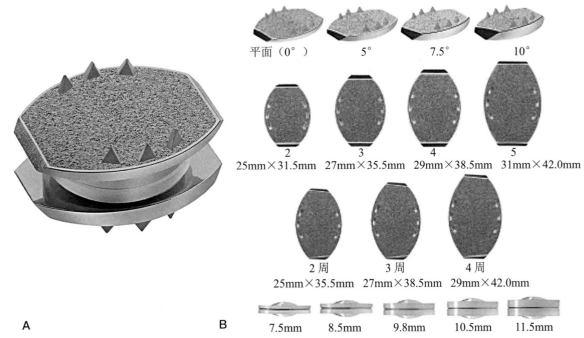

图 53-1 A. 一套 CHARITE 人工椎间盘（DePuy Spine，Raynham，Massachusetts）；B. 人工椎间盘的各个组件：多种型号的终板、各种高度的髓核以及四种脊柱前凸终板型号（可以重建脊柱前凸角度的范围是 0°～ 20°）

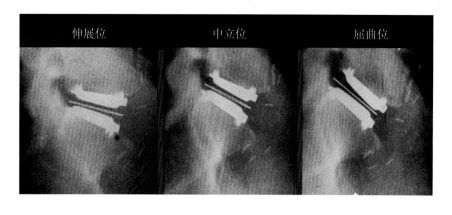

图 53-2 人工椎间盘的滑动髓核提供的三种位置（伸展位 / 中立位 / 屈曲位）传动模型示意图

腰椎间盘成形术是应用于骨骼发育成熟患者的 L4 ～ S1 之间椎间盘退行性变（DDD）的治疗，这种椎间盘的退行性变定义为椎间盘性腰背痛合并有经病史和放射图像研究确定的椎间盘变性。至少经过 6 个月的非手术治疗而失败的患者，才考虑做椎间盘成形术。最理想的情况是在人工椎间盘置入的节段之前没有进行其他的手术。但是，以前在同一水平进行的椎间盘摘除术、椎板切开术 / 椎板切除术（没有完全切除椎骨关节面）或者髓核摘除术也是可以接受的。

（二）术前计划

患者选择是腰椎间盘关节成形术取得成功的临床效果的最重要的方面。术前必须对病史、症状和影像学表现进行评估，其目的是证实可疑的腰椎间盘是显著的疼痛来源，并且证实排除该来源可以明显改善患者的生活。为了明确疼痛发生的位点，椎间盘造影或者诊断性封闭常常是必需的。除了获得置入物大小和角度的术前评估外，对术前影像学资料的仔细研究并明确是否有禁忌证也是十分重要的。手术入路的每一步都应与脊柱外科医师协调。

三、术前准备

患者仰卧位于可穿透 X 线的手术床上，可穿透 X 线的手术床能够方便 C 形臂拍摄前后位和侧位的透视或者平片。臀部和膝关节取轻度屈曲位，从而使髂血管松弛。上肢放置于不影响 C 形臂围绕手术部位移动的位置。在患者被最后固定前确认 C 形臂的移动是不受影响的，这对确保放射图像质量是十分有用的。术中应用铰链台或者充气枕头放置于受累椎间盘位置的下方是十分有用的。

四、手术过程（参见视频 53-1）

（一）手术入路

1.外科入路　左侧旁正中切口是常用的手术入路。左侧旁正中皮肤切口，牵开皮下组织，显露筋膜。解剖剪纵向分离，用手指或者钝性牵引器将左侧腹直肌牵向左侧。提起其下面的筋膜并纵向用解剖剪或钝性分离。此时可以确认腰大肌、髂动脉和髂静脉。

2.L5 ～ S1 手术入路　显露 L5 ～ S1 椎间盘并结扎骶正中血管。主要应用钝性解剖分离椎间盘前面的组织；避免应用电凝，以免引起副交感神经层的损伤而导致逆向射精。在椎体的前面需要最大可能性地向椎间盘左右两侧的外侧显露，并注意保护左右两侧的髂总血管。用小探子钝性移动左侧的髂总动脉和髂总静脉，接着是移动右侧髂总动脉及其后的髂总静脉。

向外侧牵拉髂总血管，有时是轻微向上牵拉。要么将四个牵开器的插脚安置在邻近椎体内做牵开用，要么应用台式固定的软组织牵开器系统做牵开用。椎体水平依靠侧位 X 线检查来定位。在一开始估计的冠状中线做电凝标记。中线切口打开前环。此时，由于退行性的椎间盘疾病导致前环增厚超过 1cm。可利用管状视野通道的方式准确显露置入物置入间隙的前方骨皮质。前环瓣可用来保护偏离的血管。切记台式固定的牵开器将使得患者向左手旋转几度。

3.L4 ～ 5 手术入路　通常是将分叉状的髂静脉和髂动脉移向右侧。应用四个牵开器的插脚或者台式固定的软组织牵开器系统显露前纵韧带。侧位 X 线确认椎体水平，用电凝做近似标记中线，左向移动打开前纵韧带。

（二）完全的椎间盘切除

应用咬骨钳、刮匙或（和）椎间盘起子完成椎间盘切除术。在椎间盘切除时，一定注意不要损伤骨性的终板。用扩张和插入钳松解后环，在直视下清除残余的椎间盘组织，只遗留后环和后纵韧带。接着通过扩张部位的尖端应用扩张器和模块式的 T 形把手进一步扩大椎间隙。平行的扩张对重建椎间盘高度和椎间孔的充分扩大是十分重要的。扩张器的尖端有助于直视椎间隙并有利于椎间盘的切除。如果需要，可以考虑使用导引冲击器和冲击锤帮助完成椎间隙的进入和椎间盘的切除。

椎间盘的完全切除对人工椎间盘的成功置入是十分重要的。彻底切除椎间盘组织及椎间盘后外侧隐窝的残留，为最佳大小的人工椎间盘的置入提供了足够的空间，否则有可能将残余的椎间盘挤入椎管或者椎间孔；同时有利于力量的分散，这为人工髓核提供了均匀的负荷，从而更接近正常的生理运动。

（三）终板准备

应用刮匙去除软骨性的终板。一定注意不要损伤骨性的终板或者骨皮质的外缘。保存的终板为力量的稳定性提供了坚实的基础，减小了下沉的可能性。如果必要的话，可以用刮匙和咬骨钳或者其他适合的工具仔细打平椎体表面，从而确保置入物和骨皮质的最大范围或者面积的接触（图 53-3）。

不像椎体间融合，损坏终板是其一部分，一定注意在做椎间盘切除时不要损伤终板。一般骨性出血发生在硬膜外或者是切除后面的骨赘时。常常应用几个薄的胶原条止血，胶原条长 2 英寸，放在出血处，并用 4mm×4mm 的海绵压迫在后纵韧带上止血 3 分钟。

（四）安装置入物

1. 预实验　术前估计的人工终板的大小是根据视觉以及影像学判断的。尽管 L4 ～ 5、L5 ～ S1 和 S1 骨性终板的大小是相似的，但是 S1 的骨性终板稍大，因此，S1 下面应该应用较大的人工终板。如果 S1 上的终板是呈向前喇叭形的，那么置入物的前齿就不能挤入骨内，就需要小号的置入物保证前齿和骨的紧密结合。接着，实验性的预置入器插入椎间隙（图 53-4A，B）。预插入物参照术前估计的大小和终板的角度。正确的大小、位置和脊柱前凸角度是达到理想效果的关键因素。选择能最大范围覆盖椎体终板的预插入物。确认预插入物位于椎间隙的中央很重要，其具体要求是：在侧位片，椎间盘的中心 = 前后位中线背侧 2mm，椎间盘的中心 = 椎间盘间隙的中心（图 53-4C，D）。选择脊柱前凸角重建理想的脊柱前凸。如果选择不同角度的终板，较大的脊柱前凸角度总是向下减小剪切力并保护置入物后面的组织。确认预置入物在前后位和侧位影像下的大小、位置和脊柱前凸角度。如果必要，可以释放预置入物。调整大小、位置和脊柱前凸角度到满足需要的程度。在选择终板大小时，完全包绕固定齿优于对外侧终板的覆盖。

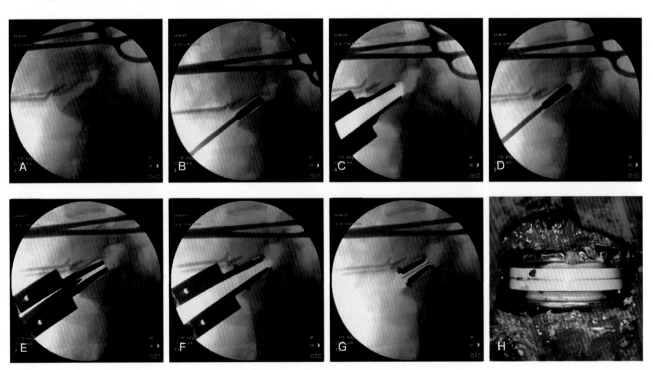

图 53-3　为了插入较大型号的置入物，后面骨赘去除的示例。 A. 开始的侧位像；B. 起初椎间盘切除术时的椎间的 3 号大小测定器；C. 椎间隙扩张；D. 切除 L5 后部骨赘后的 4 号大小测定器安置；E. 安置终板；F. 终板释放；G. 最后安装好的人工椎间盘侧位像；H. 术中所见安装好的人工椎间盘）

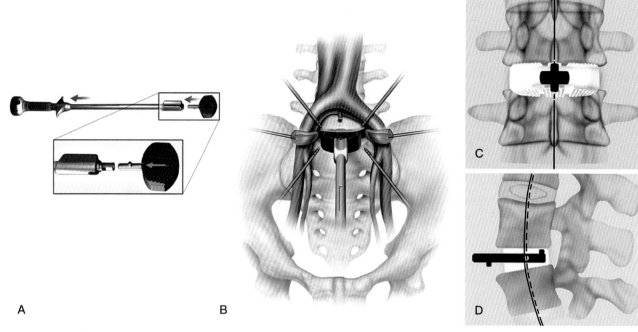

图 53-4 A. 安装预置入物到预置入物器上；B. 将预置入物器插入椎间隙；C. 前后位预置入物的大小、位置和前凸角度；D. 侧位像所见

2. 中线确认 一旦影像学确认了预置入物的正确置入，就要通过装载有标记物的插入器安装到预插入器的沟槽内的方法将中线标记物插入椎体上前后向的中线位置。中线标记有助于正确放入人工椎间盘。在预置入物把手的接触点的皮肤标记作为确定置入物中线轨道的第二个点。通过影像定位确保各个蒂是大小一样并且和棘突之间的距离相等，这有助于中线标记物的放置。棘突上下方向的连线垂直于影像上的前后方向上中心，减小了视觉误差。切口内充满灌注液减小了手术引起的充满空气的腔，从而提高影像质量。和术前的影像相对照，在这一阶段常常是有帮助的。

精确地将中线标记物和皮肤标记相一致的置入物送入器挤入最终的目标位，即置入物中心位于影像学上外侧中线的后面 2mm（图 53-5A，B）。置入物送入器与磨具的几何大小以及上下终板的高度相匹配。如果置入物送入器能够进入事先确定的理想位置，那么成功的终板置入就能达到相同的位置；如果置入物送入器不能进入事先确定的位置，那么就需要额外的椎间盘切除或者是终板准备。如果在置入物送入器通道上遗留后骨赘，这些骨赘可能会骨折并移位到椎管或者椎间孔。因此，在应用置入物送入器前，要完全地去除后面的骨赘。

在手术的脊柱节段增加脊柱前凸置入物的置入是十分必要的。如果为了置入物送入器应用要增加脊柱前凸的角度，那么即使进入到椎间隙一半的置入物送入器也要取出。用侧位影像精确监测置入物送入器的深度是十分重要的。最后用冲击锤去除椎间隙的置入物送入器。

3. 终板插入 将和选择的终板大小一致的终板安装在扩张插入钳上。通过调整两个终板向下的角度来完成终板的置入（图 53-5C）。当应用一个斜的终板时，先将较厚的边缘部位装在终板插入器的尖端。厚的边缘必须垂直安装在椎间隙内。小心放置扩张插入钳，特别注意前后中线。在导引器的帮助下仔细地将终板插入椎间隙（图 53-5D）。影像学监测插入的深度并证实合适的脊柱前凸角度。如果需要的话，可以通过增加脊柱前凸来完成置入物的置入。当置入物到椎间隙一半的时候，必须使手术台恢复中立的仰卧位。最终的终板中心的目标位是椎体外侧中线后 2mm，并且使中心位于其外内侧中线（图 53-5E）。

4. 髓核的预置入和置入 终板置入后，在扩张插入钳的作用下椎间隙是开放的（图 53-5F）。应用牵开器和"T"形把手将椎间隙扩大到和髓核高度相一致的位置，注意不要使牵开器和关节连接面相接触。一旦目标位达到，就把髓核预置入物磨具插入终板之间。当磨具接触到终板关节面的边缘的时候，术者可能感到轻微的阻力。一旦磨具到位，关节应该在终板的关节面内自由活动。磨具永远不要受到挤压。在理想的情况下，磨具能够很容易地插入和取出，这有利于终板紧密地围绕在磨具的周围，保持了最终的位置和高度。

适合的髓核插入尖端安装在髓核插入器上（图 53-6A），并将其放置在终板的关节盂里（图 53-6B）。去掉扩张插入钳，使终板和髓核密切匹配。挤压髓核插入器的把手释放髓核。去除髓核插入器后，拿出终板插入器（图 53-6C，D）。

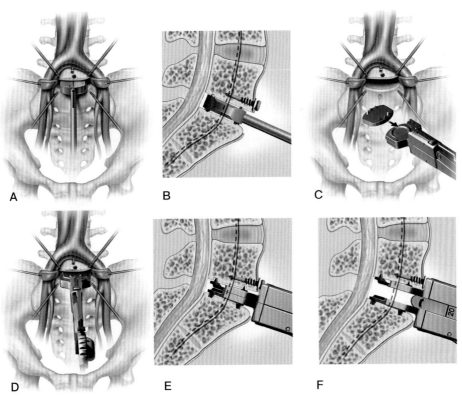

图 53-5　A. 与中线标记一致的置入物送入器的插入；B. 置入和选择与磨具大小一致的置入物送入器证实终板进入最终位置的可能性，送入器的中心位于外侧中线后 2mm；C. 终板置入的尖端连接和所选择的终板型号相一致的扩张插入钳；D. 影像监测深度和脊柱前凸角并在导引器的辅助下将终板插入椎间隙；E、F. 终板中心最终的位置是椎体外侧中线后 2mm，即中线的外内侧

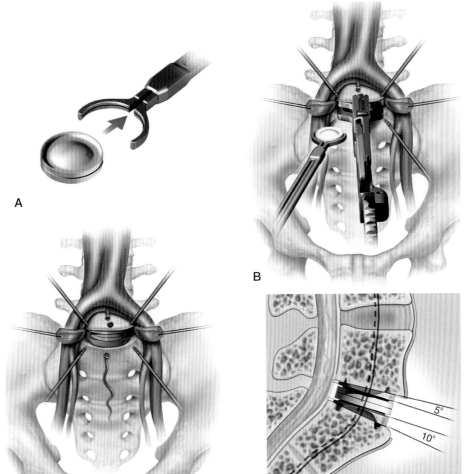

图 53-6　A. 合适的人工髓核安装在与其相适应的置入器上；B. 将人工髓核放在上下人工终板之间，如果感觉有阻力，则收紧牵开器的把手使终板间距离增大，然后将髓核置入；C. 去除髓核插入器；D. 去除终板插入器

5. 置入物的最终位置　利用医学影像确认置入物的最终位置。必须在前后和外侧面上接近目标位置，同时必须是没有突出于骨皮质的边缘。必要时，可应用合适大小的沟槽趋入器稍微改变置入物的位置。如果位置偏差较大，那么就要取出假体并重新定位置入物，重新置入。一旦确认最终的位置，应用单终板挤入器使得椎体固定齿进入椎体。直视和 X 线透视确认固定齿进入椎体的位置。

6. 关闭手术切口　移走中线标记，检查髂血管，并用止血和抗生素液体反复冲洗后，以常规分层缝合关闭切口。

五、术后处理（包括可能的并发症的处理）

术后的活动从坐位和轻度的腹部屈曲开始。尽早开始步行。应用腰骶护件是比较理想的选择。在术后的前 6 周，患者要避免过度屈曲、提重物、挤压性的负载活动、接触性体育运动和保龄球运动。第 4 周开始轻微的伸展练习。久坐的工作在 2 ～ 4 周开始。高尔夫和乒乓球运动可以在术后 3 个月开始。

规律的随访包括侧位屈伸和前后位屈曲的影像片。新出现的背痛和腿痛要行 CT 扫描和（或）脊髓造影。

六、结论

腰椎间盘成形术使保留运动的前提下治疗腰椎间盘退行性变成为可能。尽管手术技术上要求很高，但合适地选择患者可得到预期的疗效。

（赵宗茂　译，范　涛　校）

第 54 章 腰骶髂骨固定技术

一、概述

由于腰骶交界处于高剪切力的情况，髂骨固定需要生物力学知识。腰骶髂骨固定应考虑减少对 S1 椎弓根螺钉的应力，包括：高度腰椎滑脱（III或以上）患者、L5/S1 假关节形成患者（图 54-1）、延长到 L2（或更头侧）至 S1 融合的患者、骶骨骨折患者（图 54-2）、因骨折、肿瘤或感染需切除的患者。骶骨融合可能有助于限制腰骶交界处螺钉故障发生，假关节及并发症的发生。

骶骨解剖学和生物力学

长节段的骶骨融合术具有挑战性，因为它很难达到关节融合、维持畸形的矫正和为重新排列的脊柱序列提供一个稳定的基础。在关于复杂腰骶髂畸形重建手术的文献中很好地记录了假关节形成率（特别是L5/S1），高围术期及术后的并发症。另外，围术期风险包括过度失血、翻修融合手术增加剪开硬脊膜风险、神经损伤和感染。

成功融合的难点可能归因于骶骨独特的解剖学特征以及腰骶交界处不利的生物力。骶骨主要由骨松质和薄层骨皮质构成。因为其椎弓根粗大，所以椎弓根螺钉可能接触不到骨皮质。骶骨椎弓根螺钉固定依赖

于捕捉到 S1 终板的前缘及上缘，与骨皮质接触。此外，骶骨尺寸限制了可使用螺钉的长度。腰骶关节是一个由高活动度节段到固定节段的过渡带，这就导致了高应力载荷通过器械装置传递到这个区域。要想成功，这个部分必须承担由脊柱传递至骨盆的上半身重量，然后传递至股骨头。在日常活动中，该区域受力包括轴向加载达 3 倍体重的力量、垂直于 S1 终板的大量剪切力，弹性伸展和扭转的旋转力矩。鉴于解剖学和生物力学的挑战，拿髂骨螺钉用于补充骶骨椎弓根螺钉高生物力学应力的情况下，有望提高腰骶交界处融合率，减低骶骨不完全骨折概率。

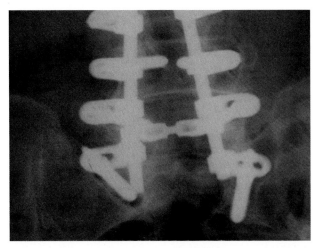

图 54-1　前后位 X 线显示从 L2 ～ S1 节段的融合未用髂骨融合或 L5/S1 融合补充，右侧 S1 椎弓根螺钉周围透明

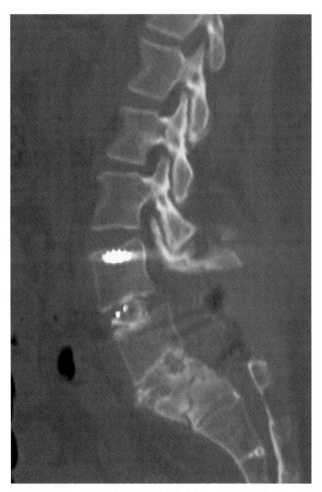

图 54-2　在 CT 随访的骨质疏松症患者行 L4 ～ S1 融合后出现骶骨不完全骨折

二、患者选择

临床评估对于正确选择患者和作出使用骨盆固定技术的决策很重要。病史采集应注重引起腰骶部疼痛或L5/S1神经根放射症状，并描述畸形的进展及速度。吸烟是不愈合的危险因素，应采集到病史。体格检查应注重于畸形，检查矢状面及冠状面的站立姿势。固定矢状面的不平衡可通过要求患者伸直臀部和膝盖，消除补偿动作，从而揭示正矢状平衡的真实数量。为评估这些曲线的活动度，可进行侧屈位及前屈位X线摄片检查。通常，在关节炎的情况下腰骶交界处的L5/S1侧方关节触诊可引起疼痛。由于退行性关节炎患者通常有髋关节置换，也可通过关节活动度及髋关节屈曲挛缩对患者髋部进行彻底评估。

长卡式胶片对脊柱平衡的评估有帮助。对矢状垂直轴、盆腔切口率和腰椎前凸错位，以及骨盆倾斜时骨盆代偿性回倾的评估，有助于手术规划。不稳定性可以通过动态电影评估。在确定最低固定螺钉椎体时，腰椎曲线的分数应注意。在停止融合腰骶关节上L5时，外科医师确保远部端椎倾斜不超过10°，旋转是中性的且位于稳定区域内L5～S1椎间盘无典型退变，融合应缩短至L5，避免骶髂融合。MRI和CT在确定神经压迫因素有重要作用。双能X线吸收仪（DEXA）扫描可用于术前确定骨的质量和识别骨质疏松症患者。

三、术前准备

在腰骶交界处的融合时应细心关注术前的影像学发现。在手术前CT扫描上可测量L5/S1椎弓根的宽度，进而选择合适的螺钉。基于通过操作水平CT断面平均的CT值，骨质疏松可以被预测，外科医师可以通过这些信息辅助判断是否需要放置骶骨螺钉以保护骶骨螺钉。在翻修病例中CT脊髓成像有助于详细了解螺钉位置及先前减压的充分性。确定先前融合过程中使用指征螺钉装置是很重要的，为再联合或去除提供方便。在腰骶交界处的融合术与增加失血量、手术时间及并发症水平相关。外科医师应仔细评估患者对手术的耐受性。如果预计失血过多或计划手术时间超过10小时，应分期进行。在分期手术过程中，笔者可以通过前路或侧方入路方法先完成椎间内工作，如必要然后再进行椎弓根螺钉固定、减压和截骨手术。抗纤维蛋白溶解剂被认为可减少失血。与麻醉团队进行沟通手术持续时间、麻醉中需要的神经监测、预期的失血和术后替换计划，以及在手术结束时的拔管计划都是成功手术计划的一部分。

在腰骶交界处成功融合的关键是在这个移动节段达到环状融合。先前研究证明，该区域成功的后侧方

融合并不能避免关节活动。Glazer等证实，增加前股环异体移植物或螺纹的椎间融合器可显著改善后侧脊柱器械的椎间硬度。这个结果与在腰骶交界处仅进行后路固定相比，融合率显著增高。

四、操作过程

复杂成人畸形手术具有手术时间较长的特点，迫使外科医师需仔细考虑手术步骤的顺序。手术室需设置成手术过程中最高效的布局。在手术过程中，笔者喜欢使用杰克逊手术床，因为其可以最大限度地减轻腹部受压，释放腰椎前凸。透视装置为最佳放置螺钉提供方便。如有条件，可使用术中CT检查确认螺钉位置。

后外侧入路需完整显露L5横突和骶翼的上、后侧。必须注意避免损伤第一骶后孔及骶神经根损伤。笔者通常使用Cobb剥离子钝性分离解剖骶骨背面软组织，而不是用Bovie电凝，其可能导致意外的硬膜损伤。如果要放置髂骨螺钉，笔者倾向于采用竖脊肌肌群的肌肉间隙入路避免从骶骨翼上大量剥离肌肉。骶棘肌和背最长肌/髂肋肌之间从中线的竖脊肌的腰背筋膜逐层分层并形成间隔。此间隔形成髂后棘的内表面并且借助其可以识别髂后上棘（PSIS）。

（一）髂骨螺钉固定

笔者是用髂骨螺钉进针点是居髂后上棘头端和内侧各1cm（图54-3）进钉点凹2～3cm，避免螺钉头部突出。笔者常于固定髂骨螺钉使用一种手动技术，运用钝的椎弓根探针缓慢由髂嵴两面间通过。髂骨螺钉钉道具有良好的形态和轨迹特征，80mm长度的螺钉是安全的。螺钉沿着一条由髂后上棘到髂前下棘指向坐骨切迹的路径。且笔者发现，用手动技术破坏坐骨切迹是不太可能的，因为切迹表面是一条致密的骨皮质桥。闭孔出口视图（泪滴形视图）可能有助于确定正确的轨迹（图54-4）。笔者通常会避免放置的探针超过90mm以避免损伤髋臼。根据患者的解剖，螺钉直径从7～10mm不等。髂骨固定能够将患侧髂骨到髂嵴很好的固定，有据可查。在螺钉固定前，通常需获取自体移植物。获取自体骨位置与螺钉路径位置至少留有1～2cm骨桥。

（二）骶髂骨内固定

骶髂内固定（也称S2-髂骨螺钉，S2-髂骨内固定）是一个最近报道的新技术，其涉及S2骶骨部分螺钉位置，穿过骶髂关节和延伸至髂骨。S2-髂骨螺钉（S2AI）进钉点位于中线旁开大约25mm，距S1上终板大约

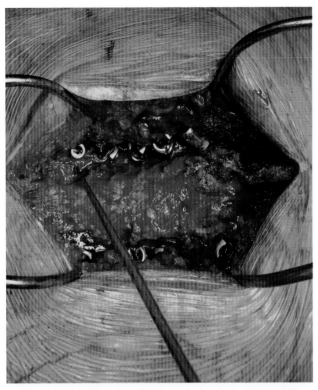

图 54-3　术中影像显示髂骨和 S2- 髂骨翼钉固定进钉点。髂骨进钉点位于距髂后上棘头侧和内侧各 1cm。位于探子上面的是已经放置在这个患者的髂骨螺钉。探子指出了 S2- 髂骨翼处拟进钉点，处于 S1 背侧孔的偏下外侧方，骶髂关节内侧

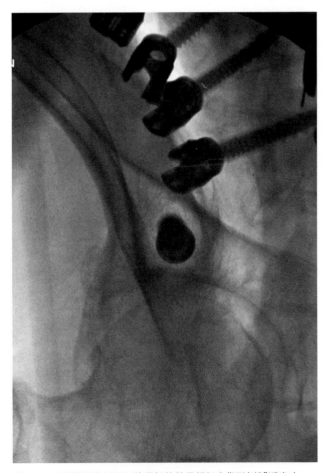

图 54-4　透视闭孔时显示放置好的髂骨螺钉在"泪滴状"透亮中

25mm，或距 S1 骶骨孔下外侧约 5mm（图 54-3）这个进钉点比传统髂骨螺钉（即 PSIS）进钉点更深，更靠近中线。更深的进钉点（大约增加了 2cm）克服了髂螺钉置入物突出的问题。同髂骨固定螺钉相比，更为内侧的进钉点可使 S2AI 螺钉与 S1 椎弓根螺钉排列于一条直线上，因此可容易的进行腰骶部纵向排列。这使得腰骶连接棒直接连接到远端的锚定点而不需要内外侧连接件或多段筋膜切开。螺钉需在水平面外倾 40°，矢状面尾倾 40°，目标朝向髂前下棘（AIIS）上方。由于 S2- 髂骨螺钉通过骶髂（SI）关节，需穿过三层骨皮质，能够提供更大的把持力。典型的 S2AI 螺钉长度介于 80 ～ 100mm，如果 S2AI 螺钉杆紧邻穿过坐骨大切迹上方厚的骨皮质，能够提供更大的把持力侧方透视和泪滴样影像利于髂骨螺钉放置，前后位透视图像常用于 S2AI 螺钉的置入，因为其提高了螺钉通过 S1 关节的可视化程度。S2AI 螺钉的一个问题是偶尔需要电钻穿透紧密的骨皮质（参见视频 54-1）。

（三）前路椎体融合

一个长的后路结构重建通常需要 L5/S1 的椎体融合补充，有时需要 L4/L5 椎体融合。可由多种技术来完成，各有优缺点。前路腰椎间融合（ALIF）需要一个单独切口，通常需要一个外科医师协助来完成。这种技术必须考虑血管解剖和男性患者逆行射精并发症可能。ALIF 置入术与后路置入术相比能够更好地恢复间盘高度及矫正前凸畸形。ALIF 是通过间接的方式对神经因素减压。另外，L5/S1 的经椎间孔或后方入路椎体间置入（分别为 TLIF 或 PLIF）可以与腰椎骨盆融合术使用同一切口。通过 TLIF/PLIF 入路可对神经直接减压，然而硬膜囊在通过 TLIF/PLIF 入路放置椎体间置入物时可能需要被牵拉。笔者强调，在 L5/S1 选择 ALIF/PLIF 入路时椎间融合器需提供结构支撑，并应具有像 ALIF 置入物的股环样结构，有助于减轻骶骨螺钉负荷。

五、术后管理

腰骶髂固定手术与术后出现众多直接的并发症相关。应严密监控这些患者，寻找直接的并发症，给予优化治疗。因为大量失血与这些步骤相关，所以术后密切监视血流动力学状态、凝血能力、电解质水平是必需的。输血通常在由于术中急性失血的时候进行；然而，通过术后连续随访血细胞容积，呈现进行性贫血趋势。血小板计数、纤维蛋白原水平、凝血功能需要在术后记录并有成为术后必须监测的项目可能。引流管连续两天引流量小于 50ml 可以拔除。机械性深静

脉血栓通常在手术开始时进行预防，并持续贯穿整个术后期间。鼓励早期行走。一般来说，笔者支持为提供舒适而使用一个延长至大腿的腰部支撑物以控制腰骶交界处的活动。一般笔者要求患者在6周内避免负重和弯腰活动。物理治疗通常在6周时开始，强调加强核心力量和步态的锻炼；还有，限制弯腰减少潜在的腰骶关节过度屈伸。

门诊复查通常安排在2周，6周，3个月，6个月，12个月和24个月。结构重建失败的症状和体征通常包括新发并加重的后背疼痛和姿势改变。每次随访应留有动态的和长盒式的影像资料。假关节症状，像螺钉或杆断裂，骨螺钉接口周围透明，椎体间或关节处形成骨连接失败，在每次随访中应得到评估。如果假关节问题不能在普通平片清晰显示，CT扫描是有用的。

六、结论

跨腰骶关节的融合术包括详细的决策决定，手术计划制订和执行。髂骨固定是在融合从L2延长至骶骨、Ⅲ度及以上滑脱、骶骨肿瘤、骶骨骨折、前L5/S1假关节运用骶骨椎弓根固定技术的补充（图54-5）。在TLIF/PLIF或ALIF中的前柱支持对于减轻S1椎弓根螺钉应力，提高L5、S1关节固定率有帮助。通过髂骨螺钉或S2-AI螺钉延长固定至骨盆是一项十分重要的技术，它能够提高稳固腰骶重建的可靠性。术后需

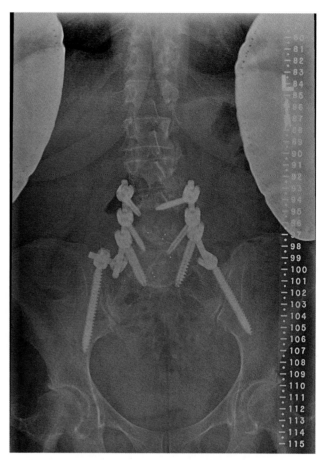

图54-5 双侧髂骨螺钉固定治疗不全骶骨骨折术后的直立位X线

要严格护理，预测、诊断和管理并发症，特别是老年或缺乏抵抗力患者。

（张更申　王　峰　译，范　涛　校）

第 55 章　骶髂关节融合的适应证与技术

一、概述

骶髂关节（SIJ）是一个常被忽视的下背部疼痛来源，其可放射至臀部、腹股沟或者下肢。连续有 200 例有腰背痛但无脊柱、骶髂关节或髋关节手术史的新患者在脊柱外科门诊接受检查。疼痛的原因腰椎占 65%，骶髂关节占 5%，腰椎合并骶髂关节占 14.5%。骶髂关节疼痛的影响与其他像腰椎管狭窄、退行性脊柱滑脱、髋关节骨性关节炎需要治疗的情况一样，骶髂关节疼痛的医疗负担比像慢性阻塞性肺炎、心绞痛等许多一般的致残性的医疗情况要高。在医保及商业保险人群中，与骶髂关节功能障碍相关的非手术治疗导致的每年的直接医疗费用显著。骶髂关节微创融合与来自多中心前瞻性随机对照研究的 I 类证据已经显示在 6 个月和 12 个月随访骶髂关节功能障碍患者中，骶髂关节微创融合比非手术治疗具有优越性。一些回顾性队列研究也显示了长达 5 年的骶髂关节融合患者可获益。

骶髂关节面包含痛觉和机械性感受器，其接受来自 L5 ～ S4 背侧和腹侧神经神经根侧支的神经支配。由于骶髂关节退变与机械性下背痛、腰骶神经根病、及髋关节病相似，临床医师需努力做一个针对骶髂关节直接应力的目的性查体。

二、患者选择

结合针对骶髂关节的物理查体和影像引导下的骶髂关节注射是诊断骶髂关节功能障碍的金标准。

（一）临床检查

在站立位，患者需要指出最痛位置（Fortin 手指测试），然后评价髂后上棘（PSIS）触痛点。

同前所述，之后进行一系列的六个骶髂关节诊断性查体。尽管这些检查可导致多个部位的不适，但是它对于重现患者最初的主诉中的典型疼痛非常重要。患者仰卧于检查床上，检查者双手轻放在患者骨盆处，屈曲外展 / 外旋，进行推大腿的动作（图 55-1）。患者处于侧位时进行 Gaenslen 运动和挤压骨盆检查，分别检查每一侧。在患者俯卧位时进行推压骶骨检查，也需要进行全面的腰骶部、下肢及臀部的检查。

必须至少进行 3 次可重复患者疼痛的阳性骶髂关节的体格检查才能进一步去诊断骶髂关节功能障碍。在诊断骶髂关节功能障碍中针对骶髂关节的临床检查活动是必须的但非全面唯一的。

（二）影像学评估

在临床检查中，患者接受评估骨盆的前后位片、侧位片及弗格森平片放射检查是评估像髋关节炎、骶髂关节退变等腰骶关节功能障碍的一种选择，其可模拟骶髂关节痛。单纯影像并不能预测骶髂关节症状。

（三）诊断性注射

具有三次或者以上阳性体格检查发现的下一步可由经验丰富的放射学专家或介入学专家进行局部的麻醉药注射。注射针为利多卡因，不是非甾体药物，可在透视直视下进行局部注射。在注射 1 ～ 2 小时后，记录患者在进行诱发典型疼痛的活动中的反应。疼痛减轻 50% 被认为是有意义的。在注射中亲自审查透视图像以确保利多卡因进入期望目标的骶髂关节是最理想的。如果对药物治疗部位存在疑问，笔者在 CT 导航下重复进行骶髂关节的注射性治疗，也是局部单纯性麻药。如果患者报告疼痛程度缓解低于 50%，骶髂关节功能障碍可能不是这些症状的原因，或者不太可能对侵入性手术有反应。

（四）非手术治疗

患者被送往对骶髂关节物理治疗擅长的治疗医师以指导骶髂关节物理治疗。物理治疗的充分性通常由物理治疗医师来评估。骶髂腰带通常被用作附加的治疗附件。如果物理治疗、生活习惯改变、非甾体抗炎药物无效，可对骶髂关节进行局部麻醉药物和类固醇药物注射。有报道，在这些药物注射后典型疼痛缓解长达 2 年。如果患者能够接受此种方法带来的长期缓

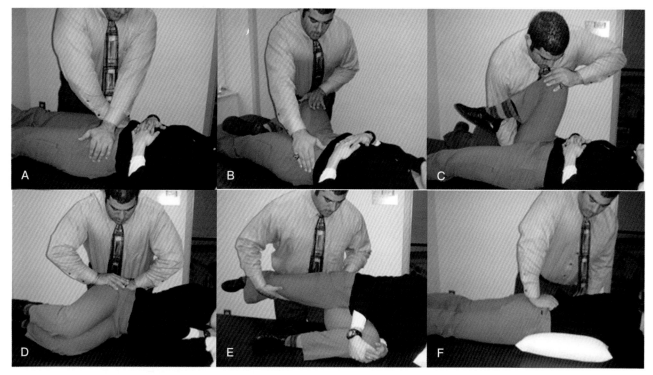

图 55-1　骶髂关节激发性体格检查步骤。A. 轻触轻触；B. 屈曲，外展，外旋（FABER/Patrick's）；C. 推大腿；D. 压迫；E.Gaenslen's; F. 推骶骨（Sembrano J，Reiley M，Polly D，et al.Diagnosis and treatment of sacroiliac joint pain.Curr Orthop Pract，2011，22：345）

解，注射可重复进行；然而，尽管在骶髂关节注射技术上是完备的，如果患者典型疼痛反复，可考虑射频消融（RFA）或骶髂关节融合。尽管最近有长期缓解的病例报道，但由于个体骶髂关节神经支配的解剖变异，典型的短时间缓解与实施射频消融存在一定的技术难度相关。

（五）手术治疗

骶髂关节的融合可通过前方开放、后方开放或侧方微侵袭路径进行。在 20 世纪 20 年代，通过开放路径的骶髂关节融合第一次被描述。尽管该技术数次改进，但开放性骶髂关节融合与由于大量软组织切除而导致的严重疼痛、失血、恢复期延长联系在一起，同样也与 9% ～ 41% 不融合率联系在一起。因此，开放性骶髂关节融合具有变化范围比较大的满意率，同时具有高达 13.7% 严重并发症发生率。

微侵袭骶髂关节融合在临床和统计学上改善了患者的背痛、功能和与健康相关的生活质量，提高了患者的满意度，降低了并发症发生率。Ⅰ 类证据显示了微侵袭骶髂关节融合术的安全性和有效性，在一组 148 例骶髂关节功能障碍患者的前瞻性随机对照研究过程中，非手术治疗与微侵袭骶髂关节融合术相比，在 6 个月的随访中 Oswestry 残疾指数结果是微侵袭骶髂关节融合术队列获得 75% 的改善率，而非手术治疗队列仅有 27% 获得了改善。在 12 个月的随访中，同

非手术治疗组相比，通过微侵袭骶髂关节融合术获益人群有显著增加趋势。

微侵袭骶髂关节融合在 5 年内具有一致性和持久性的结果。同开放性骶髂关节融合相比，微侵袭骶髂关节融合具有更高的临床成功率，不需要骨性移植物，术后早期即可活动，更短的住院时间和更低的并发症。在恰当选择的一些门诊患者中可进行微侵袭骶髂关节融合术。

三、术前准备

一旦患者被确定为一个潜在的候选手术患者，可以通过获得骨盆的非强化 CT 去评估骶髂关节解剖进行置入物放置的可行性。患者可以通过术前参加体育锻炼教学方式以训练挂拐杖时的脚尖负重。

四、手术过程

（一）微侵袭骶髂关节融合

微侵袭骶髂关节融合术需要患者在全身麻醉下进行。同前所述，患者俯卧位，髋关节、膝关节外展置于可透视手术床上，通过透视前后位、侧位进行引导，或通过术中 CT 扫描进行三维导航。一旦基于影像依据确定了位于臀部外侧区的起始点（图 55-2A），可行皮肤局部浸润麻醉，然后在皮肤及筋膜上切一个长 3 ～ 5cm 切口至髂骨。应用影像导航，引导克氏针通

过骶髂关节进入骶骨，并小心将其放置到椎间孔的外侧。透视用来确认放置位置，决定置入长度。筒状逐级扩张器用于扩张密封的软组织。再用一个带有空心的钻头钻出一个导向孔后，轻锤空心针使其经过骶髂关节，小心不要推进克氏针（图 55-2B）。用手插入置入装置并透视确定位置。重复上述步骤分别将三个置入装置插入。术中 CT 扫描用来确定最终的位置（图 55-2C）。清洗伤口并关闭。其他使用螺钉置入设备的技术，合并或者不合并开窗皆可使用。

（二）前路开放性骶髂关节融合术

前路开放性骶髂关节融合术需全身麻醉、仰卧位，做长约 20cm 的越过症状关节的髂腹股沟切口，依次切开皮肤及皮下组织。锐性切开外斜肌筋膜及臀肌筋膜，形成一个空间。用单极电刀将髂肌从髂骨隐窝进行骨膜下分离，把撑开器放置在骨盆的髂耻线直至可见骶髂关节囊的上面。然后使用 15 号刀片将关节囊从髂骨和骶骨上移除。小心避免损伤 L5 神经根后，将尖状的 Homan 牵开器放入髂骨翼。使用各种型号的刮匙和咬骨钳切除骶髂关节软骨，切除软骨后面的韧带组织。在骶髂关节的骶骨和髂骨侧进行多个 2.5mm 钻孔后，将由髂骨平台取出的移植骨颗粒化置入骶髂关节。一个具有 3 个 4.5mm 空洞的重建轮廓出现了，一

个 6.5mm 直径的骨松质螺钉固定于骶骨侧，两侧骨皮质螺钉固定于髂骨侧。经检查，确保没有软组织被夹住或置于张力之下。将 1/8 英寸的 Hemovac 引流管放置于髂窝。将凝胶放入植骨部位。腹外斜肌筋膜和腹横肌筋膜通过多个 8 字缝合修复至臀筋膜，逐层缝合切口。

（三）后方开放性骶髂关节融合术

已有很多的关于后方入路开放性骶髂关节融合术的文章发表，对其做过详细论述，这里不再重复赘述。

（四）骶髂关节融合术翻修

当手术不能治愈或缓解患者疼痛时，骶髂关节体格检查有阳性体征时，重新评估是恰当的。通常，笔者在 CT 导航下进行局部麻醉下的骶髂关节注射。如果是疼痛患者，他或她可作为骶髂关节翻修的候选者。没有明确统一的翻修策略，因为它具有置入、解剖和个体的特殊性。可用骨移植和机械稳定性重建这些原则指导治疗。

五、术后管理

（一）微侵袭骶髂关节融合

融合是在同一天或者次日的基础上完成的。前后位

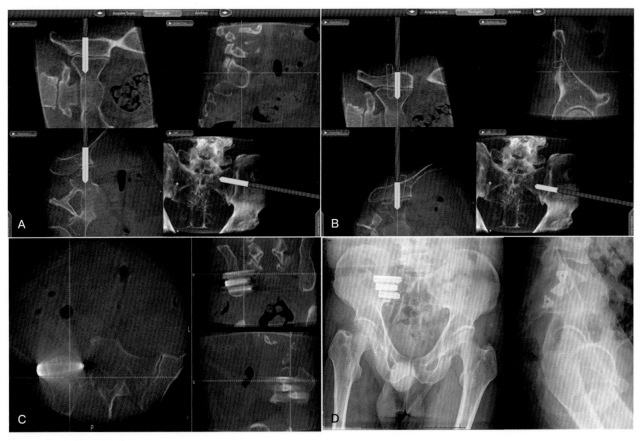

图 55-2　微侵袭骶髂关节融合术（MIS SIJ）。A. 术中实时三维 CT 导航下的经皮 SIJ 置入物置入；B. 置入物轨迹的术中规划随后的导航定位；C. 术中 CT 扫描（运用 O-arm）评估置入物位置；D. 术后骨盆透视显示 3 个融合棒通过 SIJ

片/侧位片/弗格森平片是住院前获得的（图55-2B）。患者出院前，进行PT评估，以确保患者在使用拐杖或轮式助行器的术侧脚尖负重是安全的。术后3周继续负重，逐渐增加至完全行走。从术后2周开始，患者进行每周2次的PT，持续6周。

（二）前路开放性骶髂关节融合术

患者可以住院至疼痛充分控制和排气通畅。前后位片/侧位片/弗格森平片是住院时获得的（图55-3A，B）。手术后持续6周进行PT评估，以确保患者在使用拐杖或轮式助行器的术侧脚尖负重是安全的。

术后6周，患者可以开始进行泳池治疗，并进行持续4周的逐渐加重负重练习，随后8周PT的重点是关注机体核心力量的加强。

六、结论

骶髂关节功能障碍容易被忽视，除非运用有目的性的特殊体格检查和诊断性注射进行特殊评估，并通过影像排除脊柱和髋关节病变。I类证据提示骶髂关节功能障碍的患者与非手术治疗相比，可以通过微侵袭骶髂关节融合术获益。

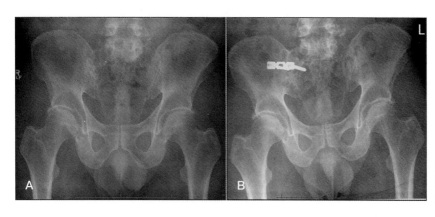

图55-3 前路开放性骶髂关节融合术。A. 术前骨盆透视片；B. 骶髂关节三孔重建钢板的骨盆手术后X线片

（张更申　王　峰　译，范　涛　校）

第 56 章 腰大池腹腔分流术

一、概述及患者选择

腰大池腹腔分流术（LP）适用于脑积水、脑脊液漏、硬脊膜膨出、脑水肿，除外颅内并发症。LP还适用于脑室穿刺困难的脑积水，但是长期分流后脉络丛的并发症难以避免。虽然脑室腹腔分流术是有疗效的，但腰大池腹腔分流术（LP）较其并发症轻，包括背部疼痛及强直、蛛网膜下腔感染致脊柱前凸、脊柱侧弯、神经根痛、脊髓炎、下肢神经损伤和小脑扁桃体疝。虽然目前硅橡胶管、聚乙烯管的使用减少了蛛网膜下腔感染的概率，但是手术的并发症并不能完全避免。

二、术前准备

以前的脊髓腔腹腔分流术术前腹膜导管的选择是十分重要的，通过分析术前脊柱前后和侧位的影像来设计手术。当脊柱存在侧弯时，使用 Touhy 针穿刺硬脊膜囊的难度将加大。术前 6 小时使用 2% 葡萄糖酸氯己定（消毒药）液沐浴，以减少皮肤上的细菌残留。

三、手术过程

（一）术前抗生素使用及定位

术前 30 分钟给予头孢呋辛 1.5g。气管插管前使用持续压迫器（SCDs）加压，并使用棉垫填塞来保持躯体侧卧位时的稳定，争取在患者上手术台前准备好。患者在麻醉诱导时为仰卧位。过去在手术时多使用位

置控制器固定体位，保证腹膜导管的置入，方向应与脊柱的弯曲有一定的倾斜角。患者侧卧体位时身体受压的地方应予铺垫，如腋下、肘部、手腕、膝盖和脚踝（图 56-1），并且进行必要的固定。

（二）术前铺单

术前铺无菌单，以减少手术感染概率。但是，脊髓腔腹腔分流术还需要精细、准确、正规的无菌操作才能降低术后的并发症。在笔者医院，术前使用 2% 葡萄糖酸氯己定液彻底清洗至少 5 分钟，包括腹部、胸部、腰背部及两处切口间皮肤的皱褶等处，并且使用聚维酮碘（7.5%）、异丙醇（70%）、聚维酮碘（10%）依次进行术区消毒，皮肤干燥时聚维酮碘可以用来标记切口。通常需要在皮肤上标记出棘突位置和 L3～4、L4～5 椎间盘位置。脊髓腔腹腔分流装置需要术前使用生理盐水冲洗阀门及导管。脊柱部分和腹腔部分可同时开始，也可依次进行。

（三）切口、胸腰筋膜及手术通路

腰部手术切口标记完成后，切开至胸腰筋膜，腹部采取传统手术方式。腹部取旁正中切口最为理想，于腹直肌、腹横肌之间，优于正中切口。如果外侧切口距中线过远，外侧的肌肉有较多交错，则切开时出血较多，术后也容易出现疼痛症状。经过皮下脂肪、腹外斜肌、腹内斜肌、腹横肌腱膜、腹横筋膜到达腹

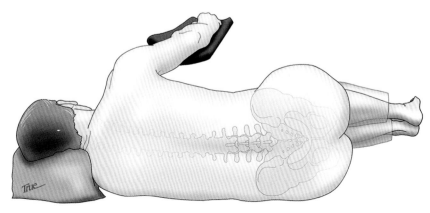

图56-1 患者手术时身体受压部位应予铺垫，如腋下、肘部、手腕、膝盖和脚踝

膜。通常错误地认为腹横筋膜位于腹膜壁层，结果腹膜导管未进入腹腔。其实，这可以通过腹膜外脂肪来鉴别，腹膜外脂肪常位于腹横筋膜和腹膜壁层之间。分流前建立一个连接腰部和腹腔的皮下隧道和皮下袋，然后使用套管走行于胸腰筋膜后、腹直肌鞘前（图56-2），避免穿透腹膜，最终引导腹膜导管进入预定腹腔位置。

（四）分流导管硬膜下置入

Touhy 穿刺针进入脑脊液间隙，如果该节段穿刺不成功，需向上一节段移动，再次尝试，之后导管穿过 Touhy 穿刺针（16 号）进入椎管（图56-3）。当导管插入后，确认位置满意后退出穿刺针。Touhy 穿刺针有不同直径、长度以供手术选择，导管置入成功与否很大程度上取决于 Touhy 穿刺针长度的选择。一般而言，导管上刻度与穿刺针相同，当导管进入某长度，也可相应算出进入椎管长度。当然，也可由于导管和穿刺针位置差异出现一定偏差。导管置入椎管不少于 10cm，便可有效防止导管的脱出。自发明 T 形管（Codman Corporation，Raynham，Massachusetts）以来，其很好地解决了导管脱出这一难题。置入 T 形管时还需切除小部分椎板。当硬脊膜囊压力较高时需用 11 号手术刀片行较小切口，然后快速插入 T 形管，并行荷包缝合术关闭硬膜，仔细检查导管，需确认脑脊液正常流出后连接阀门及腹腔导管，再次确认脑脊液是否正常流出。皮下袋用于放置引流管阀门。

（五）分流导管腹腔置入

使用 4 把止血钳将腹膜谨慎提起，确认与腹腔脏器分离后切开，避免对腹腔内容物及网膜的损伤。切口位于腹膜壁层，需要足够宽度来置入腹腔导管。行腹腔注水试验，测试腹腔导管及阀门控制器等装置。

导管斜向下进入腹膜腔内（图 56-4），当插入受到阻力时需重新插入，导管偏差可能损伤内脏或出血，术中需仔细鉴别，可尽早发现并处理，从而减少并发症的发生。腹腔导管的固定采用荷包缝合，使用 3-0 Vicryl 可吸收缝合线（Ethicon，Inc.，Somerville，New Jersey）较安全（图 56-4）。我院常使用微型皮肤切口及套管针。先前腹部外科患者的适应证较少，腹膜粘连会增加套管盲穿的损伤率。作为一个外科医师始终希望减少患者的创伤，因此会更多地选择腹腔镜下的导管置入。

（六）分流管阀门放置

分流管阀门可使用 2-0 丝线固定，如固定在胸腰筋膜需使用吸收性缝线，以避免缝线打结或张力过大。该阀门类似于考迪斯十字阀门（一种 6F 动脉导管阀门，

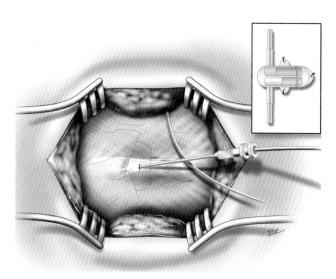

图 56-3　导管穿过 Touhy 穿刺针（16 号）进入椎管，分流管阀门可使用 2-0 丝线固定，如定在胸腰筋膜需使用吸收性缝线，以避免缝线打结或张力过大；插图：分流管阀门类似于 Cordis 十字阀门（Cordis Corporation，Miami Lakes，Florida），可避免或减少虹吸现象的发生

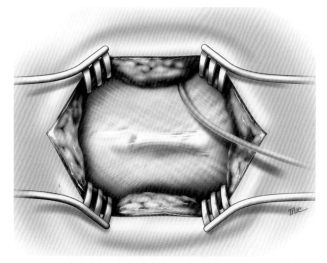

图 56-2　套管走行于胸腰筋膜后、腹直肌鞘前

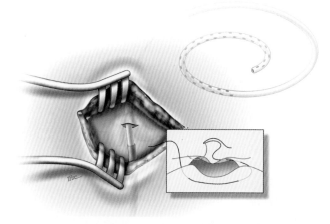

图 56-4　导管进入腹腔；插图：腹腔导管采用荷包缝合固定在腹膜壁上，使用 3-0 Vicryl 可吸收缝合线（Ethicon，Inc.，Somerville，New Jersey）较安全

Cordis Corporation，Miami Lakes，Florida），其可避免虹吸现象的发生（图56-3），其长轴与头尾方向一致，具有较高安全系数。当阀门位置不满意时，阀门的压力会改变，导致虹吸现象，并且出现低压状态及其他并发症。当腰部导管或腹部导管出现问题或安装困难时，可借助术中前后位、侧位 X 线平片或透视来辅助。

四、术后常见并发症的处理

术后使用抗生素 24 小时，腰部脊髓腔腹腔分流术后在恢复室里常规检查腹部正侧位 X 线片，为以后故障或复查时提供对比资料。

术后神经根痛症状常有发生，如坐骨神经痛，常可自行缓解。但是如果出现疼痛持续、疼痛加重、疼痛转移时需复查影像学检查。

长期并发症包括腰部脊髓腔腹腔分流器失灵、感染、蛛网膜炎、小脑扁桃体疝和硬膜下血肿，其中分流器故障较常见，其检测主要包括使用寿命、物理检测、真空测试、影像学检查以及阀门测试。分流装置在除外感染时，多可行修复。常见原因有梗阻、导管移动或断裂。当存在感染时需拔除导管，并自静脉给予抗生素治疗，如发生蛛网膜炎，还必须引出感染的脑脊液。其他并发症还包括顽固性疼痛、脊柱前凸、脊柱侧弯以及严重蛛网膜炎，但发生率极低。小脑扁桃体疝常发生于未发现的 Chiari Ⅰ 型畸形或梗阻性脑积水，急性和慢性硬脑膜下血肿也可能发生。

五、结论

腰大池腹腔分流术（LP）具有特殊的手术适应证，并且有术后短期及长期的手术并发症，手术的合理选择与手术技术同等重要，决定着手术的成败。

（李　鑫　范　涛　译）

第三篇　腰骶脊柱

第 57 章　影像导航下微创脊柱手术

一、概述

患者术前的脊柱解剖影像学资料对脊柱手术的效果起着至关重要的作用。多年以来，术中的 X 线平片检查应用于脊柱手术中对病变节段的定位。近年来，随着三维成像技术不断提高，例如 CT 已大量应用在手术当中。术中影像导航在颅脑外科手术中的应用效果是明显的，特别是颅内肿瘤的手术切除。但是，脊柱手术与开颅手术存在着许多的不同。颅骨可以稳定地固定在手术台上，保证参照物和感应芯片的恒定位置。相比较，大多数脊柱手术采取俯卧位，由于腹部较软，手术体位易出现偏差，会对导航的精确度产生一定的影响。

二、适应证

术中影像导航对手术有很大帮助，它拥有三维立体成像技术，可以有效辨别不同的病变，例如术后骨质的缺损（图 57-1）、椎体的畸形、肿瘤对骨质的破坏等。

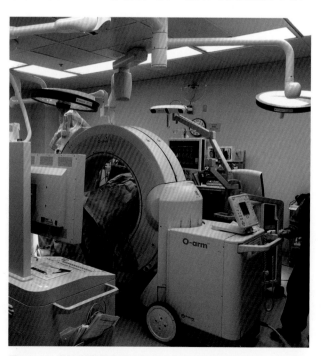

图 57-1　脊柱影像重建后在导航下显示先前置入的 CAGE 位置，可以显示恰当的解剖位置，以及 CAGE 周围的瘢痕组织

三、术前准备

术前准备除了对病变性质的识别和判定，影像学导航也是非常重要的，机体情况允许时，术前螺钉进入的轨道是可以模拟出来的（例如 C2 的侧块钉固定），并且可以选择出螺钉的最适长度。通过对一组无螺钉禁忌手术的研究表明，影像学导航可帮助术前准备，例如发现椎动脉畸形。影像学导航还可避免手术中的 X 线透视的缺点，如手术器械和患者颅骨、肋骨、肩胛骨对成像的影响。

四、手术操作

（一）脊柱胸腰段

胸椎椎弓根较小，与腰椎有较大差异。此外，由于肩胛骨、椎体横突的影响，以及椎体的变异，椎弓根在透视和 X 线下显示较困难。因此，胸椎手术时椎弓根固定是一个挑战，虽然腰椎椎弓根固定较常见，但是椎体的畸形以及术后椎体改变也是很常见的。

通过初期试验研究及临床研究，术中影像导航在腰椎手术中的应用效果明显，研究结果显示其椎弓根螺钉固定的准确率远高于传统手术的固定方法。

标准影像导航系统包括术前 CT 影像、特殊手术设备、动态参数芯片（DRA）、电控摄像头、电脑工作平台（系统界面）。光发射二极管（LEDs）或反射探针配合动态参数芯片等特殊手术设备，并配合电光辅助摄像系统，这种三维定向通过数字化光跟踪器测量，测量信息汇总到电脑工作台进行重建（图 57-2），当熟练掌握重建技术时，这种操作将会十分快捷（表 57-1）。

目前，光学导航系统在常规手术时存在视野死角，不久，电磁导航系统将问世，便可以很好地解决这一问题，由于其导航与光学导航不同，采用不同的参照物，精确度更高，就像椎体在 CT 和 MRI 以及 X 线中影像显示并不相同一样。

表 57-1　影像导航技术步骤

步骤	具体过程
1	术前对相应椎管节段进行 CT 扫描
2	将 CT 扫描数据导入工作站；压缩光盘、可视光盘、数据化磁带或网络连接可用于转导数据
3	计算机工作站将影像重建成不同的解剖方位
4	患者资料注册；在每一个相关的手术阶段，在重建的 CT 影像上有 3～4 个解剖方位可选择
5	随着手术显露进一步选择靶点注册标记点
6	动态参数芯片（DRA）贴附并固定在脊柱上
7	配对点的匹配；注册探针触到的手术野中的点与工作站屏幕上点一致
8	DRA 有助于电子可视相机上椎体位置的跟踪；这一过程中要保持相机和患者的稳定，可增加靶点跟踪的准确性并减少误差
9	注册误差可由计算机工作站算出
10	通过匹配实际探针与相应 CT 影像和解剖位置来证实系统的精确度
11	在工作站监视器上重建的三维解剖影像上可标记出不同的手术路径和靶点，位于脊柱局部的多个通道和位点可以被看到

这些装置发出无线电信号在手术区域建立电磁场（EMFs），可以精确显示出骨质的解剖结构。手术器械和 C 形臂 X 线机分别拥有接收器，通过电磁场计算和 C 形臂 X 线机影像的叠加，在导航屏幕上显示即时解剖的相对位置和方向，该屏幕可用无菌单铺盖，可使用触屏控制，也可由手术助手操控。

该装置铁含量低，电磁传感器在 42cm 以内可以测量到潜在能量，从而测定距离。

（二）脊柱颈段

影像导航技术可以很好地应用在治疗条件允许的颈部椎体手术。参数芯片在外科的应用很简洁，因为头颅固定在手术台是很牢固的，导航技术在颈椎手术时可提供最佳手术入路，将手术对患者的损伤降到最低。由于颈椎椎体形状小，变异大，相比较传统手术，影像导航更准确，损伤也更小，例如颈椎的颈动脉畸形。

临床和标本研究表明，影像导航技术对 C1～2 椎体侧块螺钉固定十分有帮助，可进行术前模拟和术中导航。该技术可以有效减少螺钉位置偏差的风险，但是不能完全避免。新的导航装置可以分析术前的 CT 数据，并且在术中通过 X 线透视数据及时调整患者体位。另外，改进技术将高分辨力 CT 和二维 X 线透视相结合，提高了后路经皮直接定位的稳定性及准确性。

（三）X 线透视检查法和实体透视法

目前，微创外科手术（MIS）常常借助放射摄影来完成，通过动态观察来确定解剖结构，从而推动了透视定位的广泛应用。因此，X 线透视检查法常常应用于 MIS 中的固定和芯片置入。但是，该透视系统只能通过二维影像来合成三维图像，常常使用矢状位（AP）作参考，可获得一个满意的解剖位置。但是，这些测量过程是烦琐的，也是费时的。使用双排透视装置可以减少 C 形臂 X 线机的工作时间，不足之处是占用了更多的手术室空间，辐射更大，图像分辨率不高。

由于传统 X 线透视检查法存在一定缺点，实体透视系统随之而生（图 57-2），参照芯片安装在透视机上，计算精确，类似于三维影像导航。基于外科手术导航的 X 线透视检查技术通过长骨结构与 X 线图像之间进行自动注册，从而避免术前用 CT 进行表面注册，从而可以减少 C 形臂的使用。多重 X 线成像可以保存并进行多维重建，对脊柱手术进行导航，以了解即时手术情况并指导手术。

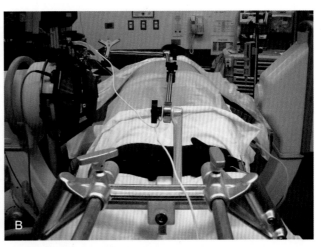

图 57-2　A. 术中导航系统；B. 在手术中的应用，定向系统固定在床上；C. 患者身体上；D. 术中显微操作

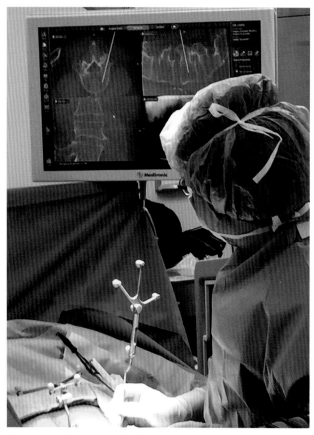

图57-3 图像中显示影像导航下使用探针，确定螺钉进入方向

实体透视系统对腰椎椎弓根的螺钉固定有确切的帮助，最近有研究报道，该技术在术中可以获得满意的三维影像，可了解精确解剖位置，并拥有鉴别闭合性陈旧螺钉错位的能力，减少了骨骼的显露，从而实现微创手术下椎体结构的鉴别和定向。

（四）影像导航技术在 MIS 中的应用

目前，MIS 面临着几大技术挑战，包括触觉反馈限制、脊柱解剖由二维图像向三维成像，在狭小的手术空间使用手术器械的熟练程度，在狭小的手术空间确认有限的解剖学标志对术中位置确认至关重要。因此，使用图像导航装置有很大益处，从而减少术中对 C 形臂 X 线机的依赖。该装置不仅可以确保螺钉固定的准确性，还可以经皮固定并进行调整，测量、储存椎体间距离、椎板间距离及椎弓根角度。当使用内镜时可通过皮肤肌肉的切口直接观看，安置影像导航探针可根据术前的轴位、矢状位或冠状位影像，配合内镜使用。另外，该系统操作较简洁，初学者也能很快掌握内镜方向和实际解剖的关系。

影像导航系统对前路减压、术中手术方向判定、术中固定、植骨、手术切除范围也十分有帮助（图57-4，图57-5），该系统可将不同程度显影组织联系起来，使微创手术更加完善。

五、术后常见并发症及处理

应该强调的是在没有影像导航系统时，外科医师也应该能够很好地完成手术，因为术中影像导航系统只是作为手术的辅助技术，而不是必需的。术中影像导航系统并不能替代精致的外科手术解剖。影像导航技术并不能消除椎弓根螺钉穿透发生。如果患者术前影像和实际解剖结构之间存在一定误差，那么这将导致螺钉穿孔率的增加，从而引起一系列严重并发症。

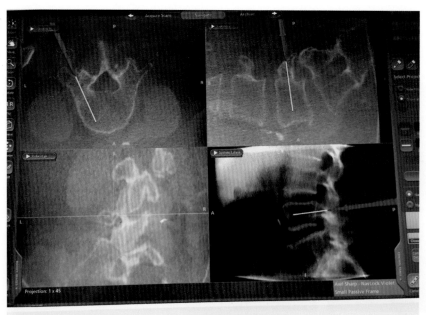

图57-4 影像导航系统在脊柱微创手术中的应用

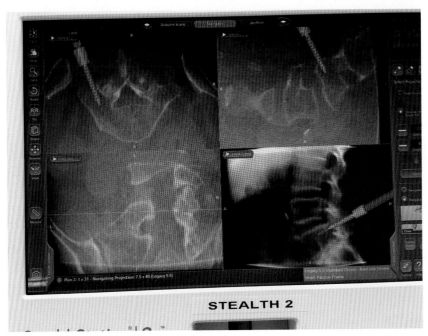

图 57-5　椎管减压术中定位，可指导椎板的切除范围

很多学者已将影像导航技术成功应用于胸腰椎的手术中，但需要熟练掌握该技术。颈椎椎弓根直径较小，螺钉固定的失误率较高，导航技术也很难克服，一般直径小于 4.5mm 是安全的。

由于影像导航系统术前需要影像资料采集和汇总，从而有增加手术时间和费用的倾向。总之，这些因素也应考虑。

六、结论

近年来，脊柱手术的术中导航技术发展迅速，对外科手术产生了很大影响。随着科技的发展，导航技术将更加完善，并且广泛应用于临床。

影像导航系统在脊柱手术中作用巨大，但也需要外科医师掌握精湛的显微手术操作技术，以及对该系统显示、探针测量、导航方向等综合的操作能力。

影像导航系统的作用早已无须质疑，如 C1～2 侧块的螺钉固定、椎弓根的螺钉固定，其辅助作用很大。影像导航系统辅助微创手术，使术者不受视野的局限，可更清楚地了解实际解剖结构。因此，初学者可以在导航下练习内镜的使用以及显微手术技术，从而加快操作熟练度，尽快成长为一名出色的外科医师。

（李　鑫　范　涛　译）

第三篇　腰骶脊柱

第 58 章　微创腹膜后经腰大肌入路

一、概述

微创腹膜后经腰大肌入路侧方椎间融合术（MIS LIF）于 2001 年由 Luiz Pimentatic 提出，是腰椎融合术经前或经后入路之外的一种安全有效的入路。它具有间接神经减压、组织损伤小、切口小、出血少、手术时间短、切口并发症少、可放置更大的椎间融合器以及患者可早期下床活动等优势。此外，与其他椎间融合技术相比，该入路很好地保留了韧带的稳定性。

内镜下侧方经腰大肌入路椎间融合术由 Bergey 首次提出，本文描述技术为其改良的入路方式。内镜下侧方经腰大肌入路是椎体融合安全有效的方式，它在避免大血管或交感神经丛移位的情况下，可以很好地显露腰椎。通过对内镜技术的深度学习，MIS LIF 已经较内镜技术更为受欢迎。目前，已有各式各样的手术系统用于 MIS 微创腹膜后经腰大肌入路。最广为人知的两个系统为 eXtreme 侧方椎间融合器 /XLIF（NuVasive，San Diego，California）和 Direct 侧方椎间融合器 /DLIF（Medtronic，Memphis Tennessee）。

二、患者选择

手术适应证包退行性腰椎病变、不稳定性脊柱病变、腰椎管狭窄、腰椎滑脱、成人退行性脊柱侧弯、相邻节段退变及外伤。早期预后研究表明，较传统开放性手术方式相比，MIS LIF 具有手术时间短、出血少、术后并发症少、住院时间短、恢复相对迅速的优势。长期预后研究也表明，患者术后无论是疼痛评分还是功能评分，以及包括椎体融合率等的放射学参数评估，均取得较稳定的改善。

（一）退行性脊柱病变及畸形

无论是单独应用还是作为开放性手术的辅助措施，MIS 技术在退行性脊柱病变及畸形中均有着越来越多的应用。除了上文提到的优势之外，MIS 途径在改善脊柱冠状位及矢状位失衡方面发挥着不可替代的作用。

相邻节段退变是脊柱外科医师经常遇到的问题。

为解决这一问题，常采用进一步的后方减压，或者在适当避开既往瘢痕组织的基础上，调整后入路途径。这可能会导致手术时间延长、感染风险增加、脑脊液漏和医源性神经损伤风险增加。MIS LIF 为避免再次进入手术瘢痕区域提供了一线生机。通过从尚未进行过手术操作的入路进入，侧方途径为放置更大的椎间融合器提供了条件，减少了下沉的发生，并增加了生物力学强度。目前，MIS LIF 用于相邻节段退变的修复性治疗疗效仍缺乏文献支持，但是相关的初步研究已获得可喜结果。

（二）创伤

创伤是 MIS LIF 凸显应用效果的另一领域。创伤性骨折在胸椎及腰椎节段较为常见，胸腰结合处尤为多见。本文对于创伤情况下行手术治疗还是非手术治疗不做讨论，但是临床认为需行关节稳定术或关节融合术时，MIS LIF 是一个很好的选择。

Smith 团队曾做过一个随访 2 年的研究，经 MIS 侧方椎体切除术治疗的创伤性骨折，在手术时间、出血量以及住院时间方面均具优势。术后患者均未出现二次手术的情况，且基于美国脊髓损伤协会分类的神经功能评分取得明显改善，无患者出现神经功能减退。

三、解剖学考虑

侧方入路对于已熟悉后方入路的脊柱外科医师而言可能相对比较陌生。因此，在侧方入路时对于重要解剖结构的把握尤为重要。自外向内，依次通过腹外斜肌、腹内斜肌、腹横肌。进入后腹膜间隙后，显露腰方肌和腰大肌。钝性分离的具体细节见后文。需小心操作，避免腹壁神经及腰丛损伤。

（一）腰丛

腰丛位于腰大肌深面，是腰骶丛的一部分，由第 1 ～ 4 腰神经的主腹侧支及 T12 前支的一部分共同组成，发出数条运动及感觉神经。股神经（L2 ～ 4）和闭孔神经（L2 ～ 4）是其主要运动分支。髂腹下神经（L1）、髂腹股沟神经（L1）、生殖股神经（L1 ～ 2）、股外侧皮神经（L2 ～ 3）和股前皮神经（L2 ～ 4）是主要的感觉性皮神经。大部分神经是与运动和感觉混合神经。腰大肌内侧神经是唯一的纯运动神经，股外侧皮神经是唯一的纯感觉神经。

（二）运动神经

股神经起自腰大肌内侧缘，是运动和感觉混合神经，分为前后两支。股神经前支发出前皮支和肌肉支，运动性支配耻骨肌和缝匠肌。后支发出隐神经（感觉性）和肌支，运动性支配股四头肌，后者由股直肌、股内侧肌、股外侧肌和股中间肌组成。闭孔神经同样也是运动和感觉混合神经，起自腰大肌内侧缘，支配下肢的内收肌，包括闭孔外肌、长收肌、短收肌、大收肌、股薄肌以及耻骨肌。闭孔神经并不支配闭孔内肌。同时，它也感觉性支配近段大腿的内侧部分。

（三）感觉神经

髂腹下神经包括两支，其外侧皮支支配臀部皮肤，当发生髂嵴创伤性骨折时，该神经可能会被损伤；前皮支支配下腹部皮肤。髂腹股沟神经支配男性的阴茎和上部阴囊皮肤，以及女性的阴阜和大阴唇处的皮肤。生殖股神经分为生殖支和股支，生殖支支配提睾肌和男性阴囊处的皮肤，以及女性阴阜和大阴唇处的皮肤；股支支配股三角处的皮肤。大部分感觉神经都是分布于所支配区域的外侧，但生殖股神经股支主要出现于腰大肌的前侧，并向其腹侧延伸。股外侧皮神经支配大腿外侧区域，包括前后两支，前支支配大腿前侧和外侧的皮肤，直达膝部；后支支配大腿外侧和后侧的皮肤，自股骨大转子至大腿中部。股前皮神经支配大腿前侧和内侧。

（四）安全区域

Moro 等对后腹膜经腰大肌入路的解剖学研究为笔者提供了一个避免神经损伤的安全区域。他们发现，于 L4 ～ 5 及其以上节段横越腰大肌是比较安全的，除了可能损伤到 L3 ～ 4 间的生殖股神经，其余神经相对安全。进一步的研究详细阐述了腰丛的走行规律，发现腰丛位于腰大肌的深面，走行于横突和椎体之间，远端自腰大肌内侧缘发出。腰丛大多位于 L1 ～ 2 后方终板的背侧，并逐渐向腹侧迁移至 L4 ～ 5 水平。以整个椎间隙的距离为标尺，计算一下神经距离椎体后壁的比率，那么 L1 ～ 2、L2 ～ 3、L3 ～ 4 和 L4 ～ 5 水平的比率分别为 0、0.11、0.18 和 0.28。这表明后部扩张器和（或）牵开器的过度使用可引起包括 L4 ～ 5

在内的神经损伤，该水平腰丛神经距椎体后壁的距离，可达到将近 1/3 椎间隙的长度。

Uribe 等通过对尸体的研究总结出四个分区，并描述了对于 MIS LIF 而言的安全区域（图 58-1）。四个分区将椎体自前至后四等分，Ⅰ区代表最前侧，Ⅳ区代表最后侧。腰丛与神经根并行，走行于腰大肌深面，Ⅳ区的背侧。生殖股神经是唯一一个位于Ⅲ区腹侧的神经，起自 L2 ～ 3，逐渐向下迁移至 L3 ～ 4 和 L4 ～ 5。L1 ～ 2 至 L3 ～ 4 的安全区域被定义为Ⅲ区的中点处（椎间隙后 1/3），L4 ～ 5 的安全区域定义为Ⅱ区和Ⅲ区的交界处（椎间隙中央）。L2 ～ 3 节段的Ⅱ区和 L3 ～ 4、L4 ～ 5 节段的Ⅰ区为生殖股神经可能损伤的区域。

肋下神经、髂腹下神经、髂腹股沟神经、股外侧皮神经由于在腹膜后间隙中向前下斜行穿行，直至髂嵴和腰大肌外侧的腹壁，因而也有被损伤的风险。手术开始后，在进入腹膜后间隙的过程中，有可能损伤上述神经。

除神经损伤之外，内脏及血管损伤也需考虑在内。Regev 等阐述了 MIS LIF 血管关系探查的重要性。他们发现，自 L1 ～ 2 至 L4 ～ 5 节段，可用于进行椎间盘切除术和椎间隙融合器放置的安全通道逐渐变窄。对于脊柱侧弯患者而言，安全通道的范围更为狭窄。同样需要引起注意的是，肾脏也位于腹膜后间隙中。

笔者花费了很多的时间和精力研究腹膜后经腰大肌入路 MIS LIF 技术。2010 年，笔者的研究取得了重大进展，并自此演变为目前笔者常规使用的手术方式。以下将介绍的手术方式适用于 XLIF 系统。一般来说，主要的手术方式适用于所有的侧方操作系统，但是，术中极为重要的应用——触发肌电图监测技术（t-EMG）目前并不适用于其他系统，详见下文。

四、术前准备

恰当制订术前计划，选择合适患者十分重要。术前应行磁共振检查，确认腹部大血管可以允许手术路径到达目标椎间隙，以及腰大肌中腰丛的位置可允许经腰大肌入路。术前需评估正位 X 线片，决定哪一侧可更好的达到目标节段，尤其是与髂嵴高度相近的 L4 ～ 5 节段。

患者体位选择手术侧在上的侧卧位。对脊柱侧弯畸形的患者，可选择从侧弯曲线的凹面进入，可采用更小的切口到达目标节段。同样，从凹面进入也将更容易到达 L4 ～ 5 椎间盘。对重度畸形患者，异常的解剖可能会妨碍腹膜后经腰大肌入路，因此需认真评估每一个椎间盘水平以排除手术禁忌证。

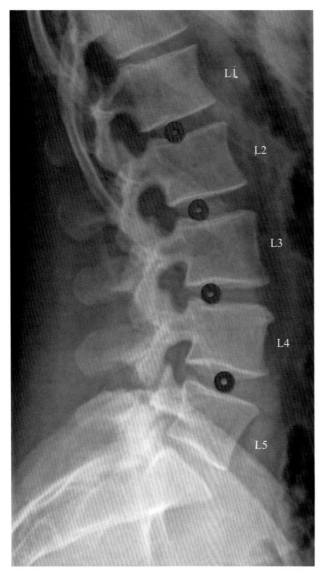

图 58-1 MIS LIF 手术安全区域。自前至后将椎体四等分为 I～IV 区。自 L1～2 至 L3～4，椎体后 1/3 区（圆圈处）相对安全；L4～5 水平，II 区和 III 区的中点处（圆圈处）相对安全，可降低股神经损伤风险

笔者将患者放置在 Cmax 手术床上（Steris, Mentor, Ohio），任何一个射线可透过的可进行屈伸、倾斜、头低位或头高位调节的手术床都是合格的。放置髂嵴于手术床可弯曲活动的位置，最大程度弯曲下肢髋关节及膝关节以减小腰大肌的张力。放置圆柱垫于腋窝下防止臂丛神经损伤，放置于髂嵴下，降低髂嵴的位置以使手术更容易到达 L4～5 节段。

随后，使用术中 X 线正位透视调整患者的体位，使椎弓根与棘突等距对称。确保 X 线影像尽可能的精确和对称，以防止切口过于靠前或靠后。若前一个终板切除高于目标节段，需更为谨慎。

摆好体位后，绑带固定患者髂嵴和胸部，同侧髋关节和下肢固定并向下牵拉髂嵴（图 58-2）。重新拍摄 X 线正位片，确保前述体位在绑带固定过程中没有变化，必要时可稍调整手术床（图 58-3）。随后，判断同侧髂嵴与最低手术节段关系，椎间隙应当是垂直手术通道可以直接达到的，如果无法达到，可以弯曲手术床来进行调整。弯曲手术床需慎重，因其可使腰大肌和腰丛张力增加，可能导致神经损伤。非必须情况下避免弯曲手术床。

X 线侧位片可清晰判断终板和重叠的椎弓根，以确认侧位是否标准（比如，在侧位 X 线片上，每一个节段只能看到一个椎弓根）。患者体位可根据需要进行头低位或头高位调整。X 线侧位片随后用来标记椎间盘的横向位置和椎间盘后 1/3 的纵向位置，在 L4～5 节段椎间盘与其他节段不同，根据解剖学上的安全区域，此节段纵向位置标记位于椎间盘中部。若目标节段为一个节段，做 5cm 横切口；若目标节段多于一个节段，则需根据手术节段的长度或外观考虑行纵向切口或多个横向切口。

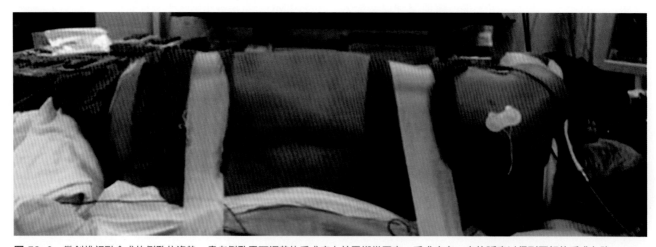

图 58-2 微创椎间融合术的侧卧位姿势。患者侧卧于可调节的手术床上并用绑带固定。手术床有一定的弧度以得到更好的手术入路

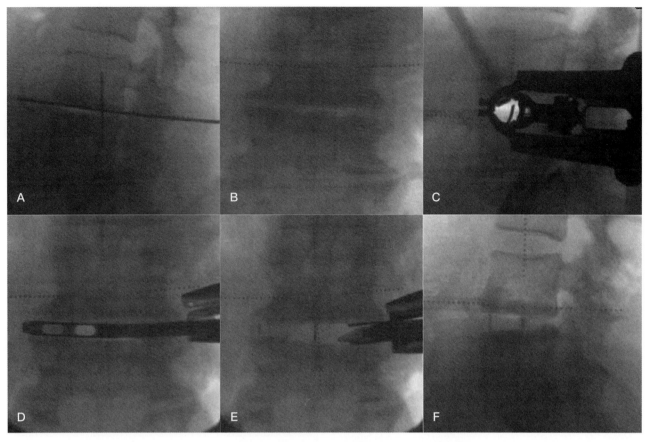

图 58-3　A、B. 患者体位摆好后，手术床可以调节并进行腰椎正侧位 X 线拍摄。C. 牵开器固定在脊柱上，拍摄 X 线侧位片以核实工作通道是否处于合适的位置。D. 矩形切开纤维环后，将髓核钳置入椎间隙中取出椎间盘组织。E. 取出残留的椎间盘组织后，充分清理周边终板，在 X 线引导下将填充有移植骨的椎间融合器置入椎间隙中。F.X 线侧位片检查融合器的最终位置

五、手术过程

手术区域消毒铺单，用 10 号手术刀切开皮肤至皮下脂肪。第二个后位切口不能按起初描述的那样常规使用，因为有可能损伤髂腹股沟神经或髂腹下神经。使用自动牵开器牵开，用单极电刀切开皮下脂肪至筋膜层，然后用单极电刀切开筋膜。如果通过一个皮肤切口达到多个椎间盘，那么对于每个椎间盘分别做筋膜切开来稳定牵开器。

筋膜切开后，显露肌肉层，用两把扁桃体止血钳轻柔地游离椎间盘水平的肌肉，游离出的通道要尽量小。要十分仔细以确保游离肌肉的部位与皮肤上标记椎间盘后 1/3 的部位（或者 L4 ～ 5 水平椎间盘的中间部位）一致，避免游离部位过于靠前（避免损伤肠道）或靠后（避免损伤神经）。辨别并游离腹外斜肌、腹内斜肌及腹横肌，直到显露腹横筋膜和腹膜后间隙。

进入腹膜后间隙，可以从侧后方触摸到腰方肌，沿着腰方肌中部寻找，直到触摸到目标椎体。然后继续向远侧寻找，可以触摸到腰大肌。

于此处置入第一个扩张器，术者手指探查，避免损伤后腹膜。放置扩张器于腰大肌上。用 X 线侧位片检查并确认扩张器位于椎间隙中恰当的位置，随后

将扩张器通过腰大肌直至其紧贴于脊柱上。扩张器放置好后，用触发肌电图系统刺激扩张器，通过旋转和间接刺激可以获得定向阈值。一般来说，阈值如果大于 11mA，说明其与周边的神经组织的距离是安全的（表 58-1）。

表 58-1　触发肌电图的解读		
数值（mA）	颜色	解读
≥ 11	绿色	安全
5 ～ 10	黄色	需要小心
< 5	红色	危险

股神经的位置可以用触发肌电图阈值的趋势来估计。理想状态下，当扩张器靠近后方，可以观察到较低的阈值；当扩张器靠近前方，可以观察到较高的阈值，这代表股神经位于扩张器后方。这个定位可以明确股神经位于后方，并且当扩张器在其前方打开后，股神经没有张力。如果得到了相对较低的阈值（表明股神经在扩张器前方），那么扩张器应当从腰大肌中取出并向前方重新置入。

如前拍摄 X 线侧位片确认扩张器与椎间隙的位置

关系。如果刺激最初的扩张器没有引起任何异常的肌电反应，则通过扩张器置入引导线至椎间隙。然后置入第二及第三个扩张器，按前述方法给予刺激。

在刺激最后一个扩张器后触发肌电图显示后方较低的阈值以及前方较高的阈值时，可以置入牵开器，牵开器的翼朝向上方、下方和后方。在整个手术过程中，给予牵开器向下的压力以防止腰大肌进入到术野中。牵开器固定到位并同时保持向下的压力，移除扩张器，将引导线留在原位。将光源固定在牵开器下翼上，并且与吸引器联合使用来观察椎间隙。术者应当能够分辨白色和红色，表示椎间隙和进入术野的少量腰大肌纤维。如果只看到红色，那么提示术野中腰大肌太多以致无法看到椎间隙。如果只看到白色，那么有可能腰大肌筋膜没被穿透，并且如果牵开器在手术过程中从筋膜上滑脱，则可能导致其移位。术野同样也应当检查是否存在神经。任何可疑的结构均应使用触发肌电图检查肌电活动。感觉神经不会对触发肌电图有反应，因此对于没有诱发出肌电反应的组织也应保持高度的怀疑。

当椎间隙可以被看到并且术野中没有神经，拍摄侧位 X 线片来确认牵开器与椎间隙之间的位置关系。将牵开器在保持向下的压力的同时调整至正确的位置。将垫片置入牵开器后翼然后将其牢固的敲入椎间隙中。拍摄侧位 X 线片观察牵开器后翼以确认后续手术过程中的手术通道是否合适。使用触发肌电图刺激整个术野以及牵开器后翼后方，在后翼后方阈值减低是笔者期望看到的结果，并且可以确认股神经位于术野后方，被牵开器后翼保护。这时可以移除引导线，拍摄正位 X 线片确认上翼和下翼与椎间隙位置一致。

当牵开器的最终位置确定后，手术需要尽可能地快速有效地进行，以减少腰丛的受牵拉时间。牵开器牵开范围要尽量小，恰好够椎间盘切除以及椎间植骨即可。

前纵韧带的位置可以通过观察椎体前缘的斜坡来估计。手术需要尽可能在这个斜坡的后方进行，以防撕裂前纵韧带（图 58-4）。使用纤维环刀做一个矩形的纤维环切口，使用垂体咬骨钳移除椎间盘组织。将 Cobb 剥离器垂直放入椎间隙，在正位 X 线片引导下敲击剥离器直至破坏对侧纤维环，然后在对侧重复这个过程。髓核钳置入椎间隙中，垂直用力，在正位 X 线片引导下确保终板不被损伤。再次用垂体咬骨钳取出椎间盘组织，再用刮匙刮出剩余的椎间盘组织和软骨性终板，不要损伤骨性终板。

根据术前 X 线检查，将一个直的或前凸的聚二醚酮椎间融合器用于椎间融合。笔者的经验是将大约5ml骨松质与间充质干细胞（Osteocel Plus，NuVasive，San Diego，California）混合放入融合器中。

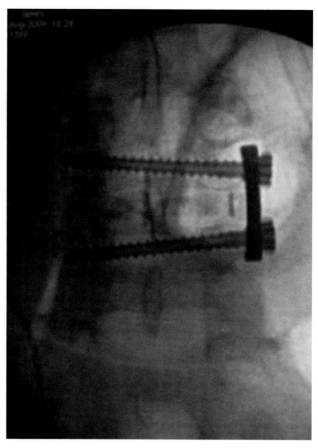

图 58-4　侧方钛板固定。这是一张 X 线正位片，注意椎间融合器跨越整个椎体，螺钉放置在靠近软骨下骨的位置

用一个移植物保护装置将置入物保留在融合器中，然后将融合器垂直放入椎间隙中。敲击融合器进入目标位置，直至影像标记与棘突相重合，随后移走移植物保护装置。

检查术野，如果有移位的移植物，需要将其取出。如果有出血，需要用双击电凝进行止血。松开关节臂，缓慢的移走牵开器，同时检查有无术野出血。

当牵开器完全移走后，拍摄正位及侧位 X 线片以确认移植物被放在合适的位置。将手术床调整至水平位置以便缝合，使用 0 段装线缝合筋膜层，使用 3-0 薇乔线缝合皮下层，使用 4-0 单乔皮内缝合皮肤，最后用胶固定。

辅助固定

微创侧方椎间融合术可以用跨越椎间隙的侧方钛板辅助固定（图 58-5）。钛板可以有多种长度，两端有螺丝孔。钛板用两个钛钉固定于椎体上，与终板平行。

从生物力学角度比较单纯侧方椎间置入物、置入物联合侧方钛板、单侧椎弓根螺钉及双侧椎弓根螺钉，发现使用侧方钛板或椎弓根螺钉可以产生更大的强度。侧方钛板最大的生物力学优势是其侧向弯曲的幅度更大，而使用双侧椎弓根螺钉固定只比其强度稍大。

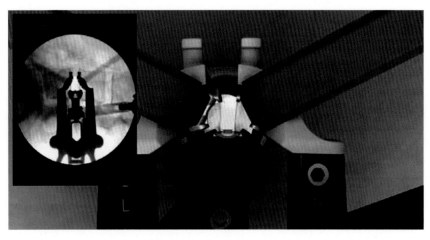

图 58-5　侧方入路中，牵开器牵开状态下椎间隙

适合用侧方钛板进行辅助固定的患者应当没有明显的脊柱不稳。在完全脊柱不稳的病例中，笔者更倾向于使用双侧椎弓根螺钉和钛棒固定装置进行全方位固定。同样的，侧方钛板也不适用于畸形矫正。

六、术后管理

减少术后并发症的关键是细致的术前计划和精细的术中操作。不充分的术前计划可以导致手术并发症的出现。在微创侧方椎间融合术中，最严重的并发症是腰丛及其分支损伤、大血管损伤以及后腹膜损伤。仔细评估术前磁共振以确认没有大血管在手术通道周围很重要。解剖的变异或者主动脉或腔静脉分叉点较高可能导致大血管非常规的偏向一侧，可能妨碍侧方入路。合理的术中触发肌电图监测可以帮助术者判断股神经的大体位置，避免牵拉腰丛神经。腰丛同样可以从术前磁共振上辨别出来，可以提示术者任何可能的腰丛变异。缩短手术时间以及减少牵拉时间可以减少神经损伤的概率。最后，合理运用这里提到的手术技术对于避免后腹膜损伤很重要。术者用手指引导放置置入物可以减少后腹膜损伤及内脏穿孔的风险。

像其他很多微创手术一样，对于解剖和手术技巧不熟悉的初学者在学习此种入路时会遇到很多困难。当术者可以熟练掌握微创侧方椎体融合术时，笔者鼓励合理地选择这种手术技术。高难度的病变（比如，重度脊椎前移）应当用传统的手术方式治疗，除非术者认为用微创技术治疗也很得心应手。

（一）麻木、感觉异常和无力

如前所述，腰骶神经丛损伤是微创侧方椎体融合术的严重并发症。由感觉神经损伤导致的一过性麻木和腰大肌损伤导致的无力是很常见的并发症，但永久性损伤很少见，大约 50% 的患者在 90 天内恢复，90% 的患者在 1 年内恢复。这种麻木可能是由于肌肉和神经在术中受到牵拉、炎症感染或刺激所致。因此，在术前需要向患者充分交代术后有可能出现运动或感觉功能异常十分必要。

完全神经损伤（轴突断裂或神经断裂）的发生率目前还不清楚。手术技术上小的改变可以明显改善患者的预后。实时肌电图监测对于减少运动神经损伤的概率很重要，然而，感觉神经无法被监测。因此，如果对于局部解剖理解不透彻，将很容易导致医源性损伤。在相关报道中，感觉异常的发生率为 0.7% ～ 30%，麻木的发生率为 8.3% ～ 42.4%。特定的神经分布同样也会改变，但是一般容易受影响的神经包括生殖股神经、股外侧皮神经以及股前皮神经。

尽管任何节段的入路都可能导致神经损伤，但是在 L4 ～ 5 节段的股神经损伤的概率是最高的。有报道显示因股神经损伤导致无力的发生率为 3.4% ～ 23.7%。

（二）腹壁瘫痪

腹壁瘫痪，也称为假疝，是微创侧方入路可能的并发症，源于腹壁分离时造成的医源性神经损伤。主要表现为去神经支配、轻瘫、腹前壁膨出，可伴肿胀、疼痛、感觉过敏及其他感觉异常症状。当出现可疑的腹壁瘫痪时，需首先排除真性腹壁疝。大部分情况下，腹壁瘫痪可自愈。

（三）置入物相关并发症

目前关于椎体融合器或侧板等置入物相关的并发症尚属少见。Dua 等曾对 13 例患者进行的相关研究显示，其置入物相关并发症发生率为 15% 左右，其中包括 L4 ～ 5 节段非创伤性冠状位骨折 2 例，均发生于术后 6 周之内。

笔者的研究团队连续观察了 101 例病例，置入物相关并发症发生率约为 5.9%，其中包括 3 例置入物异常和 3 例椎体骨折，均为非创伤性。除 1 例外均表现为周期性背部疼痛。以上病例均存在侧板或螺钉的移位。原因不明，可能和携带螺钉的椎间融合器沉降有关，导致螺钉在冠状面上切割椎体，装入螺钉时终板遭到破坏或螺钉移位。

（四）沉降

所有的椎体融合术都可能出现单侧或双侧椎间融合器沉降，这可能会继发神经压迫，从而导致间接减压无效、椎体融合失败，并有可能需要二次手术。

一项研究纳入了 140 例腰椎融合术患者，共包括 238 个节段融合，随访时间 9.6 个月，其中 14.3% 的患者和 8.8% 的节段出现融合器沉降。仅 2.1% 的患者存在症状性沉降。沉降可能和融合器大小相关，研究发现，18mm 的融合器沉降发生率约为 14.1%，而 22mm 的融合器沉降发生率约为 1.9%，因此，若条件允许，尽可能使用更大的椎间融合器。

（五）横纹肌溶解

横纹肌溶解是脊柱手术中极为罕见的并发症，可引起急性肾衰竭。近期 MIS LIF 术后也有相关病例报道。此并发症需引起重视，尤其是对于肥胖且手术时间较长的患者。

七、结论

与传统的后路开放性腰椎手术相比，腹膜后经腰大肌入路是一种安全有效的替代方式。其应用范围广泛，包括成人退行性脊柱侧弯、退行性椎间盘病变、不稳定性椎关节强硬、腰椎管狭窄、脊椎前移、相邻节段退变以及创伤等。作为一种微创入路，如何降低医源性神经损伤风险仍需进一步探索，对于熟练掌握局部解剖结构是重中之重。对于 MIS LIF 而言，安全区域尤为重要，包括 L1～2、L2～3 和 L3～4 的椎体后 1/3 部分，以及 L4～5 的椎体中点部分。触发肌电图监测技术（t-EMG）可以协助引导定位，并避免损伤重要神经。但即使如此，感觉神经功能损伤仍时有发生，术前与患者充分交代风险十分重要。

（李永宁　高　俊　译，范　涛　校）

第四篇　周围神经

第 59 章	腕管松解术	268
第 60 章	双切口入路内镜下腕管松解术	274
第 61 章	尺神经松解术（单纯减压）治疗肘管综合征	282
第 62 章	皮下尺神经移位松解术	287
第 63 章	肌肉下尺神经移位松解术	291
第 64 章	腕部尺神经卡压的手术治疗	295
第 65 章	臂丛神经手术：显露	300
第 66 章	臂丛神经手术：功能修复	305
第 67 章	上肢周围神经的手术显露 I：正中神经	311
第 68 章	上肢周围神经的手术显露 II：桡神经	315
第 69 章	感觉异常性股痛综合征（Bernhardt 病）的手术治疗	319
第 70 章	下肢周围神经的手术显露	322
第 71 章	下肢外周神经手术显露	327
第 72 章	上干撕脱神经移位手术	331
第 73 章	周围神经修复手术技术	335
第 74 章	神经移植手术中的皮神经获取技术	340

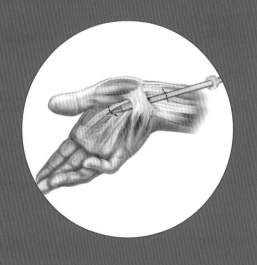

第 59 章　腕管松解术

一、概述

腕管综合征（CTS）是最常见的神经嵌压症，大约有 2% 的男性和 3% 的女性患病，常见年龄为 40 ～ 60 岁。CTS 的症状主要由腕管内正中神经的压迫引起。这种压迫损伤的病理生理学原理目前尚不完全清楚。目前研究认为 CTS 症状可能与缺血导致的神经损害、机械创伤、炎症、不合理的异位神经冲动、脱髓鞘或者腕管压力升高等因素有关。

大部分 CTS 病例是特发性的，或者与职业性反复的腕部紧张有关。但是，CTS 也可能与许多临床状况下导致的腕管内容物容量增加或腕管容积减少有关。

临床表现

CTS 最常见的临床表现是手桡侧以及桡侧三指的疼痛性感觉异常或者烧灼样疼痛。CTS 的这种典型疼痛或感觉异常在夜间会加重，这种症状可以被强烈的摇晃所缓解（flick 征）或者按摩患肢可缓解。上肢的静脉血液停滞被认为是引起夜间加重的罪魁祸首。患者也常主诉手部的麻木肿胀、手及前臂刺痛感或者笨拙感。疼痛可能因手部的重复动作而加重，例如打字及驾驶。罕见情况下患者会仅感到无力，并没有疼痛，但是 CTS 患者的体征常常轻于主观症状。

临床检查有时可发现进展期患者的鱼际部萎缩，这常提示 CTS 的发生。中重度的 CTS 病例可表现为正中神经支配区域的感觉丧失或者拇短展肌或拇对掌肌的肌力减弱或萎缩。对腕横纹远端水平正中神经进行叩击或人工加压可以引起 Tinel 征或者正中神经远端分布区域的感觉异常。行 Phalen 屈腕试验：将患者腕部完全屈曲持续 1 分钟，如果症状被复制即为阳性反应。其他 CTS 综合征的诱发试验包括正中神经压迫试验（在神经掌侧走行区持续按压 30 秒）、反向 Phalen 试验（保持腕部及手指背伸 2 分钟）、Gilliatt 充气式袖带试验（对上臂血压袖带充气使之压力高于收缩压）及 scratch collapse 试验，这是最近提出的一种更加客观的诊断 CTS 的方法。

1. 确诊试验　电生理检查可协助确诊 CTS 及评估其严重程度，尤其是探测到早期感觉改变时。手掌感觉潜伏期试验是检测 CTS 最敏感的试验，通过刺激手掌的感觉纤维并记录至跃过腕部来实现。另外远端运动潜伏期也可能延长，但是此检查有 25% 的假阴性率。鱼际肌的肌电图检查可能会表现为去神经化，主要特点为正向尖波出现、自发的纤维颤动点位及延长的多相运动单位电位。当对侧手臂也有亚临床 CTS 时，同侧桡神经和尺神经的电生理数据也应当采集作为参照，不能单纯依赖对侧正中神经的对照。最近一项前瞻性研究结合了电生理数据及刺激试验来对轻度 CTS 评估增加诊断及预后价值。袖带征可提示正中神经感觉潜伏期的延长，做法是维持血压袖带高于舒张压的压力持续 3 分钟，然后检测正中神经感觉潜伏期 1 分钟，并与实施试验前的值比较。研究者表示这些患者呈现出 2 毫秒的感觉潜伏期延长，他们术后获益更大。

其他的临床试验包括了振动阈值试验、Semmes-Weinstein 单丝试验、两点辨别试验、电流感觉试验等可以协助诊断 CTS，不过敏感性远低于电生理试验。

2. 影像表现　文献报道约 25 年前高分辨率超声检查已经作为诊断 CTS 的有用工具。对腕管内水肿的正中神经进行横断面积的定量测量是超声影像学研究的有前途的目标。与电生理相比，超声有着良好的诊断精确性，当电生理表现出不确定的数据时，超声更为有用。

MRI 曾被用于研究影像学异常表现与术中所见的相关性。所有临床诊断为 CTS 的患者均在 MRI 上表现出正中神经的异常，大部分表现为神经或屈肌腱鞘的高信号、屈肌肌腱之间距离的增加或者异常的神经形状。MRI 上异常的神经形状在腕管松解术后会得到良好的改善。弥散张量图像、纤维束成像以及磁共振神经成像也被用于研究 CTS 患者与健康对照者正中神经的特点。神经成像也被用于描述术后神经形态的改变。尽管 MRI 用于 CTS 的评估，但并没有证据支持 MRI 检查作为 CTS 诊治的常规，但是，对于电生理检查正常或需要与并存的系统性疾病鉴别的患者，影像检查可能是一个有用的辅助手段。

二、患者选择

（一）非手术治疗

大多数 CTS 患者首先通过非手术方法治疗。CTS 的初步治疗目标不仅包括改善症状，还有预防病情进展及肌肉萎缩。大部分非手术治疗结合了抗炎药使用，如非甾体抗炎药及类固醇注射，以及患肢中立位固定制动。其他治疗包括超声波或激光治疗等。这些治疗方法在短期内通常是有效的。局部类固醇注射是研究最广泛的治疗方法。其症状缓解的持续时间以及多次注射的益处有所争议。总体而言，有的患者通过非手术治疗可以得到长期的缓解，但是有的患者却需要在后期接受额外的治疗或者手术。在考虑手术治疗之前，应至少先进行 6 个月的非手术治疗。

（二）手术治疗

两组患者可以接受手术干预：①尽管进行了非手术治疗，患者仍然有持续的正中神经损伤的症状；②疾病进行性加重的患者，包括鱼际肌变平以及手功能下降的患者。

有多种方式可进行腕管正中神经的减压，包括腕管切开减压术（OCTR）、内镜下腕管减压术（ECTR）、多种小切口及微创技术。最近一项随机对照试验的荟萃分析比较了自发性腕管综合征 OCTR 和 ECTR 的安全性和有效性。通过对 13 项随机试验的总结，发现在患者满意度、回归工作、术后握和捏肌力、手术时间以及并发症发生率上，两种术式没有统计学差异。ECTR 的术后疼痛较轻，但是相反地它会增加术后可逆性神经损伤的概率。笔者将在这一章介绍 OCTR 的方法；ECTR 将在第 60 章进行更加深入的讨论。

对于双手 CTS 的患者，笔者选择较严重的一侧进行手术治疗。有时，症状相对轻的手可在此期间得到自发缓解，而且不需要外科处理，但如果这只手仍有持续的症状，第二次手术要在患者第一次手术康复以后的 2 ~ 3 个月进行。有些外科医师采用双侧同时进行腕管松解术，取得了较好的效果，但这种方法至今仍没有被广泛接受。

三、术前准备

该手术是在局部麻醉加一些镇静剂，或是在麻醉监护下进行的，许多的外科医师更喜欢用区域阻滞或者是在简单的局部麻醉下手术。

四、手术过程

（一）外科解剖

腕管是一个纤维 - 骨性管道，该管道的底和侧面由腕骨构成，它的顶部由腕横韧带构成（也称屈肌支持带，图 59-1）。该韧带约有 4cm 宽，3mm 厚，从距腕横纹 1cm 的近端开始向远侧延伸 3cm。该韧带附着在尺侧的钩状骨和豆状骨，桡侧附着在大多角骨和舟状骨粗隆。腕管内容纳 4 条指深屈肌腱、4 条指浅屈肌腱，1 条拇长屈肌腱，以及正中神经。在 10% 的患者中，有一条小的固有的正中动脉伴随正中神经通过腕管。

正中神经位于腕横韧带的下面，由两支感觉神经支和一个运动神经支组成。在进入腕管以前，正中神经发出支配大鱼际的掌侧皮支。正中神经的掌侧皮支是由正中神经的桡侧发出的并且于掌长肌腱的外侧下行，因此，此感觉支并不受腕管压力增加的影响。然而，掌侧皮支神经很少有解剖上的变异，并且可能在手术中受到损伤。

正中神经的第二感觉支的成分随着正中神经的主干通过腕管通道，也是 CTS 疼痛症状出现的主要因素。该感觉支分出多支感觉神经支配手掌的桡侧部分、大拇指、示指、中指、环指的桡侧半。

正中神经从腕管出来以后，发出一条主要的运动神经返支，这个分支支配两个鱼际的肌肉：拇短展肌和拇对掌肌。外科医师对该运动支的解剖变异应该非常熟悉：它可以不绕过屈肌支持带而是直接穿过，成对地分支，从正中神经尺侧离开进入鱼际肌。正中神经的运动支还支配桡侧的两块蚓状肌和拇短屈肌的浅头。

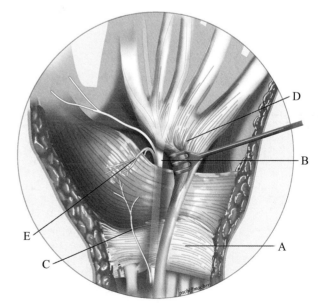

图 59-1 腕管的解剖（左手）。A. 屈肌支持带（腕横韧带）；B. 正中神经；C. 掌侧皮支；D. 掌长肌腱；E. 运动返支

（二）患者体位及手术入路

患者于仰卧位，上臂外展，前臂及掌心向上放在手部或上肢操作台上。有些外科医师习惯使用止血带，但是笔者并不常规使用。将患手仔细消毒后，用弹力带包好。弹力带的开口位于手掌及腕部近端。切口标志从大鱼际的尺侧边缘开始，与环指的桡侧缘呈一条直线（图59-2）。切口开始于腕横纹的远端，最远不能超过 Kaplan 主线，沿着拇指伸展出来的方向斜向豌豆骨的方向行进。有时需要向近端延长 1.0cm 越过腕横纹做短"S"形延伸（图59-2）。一类小切口的腕管松解术可通过更短的切口达到相同的效果（图59-3）。

良好的光线和小型放大镜是实施该手术重要的辅助设备（有些医师使用手术显微镜）。局部麻醉剂沿着切口注射，皮肤切开要用 15 号刀片。切口用小型自动牵拉器（Fine Science Tools USA, Inc., Foster City, California）拉开，并用双极电凝仔细地止血（图59-4）。在做近端皮肤切口的时候，要注意勿损伤掌侧皮神经的分支，它可能与小血管一起隐藏在该区域的皮下脂肪中。掌部筋膜和掌短肌的一部分常需要被分离。一种小的 Weitlaner 牵开器（Codman, Raynham, Massachusetts）可以被放在较深的视野中。此时，腕横韧带清晰可见（图59-5），并且可以锐性逐渐分离。

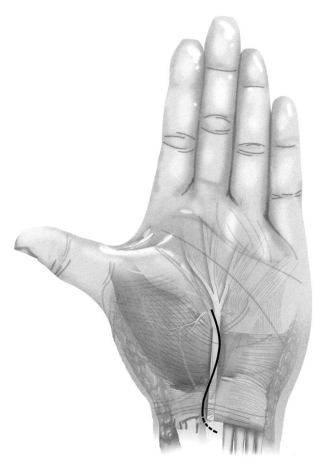

图 59-2 标准腕管切开松解术的手术切口。必要时切口（实线）可以向近端延伸 1cm（虚线）

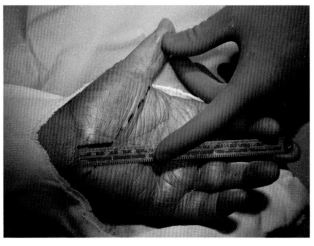

图 59-3 术中照片显示小切口腕管松解术的切口。开始于腕横纹远端，向远端延伸 2.5cm，呈线状平行于中掌折纹（或环指长轴），并向尺侧偏移约 2mm（经 Quiñones-Hinojosa A, ed.Schimidek, 2012:2275 授权）

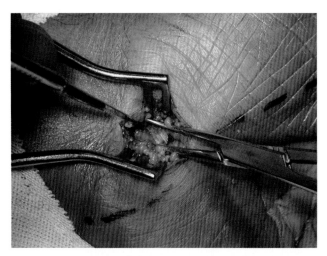

图 59-4 微创腕管切口（～2.5cm），使用分离器和 15 号刀片进行掌腱膜分离

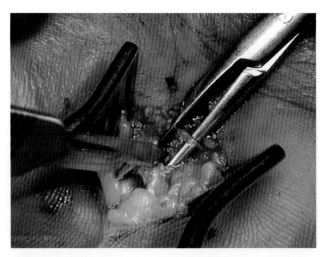

图 59-5 小型 Weitlaner（Codman, Raynham, Massachusetts）牵拉器及分离器，帮助显露及锐性分离腕横韧带

使用精密的蚊式血管钳或扁平的分离器（如骨膜剥离器或 Penfield No.4）结合手术刀做腕横韧带的锐性分离，该韧带非常坚韧并且可能很厚。

一旦腕横韧带的边缘可以清楚看到，并且其下潜行的正中神经可以很好地显露时，用一把小的锋利的剪刀（如虹膜剪或肌腱剪）完成腕横韧带分离。剪刀的一个刃应该位于腕横韧带的深面，每一次剪切应保持向上的动作，以防止向下损伤正中神经。这种切割的过程，应该在完全直视下进行，当手术应用小切口时，助手应将两侧的皮瓣牵开以进行良好的显露（图 59-6）。根据成熟的经验，通过到位的牵拉以及良好的灯光，可以缩短手术切口，这将会减少术后疼痛，缩短恢复时间。

腕横韧带的远侧显露以后才可以切开远端的伤口。在腕横韧带的远端经常可以看到一些脂肪组织，提示血管弓的存在。正中神经的运动支并不能够常规看到，但是术中如果遇到要小心地保护（图 59-7）。一些医师在一些鱼际肌萎缩的患者手术中进行神经运动支的减压。然而，笔者认为在大多数病例中并没有必要。正中神经的运动返支通常在沿着正中神经尺侧缘进行剥离腕横韧带的时候就被避开了。回返支的解剖变异很常见，但起源于尺侧却是很少见到的。在腕管内正中神经的全程减压是非常重要的。外科手术失败很常见的原因是由于腕横韧带近端分离不彻底。韧带的近端可与前臂的腱膜相混在一起，应该在助手将皮瓣牵开时，在下方潜行（直视下）切口几毫米至 1cm，在伤口内用触诊的方法感知近端和远端的神经有没有残存的有受压迫成分。如果该患者是第一次接受手术，那么外部神经松解术（如切开神经外膜以进行神经束的减压）一般不常进行。常规的神经内部松解术也并没有明确指征。

伤口应该用无菌的盐水进行彻底冲洗，用双极电凝在较低的电压下仔细止血。一定要避免将切口的腕横韧带再给予缝合，这将导致手术减压的彻底失败。一些外科医师使用"Z"形外科整形缝合，以避免术后的疼痛、手部握力的下降，以及屈肌腱的弓弦形成（这在笔者的实践中没有发现）。筋膜以及皮下组织使用 3-0 的薇乔线（Ethicon, Inc.Somerville, New Jersey）进行间断缝合。缝合皮肤用 4-0 尼龙缝线间断或连续缝合（图 59-8），当需要的时候褥式缝合也可以采用。在笔者实际工作中，手术是在门诊进行的，整个过程需要 20 ～ 30 分钟。

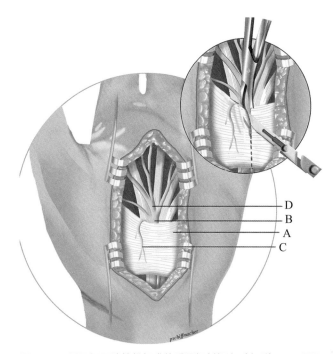

图 59-7　图示切开腕管松解术的重要解剖标志（左手）。A. 屈肌支持带（腕横韧带）；B. 正中神经；C. 运动返支；D. 支配桡侧手掌、拇指、示指、中指以及环指桡侧半的感觉皮支

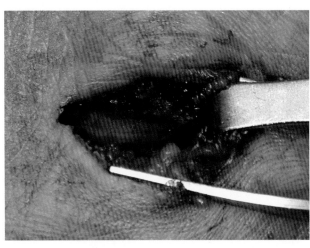

图 59-6　切开腕横韧带后可见正中神经。助手向远端牵拉皮肤边缘（右侧），帮助显露 TCL 的远端，以便在直视下截断。同样的技术也适用于近端。头灯照明在这部分的操作中很有帮助，尤其是切口较小时

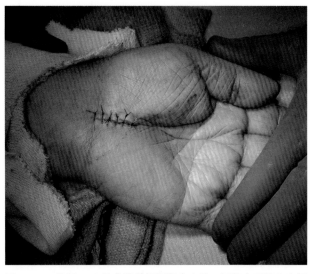

图 59-8　使用 4-0 尼龙缝线间断缝合皮肤，尽管皮下缝合也经常用

五、术后管理

70%～90%的患者可以通过接受腕管切开减压术改善疼痛、感觉异常及麻木的症状。结果的优劣很大依赖于患者的选择以及手术的技术。腕管切开减压术的并发症约为12%。

大部分的并发症是由于初次手术皮肤切口不正确而造成的。切口必须能够清晰看到韧带的全部结构，这样才能够将重要的神经、血管结构加以辨认，并且可能将全部的韧带松解。如果切口靠近鱼际纹的桡侧，在初次显露时，很可能伤及掌浅支的神经分支，并且深入切口的同时，很有可能损伤到运动支的返支。同样，如果切口距离鱼际纹的尺侧太近，将有可能损伤尺侧的神经、血管结构。其他并发症是切口无必要地向近端腕横纹处延伸而造成的。与皮纹方向垂直的切口经常造成一个肥厚瘢痕或者是关节的屈曲、挛缩。如果必须通过腕横纹的切口，一定要以一定的角度斜越过去，才可能避免术后瘢痕的挛缩。有临床症状的肥大瘢痕需要修整，通常是用"Z"字整形手术。

CTS手术最常见的一个并发症就是韧带切开得不彻底。如之前所述，最易发生的部位是韧带的近心端与前臂的筋膜混合结构的部位。但是，为了避免损伤掌浅弓以及指神经，该韧带远端也可能出现切开不彻底，这些并发症都强调了清晰的视野显露以及小心切开操作的重要性。

另外一个常见的并发症是正中神经掌浅支的损伤。该神经的完全切断常导致痛性神经瘤的形成。该瘤需要切除或埋于前臂肌肉内。尸体解剖研究曾尝试寻找神经平面以避免正中神经及尺神经皮支的损伤。尽管以环指指轴为中心设计切口几乎避开了所有的正中神经浅支，但是对尺神经的损伤却常出现。切口位置越靠近桡侧，正中神经皮支损伤的可能性越大。为了避免这些并发症，笔者使用皮肤小切口，并且在皮下进行较广泛的剥离用来显露腕横韧带。

正中神经运动支的损伤将导致鱼际肌的萎缩和拇指外展及对掌功能的丧失。如前所述，这支神经存在多种变异，要求在做腕横韧带切口时及之前都要谨慎、小心地显露清晰。对尺神经运动支的损伤也是可能出现的。这些神经分支分布在钩骨钩的远端，位于手掌中部，如果手术进入Guyon管，将要损伤这些神经的分支。

手术松解以后会出现患者手部的感觉迟钝、疼痛和超敏反应，这是由于正中神经周围或者其内部的瘢痕所引起的。神经内松解没有显示对首次腕管减压有明显的效果，反而可以增加神经内的瘢痕组织。彻底止血，尤其是关闭伤口以前，将可以大大降低瘢痕的形成。有些外科医师认为神经瘢痕造成的感觉迟钝或超敏可以通过在正中神经上移植脂肪组织来减轻。

除瘢痕以外，不彻底的止血将导致肌腱的粘连。尽管放置引流可以降低肌腱粘连的发生，但作为代价也增加了感染的概率。肌腱粘连在切除增生的滑膜组织过程中尤其容易发生，常见于类风湿关节炎。预防术后肌腱粘连可以通过避免夹板固定（或早期去除）以及专业的活动度恢复锻炼来实现。

术后腕关节夹板应置于轻微背屈的位置，可以减少浅层正中神经的损伤。如果神经没有与皮肤很好地隔离，它将与皮肤的切口形成粘连，导致手腕活动时疼痛加重。如果医师高度怀疑神经浅层的粘连，鱼际的脂肪垫或者是旋前方肌都可以用来作为隔离的组织。夹板的固定也可以导致屈肌腱弓弦的发生。尽管这是一个罕见并发症，但其可以通过对腕横韧带的重建来纠正。

复合区域疼痛综合征（CRPS）是腕管松解术后一类极严重的并发症。但幸运的是它并不常见，发生率为2%～5%。正中神经大约支配着手部70%的交感神经，如果损伤，将出现很多的临床症状。开始时患者会主诉手部肿胀、发热和皮肤干燥，且在手部运动时疼痛加重。疼痛和水肿可向近端发展，引起腕关节的僵硬。如果没有得到治疗，CRPS将导致皮肤萎缩、关节僵硬和持续疼痛。长时间的水肿还会导致神经失用症，无解剖损伤的神经传导能力下降。CTS后CRPS的一线治疗包括手部治疗及口服药物（如糖皮质激素、抗抑郁药、抗惊厥药、肾上腺素、膜稳定介质）治疗。对于持续发作的病例，疼痛管理医师常建议进行反复的星形神经节阻滞。如果正确的药物治疗仍然不能改善症状，可选择行手术解决因神经周围纤维化或神经损伤导致的疼痛。可移植的外周神经或脊髓背柱刺激系统也可作为一种抢救措施。

腕管松解术后的感染常常需要进行外科清创术，有时需要延迟关闭切口。外科感染的发生率的提高与引流物的放置、手术时间的延长、肌腱腱膜的切除，以及反复进行腕管的封闭注射有关。

Pillar疼痛是另一个有过报道的腕管松解术的并发症。Pillar疼痛是指鱼际和小鱼际在握拳时加重的疼痛，这种疼痛起因不清，但可能与皮下感觉支的损伤或腕部骨骼的异常排列有关。大部分的患者术后会即刻感受到握力减弱，且该情况在恢复完成前可能最长持续3个月的时间。

腕管切开手术的术后外科处理原则是降低水肿和增加灵活性。水肿将导致疼痛、关节僵硬、伤口愈合延迟和导致纤维瘢痕的形成。早期的活动不仅有助于肿胀的消退，而且能防止神经和肌腱的粘连，同时能够加快功能的康复，以获得更好的预后。笔者通常不使用夹板，更多的是在术后的前 2 天使用加厚敷料包扎。在一些特殊的情况下，对于肌肉发达并且关节僵硬的患手，笔者使用腕关节中立位固定几天到 2 周以达到伤口的愈合。然而，尽管使用了夹板，笔者认为让手指的关节每天做小范围的运动练习对功能的康复也是非常重要的。患者必须在指导下完成运动锻炼，在练习手指、手掌完全伸展或紧握的情况下抬高手部，使肌腱得到最长的运动和神经的滑动。为了保证练习运动的顺利进行，应该对疼痛进行有效控制。在术后前 4 天用镇痛药对整个康复过程尤为重要，许多患者在此之后镇痛药用量即可大幅减少。术后的 2～3 周，患者应该每天进行手部的抬高运动练习。2～3 周以后，患者可以开始进行一些用来改善手部握捏功能的锻炼。可运用弹性材料（如弹力球）帮助恢复患者手内在肌的力量。

为阻止增生性的瘢痕，弹力带和瘢痕按摩是有益的治疗方法。患者应该在术后 2～3 周开始早期力量训练的时候就开始这些治疗。按摩的同时可以改善伤口和手部的敏感性。对于一些具有持续疼痛和手部感觉障碍的患者，可以给予热疗或者电刺激皮下神经，用来降低这些症状，以便他们能更好地进行力量和活动范围训练。早期发现 CRPS 非常重要，以便尽早进行干预治疗。

六、结论

在美国，腕管松解手术是非常普及的手术之一。该术可以在门诊进行，需要的人员和材料资源都很少。良好的手术结果依赖于以下几个因素：正确的诊断、仔细的患者筛选、精细的手术技术、熟练的解剖和合理的术后管理。

（孙明曜　译，胡三保　阚萌萌　校）

第 60 章 双切口入路内镜下腕管松解术

一、概述

早在 1853 年，James Paget 就已经描述过腕部正中神经的压迫病症，然而直到 1933 年，Learmonth 才首次描述了受压神经的外科松解。在 20 世纪 50 年代，Phalen 的手术方法盛行一时，腕横韧带的切开和切除成为腕管综合征的一种标准外科技术。1986 年，Okutsu 首先施行并且报道了腕管综合征患者内镜下腕横韧带松解。自内镜下松解技术出现以后，又有一些学者使用不同的内镜技术成功达到了松解受压正中神经的目的。总体而言，内镜入路根据切口的数量分为两类：单切口入路技术是由 Okutsu、Menon 和 Agee 所创立发展起来的。双切口入路技术是由 Chow、Resnick 和 Miller 所创立发展起来的。本文中所要描述的是由 Brown 倡导的双切口入路内镜技术。

二、患者选择

腕横韧带（TCL）的内镜松解术适用于具有典型症状和体征的特发性腕管综合征患者。这一类患者大约占腕管综合征患者的 43%。该类患者的症状包括手部、前臂或上臂的钝痛、灼痛和不适感，手部的感觉异常、力弱以及夜间摇动手以后感觉异常减轻。诱发因素包括手和前臂维持在一个位置，或者手、腕的反复活动。体格检查可能没有阳性体征的发现，但是许多患者 Phalen 征或 Tinel 试验阳性，鱼际力量减弱，鱼际肌萎缩，并且正中神经的感觉支配区的皮肤感觉丧失。长期非手术治疗无效并且电生理检测阳性的患者应该作为内镜下的 TCL 松解术的备选。如果是由系统性疾病而引起的腕管综合征，比如肢体肢端肥大症、甲状腺疾病、妊娠或增生性肌腱滑膜炎等，必须在施行内镜手术前予以排除。

有一些情况不可以进行内镜的腕横韧带松解术。这些受到限制的情况有：有过切开进行过腕管松解历史的，增生性的腱鞘滑膜疾病，或者是伴随尺神经卡压的患者；可能是占位性病变（如神经瘤）的患者；曾经有过腕部创伤的病史，或是解剖变异的患者。并且笔者发现给手掌宽大的男性患者施行镜下松解是一

个巨大的挑战。

三、术前准备

应用内镜进行腕管松解的患者可采用局部麻醉、区域麻醉或者是全身麻醉。许多外科医师都倡导使用局部麻醉或者是区域阻滞麻醉（Bierblock）。笔者倾向于使用快速面罩行全身麻醉。这种方法快捷简便，而且不需要进行气管插管。建立静脉通道后，先以 1mg/kg 的剂量给予异丙酚，接着以 100mg/（kg•h）持续输入。麻醉的诱导同苏醒一样迅速。通常这个手术过程持续 5 ~ 10 分钟，使用这种麻醉方法在整个过程中，患者的痛觉和记忆均消失。患者在手术结束、麻醉完全恢复后 1 ~ 2 小时后可以出院。但是，患有食管反流或其他并发症的患者应当选择区域阻滞麻醉或气管插管的全身麻醉。

四、手术过程

（一）体位

患者取仰卧位，患肢伸展放在侧台上面，在肘关节的上方安放止血带，手和前臂用聚维酮碘溶液消毒，铺无菌手术单。医师的前臂和手尽可能靠近患者，方向取决于患者的患肢是哪侧以及医师习惯以哪只手操作（图 60-1 ~ 图 60-4）。电视屏幕应该放在医师及助手的对面（图 60-5）。

（二）仪器使用

手术过程所需要的设备包括：电视监视器、4mm/30°带光源内镜以及组装好的照相机。这种特殊的内镜仪器（Endotrac 系统）由 Instratek（Houston，Tx）制作，并由符合人体结构学组装的密闭套管组成，能够进入腕管，可自由操纵钩刀（图 60-6）。无论设备是成套购置还是分开购买，整个手术过程需要的仅仅是三个设备：一个骨膜起子、一个填充器和一个钩刀。其他的设备还有锉、探针以及牵开器。可以用骨膜起子探查合适的切开平面，并去除 TCL 下的滑膜。

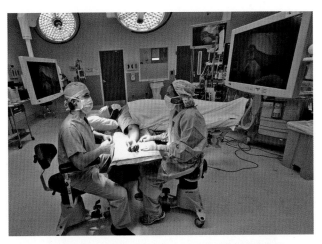

图 60-1　右利手外科医师对患者行右手手术时的手术室布局

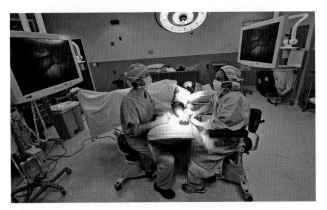

图 60-2　右利手外科医师对患者行左手手术时的手术室布局

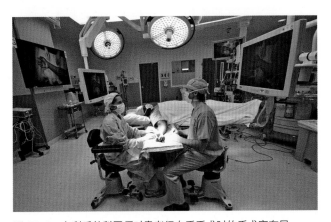

图 60-3　左利手外科医师对患者行右手手术时的手术室布局

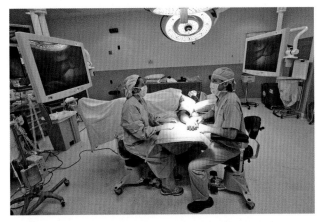

图 60-4　左利手外科医师对患者行左手手术时的手术室布局

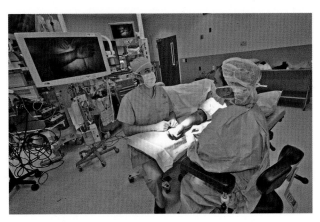

图 60-5　最终的手术室布局，供术者和助手相对而坐，均可以直视各自对面的电视屏幕来观察手术区域。手术技师坐在托手台的末端

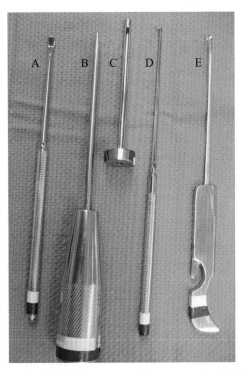

图 60-6　Endotrac 系统器材：A. 骨膜起子，用于去除腕横韧带下方的滑膜；B. 封闭器，内有填充物；C. 末端开口的套管；D. 向右成角的探针；E. 带把手的任意角度钩刀

工作管道是由一个封闭在可移动的开槽插管中直径 4mm 的套管组成。一旦进入组织，套管开口端就紧贴在 TCL 下方。插入内镜后，可通过 30°镜头获得满意的 TCL 视野。有多种刀具可用来切除韧带，厂家提供了钩状、直形及三角形刀片以供使用。在整个切除韧带的过程中，还需要尺子、标志笔、单齿 Adson 钳（Codman，Raynham，Massachusetts）以及肌腱剪。

（三）解剖标志

对正中神经以及腕管周围结构的全面了解是保证手术的安全性以及获得良好的手术效果所不可缺少的。有一些表面的标志能够帮助医师设计手术的入路。Kaplan 主线是由伸展拇指的基底作一延长线并且与远侧掌横纹相平行。另一条线沿第 4 指的尺侧作一直线并且与远侧腕横纹相垂直。两条线交点的位置是腕管的钩骨钩的解剖位置，或者是 TCL 的尺侧缘（图 60-7）。Kaplan 线接近 TCL 的最远端，该韧带的组织在远侧腕横纹的位置，与前臂的筋膜交汇在一起（图 60-8）。正中神经的位置在腕管的桡侧并且在掌长肌腱的桡侧。尺神经是由腕骨的钩骨钩的尺侧进入 Guyon 管。掌动脉弓的位置在 TCL 以远 1 ～ 2cm 处。因此，笔者可以利用这个无重要神经、血管结构的小型解剖通道，使用内镜安全地切断腕横韧带（图 60-9）。

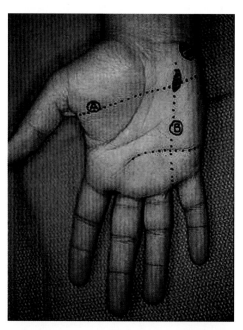

图 60-7　外部标志：Kaplan 主线（虚线 A）平行于远端掌纹并沿伸展的拇指基底部延伸。第二条线沿着第 4 指的尺侧（虚线 B）与 Kaplan 线交叉，交点就是钩骨钩的位置（暗色卵圆符）

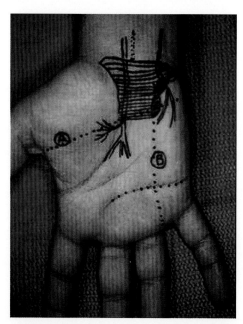

图 60-8　腕横韧带的范围是图中所示自远端腕横纹至 Kaplan 线远端的横线区域。正中神经标记在掌长肌腱桡侧并靠近鱼际肌。位于尺侧的尺神经在豌豆骨和钩骨之间经由 Guyon 管进入掌部

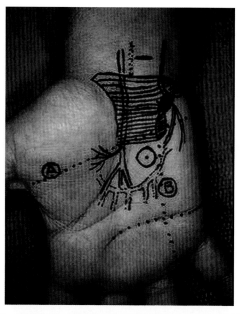

图 60-9　在手掌部，掌动脉弓位于腕横韧带的远端，掌长肌腱和钩骨钩之间存在一个安全的切开腕横韧带的手术通道，近端刀口位于远端腕横纹的近端，远端穿刺口位于腕横韧带的远端外、第 3 指蹼间连线直径＜ 1cm 的圆内

（四）手术步骤

在麻醉诱导开始以前，应该检查可视系统及摄像设备并且将其调试到白平衡状态，并确保监视器的方向与患者的空间方向一致。此时也应确定皮肤上的标志点。要求患者屈腕并且拇指和第 5 指对掌来显示掌长肌腱的位置（如果掌长肌腱存在的话），远侧的腕横纹是最重要的标志，因为其他所有的标志都是以它的位置为前提的。近侧的入路切口应该位于远侧腕横纹的近端 1 ～ 2cm（图 60-10），且在紧邻掌长肌腱的尺侧（如果掌长肌腱不存在，可以以鱼际纹为标志）。通常，切口的位置落在近侧的腕横纹上。切口的大小应该≤ 1cm。另一个切口标志点在距远侧腕横纹以远3cm、指向第 3 指蹼间隙。对于大多数的患者，这一位置正好在远侧 TCL 末端的 ±0.25cm 范围内。同时，在距腕横纹 4cm 远的位置定一点并且做一个周长为0.5cm 的圆圈。

这个圆圈划定了远端切口的安全区域。在远端和近端入路切口之间的这个范围内，只有腕横韧带的存在并且能够获得良好的视野。正中神经在掌长肌桡侧并在该区域以外，4cm 以远的掌部血管弓以及钩骨钩以外的尺神经也位于这个手术切口的范围以外。尺神经的浅感觉支以及正中神经的运动返支都在手术区域以外（图 60-11）。如前所述，熟练掌握标志线深部的解剖结构有非常重要的作用。沿着第 4 指的尺侧做垂直于远侧腕横纹的一条直线。第二条线沿拇指的基底并且平行于远侧掌横纹，即 Kaplan 线。两条线的交点即为腕钩骨的位置，腕横韧带的远侧边缘接近于

Kaplan 线。

　　麻醉以后，抬高前臂，用一种橡胶的 Esmarch 驱血带（TrinityLaboratories，Inc. Salisbury, Maryland）给患肢的前臂驱血，待止血带充气的压力在收缩压以上时，去除驱血带。将手部用无菌单垫于手腕呈轻度背伸位。近端的切口位置在掌长肌腱的尺侧，用 15 号刀片，向尺侧做一小于 1cm 的切口。当皮肤切开以后，用肌腱剪来分开皮下组织，并且能够直视看到手掌前臂的筋膜纤维组织（图 60-12，图 60-13）。显露筋膜以后，继续用剪刀的尖部向深入剥离纤维，由此可以打通进入腕管的通道。此时，纵向行走的肌腱得以清晰可见。用 Adson 钳抓住并且提起前臂筋膜的远端，滑膜起子从纤维筋膜深层缓慢进入并且以 40°～ 60°的锐角向腕关节的远侧移动。当骨膜起子的尖端越过远侧的腕横纹，可以感觉到横行的纤维组织（图 60-14，图 60-15）。当骨膜起子的尖端穿过横行纤维时，这种解剖方向会产生一种"类洗衣板"的感觉（图 60-16）。此时，当骨膜起子继续向手掌深层进入时，医师能够感觉到腕横韧带远端的边缘。此边缘可通过"类洗衣板"感觉的丧失及进入手掌脂肪垫感觉的出现来确定。

　　在撤出起子之前，将前臂筋膜提起维持腕管的开放通路。接着，将一个封闭套管装置插入腕横韧带的深部。当封闭装置进入远端腕管的时候，手和腕部均应保持在中立的位置上。给封闭器的尺侧施加压力，使它的尖部运动方向是向远侧的腕钩骨钩的位置。这

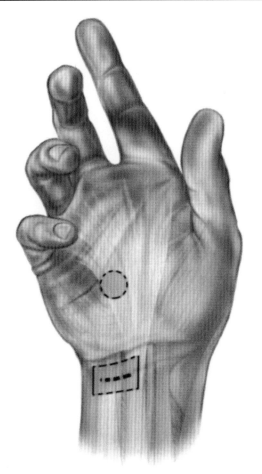

图 60-10　切口应置于安全区域。近端：1cm 的刀口应位于远侧腕横纹近端 1 ~ 2cm 范围内掌长肌腱的尺侧。远端：穿刺口应位于第 3 指蹼间隙、距远侧腕横纹 4cm 的直径＜ 1cm 的圆圈内

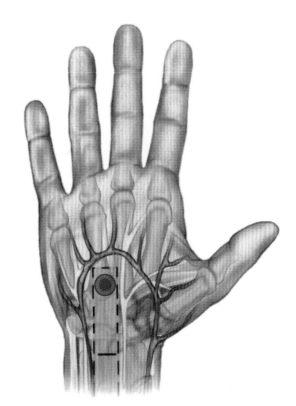

图 60-11　矩形虚线代表近端和远端切口的安全线，所有主要的神经、血管全走行于此范围之外

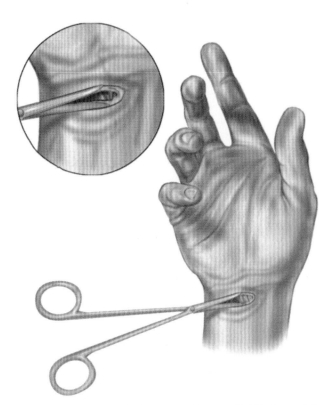

图 60-12　在近端腕横纹作一＜ 1cm 的切口，前臂筋膜用肌腱剪锐性分开，从而显露并进入腕管

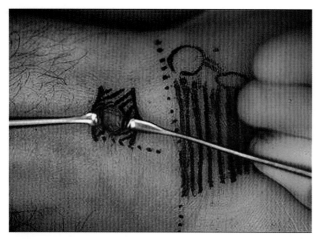

图 60-13　术中照片显示近端切口的位置。长虚线代表远端腕横纹，短虚线代表掌长肌腱。在掌长肌尺侧 1cm 的刀口内可见前臂筋膜有光泽的纤维

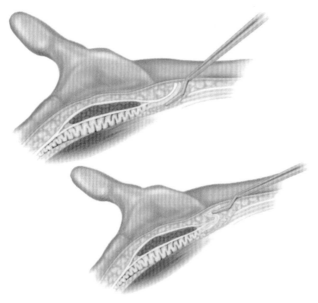

图 60-14　切开前臂筋膜以后，它与腕横韧带相连续，这时要用滑膜剥离器伸入到腕管（上图）。必须非常小心，不要把剥离器太表浅地放在腕横韧带的上方（下图）

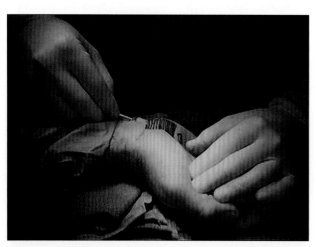

图 60-15　垫起腕关节，使之处于背伸位，医师的优势手拿滑膜剥离器，用它来感触腕横韧带的底面

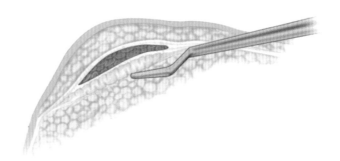

图 60-16　使用滑膜剥离器确定最佳的进入腕管的位置，腕横韧带的下方能触摸到明显的搓衣板的感觉

种手术技巧能够保证 Guyon 管不被插入。一旦封闭器的尖端越过了钩骨的钩部结构，手腕应该摆放在腕关节背伸 30°的位置。当装置通过 TCL 远端边缘的时候，医师的另一只手向圆圈标志远端的 4cm 处施压。这个时候可以清晰地在手掌皮肤的下面触到封闭器装置的尖端（图 60-17）。当封闭器的尖端到了背侧的时候，应该给前面施加压力。此时，只有皮肤组织位于医师的拇指和封闭器尖部之间。在这个位置通过封闭器装置的尖端做一小的戳口并向前施力。然后，封闭器套管装置通过管道，由远端的出口伸出去（图 60-18，图 60-19）。

移除套管装置芯，保留空心套管，开口侧向上。此时助手将硬镜从套管的远端放入套管中（图 60-20，图 60-21）。随着关节镜的由远端向近端移动，可以获得全部 TCL 韧带下方的良好视野。可以看到白色、发光、横向走行的腕横韧带（图 60-22）。医师从套管的近端放入钩刀装置，当刀片移动的时候，助手也同时在同方向移动内镜，并与刀片保持几毫米的距离。当刀片移动到 TCL 的远端边缘时，可看到手掌的脂肪垫。然后用钩形刀齿将远端的 TCL 边缘钩住，稳定、用力地向近

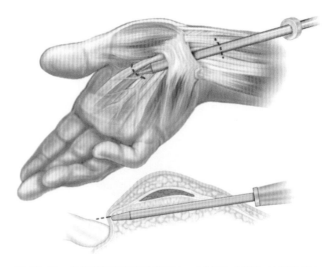

图 60-17　套管装置在腕韧带的下方。通过刀口近端，套管装置尖端指向的位置就是远端刀口的位置，医师的另一只手用来按压感受这个位置

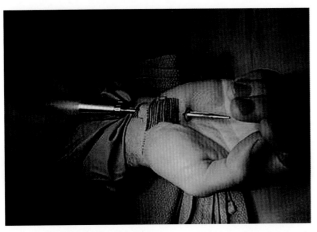

图 60-18　移除套管装置芯，保留有开口的空心套管在腕管内，套管开口朝向腕横韧带的下表面

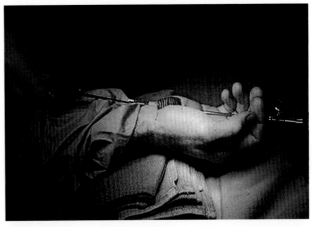

图 60-21　医师的优势手通过近端刀口，手持钩刀片，助手在远端刀口移动内镜

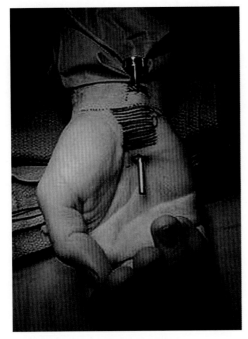

图 60-19　去掉套管装置芯后看到留在腕横韧带下面的空心套管，末端穿出腕管远端

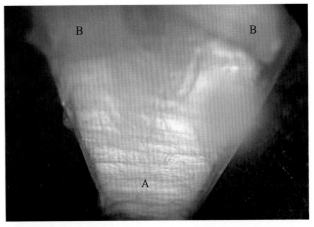

图 60-22　腕横韧带纤维横行穿过钩骨钩和豌豆骨，通向大多角骨和舟骨粗隆。内镜下显示 TCL 下侧面为白亮的横行纤维（A）以及一些残留的滑膜（B）

端拉动刀片，切断腕横韧带（图 60-23 ～ 图 60-25）。当 TCL 全层被切断的时候，覆盖的脂肪垫会掉到视野中，有时会阻碍镜下视野。前后移动内镜，观察 TCL 切断的彻底性。如果仍有部分 TCL 未被切断，可以做第二次、第三次切割。通过旋转套管可以直接看到被切割断裂的 TCL 的两个边缘。原则上应将工作通道置于腕管的尺侧（图 60-26）。通过观察应该是只有 TCL 被切割，而周围的结构，比如皮肤、脂肪垫以及掌短肌的结构仍保持完好。TCL 全层切断以后，撤除内镜装置。要小心不要切断或完全分离屈肌肌腱。任何时候看到自近至远纵行方向走行的纤维，均要怀疑肌腱的可能（图 60-27）。在这种情况下，要将手指用力地屈伸，观察这些纤维是否随之纵行前后移动。如果确实是肌腱，要将封闭器重新插入套管中，去除旧通道，建立新的通道。松开止血带，压迫（2 ～ 5 分钟）或使用双极电凝止血。皮肤切口用 4-0 缝线皮下缝合，并以多抹棒密闭。不需要包扎、夹板固定或悬吊。患者可根据舒适程度，行腕部的自由活动锻炼。手术后几周伤口可以确认甲级愈合和微小瘢痕（图 60-28）。

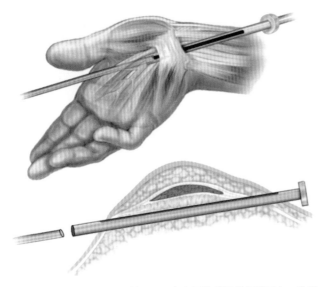

图 60-20　去掉套管装置芯、开口空心导管留于横韧带下方。助手通过远端插入内镜

第四篇　周围神经

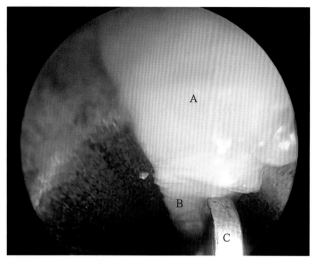

图 60-23　内镜下图像：钩刀远端（C）在 TCL（B）下滑向手掌脂肪垫（A），提示这是腕横韧带的远端边缘

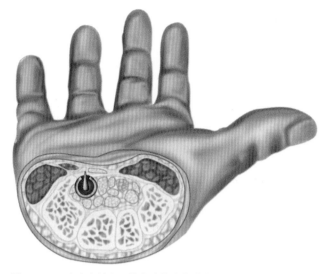

图 60-26　空心套管和刀片在腕管内的横断面结构图。空心套管紧邻尺侧的钩骨钩，正中神经位于掌长肌腱的桡侧，远离套管钩刀

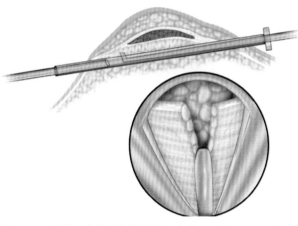

图 60-24　用钩刀片从远端到近端切开韧带，可能需要往返多次来完成韧带的横断。插图示意腕横韧带被切开的情况

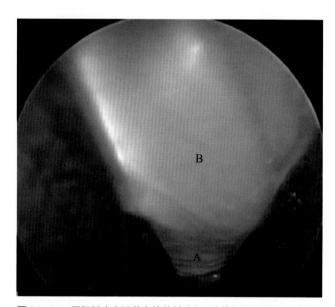

图 60-27　屈肌腱（B）沿着套管的轴走行，腕横韧带的横行纤维（A）在更近端

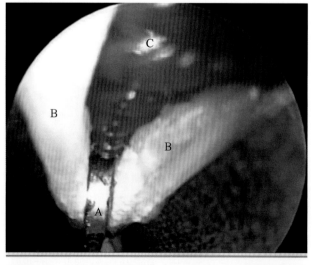

图 60-25　内镜视野：腕横韧带（B）被刀片（A）横断，有时掌短肌（C）可在 TCL 的上面

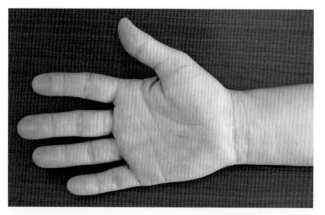

图 60-28　腕横韧带远近两端开口的术后 2 周腕部的照片，刀口愈合良好、没有留下瘢痕

为了使双入路内镜切割 TCL 达到腕管松解的良好效果，对以下几点应该明确掌握：①滑膜起子和封闭器的"类洗衣板"感觉必须清晰。如果此感觉未出现，那么手术入路可能位于 TCL 的浅层。②白色、横向走行的纤维结构（TCL），必须在视野内清晰可见。纵向走行的纤维可能是肌腱或者是正中神经。③被切割的 TCL 双边必须全程检查，以确保没有遗漏的部分。这几个关键的内容必须严格掌握，否则容易增加手术的风险，出现严重的并发症或影响预后。

五、术后管理

Brown 报道了 1236 例患者，其中 98% 的患者症状解除。总并发症发生率为 0.9%，包括一例屈肌腱的切割伤。0.4% 患者并发了反射交感性营养不良。总体复发率为 2%。这组患者中平均 15 天后都返回工作岗位，与其他的内镜入路的手术方法在并发症方面基本上是一致的，其中包括正中神经的损伤、掌浅弓的损伤、屈肌腱的切割伤、尺神经的横断、在掌弓处的假性动脉瘤的形成、反射性的交感神经营养不良、感觉异常，以及 TCL 切开松解不彻底等。

六、结论

随着松解腕管综合征的内镜技术以及新的仪器的发展，医师和患者均可选择这种治疗的方法。用双入路的方法进行腕管松解术，明显地优于标准的切开技术。它的疼痛明显减轻，瘢痕减小，能很快恢复手的握捏功能和力量，并且可早日回返工作岗位。手术过程通常需要 10 分钟，平均用止血带的时间为 5 分钟。认真地选择患者和严格规范的外科技术是获得良好手术结果的关键所在。

（孙明曜　译，胡三保　阚萌萌　校）

第四篇　周围神经

第61章　尺神经松解术（单纯减压）治疗肘管综合征

一、概述

最早有关手术治疗肘关节周围尺神经病变的描述是 1816 年由 Henry Earle 提出的，他对一名发生疼痛性尺神经病变的 14 岁女孩的尺神经在进入肘管之前将其横断。虽然这种方法缓解了她的疼痛，但是导致了尺神经支配肌肉的瘫痪以及感觉支配区域的感觉丧失。肘关节周围的尺神经病变的手术治疗经历了一系列的更新换代，直到变为现在的手术方式，包括尺神经松解、伴或不伴尺神经转位。最新的手术方式并没有改变本身的入路，但是它们采用了更小的切口，或者使用内镜，使手术更加微创化，并且在结果上也没有明显的改变。

肘关节周围压迫性尺神经病变，即肘管综合征，是仅次于腕管综合征的第二常见的压迫性神经病变。每年约有 75 000 新发病例。目前治疗肘管综合征的手术方式主要有四类：原位切开减压术、原位内镜减压术、肌肉下尺神经前置术、皮下尺神经移位或前置术。笔者在本章讲述了对于肘管综合征的治疗及原位切开尺神经松解术。

二、患者选择

（一）临床表现

肘管综合征患者的典型表现是尺侧一指或一指半的疼痛或感觉异常。与腕管综合征相似，患者可主诉疼痛夜间加重。尺神经的感觉区域仅距腕横纹近端几厘米，因此症状应当局限于手部。发现此区域近端的感觉改变应立即怀疑有其他的疾病。患者还经常表现为握力减弱或拿不住物品。

体格检查方面，尺侧一指或一指半皮肤的背侧及掌侧的轻触觉和两点分辨觉均可能减弱。可能有手固有肌的力量减弱，尤其是掌侧和背侧的骨间肌以及第三、第四蚓状肌。可表现为小鱼际隆起的萎缩。对内上髁附近尺神经行 Tinel 征试验，可以很明显地引出尺神经分布区域的疼痛和感觉障碍，并再次诱发患者的症状。Wartenberg 征（由于手掌骨间肌力的减弱导致第 5 指外展）可能为阳性。Froment 征也可能为阳性，

表现为当试图用拇指和示指的桡侧夹住一页纸时，由于拇收肌力减弱，以及相应的骨间前神经（正中神经分出）所支配的拇长屈肌活动，拇指的指间关节会表现屈曲状态。屈肘试验是一种诱发性动作，可能复制患者症状。在此试验中，患者会被要求屈曲肘部超过90°，同时前臂处于旋后位，腕部背伸。如果尺神经支配区域出现了疼痛或感觉障碍，则试验为阳性。当肘部屈伸时，应同时触摸尺神经，如果呈阳性应该注意是否有尺神经在经过内上髁部位的半脱位。

当考虑有尺神经病变时，对正中神经支配的手固有肌，包括第一、第二蚓状肌，拇对掌肌，拇短展肌以及拇短屈肌的检查也应当进行，对这些肌肉的检查可帮助鉴别 C8～T1 神经根性病，常见于胸廓出口综合征或者尺神经下干的病变。尽管这些肌肉被 C8～T1 支配，这些支配的神经纤维会沿着正中神经走行，因此这些肌肉不会被尺神经病变所影响。如果不仅有小鱼际的萎缩，还有大鱼际的萎缩（通常大鱼际萎缩比小鱼际更严重），由于这里包括了正中神经支配的肌肉，则提示损害在更近端，如胸廓出口。感觉丧失的检测也可帮助定位病变的部位。背侧皮支恰好在尺神经进入 Guyon 管之前分出。因此，如果尺神经在 Guyon 管的水平受损，背侧的感觉可以是正常的。如果背侧感觉正常，那么减压应选在 Guyon 管的部位而非肘管。数据显示脊柱外科医师在鉴别 C8～T1 根性病变与尺神经病变的工作上做得不够好。所以每一个诊断都要考虑到，并且应行合适的体格检查来鉴别这两种疾病。

（二）电生理诊断测试

伴随着尺神经在肘部或肘部附近受压迫，电生理诊断测试可以揭示尺神经支配肌肉的失神经改变，并且其在肘部的运动传导速度会减慢。美国神经肌肉和电生理医学学会（AANEM）发布了一项电生理诊断尺神经病变的实用参数指南。AANEM 建议在适度屈肘状态下测量约 10cm 节段的尺神经，对其进行表面刺激并记录数据。根据指南数据显示，神经传过肘部

时的传导速度如果＜ 50m/s 就可认为异常。另外如果肘部的神经传导速度比从肘到腕的传导速度减缓超过 10m/s，也应当认为是异常的，可能存在尺神经病变。如果肘部的混合肌肉动作电位（CMAP）负峰值减弱超过 20%，或者肘上的峰值相比肘下有明显改变时，也应当认为存在尺神经病变。AANEM 还建议针刺检查应当包括第一背侧骨间肌，因为这是最常表现为异常的肌肉。尺神经支配的前臂屈肌也应当行针刺检查。为了排除臂丛神经病，检查还应当包括非尺神经的 C8 内侧束或下段神经干支配的肌肉。颈部椎旁肌也应当检查，以排除 C8/T1 根性神经病。

（三）影像学检查

肘关节 X 线或 CT 扫描对明确骨的解剖很有帮助，尤其既往有肘管周围创伤或骨折病史时，可能与迟缓型尺神经麻痹相关。这些影像学形态同时可有助于检查可能置入其中的手术器材。除去以上特殊的情况，磁共振及超声对检查尺神经而言更加有用。

相比于 MRI，笔者更倾向于使用超声来检测压迫性尺神经病变。超声比 MRI 有更高的敏感性（93% 和 67%）及相当的特异性（86%）。另外，超声可提供动态的图像，这是 MRI 所不能做到的。

肘管综合征的超声表现主要为肘关节周围的低回声增大的尺神经，而在肘关节以远恢复正常大小（图 61-1）。尺神经病变的诊断标准是变化的，但是尺神经正常面积的上限却总是在 7.5 ～ 10mm^2 范围内。如果尺神经检测高于这个水平，或者面积的改变达到 1.5 倍，就可以被认为是肘管综合征。除了可以直接描述神经外形，超声还可以检测某些病变，例如神经节囊肿或肿瘤，从而继发尺神经的压迫。超声还有助于识别肘肌内上髁炎，该炎症也有可能压迫尺神经（图

61-2）。

使用超声动态评估尺神经可帮助诊断肘管综合征并提高其敏感性和特异性。对尺神经的评估还包括内上髁半脱位的评估，这可以通过肘部的活动度来进行。如果半脱位存在，治疗计划将可能改变。在尺神经上施压可能诱发尺神经支配区域的疼痛或感觉异常，该现象出现时应进行报告。当活动肘关节时，三头肌的内侧头处于不正常的位置时，两声可触及的弹响可被观察到，这被称为三头肌弹响综合征。此现象在超声下可视。该现象的出现可指引医师要特别关注肌间隔周围的尺神经。

三、术前准备

（一）非手术治疗

对神经病变无加重的患者，笔者通常建议在手术减压之前先行非手术治疗。初始的治疗包括改变行为动作、减少肘关节反复屈伸，如果肘部出现频繁高压则佩戴肘部护具，尤其在夜间要对手臂行夹板治疗。尽管症状不能完全消除，但通过对患者宣教、改变活动方式后有约 35% 的患者获得了症状缓解。因此对患者行夜间夹板固定可增加非手术治疗的成功率。一项研究表明，在轻、中、重度患者中，分别有 79%、67%、38% 仅通过结合对患者宣教、活动方式改变以及夜间夹板固定，无须手术降压就可获得成功的治疗效果。类固醇注射对此症状无减轻效果。因此，对于病变无加重的患者，笔者通常建议行 3 ～ 6 个月的非手术治疗，包括对患者宣教、活动方式改变以及夜间夹板固定。这种方法在儿童和青少年中效果欠佳，尽管如此，在没有神经病变进展的情况下，这种方法仍可以一试。

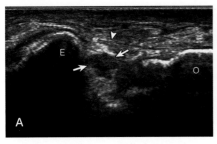
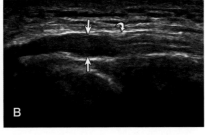

图 61-1　肘管区域超声：尺神经的短轴（A）和长轴（B）显示了当尺神经在弓状韧带之下进入肘管时（弯箭头），尺神经呈现低回声的增大（箭头）。注意 A 图中的 Osborn 筋膜（箭头）。E 为肱骨内上髁。O 为尺骨鹰嘴突

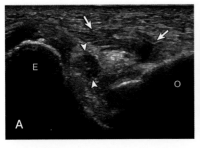
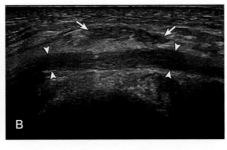

图 61-2　肘管区域超声：尺神经的短轴（A）和长轴（B）显示了在低回声增大的尺神经上（短箭头）可见附属肘肌（箭头）。E 为肱骨内上髁。O 为尺骨鹰嘴突

第四篇　周围神经

（二）手术决定

笔者用手术方式来治疗神经病变进展期的肘管综合征患者，或者非手术治疗失败且症状仍然影响日常生活的患者，以及因为其他病变导致继发性尺神经压迫的患者。笔者决定手术的依据主要来自神经学检查以及临床症状，而非单纯的电生理诊断。

（三）手术入路

对原位切开或内镜减压以及肌肉下或皮下尺神经前置的对比研究并未发现明显的优劣。因此，笔者倾向于用切开尺神经减压术治疗肘管综合征患者。例外的是，尽管目前还没有有力的证据支持这一做法，对于内上髁半脱位的患者，笔者倾向于在减压同时行皮下尺神经前置。

四、手术过程

（一）外科解剖

尺神经是由臂丛神经的内侧束分出的终末支（图 61-3）。在上臂，尺神经在肌间膜穿过，并穿过 Struthers 弓。神经穿过的这个弓位于内上髁近端约 8cm 处。但该结构是否存在目前仍存在争议。在一项解剖学研究中，大部分标本存在一个由 Struthers 弓组成的增厚区域。但是有关该区域的定义，仍存在争议。组成弓的成分包括臂筋膜、臂内韧带以及内侧的肌间隔。神经在上臂的内侧肌间隔和三头肌内侧头之间下行。内侧肌间隔附着在肱骨上，从小转子到内上髁，分隔肱肌和肱三头肌。

尺神经在内上髁后方经过，在肱骨内上髁与尺骨鹰嘴组成的尺神经沟穿行。就在尺神经穿行的内上髁后方，或者这一点的近端，前臂内侧的皮神经在皮下与尺神经交叉而过。随着尺神经绕行在内上髁周围，它在弓状韧带以下进入肘管。弓状韧带是尺侧腕屈肌两个头之间腱膜近端的增厚部分，又称 Osborne 韧带。神经则继续在尺侧腕屈肌两个头之间走行。位于腱膜的深层，即 Osborne 筋膜，可能会出现附属的肘肌。如果该肌肉出现，这块肌肉将作为肘管的顶部结构附着在内上髁和鹰嘴上。尺侧腕屈肌的两个头附着在肱骨内上髁和尺骨的鹰嘴凸起上。尺神经则在肘管内走行于尺侧腕屈肌的下面、尺侧腕屈肌和指深屈肌之间。此区域的尺神经的分支包括一个通往肘部的关节支，它通常在神经进入肘管部发出；另外还有多支运动支支配尺侧腕屈肌和指深屈肌的尺侧半，它们在肘管内发出。常见的受压点包括 Struthers 弓、内侧肌间隔、内上髁、髁后神经沟、弓状韧带、Osborne 筋膜以及可能存在的附属肘肌（图 61-4）。

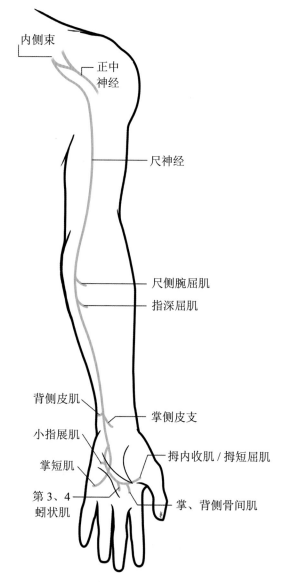

图 61-3　尺神经在 C8 和 T1 神经根发出，进入下干，分出前侧分支，组成内侧束。内侧束当分出正中神经后，末端延续为尺神经。所有的分支（包括感觉和运动支）均在图中。注意 Guyon 管近端有背侧皮支的起源

（二）手术技巧

笔者在全身麻醉下行尺神经松解术。根据麻醉医师的判断，可选择喉罩或气管插管。尽管手术可以在镇静或不镇静的情况下在局部麻醉下进行，笔者希望避免使用锁骨上阻滞以避免术后错误检查的潜在风险。患者的手臂以聚维酮碘溶胶消毒，如果过敏的话则使用其他消毒剂。为方便手术，整个上肢都要消毒。上肢用布单隔离在手术区域内。使用无菌毛巾将上肢摆放呈肘部轻度屈曲、手臂外旋位（图 61-5）。手术切口在内上髁的中间，避免切口直接经过神经的走行路线。对于极度瘦小的患者，要避免切口直接越过内上髁，但在大部分患者中，这是最好的切口选择。随后开始定位肱二头肌和肱三头肌之间的平面，利用这个平面定位近端的切口。尺侧腕屈肌肌腱需要辨认出来，

以用来观察尺侧腕屈肌的走行，连带着它在尺侧和肱侧的两个头。远端的切口指向一点，这一点是尺侧腕屈肌尺侧头和肱侧头交汇的地方。

笔者在辨认了尺侧腕屈肌两头之间的尺神经后，就可以行手术切开了（图 61-6A）。一旦神经被辨认，就可将浅层组织切开。这些组织是由尺神经在肘管内分割出来的 Osborne 筋膜（图 61-6B）。如果有附属肘肌，它常常作为肘管的上壁，而不是弓状韧带或者 Osborne 筋膜。一旦发现，附属的肘肌将被分离，以松解肘管顶端。在近端的操作，切开弓状韧带游离尺神经，向上直达它在内上髁附近的点。在此区域，要小心地分离皮下组织，以便保护前臂内侧皮神经的分支（图 61-7A），

这些神经可以被游离并且牵开。如果任何分支不小心被损伤，在允许的情况下笔者倾向于立即修复，如果不能修复，很重要的一点是要包埋近端的断端于深层组织以避免疼痛性神经瘤的发生。然后检查肱骨内上髁上是否存在可能压迫尺神经的骨赘，并用骨钳将其清除。注意保留肱骨内上髁表明和后方的脂肪垫（图 61-7B），这些脂肪垫在切口闭合后可以帮助避免关节滑脱。沿着尺神经表面向近端分离，在内侧肌间隔和肱三头肌内侧头之间切断 Struthers 弓及其他造成压迫的组织。最后，确定内侧肌间隔的位置，可以触到它与肱骨相连处（图 61-7B）。然后将内侧肌间隔上做一楔形的切口以解除压力。这一步对于存在肱三头肌弹响综合征或计划进行

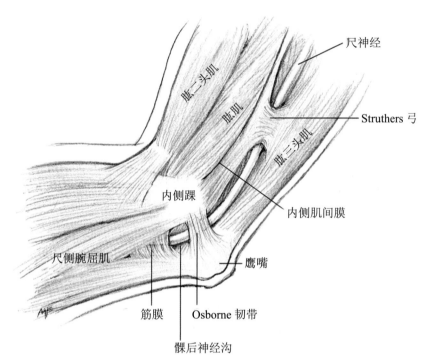

图 61-4　肘关节周围尺神经压迫的典型位置包括 Struthers 拱廊、内侧肌间隔、内上髁、髁后神经管、弓状韧带、Osborne 筋膜以及附属肘肌

移位的患者尤为重要。此时尺神经的松解就完成了，所有的压迫也已处理完毕（图 61-8A）。保留肱骨内上髁表面的脂肪垫后，虽然尺神经已被完全游离，也不会在屈肘时在肱骨内上髁滑脱（图 61-8B）。假如出现了滑脱，则要考虑进行移位。然后充分冲洗伤口，细致止血，逐层缝合。

五、术后管理

（一）术后护理

用无菌 Kerlix 敷料包裹手术切口，然后用绷带加压包扎，8 小时后取下加压绷带，48 小时后取下 Kerlix 敷料。术后 72 小时后患者可以淋浴，注意要保持伤口清洁干燥。术后 5 天内需预防性应用抗生素，还需要一个短疗程的麻醉镇痛药进行镇痛。术后 14 天拆除皮肤缝合钉，在切口完全愈合前都要制动。

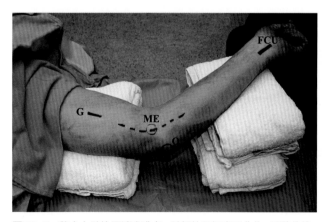

图 61-5　整个上肢均要消毒准备，肘部处于轻度屈曲位，手臂外旋。使用无菌毛巾维持这一体位。切口位于内上髁（ME）中央。切口沿着尺神经管在肱二头肌和肱三头肌之间（G）向近端延伸。在远端，切口将尺侧腕屈肌的尺侧头和肱侧头分成两部分，指向尺侧腕屈肌肌腱（FCU）。注意尺骨的鹰嘴突（O）

第四篇　周围神经

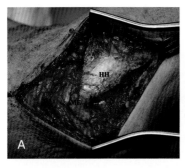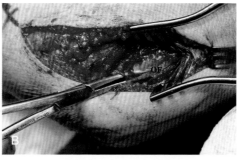

图 61-6　A. 尺神经在尺侧腕屈肌的尺侧头（UH）和肱侧头（HH）之间首次被发现。一小部分 Osborne 筋膜被分开以显示尺神经（UN），作为可靠的定位点。注意尺骨鹰嘴突（O）和肱骨内上髁（ME）。B. 尺神经远端表面分离，沿肘管长轴分离 Osborne 筋膜（OF）

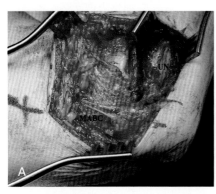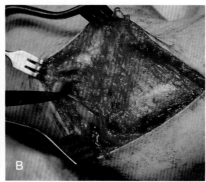

图 61-7　A. 当分离肘关节周围皮下组织时需要注意分辨保护前臂内侧皮神经（MABC）的所有分支。注意尺神经（UN）。B. 另外要注意保护内上髁周围的脂肪垫，它可以作为尺神经和内上髁之间的缓冲装置。分离继续向近端进行，分辨出内侧肌间隔（IS）。肌间隔在肱骨的附着部可以触摸到，直接楔形切开此附着部，远离正中神经和肱动脉。注意尺神经

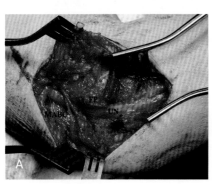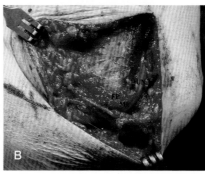

图 61-8　A. 松解肌间隔并分离 Struthers 弓之后，尺神经（UN）直到离开肘管之前就全部减压完成。注意保护的内侧前臂皮神经（MABC）和内上髁上的脂肪垫（FP）。B. 尺神经完全减压，但在内上髁脂肪垫的保护下，手臂屈曲时不会在内上髁处发生半脱位

（二）预后

近期研究表明，开放性原位解压术后 85% 以上的患者症状完全恢复，或者只有轻度的残留症状。甚至是严重尺神经病变，出现手部肌肉萎缩、运动功能消失和感觉传递障碍的患者，术后也有改善的可能，虽然恢复的过程可能要长达 2 年。术后，患者的握力、两点辨别觉、日常生活和工作以及疼痛都可得到明显改善，患者整体的满意度也较高。

六、结论

肘管内尺神经病变是一种常见的神经卡压疾病。

笔者的术前评估包括获取患者的主观病史、进行客观体格检查，尤其对于临床怀疑存在尺神经滑脱或局部占位导致压迫的情况需要进行完善的电生理检查和肘管内超声。对于没有进展性神经功能障碍的患者，笔者建议选择非手术治疗，包括对患者宣教、矫正锻炼和夜间夹板固定。对于进展性神经功能障碍或是非手术治疗无效的患者，则建议行开放性原位尺神经解压术。手术中应该明确主要的卡压点，包括 Struthers 弓、内侧肌间隔、髁后沟、弓状韧带、Osborne 筋膜以及可能存在的副肘肌。本手术的失败率和再手术率均低，预期患者术后可以有症状的明显改善。

（孙明曜　译，胡三保　阚萌萌　校）

第62章 皮下尺神经移位松解术

一、概述

肘部尺神经卡压是神经外科临床中第二常见的神经卡压性疾病。神经外科医师应该熟悉肘部尺神经的解剖结构、神经卡压疾病的诊断要点，以及手术干预的适应证。当必须选择手术治疗时，神经外科医师有3种手术方式可以选择：简易神经减压术、皮下神经移位术、肌肉下神经移位术。多数研究都没有表明这些术式在预后上有明显差别，因此本文不明确提倡其中的任一术式。不过有几个研究确实表明，对于因肘部骨折或脱臼出现肘管综合征的患者，皮下神经移位优于原位神经解压。尽管如此，在获得确切的证据之前，外科医师对这3种主要术式都应该很好掌握。本章将阐述皮下尺神经移位的外科技术，此外还将讨论使用任一术式都通用的，与疾病相关的解剖、诊断、手术指征及围术期的注意事项。

二、患者选择

肘部尺神经卡压很容易通过详细询问病史、体格检查和电生理检查确诊。典型的患者会主诉患侧手的尺侧有渐进性感觉异常，小指受累常比环指严重。当环指受累时，内侧常比外侧严重。如果环指内外侧受累程度相同，必须警惕有神经源性胸廓出口综合征的可能。随着疾病的进展，感觉异常将发展成手内侧的明显痛感。在此阶段，肘内侧常因尺神经受压而出现痛觉过敏。反复、长期的肘关节屈曲常常会加重疼痛和感觉异常。患者可能伴或不伴有手掌无力。当患者主诉手掌无力时，常描述成"笨拙"。伴有颈部或上肢疼痛的患者应注意和颈部神经根性疾病相鉴别。

体格检查时最常见的体征是手内侧主观的触觉和客观的两点辨别觉的减退。检查者应仔细辨别感觉减退是否到达环指中线，这是区别神经根型颈椎病或胸廓出口综合征更特异的尺神经病变的征象。另一个常见体征是叩诊肘部尺神经走行区域可诱发神经激惹征。Tinel征即为叩诊引起的手掌内侧疼痛。仔细检查运动功能常可发现尺神经支配的手固有肌肌力下降。最简单的肌力检查方法是与患者自身对侧小指展肌相对抗。Froment征阳性是拇收肌无力的表现，其检查方式为嘱患者将拇指和示指伸直，夹住一张纸，检查者拉动纸张同患者对抗。如果患者的拇指远节屈曲则为阳性，此为未受损的正中神经支配的拇短屈肌的代偿作用。手固有肌受累常早于环指和小指的指浅屈肌，而尺侧腕屈肌的肌力罕有受累。病情严重进展者可出现尺侧固有肌群萎缩和"爪形手"。

在病史及体格检查的基础上完善电生理检查有助于确诊肘部尺神经卡压。对于疑诊肘部尺神经卡压，但肌电图并没有提示肘部尺神经损害的患者，外科医师应重新仔细评估其病史和临床体征。当病史和体征高度提示罹患该病时，电生理结果正常不是启动治疗的绝对禁忌证。最常见的异常电生理表现为神经传导速率减慢。一般认为肘部神经传导的绝对速率＜50m/s，或肘下部神经的传导速率比肘上部降低10m/s以上为异常。严重者的肌电图可出现去神经信号。

在手术干预前可考虑的非手术治疗包括限制肘关节屈曲的夹板固定、防止尺神经直接受压的衬垫，以及非甾体抗炎药物。有研究表明，80%的轻、中度患者可通过这些方法结合健康教育和物理治疗得到治愈。手术干预适用于非手术治疗失败，或有中、重度功能障碍即明显的感觉丧失或肌力下降的患者。

1898年，Benjamin Curtis首次采用皮下尺神经移位术治疗肘管综合征。此后，许多现代科学研究探讨了该技术的优势所在。该手术可在局部麻醉下完成，而且研究表明局部麻醉下患者的术后疼痛和满意度均有改善。皮下尺神经移位术耗时比单纯肘管减压术稍长，但比肌肉下移位术要省时得多。因此，相比于肌肉下移位术，皮下移位术可能更适合一些体质虚弱的患者。术前应对合并有冠心病、慢性呼吸衰竭等基础疾病的患者进行相应处理。对于规律服用抗凝药患者，术前须由正规内科医师进行评估，以确保该类患者术前停药的安全性并使其恢复至正常的凝血状态。同时，术前应当完成对麻醉不良反应、药物过敏，以及术后护理参与能力的筛查。

三、术前准备及手术过程

手术时患者取仰卧位，在对侧上肢建立静脉通道。根据医师的习惯可使用充气止血带。不过由于术中必须仔细止血，所以没必要使用充气止血带，而且止血带会在一定程度增加尺神经或其他手臂神经受损的风险，其风险可能超过了其潜在的止血获益。然后，麻醉师使患者适当镇静。对患侧手指至上臂的范围进行消毒、铺单。上肢呈外展位放置于侧手架上，肩关节充分外旋使肘内上髁直接正对术者，术者坐位，凳子置于伸开术肢的尾端。前臂用折叠的术巾稍稍垫起，肘部微屈。可使用头灯辅以无影灯增加照明强度，使用小型放大镜对视野进行放大。止血使用双极电凝。

以内上髁后方 2cm 为中心，沿尺神经的走向做一长约 10cm 的弧形手术切口展开显露。如果术者操作熟练，切口可以缩减到 6cm。切开皮肤后，用剪刀分离皮下结缔组织。随着操作的深入，要注意辨认并保护术野远端从前向后穿行的前臂内侧皮神经。分离至肱三头肌内侧头的筋膜，此筋膜参与构成肱骨内上髁处的肌间隔，在肌间隔后方邻近肘管处可见尺神经。安全找到尺神经后，术者可用手指钝性分离至屈肌旋前圆肌复合体的筋膜表面，直至切口远端。使用皮片套上近肘侧的尺神经，然后将其与周围组织游离。此处的尺神经常常深达 Struthers 弓，Struthers 弓是从肱三头肌内侧头延伸至内侧肌间隔的纤细筋膜束，是正常的解剖结构，注意不要和较为罕见的 Struthers 韧带相混淆。Struthers 韧带是横跨在异常肱骨骨突和内上髁之间的纤维条索，是正中神经及尺神经卡压的罕见病因。可在切口近端使用 Army-navy 撑开器以获得更大的术野，使 Struthers 弓的覆盖下的尺神经得到彻底松解。

锐性切开鹰嘴沟的顶部，显露并松解其下的尺神经。追踪尺神经，至其深入尺侧腕屈肌附着点间的筋膜纤维环。此纤维环处也是常见的卡压部位，应至少将其切至切口的远端。操作时可使用剪刀从纤维环的近端向远端剪开。用此手法分离尺神经表面覆盖的筋膜和肌肉组织，进而显露下面的尺神经（图 62-1）。下一步是将神经从肘管移位到内上髁的前面，要求最大程度地保留神经分支和血供。神经的肘上部分主要由尺侧上副动脉供应，肘下部分主要由尺侧后副动脉供应。应当尽可能保留神经的侧支血供。Nakamura 等的一项随机试验表明结扎动脉可导致供应神经的血流减少了 28% ~ 55%。即使已经将神经松解和转位完成得很好，但仅这一项操作失误就可以导致整个手术失败。除了避免过多地损伤和烧灼侧支循环之外，还要注意避免换位距离过长，这样会导致神经及其侧支循环过度牵拉。尸检研究表明转位范围在 1.8cm±0.6cm（1.1 ~ 2.5cm）可以保证血管无牵拉供应转位神经，是理想的转位距离。

为了最大程度的保留神经和侧支血管，需要将尺神经从残存的肘管神经床中轻柔游离，这样便要切断其周围附着的结缔组织，牺牲掉尺神经的肘关节分支，不过应当保留尺侧腕屈肌的神经分支。如果可能，一般可以将分支向近端解剖，将其与主干神经分离，以保证有足够的游离度完成转位。用这种手法在切口范围内游离尺神经，使其有充足的松弛度，将其从肱骨髁后沟移向肱骨内上髁前的皮下组织和旋前屈肌筋膜之间。

神经移位后必须仔细检查是否存在粘连或压迫，防止在正常的肘关节屈伸时刺激神经。一般情况下，术者会发现完整的内侧肌间隔会卡到移位后的神经，这时需要切除一大段肌间隔。肌间隔切除不充分，是

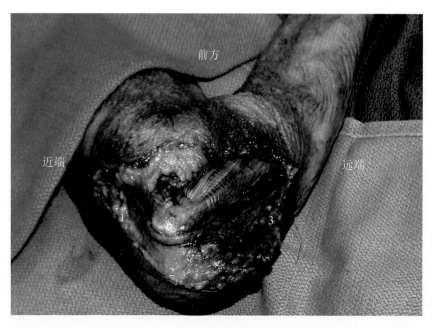

图 62-1 左侧尺神经减压，尸解演示。术者面向上肢和胸部之间的手术台头端。病肘部适度屈曲。神经已经从三个潜在的卡压点中游离出来：（1）Struthers 弓和内上髁近端的肱三头肌内侧头；（2）尺骨鹰嘴切迹；（3）尺侧腕屈肌止点的筋膜和肌肉纤维

导致尺神经皮下移位术技术性失败的常见原因。使用双极电凝烧灼肌间隔基底部的血管，然后将其沿肱骨表面用剪刀锐性剪开直至手术切口的最近端（图62-2，图62-3）。完成游离并使尺神经处于一个良好的解剖学位置后，使用连续缝合法缝合肘管，以防止尺神经滑回肘管。近期有报道显示，在术中应用超声可确保压迫结构的完全松解。但这一技术目前还没有得到推广，因为此技术要求使用者要具有充分的超声操作经验。尽管一些外科医师提倡将尺神经的外膜缝合固定在内上髁前方，但这种悬吊的获益可能会被神经缝合处术后形成的瘢痕所抵消。不进行悬吊会增加神经的移动性，从而导致神经刺激和移位的不耐受。一些外科医师倡议使用带血管的脂肪组织的悬吊方式，在保护神经的同时避免神经周围瘢痕的形成。

这一步完成后，用生理盐水充分冲洗术野，逐层缝合，重建正常的解剖层次，并力求缝合美观。如止血充分，可以不留置引流。

四、术后管理

术毕，用纱布覆盖切口，再用含纱布的绷带加压包扎，包扎范围从指尖到上臂中部。再用弹性绷带加强，包括手部，松紧度适中，可在防止水肿的同时不阻碍前臂静脉回流。用吊带悬吊患者前臂，并带适量口服镇痛药出院。1周后返回诊所复查，检查伤口是否有瘀伤和感染，详细检查尺神经的功能，包括肌力和感觉缺失。如果使用的是非可吸收缝线，此时可以拆线。复查后要鼓励患者逐渐进行肘关节的屈伸运动锻炼。开始时可利用自身的重力练习，其后 2～3 天可进行自主伸展。既要避免过度牵拉，为切口提供足够的愈合时间，又要鼓励早期运动，防止肘关节的强直和移位神经的粘连。最后一次复查定在术后 3 个月。

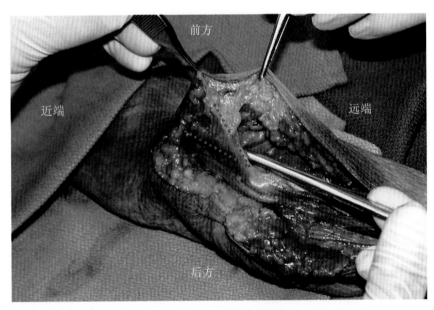

图 62-2　左侧尺神经减压，尸解演示。术者面向上肢和胸部之间的手术台头端，病肘部伸展。尺神经准备移位，但被完整的内侧肌间隔（红色星号）阻挡，移位前须切除部分内侧肌间隔（红色虚线）

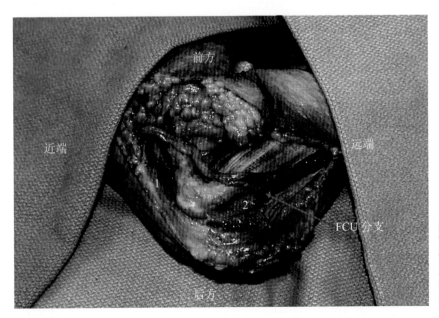

图 62-3　左侧尺神经减压，尸解演示。术者面向上肢和胸部之间的手术台头端，病肘部完全屈曲。（1）充分切除部分内侧肌间隔以防止肘关节伸屈位造成神经压迫；（2）尺神经前移时，远侧松解常需要将尺侧腕屈肌（FCU）近侧分支从尺神经的主干游离

第四篇　周围神经

本手术最常见的并发症是手术部位的瘀伤和疼痛。由于手术出血量少，血肿发生率低。如果尺神经的血供保护完好且潜在的卡压点松解完全，术后很少会发生神经功能障碍。在一些病例中，尺神经不能耐受浅表的新位置，这可能是因为尺神经在皮下直接被压，也可能是瘢痕形成牵拉了内上髁前的神经。还可能出现尺神经向后半脱位滑回到肘管，但如果术中肘管被重新并拢缝合即可避免这种情况的发生。如果尺神经不能适应移位的位置，要严密观察有无功能障碍的征象。如出现神经功能减退或持续不适，则需要进行二次手术，行肌下神经移位。

五、结论

皮下尺神经移位术是肘管综合征非手术治疗无效后可选的几个手术方式之一。对于特定的患者，尤其是那些因肘部骨折或脱臼而出现肘管综合征的，多数症状可以得到改善。

（李　曼　孙明曜　译，胡三保　校）

第 63 章　肌肉下尺神经移位松解术

一、概述

肝部尺神经卡压（ulnar nerve entrapment, UNE），又被称为肘管综合征，是临床中第二常见的腕管综合征后上肢局部神经病变。肘管是尺神经病变最高发的部位。手术干预对许多非手术治疗失败的病例有好的疗效。与皮下移位相比，肌肉下移位形成瘢痕的风险更小，相对于浅层移位损伤风险更小，出现严重异常扭曲的风险也更小。肌肉下神经移位将尺神经迁移放置在旋前圆肌和尺侧腕屈肌深侧平行于正中神经的位置。

二、患者选择

（一）相关解剖

在肘部尺神经走行在肘管内，其内边界是肱骨内上髁，外边界是鹰嘴，尺侧副韧带在内上髁远端形成下界，上界由尺侧腕屈肌（flexor carpi ulnaris, FCU）两头之间表面筋膜组成，其远端增厚形成 Osborne 带。Struthers 弓是肱三头肌内侧头和内侧肌间隔之间的腱膜，其存在有一定争议，但可能在补救手术中关系更大。随着肘部的屈曲，当肘管内的横截面积缩小接近一半，就会出现压迫。卡压可以出现在尺神经走行的多个位置，可能与压迫、创伤、牵拉、粘连、肥大、变性或者关节改变有关。

（二）临床表现

UNE 的危险因素包括肘关节过度弯曲、局部压力、骨折史、脱臼史、关节炎、肿胀和女性。尺神经卡压可表现为疼痛和感觉或运动症状和体征。疼痛可只局限于手掌的内侧，也可出现在肘部或前臂，多在夜晚发作。感觉紊乱，比如麻木和感觉异常，多局限于手掌内侧和内侧的一个半手指。运动症状可表现为手部无力，尤其是做精细动作时，比如从口袋里拿硬币、打开罐头、系纽扣等。查体可能会发现一些运动功能改变，包括手部固有肌萎缩无力（小鱼际和骨间肌）、爪形手及手掌内侧及内侧一个半手指感觉功能障碍。尺神经异常可能提示存在肘关节半脱位。一些简单的临床表现，比如 Froment 征（嘱患者将拇指和示指伸直，夹住一张纸，检查者拉动纸张同患者对抗，如果患者的拇指远节屈曲则为阳性，此为未受损的正中神经支配的拇短屈肌的代偿作用，提示拇内收肌无力）和 Wartenberg 征（小指内收障碍 / 无对抗的小指外展）。

还有一些临床试验可以辅助临床诊断，对于轻型病例可能有一定帮助。Tinel 征可以通过叩击尺神经引出，阳性表现为手部感觉异常（敏感性为 54%，阴性预测值为 98%）。肘屈曲试验是两侧共同完成的：两肩关节充分外旋，肘关节最大程度屈曲，手腕中立，出现麻木或感觉异常为阳性表现（敏感性为 46%）。搔刮塌陷试验：肘部保持屈曲 90°，在阻力对抗下外旋肩关节，搔刮肘部尺神经走行处的皮肤，然后重复对外旋的肩关节施加对抗力，单侧的无力或塌陷提示阳性（敏感性为 69%）。

鉴别诊断包括颈椎椎间盘疾病（尤其是 C7 ～ T1）、周围神经脱髓鞘疾病、运动神经元病和臂丛神经病变。此外鉴别肘部的 UNE 和 Guyon 沟内的远端尺神经卡压同样重要。

（三）电生理检查

尽管尺神经卡压的诊断是临床诊断，确诊仍需依据电生理试验。肘部神经传导的绝对速率 < 50m/s，或复合肌肉动作电位振幅降低 20% 以上提示 UNE。电生理检查表现和解读依赖于操作者的技术，研究表明阴性的电生理结果并不能排除诊断（特异性为 95%，敏感性为 37% ～ 86%）。

（四）影像学检查

X 线可能提示骨刺、关节炎、畸形和骨性压迫。超声可用于评估神经截面面积，异常的神经界面超过 0.10cm（敏感性为 93%，特异性为 98%）。与对侧对比可以协助诊断。MRI 可帮助诊断神经增厚或肿胀，表现为 T2 相高信号。

（五）手术指征

肌肉下尺神经移位术适用单纯神经松解术或内上髁切除术无效、非手术治疗 3 个月无效、严重运动功能障碍、肘部神经传导的绝对速率＜50m/s 的患者。此外，移位术还适用于骨刺、肿瘤、腱鞘囊肿或其他肿物压迫神经，或存在突出的肘部神经半脱位的患者。此技术可解除神经压迫，消除尺神经在肘关节屈曲时的生理性拉伸。但移位术比单纯松解术复杂，且需要专门的神经外科医师才能很好地完成。

三、术前准备

手术在全身麻醉下进行，通过喉罩或气管插管辅助呼吸。患者取仰卧位，头放置在颈圈上，上肢外展旋后在臂板。备皮范围为腕部到手臂上 1/3，消毒皮肤，用无菌布和弹性绷带包裹手腕 / 手（图 63-1）。肘下垫 3 ～ 4 层毛巾以抬高肘部。将局部麻醉药注入皮下组织进行局部麻醉（0.5% 布比卡因 +1 ∶ 200 000 肾上腺素）。

四、手术步骤

（一）显露（参见视频 63-1）

术中常规使用手术放大镜。以内上髁为中心做弧形切口，从上臂内侧肱二头肌和肱三头肌之间延伸到前臂内侧，总长至少 10 ～ 12cm。切口的中 1/3 正好位于肱骨上髁前方。

仔细分离皮下组织，辨认、松解和活动前臂内侧皮神经。这些神经用血管环包绕保护，必须要分离至有足够的活动度以确保其可以被移至前方。

从肱骨上髁近端开始游离尺神经，切开其表面覆盖的筋膜，向近端给神经去顶至上臂。显露出足够长度的神经后，用 Penrose 引流管或血管套环绕尺神经保护，继续向近端游离，切开内侧肌间隔。术中常需要切除一定长度的肌间隔，需要术者用手指轻柔地沿着尺神经路径探查判断移位所需的长度。

感受需要切开或切除的纤维束。将 Langenbeck 牵开器放置在皮下，以帮助术者看清尺神经从肘部到上臂中部的纵行路径（图 63-2）。必须分离尺神经上方覆盖的所有纤维束，保证 360° 充分松解。通常，术者用手指沿着神经表面滑走至上臂中部，就能够感受到这种纤维束，从而确保神经完全游离。如果神经近端和远端没有得到完全游离，可能会导致神经缠结，最终导致手术失败。

切开 Osborne 韧带，尺神经穿过肘管进入前臂。再用一个 Penrose 引流管环绕尺神经，向远端松解神经至 FCU 的两头之间（图 63-3）。此处可见支配 FCU 的运动支，保护并做神经束间解剖以延长这些神经分支与尺神经主干的分离，为之后的尺神经移位增加 1 ～ 2cm 的活动度。尺神经在肘部发出一些小的关节分支，可以放心地分离这些分支。此时尺神经没有充分游离，因为在 FCU 远端还有一些纤维膜与之粘连，这些将在建立肌下神经床后处理。

（二）准备肌下神经床

在肱骨内上髁处可以轻松辨认出靠内侧的 FCU 肌腹和靠外侧的旋前圆肌起点。仔细分离旋前圆肌肌腹的外侧，此处有一束纤细的神经血管束进入旋前圆肌，其中包含正中神经的一个小分支。借其为解剖标记，可以清楚看到正中神经大约在距肘上 3cm 的位置。确认后将一把 Watson Cheyne 分离器从正中神经内侧小心深入到旋前圆肌和 FCU 下（从外向内），在内侧操作时要注意避免损伤到尺神经。Watson Cheyne 的边缘正是肌肉切口（图 63-4）。用 15 号刀片由远离尺神经的方向切断覆盖分离器的肌肉（即由内向外）。移走分离器后，仍有少量残余的肌肉纤维保留在覆盖长屈肌光亮的膜上。这个光亮的膜就是尺神经所在的位置，其上所有的肌纤维都可以容易地分离。

现在需要将肌下平面向两端延伸，为尺神经的最终路径清除障碍。在远端，提起 FCU 的断头，其远端可见尺神经，分离神经上覆盖的筋膜，注意在避免损伤运动支的同时确保神经在前臂被充分松解。在近端，将附着在肱骨上髁的肌袖翻向肱骨上髁，切断所有纤维束，电凝切断肌袖浅层的一些小血管。在最后进行神经移位之前，术者需用手指沿着预期的神经移位路径滑走以确保没有残余的纤维阻隔（图 63-5）。

还可选择 Dellon 创建的"Z"字形延长术，通过延伸屈肌 - 旋前肌的肌筋膜单位提供充足的空间和最小的张力。在此方法中，可从 FCU 的前头分出一个近端的肌瓣作为附着在肱骨内上髁的肌袖。远端的肌瓣包括旋前圆肌、指浅屈肌和 FCU 肌腹。移位后，用 3-0 不可吸收线将肌腹瓣缝到肱骨内上髁的肌袖上。

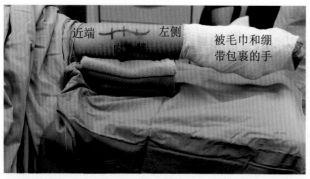

图 63-1　左上肢，术前准备完毕，铺单，按计划标记皮肤切口。注意用一小摞毛巾抬高肘部

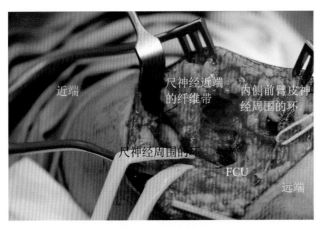

图 63-2 术野中上肢远端到肘部为近端尺神经。已分离内侧肌间隔,在近端可看到残余的筋膜带,此筋膜带也需要被切除。在肘部用 Penrose 引流管包绕尺神经,黄色的血管套包绕前臂内侧皮神经。术野远端可见尺侧腕屈肌 FCU 和 Osborne 韧带

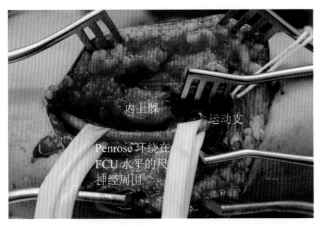

图 63-3 Osborne 韧带分离完毕,在 FCU 的两头之间解剖可显露尺神经运动支。用第二个 Penrose 引流管环绕尺神经,以协助远端神经松解

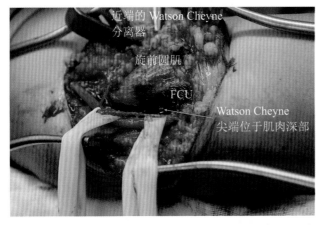

图 63-4 可见肌肉下平台的肌板。Watson Cheyne 分离器从正中神经内侧深入到旋前圆肌和尺侧腕屈肌下。小心放置分离器,然后直接顺分离器切开肌肉。注意前臂内侧皮神经已经牵于内侧

(三)移位

上步已将尺神经从上臂中部到前臂近端完全松解,并创建肌下平台,将尺神经移位到此平面上(常需将前臂内侧神经向后或向前旋转)。移位后需确认尺神

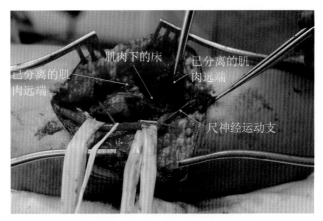

图 63-5 分离肌肉后,就完成了肌下平台的建立。将尺侧腕屈肌提起可显露远端尺神经,从而完成剩余的纤维和肌束松解

经的新位置是从上臂到前臂的一条直线,可将肘部轻度屈曲和伸展以协助确认。取下 Penrose 引流管,将一个血管套环绕在尺神经远端(在 FCU 水平),用于帮助之后的滑动检查。

肘部稍屈曲,用 1-0Vicryl(Ethicon Inc, Somerville, New Jersey)简短缝合尺神经上方的分离的肌肉组织,注意不要让针碰到尺神经(图 63-6),完成肌肉缝合后,用血管套环绕尺神经远端,将分离器放在神经近端,肌肉下轻柔地沿着尺神经来回滑动,以确保能够自由滑动,周围没有任何阻力(图 63-7)。如果有阻力存在,则必须重新打开肌肉检查后再做缝合。如果可以自由滑动,则取出血管套,用 2-0 Vicryl(Ethion Inc)关闭皮下组织,用皮内 Monocryl(Ethion Inc)辅以 Steri-Strips(3M, St. Paul, Minnesota)关皮。用药棉和弹力绷带覆盖切口,保持肘部屈曲,腕部中立位。

五、术后管理

术后急性期将肘部放置在枕头上,保持高于心脏的位置。鼓励患者轻轻活动手肘,不要在肌肉修复区域施加过大的压力。建议患者在舒适的前提下进行各

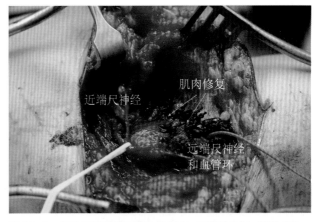

图 63-6 尺神经被移位到肌肉床之下,呈直线走行,而非成角。肌肉已被修复,围绕末梢神经的红色血管环需要轻度的操纵,来保证尺神经能够游离滑动,不会在修复肌肉时受牵连

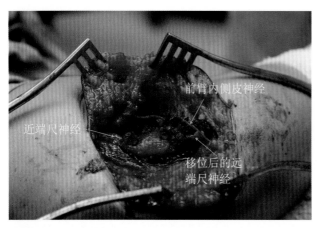

图 63-7　在肌肉修复完成以及除去所有血管环之后，肌肉下尺神经移位的最终位置如图所示。注意内侧前臂皮神经的位置变动

种活动。2 周后拆除所有绷带，预期 6 周恢复正常活动范围。

　　与手术相关的可能并发症包括神经不完全松解（小于 360°）、内侧肌间隔切除失败、运动支损伤、前臂内侧皮神经损伤、神经周围纤维化或瘢痕形成，以及屈伸活动受限。这些并发症都非常少见，不过肘部尺神经的残余压迫可能导致手术失败，而不得不进行翻修手术。

六、结论

　　尺神经肘管内卡压是一种明确的可通过肌肉下尺神经转位有效治疗的神经病变。正如本文所描述的，虽然此手术对操作细节的精细度要求高，但可通过建立一个无压迫的解剖路径来保护尺神经。肘部尺神经病变的治疗手段首选单纯松解术。肌肉下神经移位术适用于复杂和复发的病例。

（李　曼　孙明曜　译，胡三保　阚萌萌　校）

第64章　腕部尺神经卡压的手术治疗

一、概述

腕部尺神经损害很好描述（图 64-1），举例来说，尺神经受压迫的部位通常位于腕尺管、Guyon 间隙、远端尺管以及腕部尺神经和血管间隙。由于其相对罕见，通常会被误诊或者漏诊。尽管常有晚期患者会出现肌肉萎缩的报道，但是如果能够及时诊断并完全解除压迫，手术效果仍非常显著。

（一）相关解剖

尺神经位于前臂远端尺侧腕屈肌的桡、深方，其桡侧为尺侧血管。该神经于腕上 6 ～ 8cm 发出背侧皮支。尺神经及动、静脉经过腕部约 4cm 长的腕尺管到

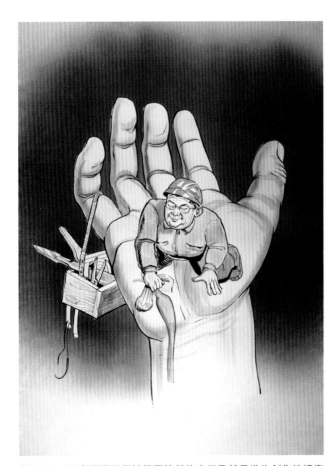

图 64-1　画者强调了尺神经于腕部的走行及其易发生创伤性损害的特点

达手部，此处神经血管结构易受压迫（图 64-2A）。这个纤维 - 骨性管道为三角形，顶部由向远端延伸的前臂筋膜和掌短肌组成，底部为腕横韧带尺骨部、小鱼际肌及其起点纤维。

远端尺管又可细分为 3 区。第 1 区是指尺神经近端至其终末分支处，尺神经通常在神经管中部开始分支，有可能一分为二或一分为三。第 2 区包括深支，第 3 区为浅支。深支主要为运动神经，调节手部的内在肌，此外，还有一部分感觉纤维到达邻近的腕关节。浅支主要为感觉神经，也有部分运动神经调节掌短肌的活动；深支支配其他手固有肌。深支作为运动支调节小指展肌和小指屈肌，然后环绕钩骨的钩部向桡侧走行。拱形的纤维结构有可能使某些患者尺神经更易受压（图 64-2B）。绕过钩状骨后，深支通常支配小指对掌肌、尺侧两条蚓状肌、骨间肌、拇收肌和拇短屈肌深头。浅支向远端发出指神经支配。

在腕和手部，尺神经的运动、感觉分布具有多变性，相应的临床症状和体征有可能将术者引入歧途。有时，调节小指展肌的尺神经分支于豆钩裂隙近端浅出，走行于纤维弓浅层。在这些患者中，尺神经在裂隙处受压可能会引起小指展肌瘫痪。交通支异常，其特征是尺神经与正中神经返支存在交通支。这种异常

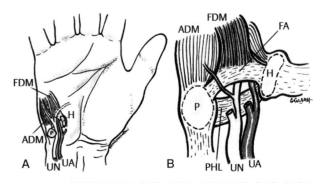

图 64-2　A. 腕部的尺神经（UN）及其分支和尺动脉（UA）在豌豆骨（P）与钩状骨（H）之间走行。B. 深支于腱纤维弓（FA）下走行。ADM, 小指展肌; FDM, 小指屈肌; PHL, 豆钩韧带 (Reproduced with permission from Bozkurt MC, Tağil SM, Özçakar L, Ersoy M, Tekdemir I. Anatomical variations as potential risk factors for ulnar tunnel syndrome: a cadaveric study. Clin Anat, 2005, 18:274—280.)

可能会导致部分尺神经和正中神经共同支配原本单独支配的蚓状肌。此外，尺神经支配鱼际肌群的情况也有报道。尺神经合并正中神经病变可能会导致对体格检查结果更加难以理解。

　　儿童腕骨骨化不完全，腕尺管较浅。因此，儿童的解剖结构也提示尺神经血管束通过腕部的改变路线，尺神经直接跨过钩状骨到达手掌而不是经其钩内侧走行。儿科患者腕部尺神经的手术显露要求鉴别这些解剖学变化避免医源性的神经血管损伤。

（二）病理解剖学

　　腕尺管综合征最常见的病因包括：先天性、创伤性、退行性变、尺动脉血栓、变异的肌腹或纤维带压迫、代谢异常、内分泌功能紊乱和软组织肿物。由自行车把手或震动工具（例如：手提钻）反复作用造成的直接创伤常被认为是腕部尺神经病变的原因。有些学者认为腕尺管中尺神经受压与腕管综合征存在一定的联系，腕横韧带连接两根管道，可以将增加的压力从一处传递到另一处。此外，一些个案报道中，软组织肿物（尤其是结节）对腕管综合征的作用被放大了。有文献报道认为某些特定区域的压迫与局部存在病理性物质相关。例如，尺神经 2 区压迫的患者通常能够在此处发现结节。

　　腕部尺神经卡压的病理生理学基础与其他周围神经损伤相似。局部压力升高影响神经微循环障碍，长期压迫可能会引起机械性压迫或炎性改变，表现为脱髓鞘改变直至轴突变性。

二、患者选择

（一）临床表现

　　腕部尺神经发生病变的患者会同时出现腕部疼痛、手无力和（或）尺侧手指皮肤感觉异常等典型的表现，屈腕时可加重上述症状。尺神经受压位置不同会引起不同的症状和体征，可能运动障碍和感觉异常同时存在，也有可能只存在其一。

　　通过体格检查可以发现手内在肌存在不同程度的萎缩和肌力的变化（图 64-3）。尺神经支配的外在肌功能正常，因为支配尺侧腕屈肌和指深屈肌的分支由尺神经近侧发出（接近肘部）。事实上，爪形手畸形对于诊断腕尺管综合征比肘部尺神经卡压更有意义。有许多以人名命名的体征用来描述尺神经无力，包括Froment 征和 Wartenberg 征。尺侧一指半的掌侧皮肤两点辨别觉减退，但手背侧皮肤感觉正常。尺神经走行区叩诊可及放射性感觉异常，同时可能促发屈腕活动。应该通过 Allen 试验判断是否有血栓形成或通过

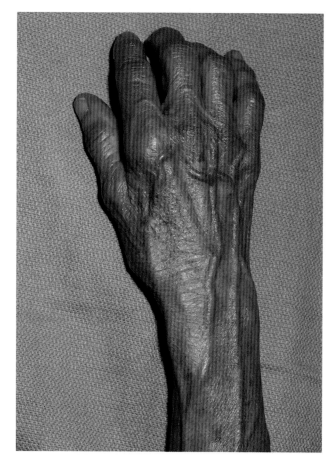

图 64-3　手萎缩明显，第一背侧骨间肌尤为明显

听诊杂音及触诊震颤判断是否存在动脉瘤扩张来评估桡、尺动脉。

（二）辅助检查

　　肌电图和神经电生理检查能够明确诊断和损害部位，判定神经损伤的严重程度，并且能够排除其他鉴别诊断。根据去神经原理和神经所支配节段运动、感觉情况，神经电生理检查也能确定神经卡压的特定区域。

　　影像学检查不仅有利于确定诊断，也能为随后的治疗提供依据。X 线平片能够评估关节创伤情况。MRI 能够发现微小病变（图 64-4）。血管成像包括多普勒超声和 MR 血管成像或血管造影术，当临床检查怀疑为血管异常时，通过血管造影检查能够明确诊断。最新临床进展证实高分辨率超声也有助于明确血管损害的定位和程度。

（三）鉴别诊断

　　鉴别诊断包括：其他部位的尺神经疾病（最常见于肘部）、胸廓出口综合征、臂丛神经下干受压和神经根型颈椎病。单纯依靠主诉手部尺神经支配区麻痛感或手无力，很难鉴别上述疾病。

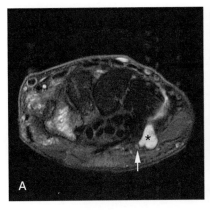
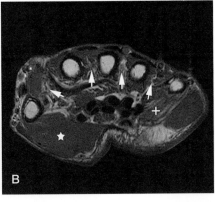

图 64-4　A. 脂肪抑制扫描中轴向 T2 快速自旋回声显示出了一个神经外腱鞘囊肿（*），该囊肿起自于联合关节上部。囊肿紧邻呈现略高信号的尺神经深支（箭头）。B. 轴向 T1 加权图像显示在骨间肌（箭头）和小鱼际区（+）存在中轻度脂肪萎缩。大鱼际隆起部位肌肉信号正常（星标）

　　一种方法就是应用解剖知识通过病史和体格检查（例如运动、感觉检查和神经刺激征），辅助检查有助于辨别其他情况。例如，肘管综合征（尺神经于肘部受压）典型表现是背侧皮支分布区感觉障碍。肘部叩诊敏感，屈肘试验通常为阳性。电生理检查可能会提示尺神经支配的外在肌发生失神经样改变。此外，颅底肿物和颈髓空洞也应充分鉴别。如果单纯运动神经瘫，就像笔者列举的案例一样，运动神经元病（如肌萎缩性脊髓侧索硬化症）也必须考虑在内。

（四）治疗方法

　　症状间歇发作或轻症患者可以接受为期几个月的非手术治疗，包括固定腕关节于中立位和一个疗程的非甾体抗炎药物治疗。如果疾病可能由反复创伤造成，那么减轻小鱼际区的压力尤为重要。虽然也采用了非手术治疗，但效果不如腕管综合征显著。经过一段时间的非手术治疗症状仍持续存在或有进展，合并肿物压迫而出现神经症状时均需手术干预。除了严重并发症，手术干预无明确禁忌。早期手术干预与延迟手术相比具有良好的效果。

三、术前准备

　　手术可以在局部麻醉、区域阻滞麻醉或者全身麻醉下进行。如果使用止血带，应该抬高肢体并用驱血绷带进行驱血。

四、手术步骤

　　以右侧为例，患者取仰卧位，右上肢外展于侧台。右上肢做消毒准备，铺单，置于无菌台上。调节止血带，为了解除腕尺管压力，取前臂远端至小鱼际弧形切口或者穿过腕横纹于豌豆骨与钩状骨之间行"Z"字形切口（图 64-5）。逐层切开，尺侧腕屈肌腱位于前臂远端，紧邻与豌豆骨结合处。尺侧神经、血管位于尺侧腕屈肌桡侧（图 64-6），要注意保护。尺神经位于尺动脉尺侧的深方。直视下，从近端向远端追

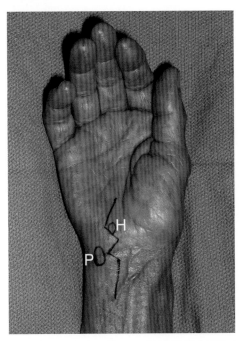

图 64-5　图中展示了皮肤设计切口。尺神经位于豌豆骨（P）和钩状骨的钩部（H）之间

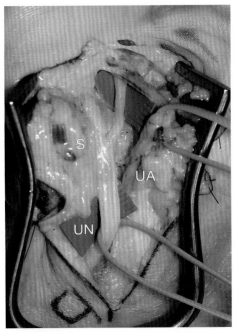

图 64-6　手术初始阶段，尺神经（UN）及尺动脉（UA）已经被分离保护。可见尺神经浅支（S）

踪这些神经、血管结构，烧灼阻断桡动脉分支，分离腕掌韧带和掌短肌，可见尺神经走行于腕尺管内，尺神经的终末分支清晰可见。首先牵开浅支，就可以辨别出深支（图 64-7）。追踪尺神经深支到纤维弓处，通常可以看见小指展肌分支（图 64-8）。松解纤维弓（图 64-9）。如有必要，可继续向远端追踪到掌中间隙。在处理肿物或结节等病变之前应先松解神经、血管。若发现神经外腱鞘囊肿（图 64-7），应追踪至邻近

关节（图 64-10，图 64-11），完整切除肿物（图 64-11）。 在关节囊处开窗（图 64-12），如果在神经内膜下发现神经结节，必须辨别出其与关节的联系，然后进行分离。这种囊肿只需减压，而不能切除。若使用了止血带，此时应松解止血带，然后用双极电凝器仔细止血。放置引流，用 4-0 聚丙烯缝线水平褥式缝合伤口，用大块敷料加压包扎。

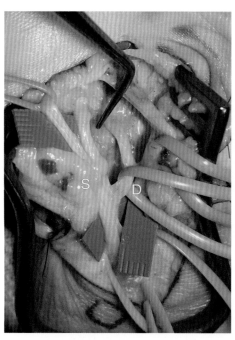

图 64-7　随着对神经的进一步松解，尺神经的浅支 (S) 和深支 (D) 都能被看到，探针所指处为神经外腱鞘囊肿与 2 区的深支相邻

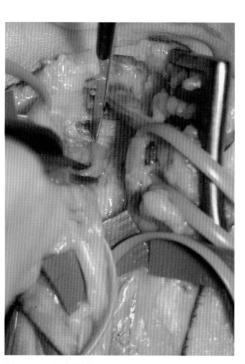

图 64-9　切断纤维弓

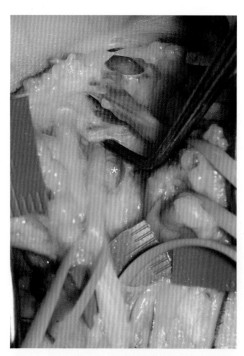

图 64-8　探针所示为紧邻囊肿远端的纤维弓 (*)

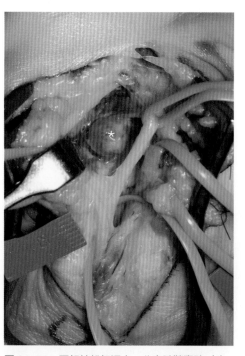

图 64-10　更好地松解深支，分离腱鞘囊肿 (*)

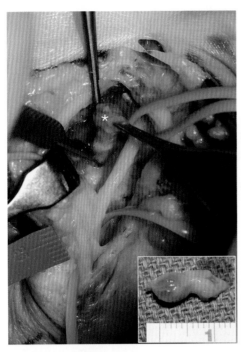

图 64-11　追踪囊肿（*）至邻近关节，插图展示的是切除的标本

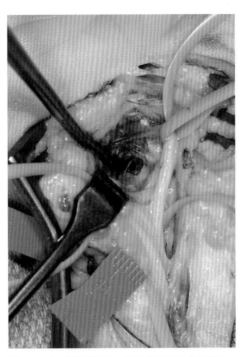

图 64-12　关节囊开窗，探针位于豆三角关节内

五、术后管理

　　术后几天内要抬高患肢，期间可以换药。尽管几周内要限制患者进行手部反复的活动，但是早期还是应该鼓励患者进行运动以促进神经滑动。术后 10 ～ 14 天拆除皮肤缝线。然后患者可以按摩伤口以降低局部的敏感性。

六、结论

　　一般来讲，腕部尺神经手术松解的大部分病例手术效果都出奇得好，特别是具有典型严重肌肉萎缩的患者。许多患者均会快速痊愈，第一次术后评估各方面指标通常都会有明显改善。80% 的患者都能有极好的手术效果。肿物压迫的患者术后效果最好，并发症相对较少，主要为伤口压痛、感染、瘢痕过度增生等。对皮神经及尺血管的损伤应该尽量避免。

　　　　　　　　　　　（薛博琼　译，胡三保　校）

第四篇　周围神经

第65章 臂丛神经手术：显露

一、概述

臂丛神经的显露是一项重要任务。手术指征包括外伤、肿瘤和胸廓出口综合征。本章描述了锁骨上和锁骨下两种显露臂丛神经的手术入路，上至脊神经根水平，下至主要终末分支起始处。通过手术照片循序渐进地描述臂丛神经的解剖及其相关结构。因后方的肩胛下入路极其少用，本章不予赘述。常见的术中并发症以及规避方法也会加以说明。

二、患者选择

臂丛神经的外科病变多样，有各种原因，包括严重的创伤、肿瘤、血管和先天性原因。依据不同的病因，自然病史、诊断、非手术治疗和手术目的都不尽相同，这些不在本章讨论的范围之内，本章的重点是手术显露。功能修复方法详见第66章。

三、术前准备

臂丛神经病变患者在麻醉管理中，全身麻醉是最常用的麻醉方式。必须减少使用肌肉松弛剂，避免干扰术中神经刺激反应。患者呈仰卧位，头部偏向对侧45°～90°。同侧肩胛下放置垫将锁骨区显露给术者，但必须允许肩关节有一定的活动度。同侧手臂保持内收，因为手臂外展会改变神经丛的方向，特别是锁骨下部分。同侧颈部、肩膀、腋窝、手臂和手，以及同侧半胸做好消毒准备。显露上臂和前臂以方便术中切取臂内侧、前臂及桡神经浅支等感觉神经用于移植。在病情较重的情况下，如有必要，双侧腿也要做消毒准备，无菌单覆盖以备腓肠神经移植的可能。在术野周围固定洞巾术前有必要留置导尿管，因为手术过程可能需要几个小时。

四、手术步骤和潜在的术中并发症

（一）切口

臂丛神经手术经典的"Z"字形切口能够达到很好

的显露效果。然而，它通常会遗留较长的、令人讨厌的手术瘢痕（图65-1）。从上肢开始平行于胸锁乳突肌后缘，然后于锁骨上方2～3cm平行锁骨向外横行延伸到斜方肌前缘，然后于喙突内侧垂直向下延伸至腋窝。

于锁骨上1～2cm，平行于锁骨行一个单纯的横向切口，广泛切断颈阔肌通常足以显露锁骨上部分（图65-2B），几乎所有情况笔者都可以采取这种手术切口。

如果有必要，可以另外单独取锁骨下切口用于探查锁骨下神经丛。皮肤切口根据神经丛表面皮肤的情况进行调整。特别是如果患者已经经历过手术或遭受过穿通伤（图65-2）。

（二）锁骨上入路

辨别胸锁乳突肌外侧缘，通常有两根感觉神经在肌肉周围盘曲，支配颈前和耳垂的皮肤感觉，分别为颈横神经和耳大神经（图65-3）；寻及胸锁乳突肌的锁骨头并分离下层组织，切开之前注意用手指钝性分离推开颈内静脉（术后仔细缝合肌肉）。这种方式能最大限度地显露下神经丛。颈外静脉在此区域通常很明显，可作为锁骨上感觉神经标志，神经位于血管表

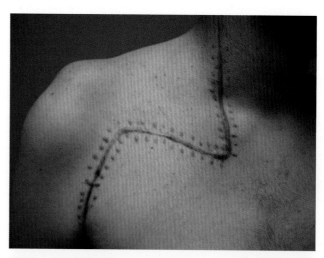

图65-1 术后照片展示了全臂丛探查手术中已完全愈合的、经典的"Z"字形切口。水平切口可以位于锁骨上方、正对锁骨或者像这个病例在锁骨下

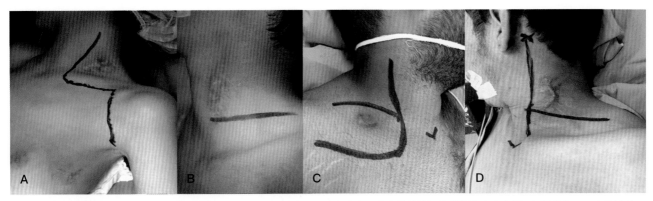

图 65-2 臂丛探查切口经过适当调整可以避免处理术后瘢痕或影响皮肤愈合。这是臂丛神经枪弹伤的真实案例，子弹的入口、少见的出口或弹片就位于计划切口区域。水平切口位于锁骨下的标准"Z"字形切口（A），瘢痕下单纯横行切口（B），弹片入口上或下的锁骨上切口（C），水平切口位于锁骨上的锁骨上切口（D）

面的一侧。这些神经通常是完好的，需要加以保护，避免损伤后引起胸前壁的感觉不适（图 65-4）。下一步是找到肩胛舌骨肌的下腹，它是该区域下半部分重要的斜行肌肉，标志着深方肩胛上神经的行径，臂丛神经上干也在其附近（图 65-5）。一旦寻及，尽量靠近锁骨切断，向下牵拉断端。然后，在术野底部就可以看见锁骨上脂肪垫松弛地附着在胸锁乳突肌外缘和斜方肌前缘，与锁骨下脂肪垫相延续。由内侧向外侧，采用锐性与钝性分离相结合的方法松解脂肪组织，将脂肪垫内的小血管和淋巴管电凝、切断。在脂肪垫最深方或后方可见颈横血管和肩胛上血管的管径发生变化并开始分支。这些血管结扎或者切断对患者并无影响。显露前斜角肌，可见其位于胸锁乳突肌后方稍偏外侧。膈神经依附在前斜角肌表面，由薄而透明的筋膜束缚着。电刺激发现同侧膈肌收缩，可以证明其为膈神经，用血管环（避免牵拉）或蓝色水性记号笔标记。松解膈神经时必须仔细，小心牵拉避免损伤。找

到膈神经非常有意义，向上追踪可循及 C5 神经根，它通常可在前斜角肌外侧显露。重要的是要记住，神经根或多或少以略微倾斜的方向堆叠在彼此的顶端（图 65-6）。考虑好神经根的方向，然后有序地逐层切开。

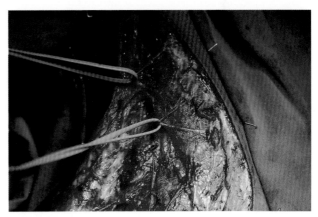

图65-3 术中照片描述了颈横神经（下面套环所示）和耳大神经（上面套环所示）。这些都是感觉神经，来源于颈丛，通常是完整的，注意保护以避免术后麻木和瘢痕／神经瘤疼痛

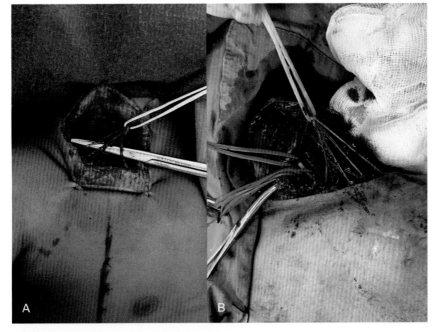

图65-4 术中照片（A）展示了儿童锁骨上神经（颈丛感觉神经）的分支模式，白色套环展示的是锁骨上神经偶有的更广泛的分支（B）。蓝色套环缠绕的是更深层面的臂丛神经和膈神经

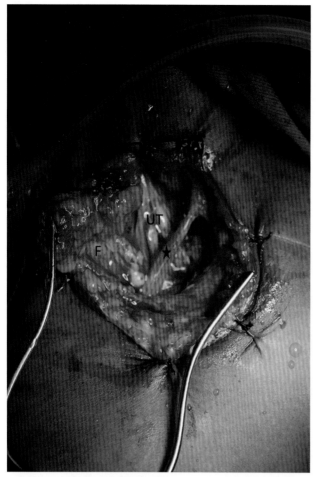

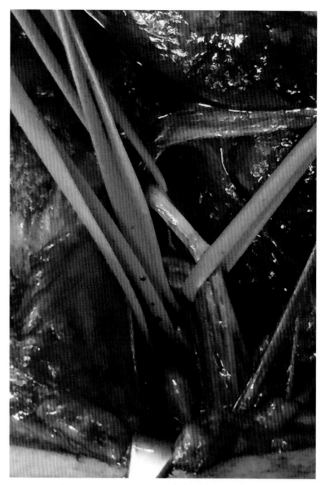

图 65-5　右侧锁骨上显露臂丛神经的术中照片展示了肩胛舌骨肌下腹（★），外侧是锁骨上脂肪垫（F）。术野中展示了斜行的上干及其分股（UT）

图 65-6　术中照片显示垂直或略倾斜的锁骨上臂丛神经

C6 神经根位于 C5 下方，二者相互联合形成上干。为了能够看清 C6 神经根，有时需要切断前外侧斜角肌，沿着上干向远端追踪，通常于锁骨上寻其分支，从头侧至尾侧（从外侧至内侧）分别为：锁骨上神经、后支、前支及锁骨下神经（图 65-7）。环形剥离神经分支，然后用烟卷引流管或者血管环包绕。为了显露 C7 神经根（和下干），需要切断前斜角肌。保护膈神经，直视下用双极电凝止血或切断肌肉，这样做是安全的。直至确定肌肉后筋膜已被完全切断，整个肌肉才算完全切开。肌肉的后筋膜较前筋膜更厚。

　　在锁骨下找到较大分支或横跨 C7 神经根近端的颈横动脉并不难，需要结扎、分离才能完全显露（图 65-8）。向远端追踪 C7 神经根，可寻及中干，其长度可变，然后小心细致地解剖，可以识别上、下干以及形成后束的后股（图 65-9）。继续下行解剖，可以看到最大的 C8 脊神经根，此时再次出现神经根横跨锁骨下动脉分支血管的情况。大多数情况下，解剖 T1 神经根没有必要，而且可能导致不必要的出血或引起胸膜炎的风险。建议最好沿着 C8 脊神经根向远处找到其与下干的连接处，并将其追溯回 T1 脊神经根以进行定向，而不是直接解

剖位于第 1 肋下的 T1 脊神经根。锁骨下的动脉和静脉位于神经丛下方，然而，动脉的拱形部分遮盖 C8 和 T1 脊神经根的情况也很常见。为了向下牵拉动脉，有时小的垂直分支需要结扎、切断。

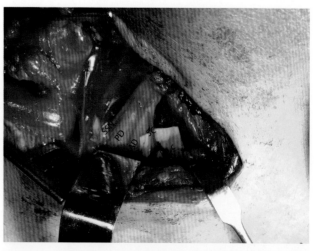

图 65-7　上干的组成，由外侧向内侧，标记依次为肩胛上神经（SSN）、后股（PD）、前股（AD），组成三叉戟样结构。更内侧为支配锁骨下肌肉的神经（SC），偶有分支汇入膈神经（Ph.c）

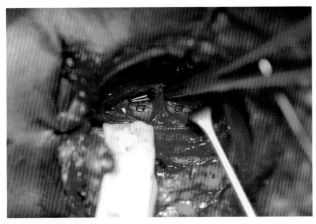

图 65-8　肩胛背动脉（器械置于其下方所示），锁骨下动脉或颈横动脉的一个分支，其横跨 C7 脊神经根的情况很常见。烟卷引流管包绕的上干位于其浅层外侧

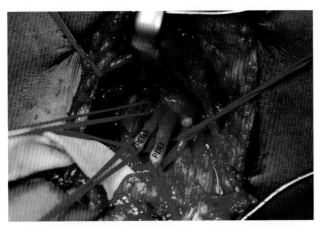

图 65-9　在锁骨上方仔细解剖后，轻轻向下牵开锁骨（牵引器位于上方），上干后股（PDU）、中干后股（PDM）、下干后股（PDL）三者合并形成后束。若需要神经足够的显露，可行锁骨切除术或截骨术

（三）锁骨下入路

当臂丛神经发生广泛病变或者锁骨下病变时，锁骨下入路是必需的。取中线至喙突间、锁骨下的 C 形切口，然后向下进入腋窝（图 65-10）。应用电刀切开皮下脂肪组织，需要找到头静脉，它是寻找胸肌三角肌间沟很好的标志（图 65-11）。在头静脉内侧，肌间沟从锁骨以下的头端加深到胸大肌肌腱的尾端，呈三角形，其底部由锁骨组成。切开附着于锁骨下表面的胸大肌外侧 1/4，扩开原本狭窄的肌间沟。使用固定牵开器来保持显露，其下倾斜的胸小肌显露会更加明显（图 65-12）。环形剥离并分离下层脂肪组织，在腱部附近使用电刀切断该肌肉，以尽量减少出血，然后用固定牵开器牵开肌肉断端。重要的是不要将该肌肉与喙肱肌混淆，胸大肌很大，走行更加垂直。混淆两块肌肉可能会伤及肌皮神经，因为它平行并进入喙肱肌。在胸小肌下，可触及由薄厚不一的脂肪组织包裹的神经丛，此处解剖很简单，首先显露的是外侧束。进行环形剥离，显露外侧束的组成部分，即喙肱肌小

分支、肌皮神经和正中神经的外侧头（图 65-13）。套环横向牵拉的是外侧束，在该开放的空间内可明显观察到腋动脉暗淡的外观和搏动。为了便于牵拉腋动脉，在其远近端各安放一个血管套环。环绕两圈闭合动脉防止动脉损伤后出血（图 65-14）。动脉通常从其上下表面发出不同大小的分支，要仔细解剖，注意早期保护好这些分支，把撕脱的可能降到最低。轻轻地向上牵拉动脉，显露出内侧束及其分支。尺神经和正中神经的内侧束部分是内侧束的主要分支。尺神经内侧为支配上臂、前臂的内侧皮神经和腋静脉。后束显露较困难，需要早期广泛解剖显露。后束位于腋动脉后方，需要充分游离才能看到。术前要先评估腋动脉分支及其移动性，这将决定是否需要将动脉继续向下（更常见）或向上游离。充分游离后，继续环剥后束以确定两条主要分支，其中较大的为桡神经，与后束直接延

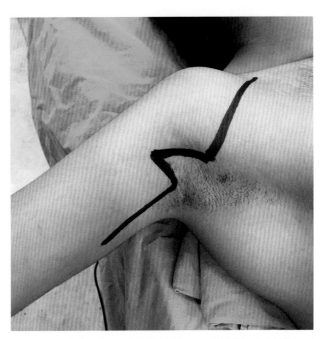

图 65-10　术前照片展示的是锁骨下切口，其前半部分沿着胸肌三角肌间沟，然后根据需要延伸到上臂

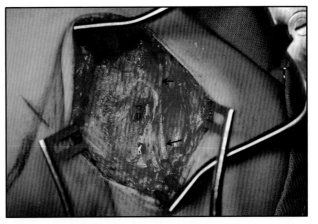

图 65-11　在锁骨下切口术野内左侧识别头静脉（箭头），是位于其稍内、后方的胸肌三角肌间沟的良好标志

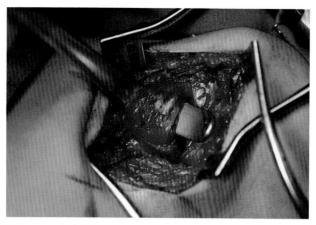

图 65-12 切断胸小肌（P）前应充分游离。可见其发自喙突具有特征性的斜行纤维。建议切断之前将其提起并充分游离，避免损伤其后面的神经

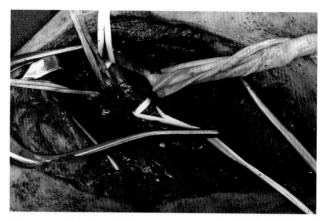

图 65-14 锁骨下显露后的 3 条神经束和腋动脉。从外到内分别为外侧束（LC）、从位于腋动脉（AA）后侧提起的后束（PC），最内侧是内侧束（MC）

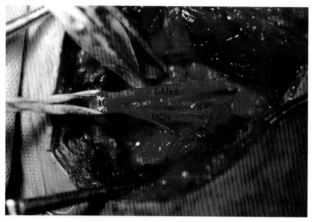

图 65-13 外侧束（LC）、喙肱肌支（CB）、肌皮神经（MCN）和正中神经的外侧束头（L-Med）的组成部分

部分仍隐藏在锁骨下方（见视频 65-1）。如果外科医师对病变不清楚，则同时需要对其他神经丛进行评估。使用 4cm×4cm 大小的湿纱布包绕锁骨并分离周围组织，然后将锁骨向上或向下牵拉以探查下面组织的情况。锁骨下方是锁骨下肌，电凝或者仔细分离、结扎较大动脉和静脉。通过上下牵拉锁骨，术者可以获得足够的视野，而不需要采用常规不会应用的锁骨截断术。

锁骨下入路可延伸到上臂。如果需要，在胸大肌的肌腱下，肌皮神经、正中神经、尺神经、桡神经的延续都可以看到。

五、结论

臂丛的显露是对技术要求严格的手术，需要术者深入了解正常和疾病状态下的局部解剖。根据需要并结合自身延长手术切口的能力慎重选择手术方法，才能获得最佳手术效果。

续的较小分支为腋神经，其通过四边孔后向外侧走行。沿后束向后方追踪显示向下的分支，特别是背阔肌前缘的胸背神经和较小的肩胛下神经的上、下支。

当进行大面积锁骨上和锁骨下入路时，臂丛的一小

（薛博琼　译，胡三保　校）

第 66 章　臂丛神经手术：功能修复

一、概述

臂丛神经损伤（BPI）代表严重和肌无力的外周神经损伤，常常影响具有重大经济和社会负担的年轻成年人群。多发创伤患者中臂丛神经损伤患病率为1.2%，主要原因是高能量事故，大多是摩托车和雪地机动车事故，发生率接近5%。通常情况下，暴力相关创伤和接触性运动导致其他相关损伤对男性影响更大，例如头部和颈椎损伤，有可能会延误臂丛神经损伤的诊断和治疗。重要的是要及时识别、诊断和治疗这些患者，以获得最佳的恢复时机。本章中简要介绍了臂丛神经损伤患者的手术治疗方法和效果。

从颈髓、周围神经根、干、股、束及终末分支开始鉴别臂丛神经的结构以及相应的肌肉和皮肤神经支配。术前对这些患者的临床评估至关重要，并且直接关系到手术治疗。

二、患者选择

臂丛神经损伤的分类可以根据神经累及的程度：完全损伤（连枷臂）或只涉及臂丛的一部分的不完全损伤。进一步的分类是指神经损伤水平，包括撕脱伤（节前）、锁骨上损伤（上、中、下干）和锁骨下损伤（神经束或末梢分支）。获得详尽的病史，包括损伤机制和全面的体格检查，各损伤水平的定级（运动和感觉）、分类和定位。

Kim等在一系列大型研究中，分析了在30年内手术治疗臂丛神经损伤的1019例患者的治疗结果。本研究是臂丛神经手术领域的里程碑；作者分析了该研究所中一名外科医师丰富的病例，其中包括698个创伤相关的臂丛病变。创伤性损伤最常见机制是牵拉伤/挫伤（包括撕脱伤），臂丛神经损伤的患者中有509（73%）例，其中大部分为锁骨上（72%）。其他臂丛神经损伤包括118起枪伤（17%）和71起撕裂伤（10%）。

高能伤害，如机动车辆事故，导致根性撕脱的风险较高，可根据临床特征和实验室检查结果进一步怀疑和确诊（表66-1）。为了更好地预测和管理这些损伤，应该早期识别到神经节前损伤，因为没有任何希望会自然恢复损伤水平的功能。撕脱伤和许多广泛的近端损伤的手术治疗主要包括神经转位和后期的肌肉或肌腱转位，这取决于相邻神经水平的功能和手术时机（图66-1）。恢复的预期效果取决于损伤的类型和臂丛神经受累程度（图66-2）。全臂丛神经损伤（连枷臂）会累及C5～T1神经根，预后不良，恢复概率很低。这些患者的治疗包括对脊神经根的探查，以评估是否可以从C5或其他神经根进行转位，因为用于神经转位的臂丛外供体的可能性和效果都是非常有限的。转位修复通常联合使用臂丛外供体或游离肌肉移植，尽管手臂和手的功能恢复不佳。仅累及C5和C6神经根的锁骨以上的臂丛神经损伤重建后具有相对较好的效果（转位修复有或无神经移植）。锁骨下的臂丛神经损伤没有锁骨上损伤那么常见，并且通常合并上肢其他损伤（例如血管损伤、肩关节脱位或骨折、肱骨骨折）。这些锁骨下的损伤，特别是对于外侧束和后束及其末端神经采取移植修复能够收到良好效果。

臂丛神经损伤的分类和准确定位对于预后、评估预期功能恢复和制订合适的手术方案非常重要。应注意其他神经损伤，如创伤性脑损伤或脊髓损伤，可能会影响当前神经系统表现和恢复。患者及其家属了解手术的目的并有合理的期望很重要。例如，在严重损伤的情况下，受累的手臂和手部能恢复正常功能是不可能的。如上所述，臂丛神经损伤水平对恢复起着重要的作用。一般来说，近端神经损伤往往预后较差。手术时机通常安排在损伤后3～6个月进行，以允许自然恢复的机会，但臂丛神经明确横断的情况除外。在这些罕见的情况下，应尽快在3天内进行一期修复。损伤后12个月或更长时间神经修复功能恢复有限，应尽量避免。如果患者在受伤后超过1年寻求治疗，可能会采取挽救手术，如游离肌肉或肌腱转位（图66-1）。

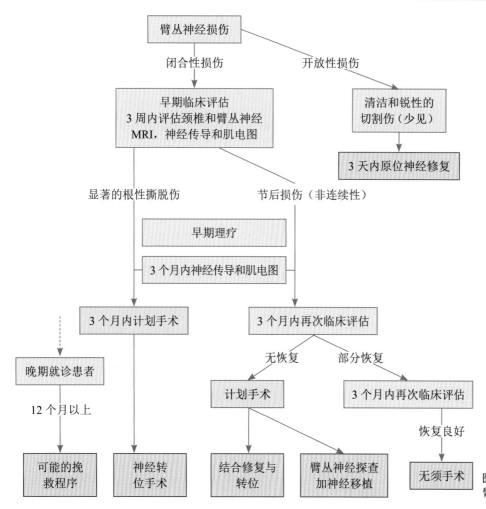

图 66-1 流程图描绘了临床中成人臂丛神经损伤患者的管理方案

三、术前准备

臂丛神经损伤后，应进行临床评估，除非在 72 小时内进行手术（例如罕见的锐器伤、明确的撕裂伤），否则应完善成像和电生理学检查。应常规行颈椎和臂丛神经的 MRI 评估可能存在的撕脱伤（表 66-1，图 66-2）。

表 66-1 支持神经节前（撕脱）臂丛神经损伤的典型的临床特征和辅助检查结果	
临床特征： 损伤机制 神经查体	• 高能摩托车损伤 • 颈髓或脊髓损伤的证据 • Horner 综合征 • 脊旁肌肉缺失（菱形肌肌力减弱） • 翼状肩膀（前锯肌肌力减弱）
电生理检查： 肌电图和神经传导 速度	• 脊旁肌肉去神经支配的证据 • 某区域神经感觉动作电位突然缺失的表现
影像学检查： 胸片 MRI、CT 脊髓成像	• 胸片中横膈抬高（膈神经损伤） • MRI T2 加权像显示神经根处假性脑膜膨出（图 66-3）

应在损伤后 3 周或 4 周后预约电生理学检查（肌电图和神经传导检查），以作基线参考。如果临床评估和检查结果指向撕脱伤，则 3 个月内进行神经移位手术干预是适当的。否则，在 3 个月后重新进行临床评估，同时复查电生理学检查。若此时没有任何神经系统恢复迹象或电生理检查的再生证据，应在损伤后 4～6 个月进行臂丛神经探查并可能行功能重建手术。如果损伤后手术延迟超过 6 个月，虽然除神经移植以外神经转位手术也能带来中度恢复，但手术效果不好。一般来说，受伤 12 个月后不再行一期修复或神经移植。如果患者就诊较晚，则应考虑行神经转位手术而不能直接对损伤进行探查和神经移植。

四、手术步骤

外科医师治疗臂丛神经损伤患者时应具有完备的神经修复和功能重建的手术设备。治疗这种致残性的损伤，确定正确的手术方案和手术时机对于获得最佳手术效果至关重要。显微手术技术的改进、手术显微镜的使用以及术中电生理学评估，有助于指导外科医师采取最佳方法改善疗效。手术探查包括在合适的修复水平（例如：C5，C6，C7），根据损伤程度直接修复神经丛和更远端神经损伤的可能，这样神经转位手术才能获得最好的疗效。在这些情况下，恢复肩外展、

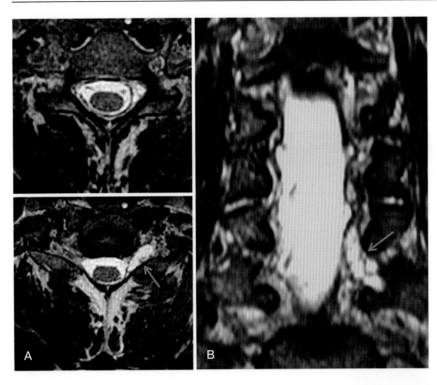

图66-2　磁共振成像轴位（A）和冠状位（B）T2 加权像证明左侧 C7 根部撕裂。注意假性脑膜膨出（轴位和冠状位）（箭头）和神经根缺失（轴位）（星号）

外旋、屈肘和前臂旋后，将有助于行使上肢的功能。臂丛神经的显露详见第 65 章。

（一）一期修复（早期端 – 端吻合）

在臂丛神经损伤患者中，一期行端 - 端吻合修复神经基本不可能。只有臂丛神经发生锐性横断时，才具备手术指征，如医源性损伤或锐器的完全刺伤。在所有的神经修复手术中，无张力吻合对于神经再生至关重要。尽可能减少缝合线的数量，通常使用 8-0 缝线缝合 2～3 针，同时应用纤维蛋白耦合剂来固定修复部位。保持远、近残端的正确方向，坚持神经修复的基本原则对于减少巨大、错向的神经瘤至关重要。如果存在不能进行无张力修复的情况，则应行神经移植，如下文所述。

（二）外在神经松解术

与其他治疗方法（如神经移植术）相比，通常优先考虑通过锁骨上前入路探查和松解臂丛神经（图66-3）。在神经节后损伤中，完成臂丛神经周围松解后，如果发现神经出现神经再生的正性神经动作电位（NAPs），则此时不再进一步松解。节前损伤具有相对较大的振幅和快速传导的神经动作电位，与之相对，再生的节后牵拉伤通常表现为低幅度和缓慢传导的神经动作电位。也有可能节前、节后损伤同时存在。

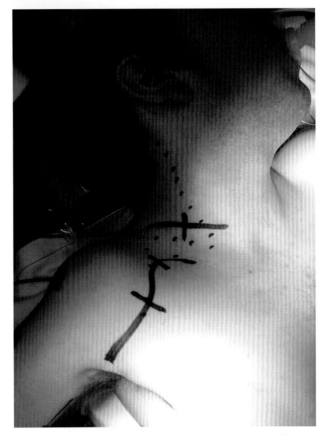

图66-3　患者的体表定位和切口标记用于右侧锁骨上和锁骨下臂丛神经探查。注意胸锁乳突肌外侧缘（垂直虚线）和锁骨（横向虚线）（Reproduced with permission from Alant JD, Midha R. Nerve repair/reconstruction strategies for adult brachial plexus palsies. In: Chung KC, Yang L.J.S., McGillicuddy J.E., eds. Practical Management of Pediatric and Adult Brachial Plexus Palsies. 1st ed. New York: Elsevier, 2011.)

（三）神经移植术

使用神经移植物来连接远、近断端之间的缺损，通过无张力修复为再生轴突提供一个生物管道。主要表现为节后臂丛神经损伤的患者中，当神经动作电位通过损伤节段或神经瘤切除术后节段时几乎所有患者都为阴性。术中重要的是在远、近断端中观察到正常的束状结构，并在每个断端采集标本做冷冻切片来证实。可用于移植的自体神经是腓肠神经或局部可牺牲的感觉神经，例如前臂内、外侧皮神经（表66-2）。

表 66-2 锁骨上和锁骨下臂丛神经损伤的临床表现、手术选择、结果			
损伤程度	肌无力 / 肌肉萎缩	手术选择	结果
C5 和 C6	肩部肌肉；肱二头肌；肱肌；肱桡肌；旋后肌	暴露 ± 修复联合神经转位	优
C5 ～ 7	C5 ～ 6 包括肱三头肌；也有可能影响伸腕	联合神经转位：副神经→肩胛上神经尺神经肌束→支配肱二头肌和肱肌的肌皮神经运动支	常见于撕脱损伤，疗效较好，但不及 C5 和 C6
C5 ～ T1	全臂丛神经损伤，连枷臂	联合臂丛外供体的神经转位：副神经→肩胛上神经肋间神经→支配肱二头肌和肱肌的肌皮神经运动支游离肌肉移植仿生手（未来）	最常见臂丛神经损伤预后较差合并撕脱伤
C5		联合神经转位：副神经→肩胛上神经	
C6		联合神经转位：尺神经肌束→支配肱二头肌和肱肌的肌皮神经运动支	
锁骨下		移植修复外侧束和后束；效果不佳修复内侧束；有可能行神经转位	损伤概率小合并血管损伤、肩关节脱位和肱骨骨折

（四）神经转位术

神经转位涉及近端供体神经分支与远端去神经支配的受体吻合以重建功能。将供体神经尽量靠近终末靶器官以缩短再生距离和恢复时间。松解供体神经，避免插入移植物保证只有一个接合部位，减少神经瘤形成和轴突损失。

在全臂丛神经损伤（连枷臂）的患者中，多节段节前损伤的手术治疗具有挑战性，因为提供功能恢复的可用供体神经有限。因此，必须探查臂丛神经的脊神经根水平，寻求可用的神经根移植。笔者通常取臂丛以外的神经作为供体，如脊髓副神经（SAN）、肋间神经和膈神经。据报道使用对侧 C7 神经根作为供体，可导致肱三头肌轻度无力和暂时性感觉减弱。因此，可以使用整个神经根或其中一部分（通常是外侧束，其是胸大肌的运动神经纤维），将同侧肢体损伤降到最低。使用对侧 C7 神经根转位的缺点包括：诱发运动时会引起对侧的同步运动，这可能很难掌控。另一个缺点与使用较长神经转位所需走行路径较长有关，因此已经提出了对侧 C7 的脊前路径或使用带血管蒂的尺神经作为桥接移植物。总体而言，当修复正中神经时，术后屈指、屈腕肌力需达到医学研究委员会（MRC）肌力分级 2 ～ 3 级和保护手的感觉，这样才适宜。由于对侧 C7 转位的效果不确切，所以在北美和欧洲使用对侧 C7 神经作为供体仍存在争议。在单纯 C5、C6 或 C5 ～ 6 神经同时麻痹患者中，笔者的首选手术方式是采取选择性神经转位（如果合适，也可行神经移植），即脊副神经转位肩胛上神经、肱三头肌神经束转位腋神经、尺神经转位至肌皮神经的肱二头肌支（表66-5，图66-3，图66-4）。

（五）挽救措施

在出现重建供体神经不可用、早期神经重建失败、晚期表现等情况下，肌腱转移和游离肌肉转位可以在一定程度上取得成功，偶尔也可同时行肩关节融合术。Doi 开发了重建全臂丛撕脱伤患者抓握功能的方法，包括两个游离功能肌肉转位联合神经转位，以获得合理的肌肉功能。与神经修复和转位技术不同，这些手术的时机选择并不重要，通常推迟直到没有进一步的神经恢复时。

功能	受体神经	供体神经	预后
肘部弯曲	MCN 肱二头肌和肱肌运动支	SAN（1500 ma） PN（C3 ~ 5，800ma） TDN（C6 ~ 8，2000 ma） ICN（T3 ~ 5，500ma） MPN（C8 ~ T1，1500 ma） UN（Oberlin 式式） 双重供体（MN and UN）	75% MRC=>3 70% MRC=>3 90% 良好 80%MRC =>3 90%MRC=>4 93%MRC=>3
肩关节稳定，外展和外旋	AN SSN 双重转位	C3 ~ 4 前支（14 000 ma） PN（C3 ~ 5，800 ma） CC7（23 000ma） SAN（C1 ~ 6，1500ma） ICN（T3 ~ 5，500 ma） MPN（C8 ~ T1，1500ma） RN（TC 长头） 双重转位 （SAN → SSN，RN → AN）	80% MRC=>3 双重转位

表 66-3 神经转位重建的功能选择

ma. 供体有髓鞘运动神经计数

AN. 腋神经；CC7. 对侧 C7；ICN. 肋间神经；MN. 正中神经；MPN. 胸内侧神经；PN. 膈神经；RN. 肱三头肌长头桡神经肌支；SAN. 副神经脊髓支；SSN. 肩胛上神经；UN. 尺神经

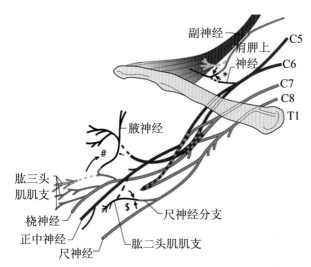

图 66-4 右臂丛神经转位示意图。*. 副神经→肩胛上神经；#. 三头肌桡侧肌支→腋神经；$. 尺神经→肌皮神经的肱二头肌肌支（绿色，有功能的；红色，无功能的；蓝色，再生途径；破折号，原有的解剖途径）（Reproduced with permission from Alant JD, Midha R. Nerve repair/reconstruction strategies for adult brachial plexus palsies. In: Chung KC, Yang L.J.S., McGillicuddy J.E., eds. Practical Management of Pediatric and Adult Brachial Plexus Palsies. 1st ed. New York: Elsevier, 2011.)

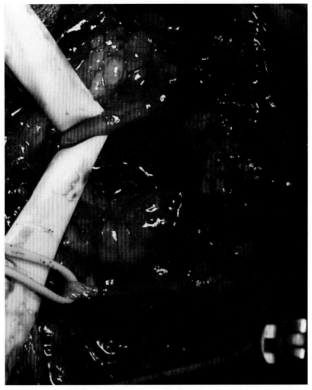

图 66-5 脊髓副神经（最下部，蓝色血管环）至肩胛上神经转位（最上部，Penrose 引流管）。注意供体和受体神经的紧密解剖关系，这使神经连接不需要神经移植（Reproduced with permission from Alant JD, Midha R. Nerve repair/reconstruction strategies for adult brachial plexus palsies. In: Chung KC, Yang L.J.S., McGillicuddy J.E., eds. Practical Management of Pediatric and Adult Brachial Plexus Palsies. 1st ed. New York: Elsevier, 2011.)

五、术后管理

术后管理包括短期固定，特别是在移植物修复或神经转移后，允许吻合端充分愈合。患者应了解预期的恢复时间，并鼓励他们投入大量时间和精力进行物理治疗。物理治疗的目的是保持关节运动范围，直至肌肉恢复活动，以防止关节僵硬和挛缩。神经修复和神经转位后，积极的物理治疗和职业相关治疗对于运动和感觉恢复和再训练至关重要。

六、结论

臂丛神经损伤患者的管理涉及多学科团队协作，支持治疗的各个方面，包括诊断检查和遵从神经外科医师予以积极的物理治疗和职业治疗。通常与原发性损伤有关的其他因素会影响治疗，应积极处理。应该告诉患者真实的预期康复效果，术后应鼓励患者努力进行功能康复锻炼，尽管进展缓慢。

重建臂丛神经损伤患者功能的外科医师有广泛的治疗方案。在过去 30 年间，直到外科医师认为无其他手术方法可选择时，神经转位（神经移植术）才逐渐得到普及。虽然仍有争议，但应用远端靶神经转位一直是臂丛神经损伤手术中的经典。笔者认为神经转位是治疗撕脱性臂丛神经损伤的唯一选择，应作为受伤 9 个月后就诊患者的首选治疗技术。在大多数患者中，臂丛神经探查联合神经移植修复以及选择性的转位通常能获得最佳效果。

（薛博琼　译，胡三保　校）

第 67 章　上肢周围神经的手术显露 I：正中神经

一、概述

上臂和前臂正中神经的手术显露适用于神经卡压减压术、神经鞘瘤切除术以及损伤神经的移植或转位修复术。对于涉及长节段的神经病变，有必要联合应用两个或多个入路。在本章中，将介绍上臂和前臂正中神经的相关手术解剖结构，然后通过各种正中神经卡压的讨论来了解临床意义（腕管综合征见第 53 章）。

发生在上臂和前臂部位的正中神经卡压远比腕管综合征少得多。然而，这些卡压性神经病的患者需要准确诊断并接受合理治疗。详尽的病史和体检可以鉴别这些卡压与更常见的颈部神经根病变。神经传导检查和肌电图也有助于诊断。通常采用非手术治疗即可，但在症状持续或进行性发展的情况下则需要进行外科手术。

本章先描述了正中神经的相关解剖结构，然后讨论上臂和前臂正中神经卡压性神经病变的诊断和治疗。

二、正中神经的手术解剖

正中神经由臂丛的内侧束和外侧束发出，并接收 C6 ～ 8 和 T1 水平的神经根的分支；通常上神经根提供神经的感觉功能，下神经根支配运动功能。正中神经自腋动脉第三部分前方的喙肱肌内侧。当进入上臂时，正中神经位于相邻肱动脉的外侧；两结构都在喙肱肌前方及肱二头肌内侧行进。正中神经在上臂部通常没有运动分支发出。在上臂中部，正中神经绕过肱动脉向其内侧走行。此后，正中神经和肱动脉于肱二头肌肌腱内侧在肱肌表面进入肘窝。总而言之，该部位从内侧到外侧结构的顺序为神经、动脉、肌腱。

自肘窝处向远端延续，正中神经和肱动脉深入肱二头肌腱膜下，肱二头肌腱膜是位于肱二头肌肌腱与前臂筋膜之间强有力的纤维束带。当前臂旋前时，肱二头肌腱膜正常会紧缩，引起桡骨的肱二头肌结节和肱二头肌肌腱同时旋转。当它向前臂走行离开肘窝时，正中神经在旋前圆肌的两头之间行进。正是在这一点之后，或在肘窝处，骨间前神经（AIN）由正中神经发出，距离外上髁 5 ～ 8cm。骨间前神经（AIN）支配指深屈肌腱（FDP）桡侧半、拇长屈肌腱（FPL）和旋前方肌。骨间前神经可能会分支到尺神经，也称为马丁 - 格鲁伯联合。然后，在距离旋前圆肌尺侧头约 2cm 处，正中神经穿过指浅屈肌（FDS）头的纤维组织下方，之后穿过指浅屈肌和指深屈肌之间到达腕部。前臂最后一个主要分支是掌侧皮支，完全是感觉神经；于桡骨茎突近侧约 5.5cm 处发出。

在手腕处，正中神经在指浅屈肌腱周围浅出，位于掌长肌腱和桡侧腕屈肌肌腱之间。一旦到达腕横纹，正中神经进入腕管，表面被覆屈肌支持带，或称腕横韧带（TCL）。腕管的其余部分，内侧为钩骨钩和豌豆骨，外侧为舟骨和大多角骨，深层由腕掌侧韧带组成。一般情况下，腕横韧带远端较近端更厚，张力更大。出腕管后，正中神经分出终末分支：大鱼际肌运动返支、示指桡侧指固有神经、前四指的三根指掌侧总神经。运动返支通过屈肌支持带后到达外侧，然后通过斜行筋膜插入掌腱膜下。它也可以通过屈肌支持带而不穿过斜行筋膜到达大鱼际肌，还有极罕见情况会直接穿过屈肌支持带。

三、正中神经卡压征：患者的选择和手术方法

（一）Struthers 韧带

1. 患者选择　正中神经很少在上臂处受到卡压；Struthers 韧带是最常见部位。Struthers 韧带连接到髁上突，位于内上髁近侧约 5cm 处，在 1％ 的人群中。没有骨性突起此韧带也可能存在。正中神经深入韧带时常在此处受压。患者常感觉肘部、前臂近端和手的深度疼痛、旋前无力，以及正中神经分布区皮肤感觉麻木。症状可能会由于前臂反复旋前和旋后运动而加重。沿肱骨远端内侧触诊可诱发神经刺激，并且在受压的正中神经上可能存在相关的 Tinel 征。在内旋的肘部斜位平片可以显示髁上突。

证明旋前圆肌受累的电生理检查可进一步评估局部情况。此种神经卡压征的手术治疗包括去除髁上突

第四篇　周围神经

和切断韧带。为了防止复发，建议处理骨突时也应去除它的骨膜。

2.手术步骤　患者仰卧于手术台上，手臂、掌心向上外展置于侧台或双臂板上。推荐在臂内侧沿着肱二头肌和肱三头肌之间的肌间隔行线性切口（图67-1）。轻轻牵开肱二头肌和肱三头肌，于切口近端显露正中神经和肱动脉（图67-2）。向远处探查神经，它与肱动脉一起在Struthers韧带下经过。通过切断该韧带充分减压，若可以，切除髁上突，并确保没有近端或远端卡压。

（二）旋前圆肌综合征

1.患者选择　肘部、前臂、腕和手部疼痛、麻木等一系列症状构成旋前圆肌综合征。这种神经卡压征有许多原因，包括正中神经的压迫（从近端到远端）：①通过肱二头肌腱膜下方；②旋前圆肌的肱骨头和尺骨头之间；③在浅弓处，即指浅屈肌腱两头的纤维弓。

值得注意的是，除了神经支配比常见卡压位置更靠近侧的旋前圆肌外，所有由正中神经支配的肌肉都可能表现出无力。如果出现内旋力弱，则必须考虑更近端正中神经压迫，如Struthers韧带。严重的患者握拳时可能会由于桡侧三指屈曲无力导致祝福手畸形（图67-3）。

在旋前圆肌两头之间卡压的情况下，由于前臂反复旋前、旋后运动引起肌肉两头压迫神经，症状可能会加重。旋前圆肌触痛，当检查者对抗前臂旋前运动时疼痛加剧。当前臂旋后时，直接对旋前圆肌施加压力，在1分钟内引起正中神经分布区感觉异常，也可以诊断旋前圆肌综合征。肘窝叩诊Tinel征阳性也是特征性体征。这种特殊的卡压征在神经传导检查中正中神经并不表现出显著的传导延迟。

肱二头肌腱膜增厚的患者常表现正中神经纤维压扁。对抗阻力做屈肘、旋后动作时出现相应症状可证明存在神经卡压。

在相邻肌肉增生肥厚、浅弓呈现出大而尖锐的边缘的情况下，可以压迫神经。桡侧三指半近侧指间关节屈曲时疼痛加剧可定位卡压部位。旋前圆肌综合征的非手术治疗包括物理治疗、制动和抗炎药物治疗。对于非手术治疗失败的患者，可以使用开放手术、内镜技术和微创方法。在此描述肘部和前臂正中神经的

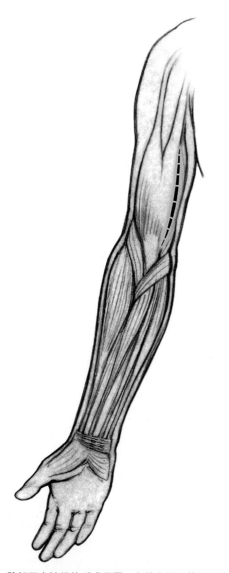

图67-1　臂部正中神经的手术显露。在臂内侧沿着肱二头肌和肱三头肌之间的肌间隔进行线性切口

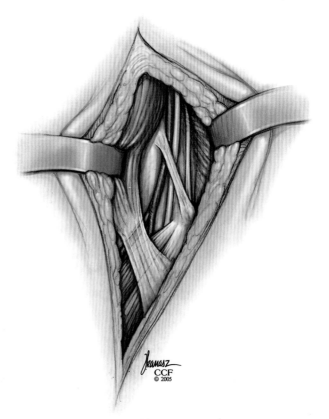

图67-2　轻轻牵开肱二头肌和肱三头肌后，可于显露的前方确定正中神经。正中神经伴行肱动脉于Struthers韧带下向远端走行（Reproduced with permission from The Cleveland Clinic, Division of Education, Cleveland, Ohio.）

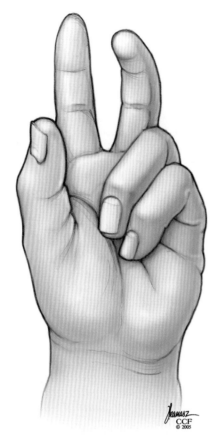

图 67-3　握拳时由于桡侧三指屈曲无力导致祝福手畸形 (Reproduced with permission from The Cleveland Clinic, Division of Education, Cleveland, Ohio.)

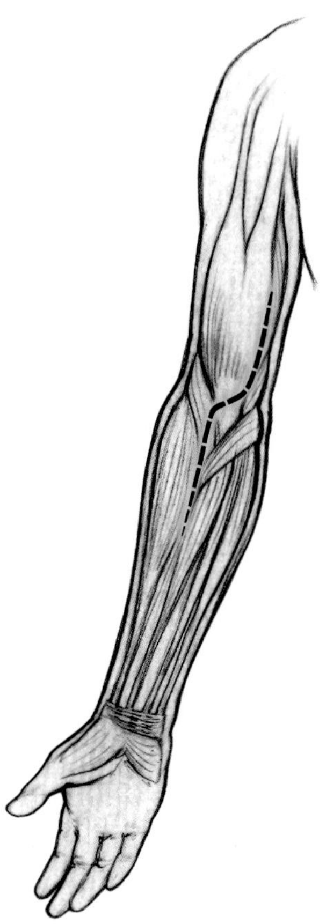

图 67-4　肘部正中神经的手术显露。由臂部的肌间隔开始行弧形切口，并且在肘横纹处横向切开至外侧

开放性显露。

2. 手术步骤　患者仰卧在手术台上，上肢外展于侧台上。于上臂的肌间隔开始取弧形切口，然后在肘部横纹处横向弯曲，并沿前臂（神经桡侧避开其分支）纵向延长手术切口（图 67-4）。可于上臂切口上终点处肱二头肌尺侧或肘部旋前圆肌外侧缘寻及正中神经。

沿着神经向远处探查，直到其进入前臂近端的肱二头肌腱膜下（图 67-5）。在这个小区域，正中神经压迫的三个常见部位紧密并列。根据需要，于旋前肌肉的尺骨头和肱骨头之间，指浅屈肌及远端探查正中神经。术者必须探查和松解这三个常见的卡压位点，以获得

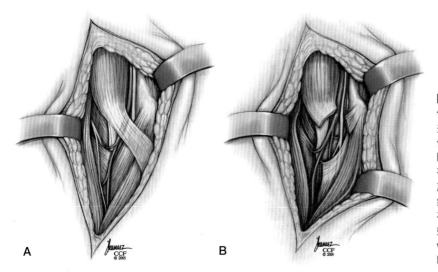

图 67-5　A. 可见在显露区域的近侧正中神经位于肱二头肌的尺侧，向远端延伸，并由肱二头肌腱膜下通过，这是正中神经卡压的常见部位；（B）与（A）相同的手术显露方式，切断旋前肌及肱二头肌腱膜，以更好地观察正中神经与肌肉之间的关系。肱二头肌腱膜边缘，旋前肌肱骨头和尺骨头之间腱鞘，指浅屈肌腱纤维缘也是正中神经常见的卡压部位；此外，在骨间前神经进入指浅屈肌下之前可识别其起始部位，与骨间前动脉相伴行（Reproduced with permission from The Cleveland Clinic, Division of Education, Cleveland, Ohio.)

第四篇　周围神经

手臂神经的充分减压。

（三）骨间前肌综合征

1. 患者选择 骨间前神经压迫可导致前臂近端疼痛和手部灵巧性的丧失。受压部位可以是旋前圆肌的纤维带，也可以是指浅屈肌的浅弓。患者会有拇长屈肌，指深屈肌Ⅰ和指深屈肌Ⅱ无力，分别对应于拇指、示指和中指的屈曲运动。有时也表现出旋前方肌无力，尽管这可能难以证明。骨间前神经综合征的症状可通过对抗患者屈肘、前臂旋前、示指和中指屈曲运动而引出。骨间前神经综合征的患者无法做出圆形，如OK 的手势，这也被称为 Kiloh-Nevin 表现，是由于拇长屈肌和指深屈肌Ⅰ无力引起的（图 67-6）。骨间前神经综合征无感觉减退。电诊断检查可能显示肌肉颤动，尖锐波形，异常复合运动动作电位和异常传导潜伏期。

骨间前神经综合征的自然病史通常以症状自发恢复为特征。因此，在建议手术前行为期 12 个月的非手术治疗。认为骨间前神经综合征的一些病例实际上可能是肱神经炎或 Parsonage-Turner 综合征。有必要仔细询问病史，此综合征首先出现严重自发性疼痛，随后出现肌肉无力和萎缩。在某些情况下，这些患者发病前存在病毒感染、疫苗接种或无关的外科手术史。

2. 手术步骤 这种综合征的手术方法与肘和前臂正中神经手术显露的描述相同（图 67-4）。

四、结论

在手臂中，正中神经可能被 Struthers 韧带压迫，若存在骨性突起，Struthers 的韧带附着在髁上突。在

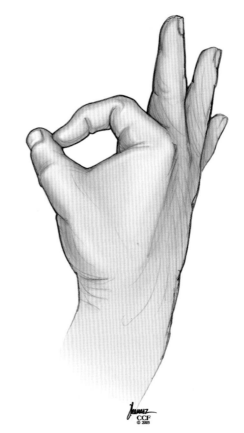

图 67-6 骨间前神经麻痹导致无法做 OK 的手势，因为拇指和示指不能有效地夹在一起（Reproduced with permission from The Cleveland Clinic, Division of Education, Cleveland, Ohio.）

前臂中，正中神经能由旋前圆肌、肱二头肌两头及浅弓处压迫，导致旋前圆肌综合征。骨间前神经作为前臂正中神经的主要运动分支，受压可引起骨间前神经综合征。这个分支常见的受压部位在旋前圆肌纤维带或浅弓处。这些神经卡压征可以通过对受压部位进行探查和减压手术治疗。

（薛博琼　译，胡三保　校）

第 68 章　上肢周围神经的手术显露 II：桡神经

一、概述

（一）相关解剖

1. 臂丛神经和手臂　从 C5 到 T1 神经根参与构成臂丛神经的后束，其分支产生桡神经（较大）和腋神经（较小）。起始处，桡神经位于腋动脉第三段的后方，肩胛下肌、大圆肌及背阔肌腱性附着部分的前方。神经向肱骨行进，在肩胛下动脉后面，并在肱三头肌长头前方穿行。然后与深方的肱动脉伴行。这些结构一起向尾侧行进，然后向后通过三边孔到手臂的后间室中。三边孔内侧缘为肱三头肌长头，外侧缘为肱骨干，上缘为大圆肌。出三边孔后不久，桡神经及其伴随的血管沿着肱骨后部的螺旋形桡神经沟向肱骨外下走行，桡神经沟位于肱三头肌的内侧头和外侧头起点之间。

运动分支支配肱三头肌；这些分支自后束发出桡神经后立即形成，或者形成神经祥缠绕在肱骨后方。桡神经在桡神经沟中时就已经发出了支配肘肌的运动分支。桡神经离开桡神经沟后位于肱骨的外侧。伴行肱骨53%的长度，桡神经横穿过外侧肌间隔，并进入肱肌和肱桡肌之间的屈侧间室。在上臂远端，桡神经支配一部分肱肌和整个肱桡肌。主要来自 C5 和 C6 的感觉分支在臂中发出，支配上臂背外侧和前臂后侧皮肤。

2. 肘、前臂和手　桡神经行于外上髁前方，然后在肱桡肌与桡侧腕长伸肌之间向远端延续。在肘部，桡神经（或分支）支配桡侧腕长、短伸肌。桡神经经常在肘关节处分叉形成桡神经的深、浅分支。

桡神经两个分支中较小者为浅支，在肱桡肌的内侧缘下通过。此分支下方即为：旋后肌、旋前圆肌、指浅屈肌和拇长屈肌。在腕水平，桡神经的感觉支在解剖鼻烟窝处于手舟骨的后方走行，然后提供手和手指的背侧感觉。

第二个终末分支，桡神经深支，进入桡骨管。当它通过旋后肌肱骨头和尺骨头之间时，变为骨间后神经（PIN）。旋后肌的肱骨侧浅头部由肌肉、肌腱及纤维组织组合形成 Frohse 弓。

骨间后神经（PIN）支配尺侧腕伸肌、指伸肌（伸指总肌，小指伸肌，拇长、短伸肌，示指伸肌）和拇长展肌运动功能，同时提供腕关节水平皮肤感觉。旋后肌的桡神经支配可能发生在 Frohse 弓近端，或者神经在肌肉的两个头部之间分布。骨间后神经（PIN）出旋后肌远侧缘后，其与骨间后动脉伴行于腕伸肌的浅层和深层之间。至此骨间后神经（PIN）通常分为两个主要分支，一个支配浅表伸肌，另一个支配较深的伸肌。进一步分成支配每个伸肌的分支（表 68-1）。

表 68-1　桡神经支配的肌肉		
神经	肌肉	神经根
桡神经	肱三头肌	C6，C7，C8，T1
桡神经	肘肌	C7，C8
桡神经	肱桡肌	C5，C6
桡神经	肱肌	C5，C6
桡神经和（或）浅支和（或）骨间后分支	桡侧腕长伸肌	C5，C6，C7，C8
桡神经和（或）浅支和（或）深支	桡侧腕短伸肌	C6，C7，C8
桡神经和（或）骨间后分支	旋后肌	C5，C6，C7
骨间后分支	拇长展肌	C7，C8
骨间后分支	拇短伸肌	C7，C8
骨间后分支	拇长伸肌	C7，C8

神经	肌肉	神经根
骨间后分支	示指伸肌	C6，C7，C8
骨间后分支	指伸肌	C6，C7，C8
骨间后分支	小指伸肌	C6，C7，C8
骨间后分支	尺侧腕伸肌	C6，C7，C8

（二）病理解剖

许多情况下，包括卡压征、神经肿瘤（良性和恶性）、创伤和炎症可能需要桡神经或其分支的外科手术。创伤和卡压是最常见的损伤机制。

在腋窝中，创伤性损伤可能影响桡神经，或者累及臂丛的其他神经。自发性病变（特别是随时间推移的病变）在该位置很少见。

最常见的桡神经损伤发生在上臂部。由肱骨干骨折继发的外伤性损伤或深部穿刺伤导致。肱骨干处也可能发生卡压。"星期六晚上麻痹"和"蜜月麻痹"都描述了由肱骨施加到桡神经的长时间压力引起的卡压型损伤；这些卡压病例往往不需要手术，因为它们常常会在数天、数周或数月内自行恢复。神经的压迫也被认为是由肱三头肌的外侧头和外侧肌间隔引起。

桡神经的卡压最常见于骨间后神经（PIN）进入Frohse 弓处。30%～80%的患者发生于旋后肌入口的纤维边缘。压迫症状可以通过前臂的反复旋前、旋后活动而加重。骨间后神经综合征可能与外上髁炎或网球肘同时发生。因此，有必要通过体格检查和电生理检查来鉴别这两种综合征。桡神经卡压的另一部位在肘部／前臂近侧区域，包括肱桡关节前侧的纤维带，桡血管穿过桡骨颈，桡侧腕短伸肌近侧缘，旋后肌远侧缘。在该区域可能发生肿物病变（例如脂肪瘤或神经外腱鞘囊肿）。

笔者也已经描述了桡神经浅支在手腕处（也称为Wartenberg 病或感觉异常性手痛）或前臂远端（肱桡肌和桡侧腕长伸肌肌腱之间）的卡压征。靠近腕骨的桡神经浅支易受到表带、过紧的石膏和手铐（即手铐麻痹）压迫或创伤期间的直接损伤等影响。

二、患者选择

（一）临床表现

受桡神经损伤影响的患者有不同的症状，具体取决于受伤的位置和类型。近端损伤（腋窝或手臂近端）的症状可以表现为运动和感觉丧失。伸肘、伸腕、伸指无力同时伴有上臂、前臂和（或）部分手背部的感觉丧失。

在肱骨骨折或受压（如星期六晚上麻痹）之后，

桡神经损伤最常见的部位是上臂中部或远端。神经损伤定位在这个部位的患者将表现为前臂近侧和腕背部感觉丧失。肱三头肌肌力正常。

仅影响骨间后神经（PIN）以远的神经损伤可能保留桡神经支配的肌肉功能：肱三头肌、肘肌及部分的肱肌、肱桡肌、桡侧腕长短伸肌和旋后肌。皮肤感觉正常，但伸腕、伸指肌力减弱。受影响的患者伸腕时会出现桡偏；发生这种情况是因为桡侧腕长或短伸肌失去了尺侧腕伸肌对抗。疼痛可能存在也可能不存在。

桡神经浅支的病变表现为单独感觉丧失。患者表现为示、中、拇指的背侧及手背的桡神经分布区感觉异常或感觉减退。

（二）鉴别诊断

包括病史、体格检查以及其他辅助检查的系统方法可以帮助医师确定正确的诊断和定位。桡神经损伤应与其他神经系统疾病相鉴别：包括臂丛神经损伤或肿瘤（包括 Pancoast 肿瘤）、炎症性疾病（Parsonage-Turner 综合征）和神经根型颈椎病。好似肘外侧肌腱炎（"网球肘"）桡神经病理学症状，通过在肘外侧桡神经处施加压力继发伸腕疼痛。

（三）辅助检查

肌电图（EMG）和神经传导检查可有助于描述神经损伤的部位和程度。例如，肘肌的肌电图检查，该肌肉接受源自桡神经在桡神经沟发出的分支支配，可以描记出神经走行中的病变部位。特定神经节段上的异常感觉和运动延迟也可用于识别神经卡压部位。

有些神经损伤的诊断需要 X 线片，包括创伤后肱骨骨折。MRI 或超声对软组织病变显示较好，尤其是怀疑肿瘤时。高分辨率 MRI 可以显示神经损伤或卡压部位以及失神经改变的肌肉的异常信号。超声可以探查到创伤部位神经的完整性。诊断性神经阻滞也可以用于疼痛症状的患者。

三、术前准备

关于术前准备的细节取决于将要进行的手术操作是在局部麻醉、区域阻滞麻醉还是在全身麻醉下进行。

止血带在肢体远端的手术中有帮助，而在近端神经显露时不使用。沙袋可以用来维持或调整术中体位。

四、手术过程

桡神经手术入路的选择应该根据认为存在的神经病变的解剖部位来定制。某些情况下，有必要联合多种手术入路。

（一）上臂桡神经显露

1. 腋窝入路　靠近三边孔的桡神经显露，可通过肱三头肌的内侧头和长头定位，取上臂外旋仰卧体位。可采用标准的锁骨下臂丛神经显露远端延长切口。行三角肌胸大肌间沟切口并沿着肱二头肌和肱三头肌间沟延伸（图 68-1）。这种入路可见从后束向桡神经的过渡。为了通过三边孔到达桡神经，沿着从肩峰到鹰嘴的连线切口。如果桡神经近端必须在三边孔前或后显露，患者更适合侧卧位，手臂可自由活动以便内旋显露后臂、外旋显露腋窝和三角肌胸大肌间沟。

2. 臂后侧入路　患者取侧位（即：侧卧位，术侧朝上，或稍微侧向，即所谓的不标准侧位）或仰卧位，上臂外展 90°，前臂放置在手臂板上。从肩峰下方 8cm 处开始沿中线切口，必要时可延续到鹰嘴窝或前臂近端（图 68-2）。沿着浅筋膜进行浅表剥离，通过牵拉肱三头肌长头和外侧头能够与桡神经相鉴别（图 68-3）。这种方法可以进一步解剖，以显露肱骨干（例如在桡神经沟中）或松解桡神经更远端。现在可以沿

着桡神经沟向远侧追踪桡神经到肌间隔间隙。

偶尔可以采取上臂桡神经移位来弥补距离不足并缩短神经间隙。可以松解周围组织将远、近残端游离。另外，可以在近端分离桡神经运动分支，以获得神经更大的活动度。然后可以通过在肱骨前方的人造通道将远侧残端改道，从而使其更靠近近侧残端。

3. 臂前外侧入路　患者仰卧在手术台上，上臂外展 60°。掌心向上，沿着肱二头肌的外侧缘开始行 "S"

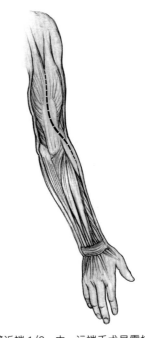

图 68-2　于上臂近端 1/3，中、远端手术显露桡神经。在臂背侧肱三头肌长头和外侧头之间行线性切口。若有必要，可向远侧延长切口到前臂近端（外上髁前内侧）

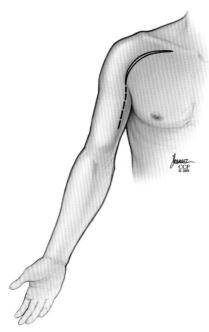

图 68-1　腋窝和上臂近端桡神经的手术显露。可采用标准的锁骨下臂丛神经显露远端延长切口。行三角肌胸大肌间沟切口并沿着肱二头肌和肱三头肌间沟延伸。上肢屈曲外展以便于外旋，扩大显露范围（Reproduced with permission from The Cleveland Clinic, Division of Education, Cleveland, Ohio.）

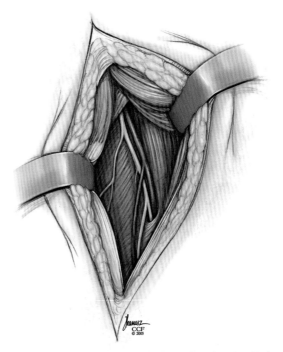

图 68-3　上臂后侧入路手术显露桡神经。牵开肱三头肌长头、外侧头可见桡神经，根据需要向远、近端分离神经。神经远端在外侧肌间隔下通过（Reproduced with permission from The Cleveland Clinic, Division of Education, Cleveland, Ohio.）

形切口，距肘横纹近侧大约 10cm。切口向下延伸至肘部。术者应谨慎地从远端向近端分离肘部周围的浅层组织。前臂外侧皮神经（LACN）位于肱二头肌肌腱外侧。通常向内侧牵开肱二头肌显露肱桡肌和肱肌。追踪两条肌肉之间的分界，然后锐性分离其表面筋膜。钝性分离肌肉间组织，向外侧牵开肱桡肌，向内侧牵开肱肌，显露桡神经。然后循神经近端向外侧肌间隔钝性分离。此外，也可通过松解和分离肱三头肌外侧头来完成近端的松解。若有必要取肘部前外侧入路显露桡神经时，可向远端延长切口（在下面的部分中描述）。

（二）肘和前臂桡神经显露

1. 肘和前臂近端前外侧（Henry）入路　患者仰卧在手术台上，受累手臂伸展在手臂板上。切口与肱骨前外侧入路相似，位于肱二头肌外侧缘，距离肘横纹近侧几厘米。切口沿着肱二头肌的外侧缘向下延伸，直至肘部，此时由外侧弧形转入到内侧，以避免与肘横纹垂直交叉。若有必要，切口可沿着肱桡肌内侧延伸至前臂（图 68-4）。

在肱二头肌远端外侧缘浅层定位前臂外侧皮神经（LACN）后，仔细分离浅层组织。向内侧牵开LACN。沿着肱二头肌的内侧缘切开深筋膜，钝性分离肱桡肌和肱肌之间的组织。在肌间向远端追踪桡神经，直至其末端分支。在肱二头肌和旋前圆肌之间进一步钝性分离可见桡动脉返支。结扎动脉分支，牵开肱桡肌，可见在肱桡肌下走行的桡神经深支（以及支配旋后肌的骨间后神经）和浅支（图 68-5）。为完全显露骨间后神经，可切断旋后肌。

2. 肘和前臂近端的后侧（Thompson）入路　患者呈仰卧位，受累手臂旋前放置在手臂板上，以便操作伸肌部位。自外上髁略远端一点至 Lister 结节行长切口，但是通常仅需要该切口的一部分。在桡侧腕短伸肌与指伸肌肌间隔处切开伸肌表面深筋膜。沿着桡侧腕短伸肌与拇长展肌边缘向远端延长深筋膜切口。分别向桡侧和尺侧牵开桡侧腕短伸肌和指伸肌，松解旋后肌和 Frohse 弓下的骨间后神经。如果存在神经卡压，切开纤维弓充分减压，向远端观察神经走行，排除其他区域的神经卡压。检查纤维弓近端和远端神经至关重要，因为不到一

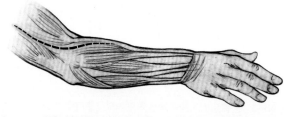

图 68-4　手臂肘部桡神经手术显露。在肘区沿着肱桡肌内侧缘行弧形切口。切口可沿肱三头肌边缘向近侧延伸，远端向前臂延伸（外上髁前内侧）

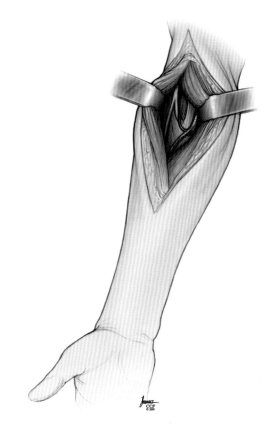

图 68-5　肘部和前臂近端的桡神经手术显露。在旋后肌近侧，桡神经分为深、浅两支。骨间后神经（PIN）在旋后肌下走行。旋后肌前缘的纤维弓又称为 Frohse 弓（Reproduced with permission from The Cleveland Clinic, Division of Education, Cleveland, Ohio.）

半的桡神经卡压病例在纤维弓处单独受压。

3. 前臂远端 / 腕背外侧入路　该方法可用于前臂远端和手腕部桡神经浅支的显露、保护、活检或治疗。患者取仰卧位，手腕放置在手臂板上，并保持前臂旋转中立位，拇指指甲朝上。一般在第一掌骨的基部至腕横纹近端几厘米处，以鼻烟窝为中心的"S"形或纵向切口。如果可以，切口不能跨越腕横纹。桡神经浅支在远端皮下组织中最容易辨认，然后在肱桡肌和桡侧腕长伸肌腱之间向近侧追踪。桡动脉位置更为明显。

五、术后管理

术后管理差别很大，取决于手术指征。

六、结论

桡神经手术显露的方法与神经显露适应证同样多变。然而，所有手术同样取决于外科医师对解剖学和安全手术技术的理解。无论采取什么方法，合适的手术计划和仔细分离，都能确保足够的神经显露，并防止对桡神经及其分支或其他解剖结构的损伤。

（薛博琼　译，胡三保　校）

第 69 章　感觉异常性股痛综合征（Bernhardt 病）的手术治疗

一、概述

1895 年，Bernhardt 和 Roth 首次提出，股外侧皮神经病变可导致大腿前外侧出现烧灼和刺痛感。最初，感觉异常性股痛症被称为 Bernhardt 病，曾用来描述大腿前外侧的各种迟发性疼痛性疾病。现在感觉异常性股痛症特指股外侧皮神经分布区中出现寒冷、刺痛以及烧灼感的感觉性单神经病。

二、相关解剖学基础

股外侧皮神经炎的解剖学变异与其病理机制明确相关，由其指导产生的经典图示可用以决定当病例非手术治疗无效时是否可采取适当的外科手术治疗。大量的股外侧皮神经炎解剖学研究揭示了许多发生在骨盆的神经变异。股外侧皮神经来源于 L2、L3 腹支的后分支，从腰大肌外侧缘露头，位于髂腰韧带下方，由髂筋膜包裹，跨越髂肌前方走向腹股沟韧带下方。皮神经通常存在于骨盆中位于中部的一条狭窄的隧道内，介于髂前上棘（ASIS）内侧缘与腹股沟韧带止点之间（图 69-1）。旋髂深动脉和深静脉在股外侧皮神经水平交叉，可作为辅助术中辨识神经的解剖标志。神经在骨盆中呈现明显的成角。这个角度的增加是由于做伸髋运动时大腿二次牵拉腹股沟韧带引起缝匠肌收缩产生的。皮神经出骨盆的显著角度通常在神经机械性压迫中起到一个主要的作用，这导致感觉异常性股痛进一步发展。股外侧皮神经的出口位置从骨盆的腹膜后部位到大腿显示出相当大的差异，分成了 A ～ E 型五个经典的路径，每一个路径都可以导致神经产生压力，引起感觉异常性股痛。感觉异常性股痛最常发生在 B 型或 C 型变异的患者身上。在 B 型变异中，股外侧皮神经位于髂前上棘内侧，缝匠肌上方；而在 C 型变异中，股外侧皮神经虽然也位于髂前上棘内侧，但并没有像 B 型一样突破腹股沟韧带，而且神经走行在韧带下方，并且由缝匠肌肌腱包绕。在离开骨盆的腹膜后部的位置，股外侧皮神经穿过筋膜，位于腹股沟韧带下方 4 ～ 5cm 的位置（图 69-2）。神经进入大腿的皮下组织后，分成了后支和前支两束。形态偏小的后支为从大转子到大腿中部的皮肤提供皮肤感觉；前支提供大腿外侧到膝盖的皮肤感觉。

三、患者选择

感觉异常性股痛的患者通常会抱怨大腿前外侧出现麻木感、灼热感、疼痛感、感觉异常或过敏症状。尽管股外侧皮神经的感觉分布在 L2 和 L3 节段有部分重叠，但还是有明显不同的（图 69-3）。感觉异常性

图 69-1　股外侧皮神经位置可沿缝匠肌的内侧边界确定。可以在接近腹股沟韧带和髂前上棘的位置发现皮神经

（图 69-1 标注：腹直肌鞘、腹外斜肌腱膜、缝匠肌、股外侧皮神经、腹内斜肌、腹外斜肌、腹股沟韧带（简略的）、髂前上棘、扩筋膜张肌）

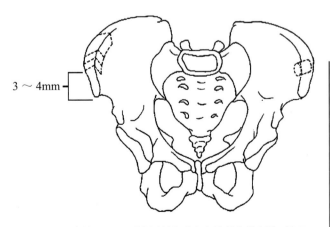

3 ～ 4mm

图 69-2　通常情况下，股外侧皮神经走行在髂前上棘内侧。然而，皮神经可以有一种异常的走向，跨越髂骨嵴离开骨盆后方到达髂前上棘。在这个位置，股外侧皮神经在进行前髂骨移植物切割手术时较容易受损。因此，移植切割应在髂前上棘后方 3 ～ 4cm 处进行

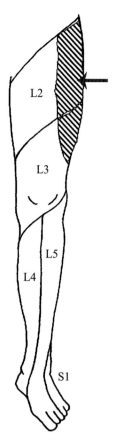

图 69-3 股外侧皮神经的感觉分布（股外侧皮神经，阴影部分）在 L2 和 L3 的感觉部分重叠

股痛的症状通常表现为单侧，但多达 20% 的患者主诉有双侧症状。体格检查发现股外侧皮神经分布的部位出现触觉、痛觉、温度感觉减弱的现象，但压力感通常是正常的。

此外，在髂前上棘内侧缘有可能存在一个柔软的区域，皮神经在这里穿过腹股沟韧带。在这个区域的触诊或叩诊可以重现一些患者的症状。一般来说，体格检查时行屈髋动作可改善患者的症状，而当髋关节伸展时，神经会进一步紧张，加重病理性压迫，从而增加患者的疼痛感。在长期患病的病例中，也可以根据股外侧皮神经分布区域的皮肤变化来进行评估。这种疾病的诊断并不总是很明确，有时病史和体格检查的结果也是模棱两可的。在这种情况下，电生理测试或局部神经阻滞方法或许在明确诊断时更有用。一系列的文献报道显示，多数患者在采用非手术治疗后症状都得到了改善。最初的治疗包括去除诱发因素，如收缩的腰带、束衣或紧身的裤子。活动会加重患者的症状，所以应避免做迫使髋部伸展的运动。

四、术前准备

通常采取全身麻醉。然而在特定的病例中，局部麻醉也是一种选择。常规使用围术期抗生素。

五、手术过程

当进行足够的非手术治疗后症状仍持续无改善时，则需考虑外科手术治疗。手术方式包括股外侧皮神经松解术、股外侧皮神经松解加转位术和完全神经横断术。股外侧皮神经的阻滞为神经横断术提供了一些治疗上的优势，因为患者采取横断术后会出现术后永久性的大腿外侧麻木。根据许多学者的长期疗效报道，对在骨盆内的股外侧皮神经进行横断术比起股外侧皮神经松解术、股外侧皮神经松解加转位术更有效，出现的并发症更少见。

（一）术中显露

无论是松解还是切断股外侧皮神经，术中显露均可通过纵向或横向切口进行。横切口一般平行于腹股沟韧带，起始于其下 3～4cm 处，用于识别股外侧皮神经在骨盆的出口。备选的横切口平行于腹股沟韧带之上，也被用于识别股外侧皮神经骨盆内部分。多数外科医师选择垂直切口，可以使股外侧皮神经到腹股沟韧带的近端和远端同时显露。垂直切口通常从髂前上棘的内侧缘上方 2～3cm 处开始，向尾部延伸到阔筋膜张肌和缝匠肌的间隔之间（图 69-4）。皮肤切口沿着皮下组织深层切开，然后沿着缝匠肌打开阔筋膜并向外侧牵开。股外侧皮神经有时很难与周围的脂肪组织分开，因此，外科医师应从远端识别缝匠肌的内侧缘并且沿着最近的边缘进行手术，然后沿着缝匠肌的内侧缘穿过阔筋膜，就可以很容易地确定股外侧皮神经的位置（图 69-5）。皮神经从接近腹股沟韧带至髂前上棘的内侧缘走行，然后游离到任意区域。神经横断术、神经松解术或松解后神经移位术均可以此实施。

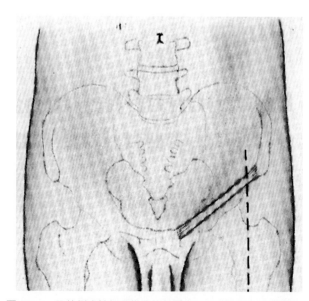

图 69-4 股外侧皮神经最常见的显露切口采取髂前上棘内侧的垂直切口。切口从阔筋膜张肌和缝匠肌之间的间隔处沿腹股沟向尾部延伸 2～3cm

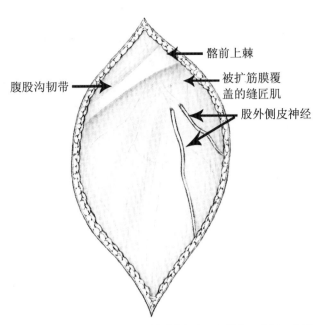

图 69-5　股外侧皮神经穿过阔筋膜恰好走行在缝匠肌内侧。显露出缝匠肌内侧缘的远端，然后在近端解剖有助于准确识别出神经。股外侧皮神经可走行到腹股沟韧带的位置

图中标注：髂前上棘、腹股沟韧带、被扩筋膜覆盖的缝匠肌、股外侧皮神经

（二）再手术的考虑

若先前的股外侧皮神经松解术或切断术未能缓解患者的症状，可考虑再手术。不幸的是，再手术中股外侧皮神经的识别和剥离可能是相当困难的。在这些情况下，神经可能最初不得不定位在髂前上棘内侧缘或更接近骨盆内的位置。在骨盆内，股外侧皮神经可位于股神经的外侧方以及髂腹股沟和髂腹下神经的腹膜内后方（图 69-1）。

（三）神经松解术

一些文献中的研究评价了感觉异常性股痛的股外侧皮神经松解术或切断术的疗效。在神经被充分显露后，沿着它的走行在三个特定的点行股外侧皮神经松解术。神经在髂筋膜的腱弧位释放，沿着腹股沟韧带的前方和后方的筋膜带之间的间隔处，从大腿深筋膜远侧走行。从以往的经验来看，笔者认为沿着神经的这三个点是股外侧皮神经损害定位最频繁的区域。

（四）神经移位术

一些术者认为神经松解术结合神经移位比起单纯的神经松解术具有更好的远期疗效。在多数病例中，股外侧皮神经是沿着切断腹股沟韧带止点下面的位置向下滑动移位至髂前上棘，从而达到动员神经内侧的目的。可惜的是，目前的文献中，关于采用股外侧皮神经移位术的研究并不多见，许多医师主张如果已经进行了神经松解术，那么进行神经移位的意义就很有限了。

（五）神经横断术

股外侧皮神经横断术是感觉异常性股痛患者行神经松解术治疗的替代疗法。一些术者认为只有那些初期采取神经松解术后远期疗效不佳的患者才考虑股外侧皮神经横断术，而另一些人主张直接将神经横断术作为初始治疗。虽然股外侧皮神经横断术会产生大腿外侧完全的麻木，但大多数患者并没有出现这种术后缓慢的麻木感。术中采用神经电刺激可以保证在可视化神经运动纤维活动的情况下明确识别股外侧皮神经。一段约 4cm 长包括明显的病理区域的股外侧皮神经，从腹股沟韧带远端切除。明显的股外侧皮神经中的神经瘤部分也包含在切除的部分里。皮神经的近段部分可以放回到骨盆里，用以避免通过接触腹股沟韧带形成神经瘤或连续性神经瘤的可能性。

六、术后管理

有 30% ～ 96% 的患者长期症状得到了缓解，这种概率的跨幅是由于手术技术的差异和病理的异质性决定的。可用的数据表明，神经横断术对于长期症状的缓解具有一定的优势，当然，这是在牺牲大腿外侧感觉的条件下。神经松解术后症状复发并需要再次手术的病例也并不少见。

七、结论

感觉异常性股痛继发于压迫、代谢、过多活动、医源性损伤等对股外侧皮神经的损伤。感觉异常性股痛首选应进行非手术治疗，包括使用非甾体抗炎药、自身活动方式的改变、避免穿紧身的衣物以及进行局部神经阻滞。针对非手术治疗持续无效的患者，应对其提供外科手术干预。虽然在相关文献中并没有达成共识，但大多数术者认为直接横断股外侧皮神经而不进行神经松解是感觉异常性股痛非手术治疗无效患者的首选手术方案。

（刘张章　译，胡三保　校）

第 70 章　下肢周围神经的手术显露

一、坐骨神经

（一）概述及患者选择

坐骨神经的临床解剖　坐骨神经是人体最粗大的神经，来源于 L4 ~ S3 神经根。它在骨盆中的腰骶部和骶椎的神经丛中形成，然后迅速通过坐骨大切迹离开这个区域，之后通过大腿后侧下降到腘窝。在这里形成两个分支：腓总神经和胫神经。胫神经继续向下延伸至小腿以支配小腿肌，然后进入足内侧，供给足的部分承重感觉以及支配趾屈肌。腓神经继续绕过腓骨颈下行并分叉，形成深支和浅支。深支神经支配的肌肉区域主要集中在小腿前间室（例如胫前肌、蹈伸肌和趾伸肌），浅支神经支配腓侧肌肉以及足的前表面的感觉。

由坐骨神经引起的需要进行神经外科手术的情况包括：卡压、医源性损伤、肿瘤和创伤。针对这些各种各样的病症的治疗可能需要其从骨盆神经到其远端分支充分显露。在普外科手术、结直肠或妇科等盆腔病变的显露中都可能涉及。

详细的病史和体格检查对诊断坐骨神经及其分支病变至关重要。鉴别诊断包括腰椎神经根病和腹部或盆腔的肿块。髋膝关节的骨折和脱位也必须排除。可能需要对这些区域进行影像学扫描检查。针对坐骨神经及其分支行高分辨率 MRI 也是必要的。潜在的卡压来源或肿瘤的情况可以被发现。肌电图和神经传导检查对病变的诊断和定位至关重要。

坐骨神经及其分支的显露用于神经探查和修复。就本章而言，神经的显露区分为臀区和大腿部。其主要分支胫神经、腓总神经的病变需要显露小腿和距小腿关节。

（二）术前准备和手术步骤

1. 坐骨神经臀区显露　臀部的坐骨神经损伤可能与外伤有关（如牵拉损伤）、髋关节脱位、肿瘤或卡压等。医源性损伤是坐骨神经在臀部损伤最常见的形式，而臀部注射和全髋关节置换术是最常见的原因。神经可能被梨状肌包绕而导致梨状肌综合征。手术时患者

双膝屈曲，呈俯卧位。所有的受力点都铺上衬垫，小腿和脚踝略微抬高。由于可能需要切取腓肠神经，整个臀部至小腿部都需做消毒准备。从髂后下棘附近切开，向外做弧形至大转子，再沿臀皱向内侧延伸（图70-1）。如果需要，此切口可以向远端延伸显露大腿后侧的神经。

切开皮肤及皮下组织后，就显露了臀大肌。臀大肌位于股骨、髂胫束外侧、髂嵴之间。坐骨神经可能被扪及在大腿的上部，位于腘绳肌肌群和臀大肌下缘下方一指的位置。然后分离臀大肌，留下后止点有利于闭合。肌肉喙部的一部分也应该从髂嵴处分离以辅助更多的内侧显露。切开肌肉的边缘应该用缝线标记利于切口闭合。大腿后侧的皮神经应该保护好并向内侧移位。肌肉瓣向内侧牵拉，注意避免损伤臀下神经

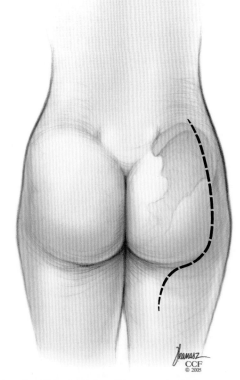

图 70-1　骨盆外臀部的坐骨神经术中显露。在臀大肌的外侧做一个问号状的曲线切口，与近侧大腿的一条直线相连

（支配臀大肌）和动脉，它们应随肌肉一起拉向内侧。这时即可在坐骨大切迹处看到坐骨神经。神经穿过梨状肌、上孖肌、闭孔内肌、下孖肌和股方肌（图 70-2）。神经可能是从梨状肌背侧或腹侧或被梨状肌分成两束出骨盆。梨状肌起始于骶骨腹侧，经坐骨大孔附着于股骨。此处是坐骨神经一个可能的被卡压位置。在这个区域，股后皮神经位于坐骨神经内侧。一定要识别清楚并予以保护。

在臀区，只有一个神经束可能会受到影响。可以将坐骨神经的两束分开（图 70-3）。通常可以看到或者触到一个膈膜，而且允许安全分离。如前所述，梨状肌可把坐骨神经分成两束，腓总神经一般在高位。

在某些情况下，有可能需要显露神经更近段（即进入到真骨盆）。需要通过去除坐骨切迹周围的一些骨头和韧带来完成。梨状肌被切开以显露坐骨切迹。

2. 坐骨神经卡压（梨状肌综合征）　由梨状肌压迫坐骨神经的情况被称为梨状肌综合征。它可能继发于梨状肌的炎症或坐骨神经通过异常通路穿过这块肌肉。受其影响的患者可能会抱怨坐骨神经的分布区疼痛或由于臀上神经受累继发的臀部疼痛。

3. 大腿部坐骨神经显露　患者呈俯卧位。整个小腿为可能切取腓肠神经移植做好准备；健侧腿也消毒备好。切口起始于臀部褶皱的旁边，并沿大腿后侧中

线向下延伸，由内侧到外侧的方向经过腘窝（图 70-4）。然后切口可以继续沿外侧跨越腓骨头。对半腱肌内侧缘和股二头肌外侧缘进行识别和分离。坐骨神经在大腿上部这些肌肉之间很容易辨认（图 70-5）。神经浅出至大收肌。神经向远端延伸进入腘窝，在显露本区域的时候，要注意保护走行至腘绳肌肌群的分支。

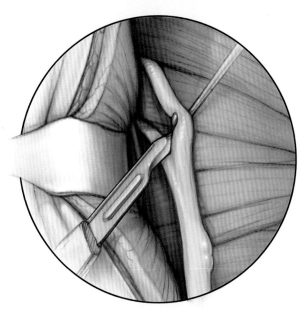

图 70-3　坐骨神经在腘窝近端是一个单一的神经。通常的病变只影响其一束。如有必要，坐骨神经可被分离为胫神经和腓总神经两束。膈膜可看到和（或）触及。可以用手术刀进行分离

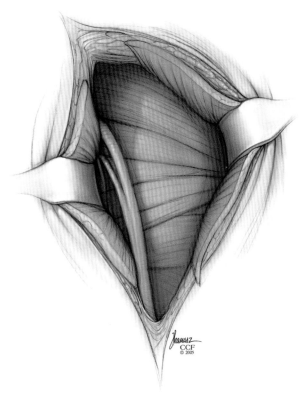

图 70-2　轻柔牵开股二头肌头部和半腱肌显露坐骨神经，切开臀大肌外侧的胶膜附着部并将其牵向内侧，无须解剖或切割肌纤维，利于闭合。可见坐骨神经走行在梨状肌下方，这是一个常见的坐骨神经卡压位点。卡压的原因可能是由梨状肌的炎症或坐骨神经异常走行穿过肌肉引起的

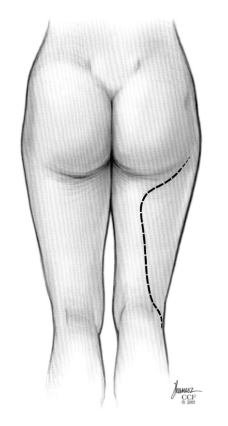

图 70-4　坐骨神经可在大腿后侧显露。切口起始在臀部褶皱外侧，沿大腿后侧中线向下延伸，由内侧到外侧的方向经过腘窝，并继续延伸跨过腓骨头旁边

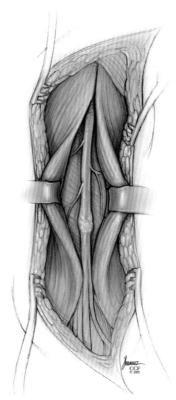

图 70-5 解剖剥离显露半腱肌内侧缘和股二头肌外侧缘。仔细分离这些肌肉可以即刻显露位于大收肌浅面的坐骨神经。如果必要，神经也可沿着远端显露至腘窝，一定要注意保护腘绳肌群的任何分支

与臀部相似，神经可能分成两束。

二、腓总神经

（一）概述及患者选择

腓总神经的临床解剖　通常腓总神经是坐骨神经在腘窝处分支而来的,然后从外侧跨越腓骨颈到小腿,在这里分为深支和浅支。浅支支配腓骨肌肉（足部外翻）,然后到达足部的前表面提供感觉的神经支配,除外拇指的网状区域。深支继续向前走行至小腿的前间室,它提供胫前肌、蹈长伸肌和趾伸肌的神经支配。

腓总神经损伤是下肢最常见的神经损伤。神经在这一区域可能的受伤原因为腓骨骨折、膝关节脱位、肿瘤、医源性损伤或枪伤。此外,神经撕裂和神经卡压也可能发生在这一区域。当损伤的机制是牵拉或压迫时,坐骨神经的腓侧分支往往比胫侧分支受到更大程度的损伤。

（二）术前准备和手术步骤

腓总神经的显露　患者呈俯卧位,双腿备好可能的切取腓肠神经准备。切口起始于股二头肌短头内侧并延伸至腘窝,然后跨过腓骨外科颈外侧至小腿外侧（图 70-6）。腓总神经首先容易在大腿下方显露,刚好

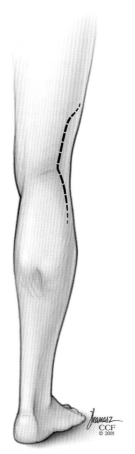

图 70-6 对于腓总神经的显露,在股二头肌短头内侧做一个切口,延伸到腘窝,然后沿着腓骨外科颈的外侧到小腿外侧

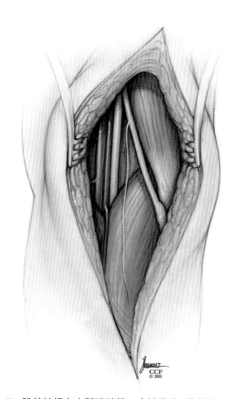

图 70-7 腓总神经在大腿远端第一个被发现,位于股二头肌的内侧和腓肠肌与比目鱼肌外侧肌腱的嵌入点。然后延伸至腘窝。在此显露区胫神经、动脉、静脉窦很容易看到。可能作为胫神经和腓总神经移植供体的腓肠神经也能看见。然后神经沿着腓骨头的周围延伸,分成浅支和深支

位于腓肠肌与比目鱼肌外侧肌腱插入股二头肌短头的内侧区（图 70-7）。该区域也可以看到，胫神经沿着胫动脉和胫静脉延伸至小腿。注意，作为胫神经和腓总神经移植供体的腓肠神经也应该被分辨出并予以保护。沿腓骨肌与腓肠肌和比目鱼肌的附着点外侧分离，松解一些压迫的位置。360° 解剖在腓骨颈周围进行，直至神经分支进入深部和浅部。这些应该很容易识别并可充分松解任何压迫。

腓总神经经过的腓骨头颈部可能是神经卡压的部位，可以使用钻和（或）咬骨钳削薄。

三、胫神经

（一）概述与患者选择

胫神经的临床解剖 胫神经在腘窝浅处可见，横越腘动脉然后下降深至腓肠肌头部。它走行在小腿中蹈长屈肌的内侧缘。当胫神经下降至小腿内侧背面时，它穿过内踝下的跗骨管进入足部的趾面。神经在这个部位的损伤可能是由于小腿远端受伤或神经卡压，从而导致足部疼痛（即跗骨管综合征）。跗骨管的边界包括跟骨（底部）、内踝（腹侧）、屈肌支持带（顶部）。韧带由连接跟骨、内踝和小腿深筋膜的筋膜组成。胫后神经与其他结构一起伴随穿过跗管内，如胫后肌腱、趾长屈肌腱和蹈长屈肌腱和胫后动静脉。

胫后神经有三个分支：①跟骨内侧神经；②足底内侧神经；③足底外侧神经。跟骨内侧神经可能在屈肌支持带的近端发出并走行于屈肌支持带的浅面。因此，这些患者保留了足跟部的感觉。足底内侧神经支配蹈趾内收肌、趾短屈肌和蹈短屈肌的肌肉，以及提供足趾面内半侧的感觉。足底外侧神经支配小趾内收肌、蹈趾内收肌、骨间的肌肉，以及提供足趾面外侧部分的感觉。受影响的患者表现为足趾面（足底）的烧灼痛和感觉异常，于活动后加重。

（二）术前准备和手术步骤

1. 腘窝部胫神经显露 患者呈俯卧位。双腿为可能的腓肠神经切取做准备。切口垂直于腿部屈侧横纹，在横纹部短距离横行，然后垂直向小腿上段延伸（图 70-8）。分离股二头肌短头和半膜肌间隙以利探查坐骨神经远段和近段胫神经（图 70-9）。在这个位置，腘动脉和静脉位于神经的内侧略深处。神经向下进入小腿。由于胫神经向它们的深部走行，腓肠肌和比目鱼肌间须做部分分离。小腿的肌肉分支必须被看到并保护。胫神经常常于此处发出腓肠神经，必须识别并保护。

2. 小腿中部胫神经显露 患者呈俯卧位，已经描

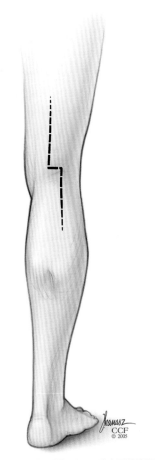

图 70-8 为胫神经在腘窝显露，切口垂直于腿部屈侧横纹，在横纹部短距离横行，然后垂直向小腿上段延伸

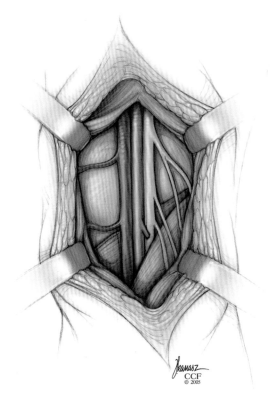

图 70-9 股二头肌短头和半膜肌之间的间隔分离显露，可见坐骨神经末梢和近端胫神经。胫神经伴随动脉和静脉深入到小腿。分离部分腓肠肌和比目鱼肌以向下探查位于它们深部的结构。小腿肌肉和腓肠神经的分支必须被识别和保护

述的内侧切口可以继续显露胫神经。腓肠肌肌腹必须劈开并继续进行神经显露。可见许多小肌支，应予以保留。

　　或者，也可以使用沿小腿内侧的切口，使患者呈仰卧位（图70-10）。小腿向外旋转。腓肠肌和比目鱼肌必须分离，如前描述，沿屈踇长肌内侧缘确定胫神经（图70-11）。显露较深，需要很好地牵拉开。

　　3. 远端小腿和踝部胫神经的手术显露　患者呈仰卧位，腿向外旋转，切口起始于小腿远端内侧，并在内踝内后侧以弧形向足内侧延伸，不可切至负重面上（图70-12）。神经在近端切口开始辨认，然后进入踝管。屈肌支持带（踝管的顶）完全切除（图70-13）。足距面腱膜应彻底松解。应注意识别保护常常由屈肌支持带近侧发出的跟骨分支。胫后动脉应解剖与神经分离。足底内、外侧支在踝管内或远侧发出。所有这些结构都需要确切松解无卡压。

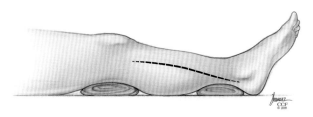

图70-10　也可取小腿内侧切口显露胫神经，但比较困难

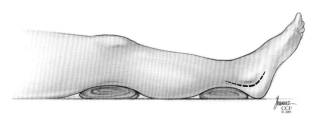

图70-12　踝管减压，患者仰卧，下肢外旋，切口始于小腿远端内侧并弧形沿内踝后内侧向足内侧延伸，但不是在负重面

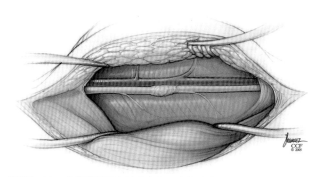

图70-11　分离腓肠肌和比目鱼肌。良好的牵开，可见胫神经

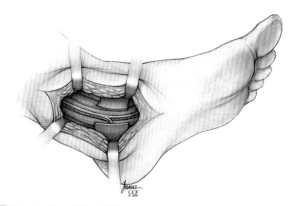

图70-13　切口近端明确神经，向下延续进入踝管。屈肌支持带（踝管顶）完全切除。足距面腱膜应彻底松解。注意识别保护跟骨支

（刘张章　译，　胡三保　校）

第71章 下肢外周神经手术显露

一、股神经

（一）概述与患者选择

股神经的临床解剖　股神经来源于腹膜后的腰丛。主要支配髂肌、腰肌和股四头肌（屈髋伸膝）。隐神经是股神经的主要感觉分支，支配大腿和小腿的部分。

股神经是腰丛的最大分支，来自 L2、L3 和 L4 的腹支。它穿过腰大肌下行在腰大肌和髂肌间沟，由髂筋膜覆盖。通常，神经走行于腰大肌外侧缘、髂腰韧带下方，自大腿前部腹股沟韧带中点深部出腹部。进入由腹股沟韧带为上界，长收肌为内侧界和缝匠肌为外侧界形成的股三角内。耻骨肌支自内侧近腹股沟韧带处发出，通过股鞘后方进入该肌。

股神经位于腹股沟韧带下方，股三角内，分为腹侧支和背侧支，由旋股外侧动脉分开。股神经的腹侧肌支支配缝匠肌，通常也发出感觉支股中间皮神经。背侧支提供股直肌、股和膝关节的肌肉支配，以及感觉支股前皮神经。最大的分支，隐神经也从背侧发出，与股动脉伴行，过股三角顶点进入收肌管，供应大腿内侧及小腿内侧和腹侧的感觉。

股神经与多种临床综合征相关。股神经病变最常见的原因是糖尿病性肌萎缩。外伤，包括医源性股神经损伤，特别是股三角区的损伤，可能是严重的，并且可能由于伴随血管损伤而更加复杂化。因为相对显露和复杂的解剖关系大多数卡压性股神经病变发生在腹股沟韧带下方；然而，其他股神经病变或损伤可能发生于出腹部之前并且与腹腔病变相关。

（二）术前准备和手术方法

股神经手术显露　患者仰卧在手术台上，同侧膝关节部分屈曲。股神经近端的显露通过股三角。股神经血管从外侧到内侧的解剖关系是股神经、动脉和静脉。始于髂前上棘的大腿腹侧弧形切口。跨过缝匠肌向远端延伸至大腿中下部（图71-1）。缝匠肌牵向外侧、髂筋膜是从尾至头端打开显露股神经和股血管。股神经近段及其分支在股血管外侧，股鞘外和阔筋膜深处（图71-

2）。然后探查远近端是必要的。神经的近端解剖需要切开腹股沟韧带及腹外斜肌，神经在腹股沟韧带的深处。

二、隐神经

（一）概述与患者选择

隐神经的临床解剖　隐神经是股神经最大的皮支。它支配大腿内侧及小腿前内侧。隐神经于腹股沟韧带下方的股神经背侧支发出。它于股鞘和股血管的外侧通过股三角。然后在出股三角的远端顶点之前从外侧到内侧跨过股动脉。它伴行股血管进入收肌管。收肌管从股三角的尖尾到大腿内侧面，至股骨内侧髁。隐神经与隐动脉于股骨内侧髁近端 8～10cm 出收肌管，近膝穿过阔筋膜至皮下。于股薄肌和缝匠肌肌腱之间下行后分为两支：髌下支和降支。髌下支分布至膝前内侧面。降支伴行大隐静脉，向内踝下行，分布于小腿的前内侧面。

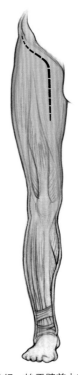

图71-1 手术显露股神经。始于髂前上棘、弧形平行于腹股沟韧带跨过缝匠肌、折至大腿内侧

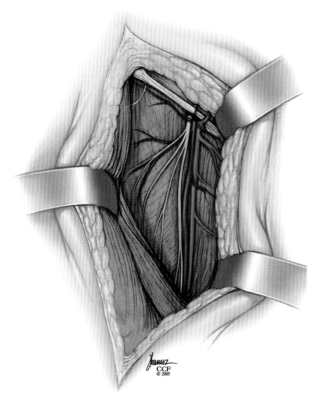

图 71-2 筋膜打开后可见缝匠肌内侧的股神经。缝匠肌被轻柔地牵向外侧。股神经及其分支位于股血管外侧。近端显露，可见在腹股沟韧带下通过的股神经

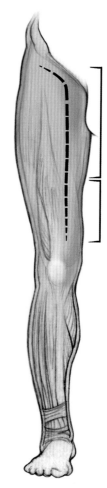

图 71-3 隐神经的手术显露。做大腿前内侧弧形的垂直切口，起自缝匠肌内侧，向远侧跨过肌肉。A. 近端股三角的显露。B. 收肌管探查显露

隐神经在其下行过程中可能会有几个部位被累及，它是股神经的一部分，靠近腹股沟韧带，与腹股沟韧带相连，贯穿整个下肢。最常见的卡压点是收肌管出口，此处神经成角度及发生炎症时都可诱发和加重压迫症状。受影响的患者在膝关节内侧有严重的疼痛。这种疼痛随着活动而加重，并随着休息而改善，常可以采用非手术治疗。有时候有必要进行手术探查。

（二）术前准备和手术方法

隐神经手术显露　隐神经的手术入路在收肌管区域可以是股神经探查同一切口（图 71-1），也可以作大腿前侧中部延长的曲线形垂直切口（图 71-3）。后者是首选。它可以如先前所述的显露股神经方法显露。隐神经伴随股血管进入收肌管，容易辨认（图 71-4）。通过收肌管增厚的筋膜顶，隐神经与隐动脉出收肌管远端，在大多数情况下，这是最常见的隐神经卡压部位。更远端的解剖和探查往往是不必要的。

三、股外侧皮神经

（一）概述与患者选择

股外侧皮神经的临床解剖　股外侧皮神经是完全的感觉。它来源于股神经腹膜后分布于大腿近端前外侧的皮肤，股外侧皮神经来自腹膜后的腰大肌后 L2 和 L3

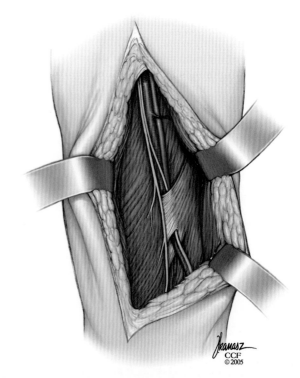

图 71-4 打开筋膜、缝匠肌牵向内侧，隐神经位于缝匠肌外侧。神经向远端显露进入收肌管。继续向远端分离可见神经出收肌管。这是一个常见的隐神经卡压位置

的腹支的纤维。它从腰大肌外侧缘出现，在股神经外侧，越过髂肌，穿过腹股沟韧带下，进入大腿，至股三角外侧。神经以不同的方式经过缝匠肌：穿过、跨过或从缝匠肌头部下浅出至皮下，在此分出终末支：腹侧和背侧分支。前支分布于大腿前外侧腹股沟韧带远侧 8～10cm区，供应大腿外侧皮肤感觉。背支穿过阔筋膜在背侧和外侧的位置，分为多个分支，分布于大腿上外侧皮肤。

这种神经卡压（称为感觉异常性股痛）通常发生在神经穿过腹股沟韧带下方时。患者自述在大腿外侧有烧灼、刺痛和麻木的感觉。症状是单侧的，由于活动而加重，通常坐着时缓解。感觉异常性股痛经常发生在没有病史的中年男性，但是也可出现在有长期站立、妊娠、腹腔积液、慢性咳嗽史，甚至使用宽腰带的人。虽然通常是临床诊断，但腰椎间盘病变应予考虑。神经传导检查可以帮助确定诊断。

（二）术前准备和手术方法

股外侧皮神经的手术显露　股外侧皮神经的手术显露使用平行于腹股沟韧带切口，开始于髂前上棘、延伸过腹股沟韧带中点，如图 71-5。可以看到神经紧邻髂前上棘内侧经过腹股沟韧带下（图 71-6）。如果

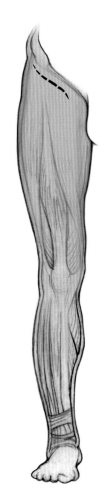

图 71-5　手术显露股外侧皮神经的平行于腹股沟韧带弧形切口，起始于髂前上棘区

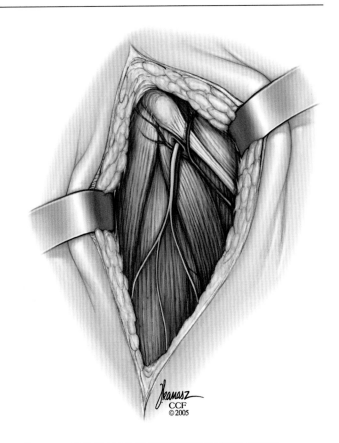

图 71-6　股外侧皮神经位于腹股沟韧带下髂前上棘内侧

骨盆内区需要显露，在腹股沟韧带和髂前上棘结合点水平顺纤维方向分离腹外斜肌，可以很好显露。如果需要，神经可以向近端解剖。值得注意的是，髂腹股沟神经沿骨盆边缘，腹外斜肌深面，股外侧皮神经浅方。它在此跨过股外侧皮神经。感觉异常性股痛是由小部分于神经切除，而不是进行神经松解术治疗；这可能减少复发。如果需要更广泛的探查，可以联合股神经入路（图 71-1，图 71-2）。

四、腓肠神经

1. 概述与患者选择　腓肠神经的临床解剖学研究：腓肠神经起源于腘窝胫神经的近端部。它是一种感觉神经，分布于足的外侧和第 5 趾。行程相对表浅，起始部跨过腓肠肌两个头之间。于小腿中部转向前外侧，向外踝走行，于跟腱前经过外踝后。它被用于神经移植和神经活检。

2. 术前准备和手术方法　腓肠神经的术中显露：腓肠神经显露的定位很重要。俯卧位时，神经易于定位和解剖。仰卧位时，患者的膝关节弯曲，并在同侧髋部后面放置一个泡沫垫，以帮助肢体的侧向旋转。为了便于膝关节屈曲和运动，足跟通常放在泡沫圈的中心或贴在桌子上。无菌单分隔并将下肢广泛显露、标记。手术时先于外踝后做小切口找到腓肠神经（图

71-7）。在神经的浅面（图71-8），根据需要，向近端延长切口，切开覆盖腓肠肌的筋膜可以完成腓肠神

经的显露。由于大小和位置关系，必须注意在这个部位区别隐静脉和腓肠神经。

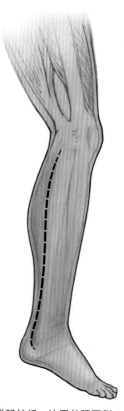

图71-7　手术显露腓肠神经。始于外踝下侧1cm和背侧1cm的切口线，然后根据神经移植的需要量向头侧沿小腿背外侧浅层向小腿近端显露

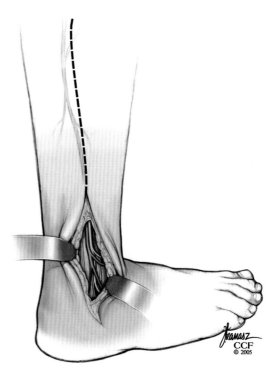

图71-8　皮下组织下明确腓肠神经。根据需要向小腿近端延伸。腓肠神经不应与小隐静脉或与其相关的静脉混淆，后者通常与神经平行。它们可以用来帮助定位并行的腓肠神经

（刘张章　译，胡三保　校）

第72章 上干撕脱神经移位手术

一、概述

从内或丛外神经移位（神经移植术）手术被越来越多地用于高位上肢周围神经损伤，其结果与传统的神经探查和移植手术比较是等效的或更佳。神经节前损伤（即脊神经根性撕脱伤），特别适合于神经移位术治疗，因为它们把近端神经损害转变为远段损伤(将再生轴突接近失神经运动终板)，它们使目标肌肉神经支配不介入神经移植。此外，神经移位术避免了创伤瘢痕区内探查的需要（那里骨或血管损伤可能更明显）。

上干受累是成人臂丛神经损伤的常见部位，导致屈肘、肩外展、肩外旋以及肩关节的稳定性等功能受损。由于屈肘、肩外展和旋转被认为是最关键的上肢功能，臂丛神经上干损伤如果功能不恢复对患者的生活质量将产生毁灭性的影响。本章描述了上干撕脱伤的治疗，在这种情况下，自然恢复是不可能的。笔者专注于在节前病变术前评估、神经丛内和丛外神经移位手术时应用，以促进肩部和肘部的活动功能和手术结果。

二、患者选择

1. 体格检查　系列体格检查评估创伤性臂丛神经损伤的形式和功能缺陷严重程度是关键。升高的膈肌和菱形或前锯肌麻痹是节前上干根性撕脱伤的证据。相应地，损伤后 Horner 综合征的存在提示 T1 水平节前损伤。

2. 电生理检查　损伤后 4～6 周进行第一次电生理检查以确定基线值。神经传导检查对确定节前和节后根病变特别有价值。后肌节的失神经，无动作电位，正常感觉神经动作电位的临床失神经皮肤，没有体感诱发电位都是节前损伤的表现。另一方面，新生运动单位电位代表损伤轴突的再生，是自发恢复的良好预示。

3. 影像学检查　影像学检查可以提供一个节前损伤进一步确证。胸部 X 线平片可通过膈肌麻痹来评估

膈神经功能，而根性撕脱伤常与假性脑脊膜膨出形成有关，这个影像学发现不是诊断需要。虽然磁共振成像通常用于评估与撕裂相关的假性脑膜膨出，CT 脊髓造影是确定神经根撕脱的金标准，特别是鉴于其敏感性可检测小假性脑膜膨出。节前损伤也可能改变患侧脊髓 MR 信号强度，这可以是由于水肿、出血或软化。此外，在椎旁肌 MR 信号强度的变化，表明失神经，进而提示神经节前损伤。这些变化可能包括急性期水肿和增强以及后期的体积丢失。最后，神经影像学的不断发展，允许近端和远端臂丛成分的解剖和形态学的描绘全面的改进（例如，出现任何神经和神经束的直径或行径突然的变化，图 72-1）。

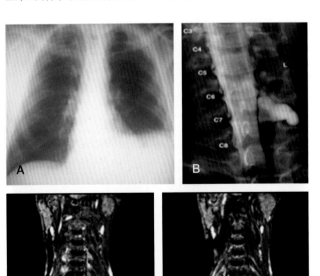

图 72-1　A. 左侧膈肌升高，表示一侧膈神经麻痹。B. 一个创伤性 C6 根性撕脱伤患者颈脊髓造影示左 C6 神经根下假性脊髓膜膨出。C、D. 上臂丛神经麻痹患者的冠状位磁共振 C5 和 C6 神经根出口表现为异常增大和混杂的 T2 信号，提示神经根撕脱伤。弥漫性 T2 高信号和增厚从 C5～7 残存神经根内延伸到上中干

三、手术计划

有一些特殊病例主要是纯上干（C5 和 C6 神经根）撕脱伤，但在实践中，这种损伤往往合并其他神经丛的各种各样的受累，进而影响潜在供体神经的选择。例如，据估计，闭合上干损伤中 15% 有 C7 的亚临床损害。在这种情况下，使用 C7 作为主要供体神经（如桡神经）是相对禁忌证，依赖于不同的组合检查和电生理发现。用作主要神经供体的胸外侧神经和胸内侧神经分别来源于 C7、C8 根。单纯的上干损伤，胸外侧神经和胸内侧神经的功能可以保持，允许牺牲胸内侧神经（见本章后面部分）而不危及肩内收。

四、手术时机

综合起来，臂丛神经受累的形式和严重程度可以通过一系列严格的评估来确定，以帮助指导适当的手术计划。主要的临床难题是，神经损伤的早期修复手术效果最好，而如果能够自发恢复功能，相比手术后得到的效果更好。考虑到成人的运动终板和肌肉在失神经后 12 ～ 18 个月发生不可逆的纤维化和萎缩，关键是要确定是否在损伤后的最初 3 ～ 4 个月发生了显著的运动改善。一旦确定了临床上相关的运动改善没有发生（受伤后 3 ～ 4 个月），就应该进行手术治疗以允许最大程度的神经再生。

五、术前准备

患者行诱导和气管插管全身麻醉。患者的上肢，在仰卧或俯卧位（如下文所述，视神经转移），患侧从肩部、腋下到手指置于一个旋转的侧扶手上，短效或无神经肌肉阻滞可确保可以进行准确的术中神经刺激试验。下肢必须消毒以备切取腓肠神经移植。评估供体和受体的神经状态前不做局部麻醉。

六、 手术过程

（一）恢复肩外展

1. 一般原则　多处神经供体可用于肩胛上神经（SSN）和腋神经（AXN）移植。这里描述的脊副神经（SAN）对 SSN 和桡神经（RN）肱三头肌支对 AXN 双转移已成为目前的常用方法。这种双转移方法具有潜在的功能优势，即肩外展和外旋都可得到恢复。另一个优点是肱三头肌动作与肩外展协同作用。

2. SAN 向 SSN 的转移　患者呈仰卧位或俯卧位进行神经移位。俯卧位时允许 SAN 于更远端部分移位，保留进一步支配斜方肌，但它仍然提供了转移1500 ～ 3000 髓鞘的轴突。相同的麻醉手段下，俯

卧位也不需要在 RN 向 AXN 转移时（见后面）重新调整体位。

摆好体位后，供体 SAN 和受体 SSN 相对于前中线、肩胛骨内侧缘及肩峰的近似位置被标记（图 72-2）。准确的标注大大促进手术时的神经识别。SAN 和 SSN 的远端标记点相对于肩峰分别是距中线的 40% 和距肩胛内上角的 50%。做横跨肩胛骨上方两个点的横切口。劈开斜方肌纤维，触及肩胛上横韧带确定肩胛切迹。肩胛横动脉于 SSN 的外侧走行于韧带上方，切开韧带时注意保护。

韧带切开后，钝性分离切迹内脂肪组织寻找到SSN。微电极刺激用来确认相关肌肉无活动，尽可能向前方延伸游离神经。SSN 于尽可能的近侧做横断，将远段从肩胛切迹移向内侧，无张力原供受神经端 - 端吻合，不需要游离神经段桥接移植。其次，解剖斜方肌深层，在切口内侧部寻找到供体 SAN，此后位的神经尽可能向远端分离至其进入肌肉部位，切断并向外折向 SSN。神经吻合术是显微镜放大进行。

3. RN 分支向 AXN 的转移　对 AXN 和 RN 后入路需要做上臂后缘肩峰与鹰嘴连线切口（图 72-2）。解剖肱三头肌外侧头与长头之间的桡神经沟显露 RN，向近端可以识别三角肌和大圆肌。AXN 走行于四边孔，其下缘是横向的大圆肌纤维。臂外侧皮神经也可以追溯到接近其 AXN 起源并通过或绕过三角肌后缘。尽可能向近端分离 AXN 包括与小圆肌支的结合处。尽可能在前端切断前用微电极刺激以确认其支配的三角肌无活动。在解剖过程中注意保护深部的旋肱后动脉。

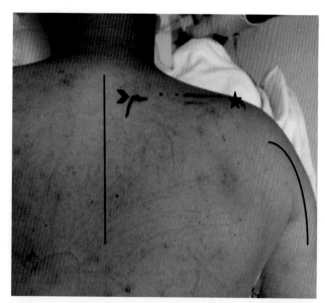

图 72-2　恢复肩关节功能的术中神经转位体表标记。对肩胛上神经（SSN）和脊副神经（SAN）包括中线（直线），肩胛骨内侧缘（箭头）。与肩峰（星）的标记。在臂后切口（曲线）可同时行腋神经（AXN）移植

RNT 的内侧头，长头或外侧头都可以作为供体，无肱三头肌力量明显损失。而内侧头分支通常是最长的，平行于桡神经走行，因此容易移动而较少分离，桡神经长头有最多的运动神经轴突，肘关节伸直影响小，理论上使其牺牲风险较小。供体 RNT 尽可能向远侧分离，以便可以向近端反折在显微镜放大下与 AXN 无张力吻合。

（二）屈肘功能重建

1. 一般原则　屈肘，主要由肌皮神经（MCN）支配的肱二头肌和肱肌以及由 RN 支配的肱桡肌执行，被认为是需要第一优先重建的臂丛神经。前面已经描述了广泛的神经丛外和神经丛内供体，如果可能，一般相对地使功能增强。单束尺神经的分支或胸内侧神经（MPN）对 MCN 肱二头肌肌支转移盟友，每个提供超过 1000 个神经轴突，已经高达约 80% 的屈肘功能改善［医学研究委员会（MRC）3 级或更好］。双束正中神经或尺神经对肱二头肌或肱肌转位也被描述为提供一个更大的运动轴突池和伴随的肱肌的神经移植，虽然这个手术没有促进功能恢复。

2. 尺神经分支向 MCN 肱二头肌肌支转位（Oberlin 手术）　在手臂外展外旋位沿肱二头肌和肱三头肌间沟显露 MCN 和 UN（图 72-3）。在解剖过程中，对臂内侧皮神经和贵要静脉进行识别和保护。UN 近端与贵要静脉相邻并向下越过，进一步向外侧解剖位于前部的正中神经和 MCN。MCN 肱二头肌肌支来源于其他分支的近端并走行于外侧。游离肱二头肌分支并用神经刺激器刺激以证实其功能的丧失。从其于 MCN 的起点切断并折向 UN。

在近端肱骨结节间沟内仔细显露 UN 以确定合适的供体尺侧腕屈肌肌束。尺神经的运动神经通常位于神经的中央和外侧。通过微电极刺激来寻找到供体神经束。非常重要的是它也须用来确定剩余的尺神经束的功能，以确保所有手内在肌功能被保留。然后尽可能于远侧切断供体尺神经束并向近端折向受体肱二头肌肌支。正常运动范围内活动肢体以确保即将吻合区无张力，在显微镜放大下吻合神经。

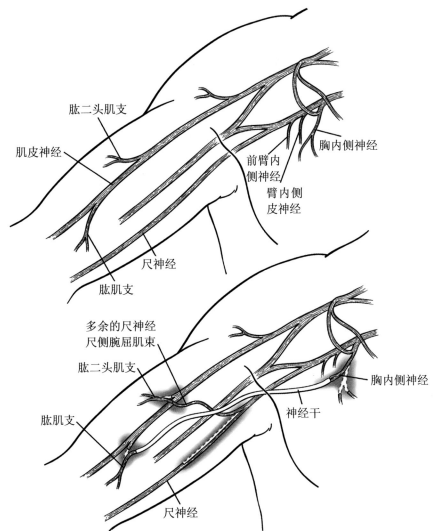

图 72-3　Oberlin 手术示意图：冗余的尺侧腕屈肌（FCU）束支移位于肌皮神经的肱二头肌肌支

肱二头肌支
肌皮神经
前臂内侧神经
臂内侧皮神经
胸内侧神经
尺神经
肱肌支
多余的尺神经尺侧腕屈肌束
肱二头肌支
胸内侧神经
肱肌支
神经干
尺神经

3.胸内侧神经向 MCN 肱二头肌肌支转位　用臂丛的锁骨下入路来显露 MPN，并扩展切口到上臂找到 MCN（图 72-4）。腋窝锯齿形切口沿头静脉弯曲于三角肌胸肌间沟，延伸到上臂的肱二头肌、肱三头肌肌间沟。结扎头静脉，然后分离胸小肌和胸大肌腱，留置缝线标记，于近端保留肌腱袖并于接近远端附着点切断，以便手术结束时缝合回来。切开锁胸筋膜，显露外侧束。外侧可见 MCN，将其移离上臂走行区。将起源于近端的肱二头肌肌支分离并用神经刺激器确认其功能已丧失，然后牵向内侧以备吻合。

MPN 进入胸小肌的深面，支配胸大肌的深面。胸大肌折向前方，MPN 尽可能显露至远端的肌肉插入点以获得供体神经的最大长度。微电刺激确认其支配的

肌肉活动，切断并向外侧移位与分离备用的肱二头肌肌支对合。在显微镜下放大进行吻合。

七、术后管理

上干神经损伤转位术后需要肩关节制动 1～2 周。每日进行间歇性的活动范围练习可以防止僵硬。术后 2 周开始进行全范围被动活动练习。在接下来的几个月里随着神经再生，规律地进行运动范围练习对维持关节活动非常重要。正式的神经肌肉康复是在主动运动单位电位或肌肉收缩被观察到时。一种治疗方案是设计同有经验的治疗师合作促进运动再教育，它涉及教患者将收缩供体肌肉训练为收缩神经再支配的肌肉，从对抗重力开始。

八、结果

有多个采用单一或联合 SSN 和 AXN 移位恢复肩外展动力的不同结果的报道。肩外展的报道多数平均大于 90°，大约有 80% 的患者达到 MRC 3 级或更好。值得注意的是，直接缝合、双神经移位是更好的阳性结果的独立决定因素。同样，已有报道约 80% 的 MCN 神经移位治疗的患者得到了 MRC 3 级或更好的结果。最近的系列报道显示，Oberlin 手术患者超过 90% 获得了 MRC 4 级或更好的结果。

九、结论

运动神经移位已被认为是上干撕脱伤的合理手术选择。虽然许多合适的神经丛外和神经丛内神经供体已经有明确的良好结果，最佳供体的选择应是基于损伤特点和供 - 受体特性的个体化。

（刘张章　译，胡三保　校）

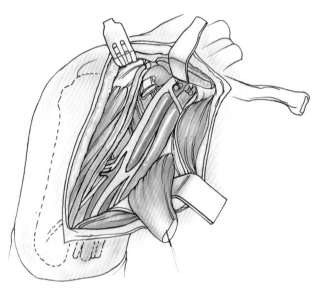

图 72-4　臂丛神经锁骨下入路胸内侧神经（MPN）转位至肌皮神经（MCN）肱二头肌肌支初始示意图。MPN（此图像内未显示）由内侧束发出进入胸小肌深面

第73章　周围神经修复手术技术

一、概述

周围神经修复手术是一个深入研究提高损伤后的运动和感觉功能的技术，手术不应该在未对神经解剖完全理解即尝试进行（图73-1）。外部的神经外膜连接组织，包绕神经作为保护和加强，提供纵向血管。内部的神经外膜进一步把神经束间隔为组，神经束膜包绕单个神经束。这一层提供了显著的拉伸强度和可以耐受缝合的位置，使束成为任何周围神经可以修复的最小成分。施万细胞在轴突周围由神经内膜包绕成神经束。

二、患者的选择

在完全横断的情况下，可以立即进行神经修复。其他机制的神经损伤需要密切观察，因为有些可能会自发恢复，除此之外，应该在受伤后的最初3～6个月进行手术。伤后3～6个月后运动终板纤维化加重明显，12个月后行手术修复很少会临床成功。

三、术前准备

在进行外科手术前，针对患者的神经功能进行详细检查必须完成。适当时可辅以肌电图测试。应评估原位修复的可能性，如原位修复不可行，应对可能的神经转移和移植手术进行二次评估。切口必须计划允许足够的近端和远端显露确保无张力吻合。术中必须使用神经监测或神经刺激；麻醉医师应该根据不同的监测方式需要做限制麻醉剂和（或）吸入麻醉剂的使用准备。

四、手术方法

几种神经修复技术已经被描述。锐器所致神经损伤，小于2cm的断端间隙，一般适合原位端-端吻合。如果受伤的神经解剖有较大的间距，可通过延长神经周围解剖来完成。如果间隙过大，导致吻合神经两端张力大，神经移植或神经传位应考虑。神经损伤的连续性应通过手术显微镜检查，以确认损伤的部位，有时是神经瘤的连续。神经周围锐性解剖可以通过术中神经动作电位（NAPs）评估经过损伤部位的神经功能。如果发现NAPs经过损伤部位，则提供了自发神经再生的证据，不应切断神经。如果没有发现神经传导，应在紧邻损伤部位的近端和远端切断。

1. 直接修复　受伤的两端应进一步用新的锋利刀片循序渐进的方式切除，直到两端都完全健康的组织，健康的神经切面可以显示神经束、出血，其组织学特点术中能确认。任何保留的瘢痕组织都会限制恢复，是导致神经修复失败的主要原因。健康的神经末端应该根据神经束的解剖定位重新对合，两端表面接触但不绷紧。

近端和远端的神经末端适当地解剖并可以接近后，在显微镜下缝合。可通过外膜用8-0到10-0不可吸收

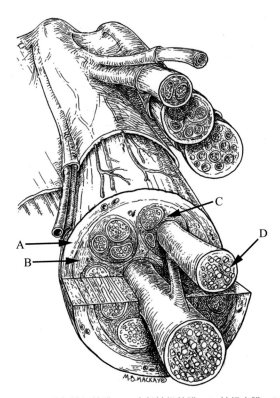

图73-1　A.外部神经外膜；B.内部神经外膜；C.神经束膜；D.神经内膜

单丝缝线行无张力简单缝合。这是最适合单束神经(例如:指神经)或多簇多束神经,开始两针相对缝合,方结留在神经表面。有时根据直径和分支排列,两线间需要均匀加针。过多的缝线可能导致瘢痕,不是绝对必要的就不要缝合。

外膜缝合技术允许最小的神经组织损伤可能,但并不总是有可靠的束状排列(图73-2)。解剖对齐缝合神经束膜允许更多地限制选定的分支排列的保留并增加修复的强度;然而,该技术同时增加了损伤神经纤维的可能。或者,束可以分组,重新排列,使用内部的神经外膜缝合。这种方法在混合性周围神经尤其有用,因为运动对运动和感觉对感觉神经功能的保存是最重要的。正中神经和尺神经的前臂部分属于这类。成簇的神经束修复参照所描述的神经外膜修复过程。两端应锐刀清创,直至在手术显微镜下看到完全健康的神经解剖。使用显微器械钝性分离技术束膜内分离神经束松解。依据表面标志重新排列末端,以及术中电刺激技术,以确保适当的束匹配。一旦残端可以再次接触,使用前述的束膜内神经外膜缝合技术完成吻合。

2. 神经移植　神经移植用于弥合需要修复的两个神经末梢之间的间隙。可用于自体或异体移植。第74章将专门论述移植自体神经切取技术。同种异体移植物可以是新鲜的或经过加工的,以去除免疫原性细胞和蛋白质。新鲜异体移植的使用将需要18个月的免疫抑制,会增加感染风险和愈合时间,此点应当在患者及手术选择时慎重考虑。处理的同种异体移植材料的细胞成分剥离不良引起的免疫反应激活,一般会引发瘢痕和纤维化,阻碍轴突生长。处理移植物保留含有层粘连蛋白胶原支架,它们可共同促进细胞迁移、神经纤维伸长、生长因子扩散和轴突生长。选择同种异体组织时,医师也应该考虑增加血管和移植到宿主神

经互补的直径,与轴突生长和神经再生的成功相关。

使用自体移植物或异体移植物,如前所述对损伤神经的近端和远端残端作缝合准备。移植物定位并修剪到连接宿主近端和远端的神经末端间适当长度。适当的移植物长度是防止吻合完成后神经过度紧张(移植物短)或位移和扭曲(移植物长)的关键。电缆样多神经移植可用于匹配受体神经的整个横截面积。切取供体神经时应考虑到这一点。如果正在使用新鲜移植,应注意确保与宿主的血管及感觉和运动神经束结构近似。在宿主神经接近移植物两端后,如先前描述的那样进行端-端吻合术。应使用8-0或更小的单丝不可吸收缝线简单缝合,吻合完成后应无张力和外翻(图73-3)。结果数据显示间隙小异体移植和自体移植手术结果相似,而间隙长的自体移植比同种异体移植功能恢复更好。

3. 神经转位　当神经损伤足够广泛以至于不能进行原位修复时,可以考虑周围神经转位。近端(功能供体)应从周围的结缔组织游离,神经内松解术可增加单个分支长度。此外,应使用术中电刺激技术来正确识别解剖了的感觉支和运动支(如EMG),对需要的供体的剩余神经束功能予以分离保护。锐刀切断供体神经束,尽可能长,以确保足够长度的无张力缝合,并允许最短的再生长度。周围软组织的解剖也可使神经与邻近结构重新定位。受体神经最近端切断,断端处理方式如上所述。这种技术的典型指征是臂丛神经撕脱伤,例如尺神经束转位到肌皮神经的肱二头肌支和肋间神经到肌皮神经。康复可能包括供体神经新功能再学习(图73-4)。

4. 端-侧吻合　末端到旁侧或端-侧的周围神经修复已在相关文献中描述。识别受伤的神经并向远端分离,直至得到完整的解剖外观。然后将它从周围结

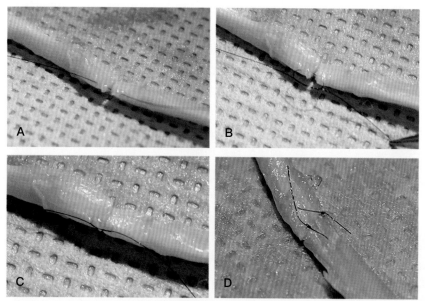

图73-2　A.外膜-束、束-外膜缝合;B.采用平方结打结;C.系紧但没有对神经产生压力;D.神经表面两个完成的平的方结。展示的神经束膜缝合技术,一些医师可以用外膜缝合技术

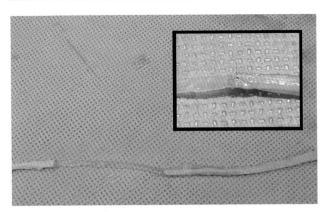

图 73-3 异体移植材料跨过神经间隙接近神经。插图：缝合于外膜经过神经束随后通过异体移植材料。在神经表面上有一个方形的扁平的结

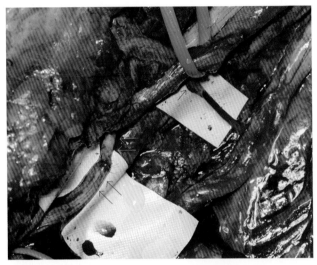

图 73-4 双神经转位。单白色箭头表示尺神经束（供体），与肌皮神经肱二头肌肌支吻合（单黑箭头）。双白色箭头表示正中神经束（供体），对肌皮神经肱肌肌支吻合（双黑箭头）

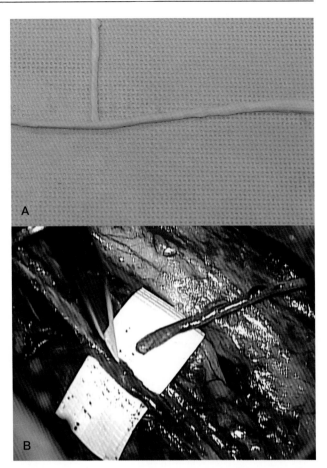

图 73-5 A. 端 – 侧吻合尸体标本；B.11 号刀片是用于创建一个翼状肩胛患者胸背神经后侧分流到胸长神经的端 – 侧吻合的神经外膜的窗口

缔组织中分离出，尽可能于远残端近侧快刀速断，同时保留正常的远端组织。鉴定、解剖、与宿主神经定位应保证在同一平面上无张力或扭结接近，必须特别注意测试关节被动运动范围，排除神经吻合术后关节活动时扭结或位移。从周围的结缔组织分离完整的受体神经，可以增加位移以使更易接近供体神经。

在有或没有开窗的情况下完成远切割端到完整神经宿主侧的吻合术。如果开窗，要切开神经外膜，须非常谨慎，以保护轴突的完整性。扩大神经外膜的开口应足够容纳神经吻合断面。神经残端用 8-0 或更细缝线，通过外膜，先从后，其次是近端、远端和前侧缝合（图 73-5）。在 20 世纪 90 年代，Viterbo 等研究端 -侧吻合，使用束膜开窗吻合的神经再生标本与无窗吻合比较，没有发现显著差异，是更安全的选择，特别是对于直径较小的神经。

5. 无缝线吻合　Barcon 等提出免缝技术。巴顿的免缝技术理由是缝合产生已知的并发症：对神经纤维的损伤、异物反应、由于不完全密封增加神经瘤形成的风险。他们认为，无张力缝合可以用凝胶样物质如氰基丙烯酸酯胶或聚乙二醇胶黏附，提供足够的抗拉强度，虽然氰基丙烯酸酯胶可能引起局部异物毒性反应。神经外膜焦点激光组织焊接技术，已被证明可减少局部创伤、神经瘤形成、异物反应，然而，其使用仍然受即刻抗拉强度不足的限制，需要同时行缝合修复。此外，蛋白质焊接可提高抗拉强度和防止热损伤，但炎症反应的风险显著增加。光化学组织键合是Barton 等提出的另一种理论选择，它利用光吸收染料产生的水密的密封来避免激光焊接中的热损伤。吸收一定波长的光激活染料，与神经外膜的胶原蛋白纤维形成共价连接，提供了与缝合吻合相当的即时强度，比光或蛋白焊接强度更大。

五、附加手术技术

纤维蛋白胶，可能会对神经间隙提供额外的保护，隔离可能阻止恢复的外部物质，但它不增加神经修复的强度。

在被认为不适合自体及同种异体移植技术的病例，

导管技术可用于连接 3cm 以下的神经缺损。这对于指神经修复尤其有价值。导管也是供体神经切取部位修复的可行选择。导管可以提供一个孤立的、不受纤维蛋白和生长抑制信号影响的轴突再生微环境。导管的隔离空腔允许近端和远端神经残端之间的趋化梯度的建立，最终有利于神经束的无异常的轴突生长接合。可用各种生物和非生物材料的导管，它们具有不同的结构特性：生物降解时间、利于营养输入和气体交换的孔隙、灵活性和预期体积扩张。理想的导管应在神经支配恢复后降解，营养物和气体可渗透但不透过成纤维细胞，保持高强度的弹性，不会扩张，以免压迫生长的神经。最重要的是，导管不应引起导致炎症和神经修复抑制的免疫反应。最相关的特性是生物降解时间，范围是 3～16 个月，然而，其会增加不良免疫反应的机会，可能需要二次手术去除。必须仔细考虑降解时间、神经缺损的长度和直径，确保导管吸收之前有足够的神经生长时间。

Chiu 等于 1982 年首次介绍了自体静脉移植，之后持续用于神经修复。已经进行大量的研究证明，自体静脉移植与合成导管材料在感觉和运动神经修复有同样的结果。自体静脉移植解决了合成材料和异体移植相关并发症发生的不良免疫反应的可能。静脉移植通常取大隐静脉，它有丰富的侧支血流，有多少可用的位置取决于患者的静脉健康状况。静脉导管内含有的肌肉可促进轴突纤维纵向组织生长。

近端和远端的神经末端，如前所述做清创准备。适当长度和直径的导管于无菌生理盐水中复水，或从最佳位置切取静脉移植物。随着神经缝合到位，它应该被拉入深度等于或大于其直径的导管，考虑管道的长度时，应该预设有重叠，避免使神经受到牵张。有疑问时最好有多余的导管，一旦一侧神经端缝合到位，多余的导管就可以修整。

无论是生物或非生物导管，手术技术是相似的。管道被放置在近端和远端神经残端之间。手术显微镜下用水平褥式缝合神经的一端到导管的第一个游离端（图 73-6）。理想的情况是这个缝合应从导管侧开始，方结被系在导管的外表面，不接触和刺激神经的内表面。重复这个过程，确保将神经另一残端固定到导管的另一端。如果必要的话，第二或第三个水平褥式缝合用来固定更大的神经。如前所述，缝合线的数量应

保持在最低限度以减少分支损伤和纤维化。然后将纤维蛋白胶应用于导管的近端和远端连接处。这提供了一个神经和导管之间的密封，造成导管腔和周围环境之间的屏障。隔离腔的空间允许生长的神经之间的趋化梯度的建立和减少可能会阻碍神经生长的成纤维细胞浸润和瘢痕形成。最后，生理盐水注入导管腔提供神经断端之间的趋化梯度的建立。此处是密闭的，并被生理盐水充盈。

导管"袖口"技术可应用于所有的上述的端到端的修复，包括自体移植和异体移植，在这种情况下，可作为一种神经保护。一段导管纵向切入圆周形放置在端-端吻合处。然后将其修整成适当的圆周形，并用纤维蛋白胶密封。该技术可减少轴突逃逸、瘢痕的生长和神经卡压，并在修复部位集中生长因子（图 73-7）。

六、术后管理

术后，患者应保持肢体制动，持续时间长短取决于修复的类型。在最初的固定阶段，应逐步进行物理和职业的活动范围治疗。手术前应让患者彻底了解周围神经功能恢复是一个渐进的过程，可能需要几个月到几年。

七、结论

无法自发恢复的周围神经损伤，手术神经修复是一种有用的选择。各种手术技术，包括原位修复和神经转位，都有可能恢复神经功能。

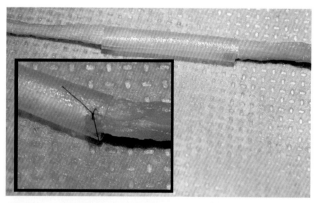

图 73-6　神经末端被放置到导管中，深度大约等于神经直径。插图：缝合线从导管外部插入，穿过神经，穿出到导管外。将平的方结留于导管外

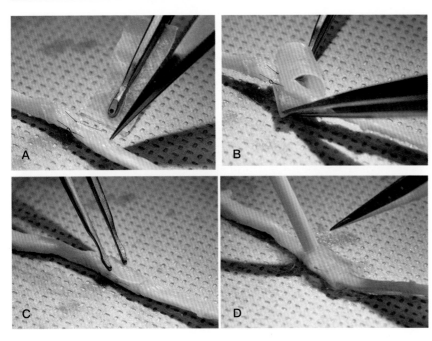

图 73-7　A. 端 – 端的原位修复；B. 用于缝合线的导管；C. 导管材料作为一个舒适的袖带，保护吻合口；D. 应用于导管和缝合线的纤维蛋白胶

（刘张章　译，　胡三保　校）

第74章　神经移植手术中的皮神经获取技术

一、概述

　　神经移植的出现彻底改变了神经损伤的治疗。在神经移植之前，采用肢体极端屈曲或肢体缩短等技术，不仅发病率高，且成功率低。Hanno Millesi 率先在20世纪70年代使用游离神经移植。传统上，由于方法方便，可进行较长长度的移植，且并发症少，腓肠神经已经成为获取自体移植物的金标准。实际上，任何皮神经可作为移植物供体。本章将介绍一些常用的方法。最近，同种异体移植也已成功。

二、患者选择

　　锐性神经损伤应立即修复。钝性和牵拉损伤可给予3～6个月的非手术治疗。如果未能自然恢复，则建议手术治疗。无张力直接修复是最好的方法，否则应考虑神经移植。

三、术前准备

　　在与患者进行术前沟通时，提前告知术后恢复过程可能较为漫长，这一点很重要，这样可以使患者及其家属在术后不会感到沮丧。患者手术时的体位主要取决于被修复神经的部位，这涉及显微外科技术，需要好的工效学外科医师。例如在获取腓肠神经时，可采用俯卧、侧卧或仰卧位（大多数情况下）。

四、手术过程（参见视频74-1）

（一）腓肠神经

　　获取腓肠神经时，可让患者采取侧卧位，或呈仰卧位并使腿内旋，或呈俯卧位并使腿外旋。患者体位的确定应基于最便于接触拟修复神经的原则。已确定的获取腓肠神经的方法包括以下三种：全切口显露神经、分割或"梯子形"切口、微创内镜获取。上述三种方法均可使用止血带，但并非必要。

　　1. 单一切口　将止血带放在大腿近端，并充气至压力为250～300mmHg。将患者腿的后部（即从跟骨到大腿的远端部分）准备好。为通过完整切口获取腓肠神经，应用笔标记出切口部位（外踝后方近端的切口部位，参见图74-1）。用手术刀切垂直的切口，并小心保持浅表切入，避免切开小隐静脉。放置牵引器，并沿腿部钝性剥离直至看到远端的小隐静脉和腓肠神经（图74-2）。继续沿小腿向近端延长，根据需要放置牵引器。使腓肠神经不断被剥离，脱离周围组织。在腓肠肌肌腹水平，腓肠神经通常会分为两个来源：内侧（从胫神经）、外侧（从腓总神经）腓肠皮神经。腓肠内侧神经潜入小腿深筋膜，并延展于腓肠肌腹之间。按照此方式，用剪刀剪开小腿深筋膜。持续进行剥离，直至腓肠肌无过度损伤的情况下腓肠内侧神经不能继续脱离。腓肠内侧神经在腓肠肌腹沟近端快刀横切。如有必要，小皮支也沿着神经的走向横切。如果需要移植更多的神经，也可以获取腓肠外侧神经。撤除止血带，对切口进行冲洗并逐层进行缝合。腓肠神经能提供约35cm³的移植材料（图74-3）。

　　2. 跳跃切口（图74-4）　切取腓肠神经的第二个技术是中间的或分段切口，采用外侧交错切口显露和获取神经。这种技术最大的优点是减少了供体部位的发病率和瘢痕。患者准备及体位如前所述。如前所述，通过外踝近端后方小切口显露腓肠神经和小隐静脉。钝剪刀插入切口并打开，温和地向头侧施加压力，

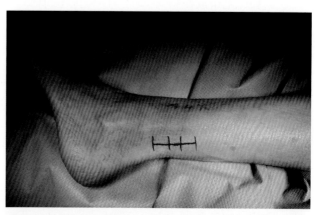

图74-1　腓肌神经的获取。在跟腱和外踝之间做一个切口。该患者为侧位，以进行腓肠神经活检。对于移植，患者可以俯卧、侧卧或仰卧，视受体神经显露而定

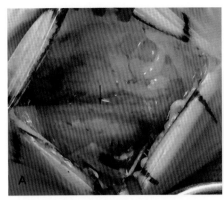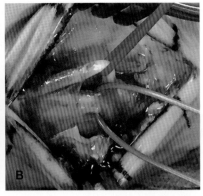

图 74-2　A. 当皮肤被牵引，小隐静脉通常呈现蓝色（单箭头），腓肠神经（双箭头）在其后方；B. 继续分离，红色的环牵拉的是静脉，蓝色环牵拉的是神经

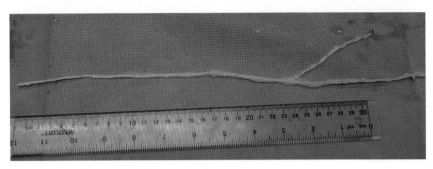

图 74-3　可获得 35 ~ 40cm 的腓肠神经，此神经来源于胫神经和腓神经

在浅筋膜开一个大约 5cm 长的管。在直视下分离腓肠神经与周围结缔组织。

　　血管环套住腓肠神经并轻柔牵引，观察神经近端的皮下走行方向并在皮肤上标记，第二切口是沿着神经走行方向与第一个切口距离约 10cm 处。放置拉钩，钝性分离找到神经。放置一个血管环套住神经，并对远端结缔组织进行钝性解剖，直至进入原管道，神经可以移动。如此沿神经走行方向逐步向近端间断切口，直至神经所需长度。神经的近端应快刀切断。下一个邻近的远端血管环用于轻柔的牵引，通过切口部位拉出神经的近端。重复这一过程，依次通过每个切口直至原切口腓肠神经全长已从小腿牵出。神经的远端用快刀切断，完成神经切取。每个切口部位均适当冲洗和关闭。

　　3. 内镜　毛巾放在脚踝下，稍微抬高腿，同时保持膝关节在一个伸直的位置。这种体位降低了小腿后侧和外侧筋膜室压力，有助于内镜和手术工具的工作通道的建立。外踝近端后侧做 1 个 4cm 的切口，放置牵开器。钝剪刀通过浅筋膜形成一条管道。看到腓肠神经和小隐静脉，在直视下用神经剥离器来分离神经与血管。插入神经切取工具 / 一个带有可以进行 360°旋转的腹腔镜剪的内镜。Uchio 等于 2012 年描述了切取腓肠神经的神经刀设备的使用。这个装置有一个头部的刀片后面连接可以环抱神经的开口的槽状管，神经刀向前推进时神经从周围组织分离。这个装置可以在余下的过程中考虑使用，以帮助游离神经。

　　内镜下可视化的神经切取装置用于延伸浅筋膜下

的游离神经管；分离小隐静脉与腓肠神经直至腓肠神经周围完全游离。在腓肠肌肌腹的水平，腓肠神经发出分支。腓肠内侧神经穿小腿深筋膜走行于腓肠肌肌腹之间，交通支保持浅行和腓肠外侧神经吻合。腹腔镜剪刀用来分离深筋膜。牵开器向前，神经走行于肌腹之间。将神经移离肌肉，轻轻牵拉，然后在其近端使用腹腔镜剪刀切断。腹腔镜剪刀被用来在交通支远端切断交通支，如果更多的神经移植物需要可以在更

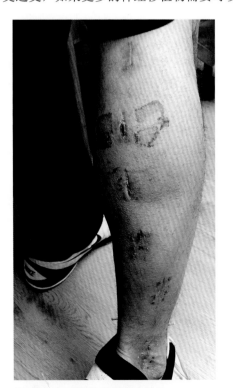

图 74-4　跳跃切口也可获得更好的美容效果

近端切断。在切口部位神经用血管环轻柔牵引，拉出皮肤切口。然后切断远端，神经即被从腿部取出。灌洗管道和切口，闭合伤口。

（二）隐神经（图 74-5）

隐神经是股神经于大腿部发出的感觉神经分支，下行向内踝，供给小腿及距小腿关节前内侧区。其路径是由深部的肌筋膜、浅筋膜在上，而这些横向融合，形成一个间室。隐神经在腿部与大隐静脉伴行。

隐神经可能出现在静脉的前部或后部，具有广泛的变异性。然而，在交叉点，静脉通常是浅的。这是一个重要的注意事项，因为神经通常被观察到深在而浅的是大静脉。隐神经向远端踝部下行中，三个分支经常遇到：前中、后中、前下支。这些分支几乎总是存在于隐神经，并且在隐神经终止为背内侧支和踝部的踝上支之前发出。隐神经通常会跨过静脉，通常在到达踝部前保持或隐藏在静脉后走行；然而，大隐静脉解剖变异很多。隐神经远端往往被筋膜悬吊附着于静脉周围。

隐神经切取后可以导致小腿前内侧麻木。在小腿远端神经附着于静脉。将患者置于仰卧位，外旋手术的小腿。大隐静脉在内踝前方被确定为手术标志物。由于大隐静脉与隐神经的密切关系，神经在静脉的深部或后方，容易辨认。根据患者的高度不同，隐神经切取最多可以达到 40cm 长。一旦分离，神经可以追溯到近端和远端以获得需要的长度；然而，必须注意避免行隐神经分离时损伤前下支。损伤可形成神经瘤，导致隐神经痛。在腿近端，神经和静脉被一层脂肪组织分开，因此更容易分割，但神经可能更难识别。应用标准的神经切取技术获取隐神经。总的来说，隐神经仍然是一个可行的静脉移植物选择，简便且手术并发症发生率极小。

（三）桡神经浅支

桡神经浅支起源于肱桡关节，进入前臂桡侧。浅支为感觉神经，而深支是运动支。桡神经浅支来源于肱桡肌深面、紧邻桡动脉近段下行，直至它从肱桡肌下面浅出、与桡动脉分开继续下行。沿着前臂远端 1/3，约桡骨茎突近端 8cm 处桡神经浅支穿前臂深筋膜，上升到桡侧腕长伸肌和肱桡肌间沟。神经继续下行，最终跨越拇长伸肌腱，运行在鼻烟窝，并分为 3 个小分支支配手的桡背侧表面。

取桡神经浅支时，患者呈仰卧位，臂外展，前臂轻微俯卧。桡神经浅支最容易沿其最浅部位切取。切口在前臂远端的桡侧面（图 74-6），神经于腕关节皱褶近端被辨认出，沿肱桡肌腹外侧向近端寻找。此处，拇长伸肌腱交叉经过神经深部。一旦浅支被确定，可以向近端分离到肱桡肌下（图 74-7）桡动脉外侧。可以获取的神经长度平均为 25cm（图 74-7）。随着神经向近端显露，它深入到肱桡肌下，成为获得更长的移植物的限制点。总体而言，桡神经浅支是一个很好的修复直径较小神经的远端神经移植物备选供体，它容易显露，具有极少的分支且比较表浅。

（四）前臂外侧皮神经

前臂外侧皮神经（LABC）是肌皮神经在肘上发出肱肌支后的终末支。离开筋膜后，神经紧邻头静脉内侧走行。LABC 神经进一步分为前、后的前外侧与后外侧皮神经，分别支配前臂前外侧和后外侧的感觉。

为了切取神经，上肢从手腕到肘部或上臂中部准备。切口在前臂前外侧、肱二头肌外侧。放置牵开器，进行浅筋膜解剖。确认头静脉的位置，钝性分离直至显露 LABC 神经。如果需要较长的移植物，神经可在肱二头肌和肱肌之间的沟游离至其于肌皮神经的起点。LABC

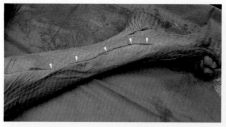
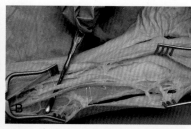

图 74-5　A. 内踝前隐神经切取切口（箭头）。B. 隐神经（单箭头）和静脉（双箭头）解剖

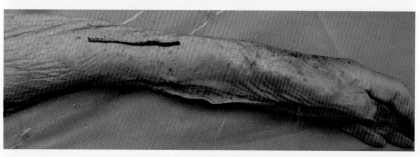

图 74-6　左侧桡神经浅支切取切口

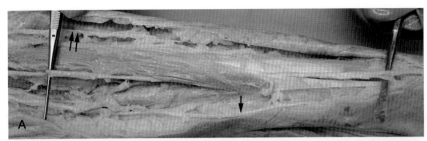

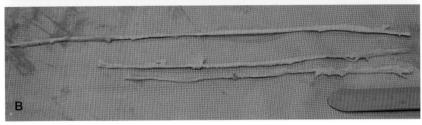

图 74-7　A. 桡神经浅支的手术，显示出其深入到肱桡肌下方。值得注意的是，通过同一切口，前臂外侧皮神经（单箭头）和前臂后皮神经（桡神经分支，双箭头）可以显露并切取。B. 大量的移植可以同时切取这三个神经

神经前支在前臂前部与头静脉伴行向远端。分离神经周围的结缔组织，向近端和远端扩展。将神经的近端在肌皮神经分支点用快刀切断。远端于腕关节水平处用快刀切断，如果需要较短的移植物应于更近处切断。如果全长的神经被切除，可获得 10 ～ 15cm 的移植物。如果有足够的神经远段长度保留，可与 LABC 神经后支进行端 - 侧吻合。切取神经前支远残端吻合于无损伤的神经后支，可改善 LABC 神经前支的皮节区感觉丧失。

（五）前臂内侧皮神经

前臂内侧皮神经（MABC）可以为修复周围神经损伤提供良好的移植材料，由于其具有广泛的长度，起源于臂丛内侧束到手腕。该纤维起源于 C8、T1 神经根。近段，MABC 神经与贵要静脉沿上臂的内侧走行于深筋膜下。臂中部，静脉和神经穿臂筋膜浅出。在这个过程中，MABC 神经分叉：52% 分为两叉，40% 分成三叉，形成前、后支在前者的情况。继续与

贵要静脉伴行进入前臂，分别提供前臂内侧和后内侧面皮肤的神经支配。

切口在上臂的内侧肱二头肌和肱三头肌交界区。用单极电刀止血、放置自动牵开器。结缔组织钝性分离显露贵要静脉。周围的结缔组织采取纵向解剖，直至显露紧邻贵要静脉前侧的 MABC 神经。进一步显露可见 MABC 神经二、三级分支的解剖变异。神经邻近结构确认后，继续 MABC 神经主支（前支）近端和远端显露至所需长度已经分离。MABC 神经近端可延伸至腋窝，更远可继续解剖至手腕。神经于近端和远端用快刀切断。神经主干上的任何小分支也用快刀切断。如果需要，MABC 神经前支远残端可以与未受损的 MABC 神经后支或类似的分支行端 - 侧吻合。切口用大量生理盐水冲洗并关闭。皮下注射布比卡因镇痛。

（六）骨间后神经终末支（图 74-8）

骨间后神经终末支环绕腕关节变成感觉支，可被

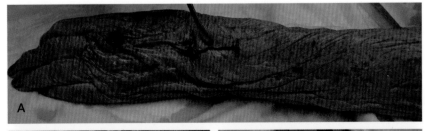

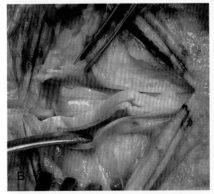

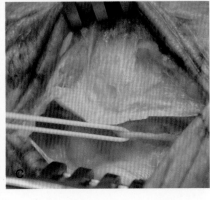

图 74-8　A. 前臂骨间后神经切口在 Lister 结节的内侧；B. 伸肌支持带切开显露伸肌腱；C. 伸肌腱向内侧牵开（黄色环）显露骨间后神经

用作神经的供体。在腕关节背侧做一垂直切口，打开伸肌支持带，伸肌腱向内侧牵开，神经在 Lister 结节的内侧。

1.Back Table 技术 供体神经获取后，一个重要的环节是术中处理使其匹配受体神经的长度和宽度。供体可以使单一、多束或分束。单一神经可被用于小直径神经，比如脊副神经（图 74-9）。多束可被用作大直径的混合神经（如正中或尺神经）修复。分支神经束被用来修复复杂的结构，例如臂丛。纤维蛋白胶可以粘连移植物。末端须修整至无损伤，最好使用 Mider box。

2.末端翻转 供体翻转是指在连接时远端变近端、近端变远端，这是一种选择。因为有研究发现当移植物有分支，相同方向连接时，可能会造成异常的轴突再生。Ansselin 和 Davey 在鼠坐骨神经损伤模型中，移植供体神经翻转吻合显示了更好的结果。

3. 血管化供体 血管化的神经供体不流行，过程复杂需要很多步骤，最早是 1947 年由 Strange 描述。用对侧 C7 血管化的尺神经移植来提高移植存活率。第一步是在腕部受累尺神经，皮下隧道将其与尺血管一起引至对侧 C7，尺神经缝合到 C7，尺动脉接到颈横动脉，尺静脉接到颈横静脉。一旦再生至腋窝（10.5 个月），尺神经远端就被缝合到预期位置。现在这一方法已经修改用于短距离的非血管化移植。

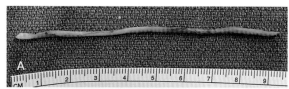

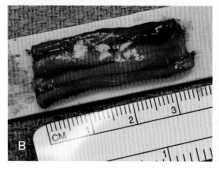

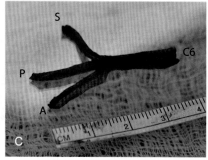

图 74-9 A. 单支神经移植物可用于小直径神经移植，如脊副神经；B. 多条纤维束用纤维蛋白胶结合在一起，在这里修复股神经；C. 多支神经束被用来修复复杂的结构，例如臂丛，本例是修复臂丛上干。移植物近端连接 C6 脊神经，远端缝合于肩胛上神经（S），前束（A），后束（P）

五、术后处理

生理盐水冲洗，合理关闭伤口。马卡因皮下注射镇痛。

六、结论

神经移植物切取是外周神经修复的重要步骤，尽管有其他技术，例如直接修复、神经转位，但大部分神经损伤需要神经移植。重要的是掌握不同的神经获取的方法并根据不同的需求获得不同类型的神经，另外，足够的显露、了解受损部位、保证获得充足的移植物，尤其是在多人同时手术时，也是非常重要的。

（刘张章 译，胡三保 校）